U0274066

CHANGJIAN JIBING HULI YU HULI YANJIU

常见疾病护理与
——护理研究——

主编 孙 芳 秦 莉 窦晓庆 郑 英

赵洪霞 许燕燕 董 萍

黑龙江科学技术出版社
HEILONGJIANG SCIENCE AND TECHNOLOGY PRESS

图书在版编目（CIP）数据

常见疾病护理与护理研究 / 孙芳等主编. -- 哈尔滨：
黑龙江科学技术出版社，2023.4
ISBN 978-7-5719-1894-1

Ⅰ．①常… Ⅱ．①孙… Ⅲ．①常见病－护理 Ⅳ．
①R47

中国国家版本馆CIP数据核字（2023）第063388号

常见疾病护理与护理研究

CHANGJIAN JIBING HULI YU HULI YANJIU

主　编　孙　芳　秦　莉　窦晓庆　郑　英　赵洪霞　许燕燕　董　萍
责任编辑　陈兆红
封面设计　宗　宁
出　版　黑龙江科学技术出版社
　　　　地址：哈尔滨市南岗区公安街70-2号　邮编：150007
　　　　电话：（0451）53642106　传真：（0451）53642143
　　　　网址：www.lkcbs.cn
发　行　全国新华书店
印　刷　黑龙江龙江传媒有限责任公司
开　本　787 mm×1092 mm　1/16
印　张　27
字　数　685千字
版　次　2023年4月第1版
印　次　2023年4月第1次印刷
书　号　ISBN 978-7-5719-1894-1
定　价　238.00元

编　委　会

◎ **主　编**

孙　芳　秦　莉　窦晓庆　郑　英

赵洪霞　许燕燕　董　萍

◎ **副主编**

李　莉　张燕霄　孟　娜　邢　艳

范阳阳　李玉涵

◎ **编　委**（按姓氏笔画排序）

邢　艳（徐州民政医院）

闫　侠（鱼台县人民医院）

许燕燕（烟台毓璜顶医院）

孙　芳（枣庄市中医医院）

李　莉（烟台市牟平区中医医院）

李玉涵（潍坊市人民医院）

张燕霄（冠县新华医院）

范阳阳（河北省中医院）

郑　英（滕州市工人医院）

孟　娜（济宁医学院附属医院）

赵洪霞（莘县第三人民医院）

秦　莉（滕州市中心人民医院）

董　萍（山东省血液中心）

窦晓庆（潍坊市人民医院）

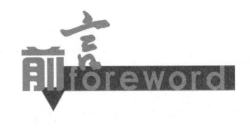

前言 foreword

随着我国经济的快速发展和人民群众对健康需求的不断增加，护理在医疗、预防、保健、康复等工作中的作用日益凸显，护理工作已成为医疗卫生事业的重要组成部分。近年来，随着医学模式的不断转变，护理学的发展日新月异，这就要求护理工作更加规范化、精细化。同时现代医疗技术的发展也促进了护理技术的不断更新，为工作在临床一线的护理工作者提供了新的理论指导。为了不断提高临床医务人员的护理服务水平，给患者提供一个高质量的就医环境，促进和谐护患关系的建立，我们特组织了一批具有丰富临床经验的护理专家及骨干共同编写了《常见疾病护理与护理研究》一书。

本书以当前临床护理工作的实际需要为基点，以临床护理制度为依据，充分体现了"以服务对象为中心"的整体护理理念和标准化的护理流程。本书首先简要介绍了护理基础知识；然后重点讲解了临床各科室常见疾病的护理评估、护理诊断、护理措施等与临床护理息息相关的知识。本书内容丰富，结构合理，语言精练，深入浅出，专业性、科学性和实用性强，在贴近临床护理工作实际的同时，又紧密结合国家医疗卫生事业的最新进展和护理学的发展趋势。本书适合各级医疗机构的护士、护理实习人员、进修人员参考阅读。

由于编者人数较多，文笔不尽一致，加上时间和篇幅有限，书中出现的谬误和不足之处，望广大读者提出宝贵意见和建议，以便再版时修订。

《常见疾病护理与护理研究》编委会
2023 年 2 月

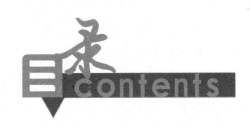

第一章

绪　　论

第一节　护理学的概念

护理学是一门以自然科学和社会科学为理论基础的综合性应用科学,它从出现到发展成为一个独立学科走过了一百多年的历程,也就是英国人弗罗伦斯·南丁格尔创建护理教育、开办护理事业以来的历史过程。在这较长的历史进程中,随着医学科学与相关科学的发展和在某个特定时期人们对健康定义的认识和需求的不断提高,护理概念的演变大致经历了以疾病护理为中心、以患者护理为中心、以人的健康护理为中心的 3 个历史阶段。这些理论认识的进步,是在护理实践的积累和对护理学总体研究的基础上发展形成的。

一、以疾病护理为中心阶段

这个阶段的初期护理,仅作为一种劳务为患者提供一些生活、卫生处置方面的服务。随着护理教育的开展,护理人员能将简单的护理知识与技术应用于临床,如为患者进行口腔护理、皮肤护理等。在人们心目中,护理只是一种操作或一种技艺,是医疗工作中的辅助性劳动。随着自然科学的不断发展及各种科学学说的创立,医学科学理论和临床实践逐渐摆脱了宗教和神学的束缚,人们开始用生物医学模式的观点来解释疾病,即疾病是由细菌感染或外来因素袭击导致的损伤和/或脏器与组织功能障碍,此阶段,人们仅以机体是否有损伤作为健康与不健康的界定标准。在这种健康概念的指导下,医疗行为着眼于对躯体或患病部位疾病的诊断和治疗,从而形成了以疾病为中心的指导思想。在这种思想的影响下,人们认为护理是依附于医疗的,因此,护士扮演着医嘱执行人的角色,把协助医师对疾病进行检查、诊断、治疗看成是护理工作的主要内容;把认真执行医疗计划、协助医师除去患者躯体上的“病灶”和修复脏器、组织功能作为护理工作的根本任务、目标和职责。护理工作处在附属、被动的地位,这在相当程度上影响了护理学的理论发展,护理学没有自己完整的理论体系,护理学教程基本上是套用医疗专业基础医学、临床医学理论外加疾病护理常规和技术操作规程的内容。因此,以疾病护理为中心的护理模式,决定了护理人员是医师助手的附属地位,造成了护理人员被动执行医嘱的局面。

事物都是在不断实践中发展,又在发展中加以验证的。以疾病为中心的护理模式是护理学发展过程的第一个历史阶段,这一时期的护理实践及其发挥的作用具有以下特点:①护理工作虽处于从属地位,但与医疗工作分工比较明确,责任界定比较清楚,护理工作在整个生命科学中占有重要的地位;②在一个较长时期的护理实践中,经过前辈们的努力,总结、建立了一整套护理制度、疾病护理常规、技术操作规程等,为护理学的发展提供了理论依据和实践基础;③以基础医学、临床医学、疾病护理为主的课程的开办,为完善现代护理学科的理论体系奠定了良好的基础;④以疾病为中心的护理,因对疾病的发生、发展、转归与患者的心理、情绪、精神,以及社会等因素的关系不了解,使护理过程只局限在患者躯体、局部病灶上,而忽略了对患者心理及其他因素的护理。这个阶段延续到了 20 世纪 60 年代。

二、以患者护理为中心阶段

一般认为,以患者护理为中心的理论来源于美国籍奥地利理论生物学家贝塔朗菲的系统论,玛莎·罗杰斯的护理概念理论、美国心理学家马斯洛的需求层次论、生态学家纽曼的人和环境的相互关系的学说等,这些学说的研究和确立,为人们提供了重新认识健康与心理、情绪、精神、社会环境几者关系的理论依据。马斯洛认为,对人合理的基本需要的满足可以预防疾病,不能满足需要就孕育着疾病,而恢复这些需要可以治疗疾病。也就是根据人体的整体系统性和需要层次性来对患者进行身心护理,就能更好地帮助患者提高健康水平。1948 年世界卫生组织(WHO)对人的健康作出了新的定义,"健康不仅仅是没有躯体上的疾病和缺陷,还要有完整的心理和社会适应状态",这一健康观念的更新,使护理内容、护理范畴得到了充实和延伸,为护理学的研究开辟了新领域。1955 年,美国的莉迪亚·霍尔提出在护理工作中应用护理程序这一概念。程序是事物向一定目标进行的系列活动,护理程序则是以恢复或促进人的健康为目标,进行的一系列前后连贯、相互影响的护理活动。护理程序的提出,是第一次将系统的、科学的方法具体用于护理实践,使护理工作有了转折性的发展。随着高等教育的设立及一些护理理论的相继问世,护理专业跨入了一个新的高度。

20 世纪 60 年代,美国护士玛莎·罗杰斯首次提出:"应重视人是一个整体,除生物因素外,心理、精神、社会、经济等方面的因素都会影响人的健康状态和康复程度。"70 年代,美国罗彻斯特大学医学家恩格尔提出了生物、心理社会这一新的模式,引起了健康科学领域认识观的根本改变,在护理学领域产生了深刻的影响。这一模式强化了身心是一元的,形神是合一的,两者是不可分割的整体,身心疾病和心身疾病是交互的,既可"因病致郁"又可"因郁致病",只不过主次、先后转化不同而已,进一步阐明了人是一个整体的概念。在这种新要领的指导下,护理工作由对疾病护理为中心转向以患者护理为中心的护理方式。应用护理程序全面收集患者生理、心理、社会等方面的资料,制定相应的护理计划,实施身心整体护理。新的医学模式给护理学注入了新的活力,使护理理论、护理内容、活动领域拓宽到了心理、行为、社会、环境、伦理等范畴。护理概念、护理研究任务和研究内容、学科知识体系等发生了根本性变化,并肩负起了着特定的任务和目标,护理学得到了充实和发展。这一阶段是护理学开始形成独立的、较完整的理论体系和实践内容的重要历史时期,对未来护理事业的发展产生了深远的影响,给现实护理工作带来了诸多变化。

(一)护理内容、护理范畴的转化和延伸

(1)从单纯的医院内床边护理转向医院外为社区、家庭提供多种服务。

(2)从单纯的治疗疾病护理转向对一个完整的人的护理,也就是根据人的整体系统性和需要

层次性来满足患者各种合理的需要,并进行健康咨询、保健指导。

（3）护士由单纯执行医嘱、实施医疗措施转向卫生宣教、心理护理、改变环境条件等,独立完成诸多促进、维护患者康复、战胜病痛、减轻痛苦的护理工作。

（二）护患关系由主动和被动向指导合作及共同参与的方向转化

以疾病护理为中心阶段,由于生物医学模式观念的影响,护士主动做的是协助医师解决患者躯体上的病,而不是护理患病的人,在这种情况下,患者也只能被动地接受治疗和护理。其心理、精神、情绪、家庭等方面的问题,得不到护理人员的帮助和照顾,更不可能参与疾病治疗、护理方案的决策。由于护患之间缺乏交流和沟通,导致彼此关系冷漠,患者无法起到在恢复健康、预防疾病方面的主观能动作用。在以患者护理为中心阶段,由于健康概念的更新,医护人员认识到患者是一个系统的整体,故在护理过程中除完成一般诊疗护理计划,更多的是对患者进行心理疏导、康复教育,以及满足患者的需求。在制定医疗护理计划时,重视对患者的意见和要求的采纳,这样可以提高患者的参与意识,取得更好的治疗效果。

（三）护理人员的知识结构发生了根本性变化

随着医学模式的转变、健康定义的更新和护理学的自成体系,护理人员所掌握的知识内容必须发生相应的变化,否则就不能适应新的护理模式的要求。如护理学教育的课程设置由原来单纯以疾病为中心的医学知识,转向以医学知识为基础,增加了一些自然科学、心理学、人际关系学、行为学、伦理学、美学、管理学等知识,开始建立起以人的健康为中心的护理学教育模式,并为护理学的进一步发展奠定了理论基础。

（四）护理管理指导思想的转变

以疾病护理为中心阶段,护理管理尤其病房管理多以方便护理工作为出发点。因此,规章制度限制患者这样、那样活动的内容占有一定的比重,给患者带来诸多不便;而在以患者护理为中心阶段,制定的护理制度、护理措施是以把患者看成一个统一的整体为出发点,处处以患者需要为准则,重视患者的个体差异,因人施护。在病房管理工作中,积极争取患者的参与并尊重他们的意见。对护理人员工作质量的评价中,除了需要具有娴熟的专业知识和技术,还要考查其对患者的服务是否具有系统性和全面性。

（五）护理学的研究方向、研究范围、研究内容发生了很大变化

随着医学模式的转变、健康定义的更新,护理学的功能面临新的挑战,为完成新时期的护理任务,促进护理学科的发展,除需对基础护理、专科护理、新业务、新技术的理论进行研究,还要开展对人整体系统性的研究,如人的心理、精神、情绪、社会状况与健康的关系;医院环境对患者康复的影响以及护理过程中人际关系的研究,如医师与护士、护士与患者之间的关系,这是护理过程中基本的人际关系;未来社会人们的健康状况及对护理学的要求,疾病谱的变化给护理学带来的影响等。

三、以整体人的健康保健为中心阶段

随着健康定义的更新,人们的保健意识也发生了相应的变化,健康保健已成为每个公民的迫切需求。在以疾病护理为中心阶段,人们在患病后才感到健康受到损害并寻求治疗,在局部病灶治愈后则认为自己完全恢复了健康。在这种观念的影响下,医疗保健的重点是面向急、危、重症的少数患者。另外,随着医学科学的进步和新药物的问世,传统的疾病谱发生了很大的变化,由细菌所致的疾病得到了很好的控制,但与心理、情绪、行为、环境等因素有关的疾病却大为增加,如心脑血管病、恶性肿瘤、糖尿病等,这再次说明了疾病具有整体性。

1978年世界卫生组织正式公布了在人类健康保健方面的战略目标,即"2000年人人享有卫生保健"。这一目标的提出,促使世界各国政府不得不重新考虑本国的卫生工作方向,以及将财政开支、人力资源转移至农村、社区、家庭的问题。1980年,美国护士协会(AMA)根据护理学的发展和人类对健康保健的需求,对护理实践的性质、任务和范畴下了一个科学性的定义,即"护理是诊断和治疗人类对现存的和潜在的健康问题的反应",这一定义再次反映了护理的整体概念。从定义中可以看出护理的着重点是人类对健康问题的"反应",而不是健康问题和疾病本身,这就限定了护理是为人类健康服务的专业,也是与医疗专业相区别之处。

定义指出,护理是诊断和治疗人类对健康问题反应的活动过程。"诊断"是找出问题或确定问题的过程;"治疗"是解决问题的过程;"反应"是多方面的,如生理的、病理的、心理的、行为的反应等,这些反应均发生在整体的人身上。因此,护理的对象是整体的人,而不是单纯某局部的病,定义还提到护理对象是有"现存的和潜存的健康问题"的人,"健康问题"是指与人类健康有关的各种问题,也就是对维持或恢复人类健康状态有损害作用的各种因素;这些因素或问题现存于或潜在于人们的机体、生理、心理、自然环境及社会环境中。这就意味着,护理对象不仅是已经生病的患者,还包括尚未生病但有潜在致病因素或存在健康问题的人。定义中指出的"人类对健康问题的反应",是针对健康问题的,即患者在康复过程中也会存在影响健康的问题,这就不难看出"问题"和"疾病"是两个不同的概念。因此,护士比医师需要解决的问题更多。定义中的"健康问题"及"人类对健康问题的反应",适应了新的健康定义和医学模式的转变,护理学开始涉及人类学、哲学、心理学、自然科学等学科领域。这不仅有助于护理学成为一门专业,延伸了护理学的活动范畴,提高护理实践的深度,还在理论上使护理人员获得了前所未有的自主决策权。护理学在理论和实践的发展中又进入了一个新的历史时期。这一时期护理任务是促进健康、预防疾病、帮助康复、减轻痛苦,提高全人类的健康水平。为此,要加强护理学教育,调整护理学教育,调整护理人员的知识结构,提高护理队伍的整体素质,使护理人员能更好地完成时代赋予的护理任务。

AMA对护理的定义对护理工作的影响是广泛的、深刻的,它使护理学成为现代科学体系中一门综合自然科学、社会科学知识体系,为人类健康服务的应用科学;使护理工作任务由原来对患者的护理,拓宽了到从人类健康至疾病护理的全过程;使工作范畴从医院延伸到了社区、家庭,从个体延伸到了群体护理的工作方法是通过收集资料、制定护理方案、落实护理计划、评价护理效果。进行护理诊断和治疗是一个自主性、独立性很强的活动过程,与传统的被动执行医嘱形成了明显的反差。这种护理模式解决了以往传统护理中被忽略却又客观存在的大量健康问题,使护理成为人类健康有力的科学保证。

(邢 艳)

第二节 护理学的性质、任务和范畴

一、护理学的性质

护理学是一种什么性质的科学,不同的护理概念会有不同的解释。随着护理概念的更新,护理学有了新的内涵。我国著名研究者周培源认为,"护理学是社会科学、自然科学理论指导下的一门综合性的应用科学","护理学是医学科学中分出来的一个独立学科,它不仅有自己完整的理论体系,而且在应用新技术方面有许多新的发展。护理学在医学中越来越占有重要地位"。我国护理专家林菊英认为,"护理学是一门新兴的独立学科""护理理论逐渐自成体系,有其独立的学说与理论,有明确的为人民保健服务的职责"。顾英奇曾说过,"护理学是一门独立的学科,它在整个生命科学中占有重要的地位"。著名护理专家安之璧也曾对护理的性质下过定义,"护理学是医学科学领域中的一项专门的学科,是医学科学的重要组成部分,又是临床医学的一个重要方面(因为它属于医学领域中的一门学科,涉及临床医学内容较多,但又不完全属于临床医学的内容)。正因为它与其他科学有一定的横向联系,因此,它又是社会科学、自然科学相互渗透的一门综合性的应用科学"。

国外护理界一些知名人士对护理学的性质也有各种各样的见解。伊莫金·金认为,"护理是行动、反应、相互作用和处理的过程,护士帮助各种年龄和社会经济地位的人在日常生活中满足他们的基本需要,并在生命的某些特殊时期应付健康和疾病的问题"。美国《Journal of Aduanced Nursing》的一篇《关于四种护理理论的提法的比较》,认为护理是一门科学,它可帮助人们达到最完善的健康状态。英国人弗罗伦斯·南丁格尔对护理学虽未予以明确定义,但她认为:"人是各种各样的,由于社会、职业、地位、民族、信仰、生活习惯、文化程度的不同,所得的疾病和病情也不同,要使千差万别的人都能达到治疗和康复所需要的最佳身心状态,本身就是一项最精细的艺术。"

虽然国内外研究者对护理学的性质看法不一,概括词句和角度不尽相同,但均涉及关于护理学性质的三个问题:护理学是不是一门科学?护理学是不是一门独立的学科?护理学是不是一门自然科学、社会科学的综合性应用科学?

(一)护理学是一门科学

在说明护理学是一门科学之前,首先要明确什么是科学。概括地讲,科学是自然、社会和思维的知识体系,它是通过人们的生产、社会实践发展起来的。科学的任务是揭示事物发展的规律,是对实践经验的总结和升华,是实践经验的结晶。每一门科学都只是研究客观世界发展过程中的某一阶段或某种运动方式。这就说明科学有经验科学与理论科学的区别,科学与科学理论有密切的联系,有内涵的重叠。护理学是一个实践性、技术性很强的专业,是以一定的科学原理为依据,又在活动中不断总结经验,促进理论升华的。如以疾病护理为中心、以患者护理为中心、以整体人的健康保健为中心的护理模式的演变,是在新的护理理论指导下完成,又在实践中不断总结经验,不断完善的。这就是说明在护理学的整体活动中,既要有理论科学又要有经验科学,才能完成护理任务。

鉴于以上客观现实和理论,护理学就是一门科学。但由于护理学尚属一门新兴科学,它的兴起与发展只经历了一百余年的历史,前八九十年的发展比较缓慢,后四五十年发展虽较快,但它的理论才刚刚形成,学科建设还在起步中,大量的护理实践还未能被更好地总结,护理模式尚需要进一步验证。尽管如此,护理学是一门科学的信念是不可动摇的。只有树立护理学是一门科学的观念,才能振奋护理人员的精神,推动护理事业的发展。

(二)护理学是一门独立学科

在论证护理学是一门科学的同时,还应讨论护理学是不是一门独立学科,这对确定护理学的性质是至关重要的。护理学是不是一门独立学科,不同的研究者持有不同的理论和观点。有人认为护理学既不完全依赖其他学科,也不是完全独立的学科;有人则认定根据护理学的知识体系、服务对象和任务,可以说护理学是一门独立的学科。论证护理学是不是独立学科,首先要对"独立"有个正确的概念。所谓"独立",其含义只能是相对的,而不是绝对的。在新发明、新发现并应用到实际工作中去的周期日益缩短,科学知识量急剧增加的今天,学科相互渗透是必然的。不与其他学科不发生任何关系、不借用其他学科的成就来充实自己的情况是不存在的。把护理学理解为如此的"独立"是不恰当的,对任何一个独立学科采取如此的看法,也是不符合客观现实的。

那么为什么有的人对护理学是不是一门独立学科会产生疑问呢,原因之一是将"独立"理解得太绝对,没有认真地分析"独立"的含义;其次是因为临床护理和预防保健工作的理论支持多以医学的若干学科为基础。因此,有人认为护理学既然运用的是医学理论,就应该是附属于医学的,而不是独立的。诚然,护理工作中的基础护理、专业护理等,是根据基础医学和有关临床医学的理论延伸、发展而来的,但在运用过程中不是简单的重复,而是在护理学领域中通过实践形成了自身的特定内容、目标和任务,旨在为治疗患者的身心疾病、减轻患者的痛苦、满足患者的需要、促进人类的健康创造优良的环境和条件。由此看来,护理学要完成本学科的既定任务,除了需要医学理论外还要借助自然科学、社会科学、行为科学及心理学等理论的支持,这些理论既丰富了护理学的知识体系,又构成了护理学的特定内容体系。这就说明,护理学有自己的理论与观点,有自己的活动领域与活动范围,有自己的研究任务与研究内容,因此护理学已自成体系,完全有理由认定护理学是一门独立学科。

在论证护理学是一门独立学科的同时,还应明确其属性问题,这对确定护理学的性质是有意义的。要认识护理学的属性,必须对其承担的任务和达到目标所采取的手段进行分析。前面已经讲过"护理是诊断和治疗人类对现存的和潜在的健康问题的反应",是护理与医疗专业相区别之处。但是在完成本学科任务时,除了需要借助社会学、心理学、行为学等理论外,在很大程度上还要以医学理论和方法为基础,来满足患者恢复健康和帮助健康人提高健康水平的各种需求。另外,为做好上述工作,护理人员须为患者创造良好的心理环境和周围环境,也就是说护理任务的完成不仅需要运用医学知识提供的手段,而且需要运用心理学、社会学和行为学方面的知识提供的手段。再有,从"人是一个整体"这一观念出发,护理的对象不仅是生病的人,还包括尚未生病但有潜在致病因素或存在健康问题的人。这就说明健康不仅意味着人体生物学变量的偏离被纠正,而且也包括建立心理和社会状态的平衡。综上所述,护理学是自然科学、社会科学理论指导下的综合性应用科学,它具有自然科学和社会科学的双重性。

二、护理学的任务和范畴

(一)护理学的任务

随着护理事业的发展,护理概念的更新,护理的任务和职能正经历着深刻的变化。如美国研究者卡伦·克瑞桑·索伦森和茹安·拉克曼合著的《基础护理》一书,在"护士作用的变化"一节中提到:"早在1948年,护士埃丝特·露西尔·布朗(Esther Lncille Brown)就告诉护士们要把她们的作用看成是变化的,是朝气蓬勃的,而不是固定不变的。当代护理正处在变化和适应时期,对扩大或护士作用扩大这种词正开展着讨论"。国内外研究者对护理学的任务给予了充分的关注,纷纷阐述了各自的看法和观点。1965年,德国法兰克福会议上讨论修订的《护士伦理学国际法》规定,护理学任务是"护士护理患者,担负着建立有助康复的、物理的、社会的和精神的环境,并着重用教授和示范的方法预防疾病,促进健康。他们为个人、家庭和居民提供保健服务,并与其他行业合作"。1978年,世界卫生组织在斯图加特召开的关于护理服务、提高护理学理论水准的专题讨论会上议定:"护士作为护理学这门学科的专业工作者的唯一任务就是帮助患者恢复健康,并帮助健康人提高健康水平"。1980年,美国护士协会提出了现代护理学定义,"护理是诊断和治疗人类对现存的和潜在的健康问题的反应"。1986年,我国在南京召开的全国首届护理工作会议上,卫生部副部长顾英奇在讲话中指出,护理工作除配合医疗执行医嘱外,更多更主要的是对患者的全面照顾,促进其身心恢复健康……护理学就是要研究社会条件、环境变化、情绪影响与疾病发生、发展的关系,对每个患者的具体情况进行具体分析,寻求正确的护理方式,消除各种不利的社会、家庭、环境、心理等因素,以促进患者康复……随着科学技术的进步,社会的发展,人民生活水平的提高,护士将逐步由医院走向社会,更多地参与防病保健。因此护理学有其明确的研究目标和领域,在卫生保健事业中与医疗有着同等重要的地位"。

以上这些论述表明,随着时代的进步和在某个特定时期人们对健康定义的认识和对保健需求的提高,护理学的任务、功能、作用和服务对象发生了很大的变化。这些变化是传统护理学向现代护理学过渡的重要标志,是护理概念更新的重要依据。主要变化有以下几个方面。①护理不再是一项附属于医疗的、技术性的职业,而是独立、平等地与医师共同为人类健康服务的专业。美国研究者卡伦·克瑞桑·索伦森和茹安·拉克曼载文认为:"护士的独特作用是帮助患者或健康人进行有益于健康的活动或使之恢复健康"。②新的护理的任务,已经不只是对患者的护理,而是扩展到了对人的保健服务。护理人员除了需要完成对疾病的护理,还担负着心理、社会方面的治疗任务。护理的目标除了谋求纠正患者局部或脏器功能变异外,还要致力于保证患者心理的平衡。这就说明护理对象既包括在生理方面有疾病的人,也包括未患疾病但有健康问题的人或既有现存的也有潜在的健康问题的人。这就使得护理任务由对患者的护理扩展到了从健康到疾病的全过程。③由于护理学是为人类健康服务的专业,就要设法消除各种不利健康的社会、家庭、心理等因素,创造一个使人愉快和有利于治疗疾病及恢复健康的环境。这就说明,护理工作的场所不再限定在医院床边,而要拓宽至社会、家庭和所有有人群的地方,开展卫生教育,进行健康咨询和防病治病。

(二)护理学的范畴

随着护理观念的更新,护理任务及作用的改变,护理学的研究方向、研究任务、研究内容也发生了相应的转变。在以疾病护理为中心阶段,护理学的研究主要围绕疾病护理和技术护理开展,因此,在疾病专科护理、常规护理、技术操作方面积累了较丰富的经验,形成了较系统的内容,为现代护理学研究奠定了理论和实践的基础。随着健康定义的更新,为更好地实现人类健康这一总目标,护理任务、活动领域、服务对象都在发生着相应的变化。因此,护理学的研究方向、研究内容必须发生改变,人们需要用科学的理论、实践适应和促进护理学的发展。护理学研究应充实以下主要方面。

(1)更新传统的研究内容。疾病护理、护理技术等方面的研究,过去有较好的基础,现今面临的任务是进一步总结、创新、引进各种先进的经验和方法,使之更加科学、严谨和规范,引导护理技术现代化。不断发现各新病种的护理理论和护理技术并应用于临床,特别是与心理、行为、精神、环境密切相关的疾病,如心脑血管病、恶性肿瘤、糖尿病及老年病等,应加强研究,攻克护理中的难点。

(2)充实关于人的研究。人是生理、心理、精神、文化的统一体,是动态的,又是独特的。随着健康观念的更新,如何开展人的心理(包括患者心理)、精神、社会状况、医院环境(包括护患关系)对疾病发生、发展、转归以及对健康影响的研究,是现代护理学研究的核心问题。只有对这些问题进行深入的研究,才能引导护理人员全面地为整体的、动态的健康人、有潜在健康问题的人和患者提供高质量的护理。

（3）新的护理定义决定了护理学是为人的健康服务的专业。因此，以患者护理为中心必须向以整体人健康护理为中心的方向转化。这就要求护理人员在工作中既要重视人类现存的健康问题，还要顾及潜在的影响健康的因素，更要做好预防保健和卫生宣教工作。这就不难看出，护理工作的对象不仅是患者，还有存在致病因素的人和健康的人；护理工作的活动领域从医院延伸至社区、家庭和有人群的地方。这就很自然地改变了传统的工作程序、内容和模式。为使护理工作适应变化的情况，面对新问题提出的挑战，护理人员必须，履行新的职责，进行新的研究和探索。①成立什么样的管理机构，组织协调财政开支、转移人力资源，使护理人员从医院走向社区、家庭和有人群的地方；用什么方法激励护理人员自身的积极性，培养其责任心，使其能主动开展卫生教育，做好健康咨询和防病治病工作；根据人群的文化素养、生活条件、地理条件和周围环境的不同应制订些什么计划和措施，怎样组织实施。②要使护理人员适应变化的工作环境和内容，更好地承担起为人类健康服务的职责，必须进行专业培训或护理学继续教育。对于采取什么方式和进行哪些教育，应进行研究和探索。在这方面不仅需要理论研究，还要在实践中不断探索，尽快总结出一套符合中国国情的护理模式。③对一些特殊领域的人群，如长时间于水下和地层深处作业、宇航人员等，健康保健怎样开展？由于环境特殊，对护理提出哪些新的要求？这些都是需要研究的新领域、新课题。

（4）新的护理定义反映了护理的整体观念。在实施中遇到的具体问题，如医疗诊断与护理诊断是一种什么关系、护理诊断与护理问题是一个什么概念、护理程序与护理过程有什么区别、整体护理与心身疾病护理有什么差异，这些均属概念性问题。只有概念明确了，才能做好工作。因此，必须进行理论和实践方面的研究，求得正确的答案。

（5）护理学是医学领域里的一门独立学科，已被社会所承认，其任务和服务范围在不断向纵深延伸，传统的知识体系（学科群）不再适应新形势的要求，因此，必须加以充实、补充和调整。从我国护理教育现状来看，虽然一些护理专家努力进行了的探索和改革的尝试，护理学发生了一些可喜的变化，但仍未完全摆脱传统的知识体系模式。设置一个什么样的学科群才能适应现代护理学的要求，是值得大家思考的问题。著名护理专家林菊英认为："在各类护士学校的课程内，既有加强护士基本素质的人文科学，如文学、美学、音乐、伦理学科，也有社会科学，如社会学、行为科学等，还有为护理学提供基础的医学基础课。但这些课的安排不是按医学生需要的内容和学时，而是按护理学的要求，从人的生老病死全过程讲起。同时结合社会保健组织中护士的作用、对不同人群所需的护理保健知识，其中包括对患者的护理技术。"正确认识这些问题并解决这些问题，对建设护理学科、开拓护理事业、培养护理人才是十分重要的。

（窦晓庆）

第三节　护理人员的职业道德

一、护理职业道德的概念

道德是一种社会意识形态，属上层建筑的范畴，它是依靠社会舆论、内心信念和传统习惯力量,来调整人们相互之间关系的行为规范的总和,作为一种精神力量,调动着人们生产或工作的积极性,影响着人们之间的关系。

职业道德是从事一定职业的人,在特定的工作或劳动中的行为规范,是一般社会道德在职业生活中的特殊表现。职业道德主要包括对职业价值的认识、职业情感的培养、敬业精神的树立、职业意志的锻炼,以及良好职业行为的形成。职业道德是促进人们自我修养、自我完善的重要保证,它可影响从事这一职业的人的道德理想、道德行为和职业的发展方向,影响和促进整个社会道德的进步。我国广泛开展的精神文明建设,实际上就是对各行各业的工作者或劳动者进行的职业道德教育。职业道德可影响和决定本职业对社会的作用。

职业道德是人类社会所特有的道德现象,这种现象包括两方面的内容,即职业道德意识和职业道德行为。职业道德意识是职业道德的主要方面,它包括职业道德的观念、态度、情感、信念、意志、理想及善恶概念等。职业道德行为是在道德意识指导下进行的职业活动。护理人员的职业道德是一种特殊的意识形态,是护理人员在履行自己职责的过程中,调整个人与他人、个人与社会之间关系的行为准则和规范的总和。在护理实践中,这些行为标准和规范又可作为对护理人员及其行为进行评价的一种标准存在,影响着护理人员的心理意识,以至形成护理人员独特的、与职业相关的内心信念,从而构成护理人员的个人品质和职业道德境界。因此,也可以说,护理职业道德是护理人员在实施护理工作中,以好坏进行评价的原则规范、心理意识和行为活动的总和。

随着医学模式的转变,护理概念和健康定义的更新以及护理学作为独立学科的确立,规定了护理学是为人的健康服务的专业。护理工作任务和目标发生了根本性转变,由单纯以疾病护理、以患者护理为中心,转变为以整体人的健康护理为中心。护理对象既包括有心理又有生理问题的人,还有未患疾病但有潜在健康问题的人。护理工作范畴由单纯的医院内护理,拓宽至社区、家庭和有人群地方的防病治病和卫生保健。为更好地适应这些转变,完成护理任务,护理人员的职业道德也应从调整个体人际关系,扩大到包括调整护理事业与社会关系在内的更广阔的领域。因此,护理人员职业道德的内涵和外延,正在向着更深入更广泛的范畴发展。

强调护理人员的职业道德是事业的需要,是促进人类健康的需要。其意义体现在预防和治疗患者的疾病,以及促进人类健康。根据"护理是诊断和治疗人类对现存的和潜在的健康问题的反应"的定义,不难看出现代护理学的根本任务有着新的内涵和外延,由此,也决定了新的护理内容和方法。基于这种情况,护理已不再是一种单纯的应用性操作技术,而是一门科学技术与艺术结合的完整独立的科学体系。护理也绝非生物医学护理与心理医学护理的简单相加,而是要做到心身是一元的、形神是合一的,两者必须有机结合形成系统的整体护理,因此,护理必须具有更高的要求和囊括更丰富的内容。为此,护理人员必须有独特的角色、责任和任务,而这角色、责任的体现和任务的完成,直接取决于护理人员的专业能力和道德水平。也就要求护理人员既要有高深的专业知识和技术,又要有高度的责任心、同情心、事业心和使命感,才能不断提高护理质量,满足患者不同层次的需求。为促进人类健康提供专科护理、健康咨询、膳食营养以及安全舒适环境等,这些工作的完成质量都与护理人员的道德水准有关,而道德水准差、对人类健康事业漠不关心、缺乏敬业精神和责任感、工作马虎、作风懒散的护理人员,护理质量自然下降,甚至会因为工作失误给患者造成严重后果。衡量护理人员职业道德水准的标准,就是护理质量和效果,就是在护理全过程中能否尽职尽责地履行职业道德责任,达到保护生命、减轻痛苦、促进人类健康的目的。

二、护理人员的职业道德要求

护理工作的服务对象是人,包括患者、有潜在健康问题的人和健康人。要最大限度地满足这些人的卫生保健需要,主要限制因素是护理人员的专业理论、专业技术和道德水平,这些因素是相互促进、相互转化的。其中护士的道德理想、道德信念和道德品行,影响和决定着护士对待服务对象的根本态度,促进着护士的护理行为。通过护理人员的自觉意识,并借助社会舆论的支持,影响和制约护士业务技能的发挥和对服务对象的同情心和责任感,使护理工作得以正常进行并能保持优良的质量。另外,护理工作的全过程充分体现着科学性和服务性的特点,科学性表现在护理学已形成了理论体系和新概念,每项专业护理、基础护理、技术操作均有理论依据,每项措施均有严格的时间性、连续性、准确性,而且有规范的工作程序和标准要求。服务性表现在对服务对象全面的照顾,包括提供理想的生活、治疗、休养环境、膳食营养、防病治病知识、临终关怀等。在完成上述任务的过程中,往往会发生患者病情危重、昏迷和无人监督的情况,因此,只有靠护理人员高尚的职业良心,牢固树立社会主义的人道主义思想,遵循全心全意为人类健康服务的宗旨,才能做好护理工作。

(一)热爱护理事业

热爱护理事业是要求护士有敬业精神,具有一生献身护理事业的愿望和情感,树立在护理岗位上全心全意为促进人类健康贡献毕生的决心。热爱护理事业来源于对护理工作正确与深刻的认识,来源于对护理工作价值与作用的体验。护理是促进人类健康的专业,保护劳动力重要因素的医学科学的组成部分,是通过保护生命、减轻痛苦、预防疾病、促进健康的间接形式促进社会的发展,护士是不可缺少的社会角色。在国家,在现实生活中,人人都是被服务对象,人人又都为他人服务,而且每个人只有在为他人、为社会服务中才能实现个人的价值,才能取得生存的物质基础。护理工作虽然具体而又繁忙,但正是这种平凡的工作在为社会做贡献,为人类谋幸福。在中外护理史上有不少护理工作者,由于热爱护理事业,在自己的工作岗位上留下了可歌可泣的事迹,受到了人们的颂扬和爱戴。

(二)热爱服务对象

护理服务对象是有生理功能、思维能力和情感的人。不仅有健康人,更有躯体上、精神上、心理上受疾病折磨的人,甚至有在死亡线上挣扎的人。这些人寄希望于医护人员,护士的职业行为直接关系到人们的生老病死,关系到千家万户的悲欢离合。因此,护理人员一定要满腔热忱地关心患者的疾苦,爱护患者,把患者利益放在第一位。要做到这一点,必须树立高度的同情心和责任感。同情心、责任感是护理人员的一种道德感情,是心灵的表露,是护理人员必须具备的道德品行。对患者深切的同情和认真负责的精神是一切高尚行为的基础,同情患者就要设身处地体察患者的痛苦,帮助患者;同情患者就不能对患者的痛苦麻木不仁,司空见惯,习以为常;同情患者就应该以患者为中心,就应该认真负责地做好患者的整体护理。

热爱服务对象,就应该与服务对象心心相印,对他们不能待答不理,不能嫌烦怕乱,更不能不尊重他们,应做到有问必答,有事必帮,尊重他们维护健康的权利,采纳他们的建议,欢迎他们积极参与防病治病和卫生宣教工作,以提高全民族的健康水平,这些都是护理人员应遵守的职业道德规范。

(三)严格遵守护理制度

护理制度是护理人员在长期的护理实践中,根据护理工作的性质、任务、特点、工作程序、技术标准、信息传递,以及与这些内容有关的人力、物力、设备、人际关系等的管理,经过反复实践与验证制定出来的确保患者安全和护理质量的有关规定,经卫生行政部门按照组织程序确定下来的制度。

由此可见,护理制度是护理工作规律的客观反映,是各项护理工作的保证。因为护理工作除了具有分工细、内容多、范围广、人际接触广的特点,全程护理工作还要严格遵循科学性、技术性、服务性的要求。如何使护理工作正常运转,做到护理人员坚守岗位、忠于职守、确保医疗、护理计划准确,患者在接受治疗、检查、护理过程中的安全,以及更好地为患者提供生活、心理、休养环境和膳食营养护理等,必须有一套完整、系统、科学、有效的制度作保证。例如,交接班制度、查对制度、分级护理制度、岗位责任制度、预防院内感染制度、差错事故管理制度、膳食管理制度以及物品管理制度等。有了护理制度才能保证护理教学、护理科研和继续护理学教育等的贯彻执行。因此,护理人员必须严格遵守各项护理制度,这不仅是护士的基本职业要求,也是制约护理人员履行职责的重要保证。

1.严密细致地观察患者病情变化

观察患者病情变化是护理人员的一项重要职责,是护理人员必须具备的道德要求。护理人员必须以高度的责任感,耐心细致地观察病情,及时准确地捕捉每一个瞬息变化。观察病情及时准确对患者的康复是至关重要的,可根据病情制定有针对性的医疗、护理计划,可为危重患者赢得抢救时间,挽救生命,还可发现和预防并发症的发生。观察病情时,夜班护理人员更要加强责任心,因为病情变化发生在夜间的机会相对较多,但夜班人员少,工作忙,容易忽略病情变化,再加上夜间缺乏监督,思想容易松懈,护理人员如不保持警惕,可能会忽略患者的病情变化,在这种情况下,道德责任、道德信念、道德良心就会起着主导作用。

2.严格遵守操作规程

护理工作是为人类健康服务的,要求护理人员对每项操作都持审慎的态度。"审",即详细、周密、明察;"慎",即小心、谨慎、精确。"审慎"就是要求护理人员对操作认真负责,一丝不苟,严查细对,并以这种严肃认真的负责态度,给患者以安全感,保证操作质量,取得患者的信任。"审慎"是护士责任的一个重要心理素质,也是高尚道德的一种表现。哲学家伊壁鸠鲁认为"最大的善乃是审慎,一切美德乃由它产生"。这就说明,一个人对待工作持审慎态度是重要的,护理工作更是如此。在医院里,绝大部分的医疗、护理措施都要护理人员执行,如口服给药、肌内给药、静脉给药、灌肠、导尿、气管插管、人工呼吸、心外按压、呼吸机应用、正压给氧、心脏电击复律等,这些操作均有严格的规程要求。护理工作中出现的打错针、服错药、输错血、灌错肠、插错胃管等,无一不是违反操作规程造成的。就查对程序来说,操作中如不按程序查对,或不按要求全部查对,或不认真查对,就可发生差错事故,就可给患者造成痛苦、残疾甚至死亡,这方面的教训是极其深刻的。因此,护理人员在进行工作时必须严格执行操作规程,实行医疗、护理措施时,必须做到严禁工作马虎、草率从事,对患者要有高度的同情心、责任心、细心和耐心,才能做到一丝不苟地遵守操作规程,这也是职业道德的要求。

(四)努力钻研专业理论和技术,提高自身专业水平

一个职业道德良好的护理人员,不仅要有热爱护理事业、忠于患者利益、自觉遵守各项护理制度的优秀品质,还必须具有扎实的护理医学理论基础、精湛的护理技术水平和解决护理疑难问题的能力,才能很好地完成工作任务。现代科学技术发展迅速,不断出现新学科、新理论、新技术、新领域,据有关资料介绍,近年来科学技术的新发明、新发现比过去两千多年的总和还要多,而且科学技术的发明、发现被应用至实际工作中的周期日趋缩短。有人分析医学知识量大约每10年翻一番,这样知识更新的周期必然缩短。18世纪,科学技术更新的周期约为80年,而现代只有5～10年,自然知识废旧率相应提高。一个人一生的工龄为30～40年,在这漫长的时间里,仅靠在学校学习的知识,不进行知识更新、不钻研专业知识显然跟不上科学技术发展的步伐,适应不了工作的需要。有人统计,一个人在工作岗位上获得的知识占全部知识的80%～90%,这就说明护理人员在职钻研业务知识对提高自身素质是何等重要。随着护理观念的更新、独立学科的建立、服务领域的拓宽以及健康教育的开展等,不提高自身的专业水平,就不可能更好地完成保护生命、减轻痛苦、促进健康的任务。

(五)认真做好心理护理

随着医学模式的转变,人们逐渐认识到疾病和健康不仅与先天因素、理化因素及生物因素有关,与社会环境、地理因素、工作条件、人际关系、心境状态有密切关系。因此,不仅通过药物和医疗手段能治病,而且健康的情绪和良好的心境更有利于健康和疾病的康复。有些疾病需要心理和药物治疗同时进行才能痊愈,甚至在某些情况下心理治疗可起到药物治疗所起不到的作用。因此,护理人员要从"人是一元的""形神是合一的"观念出发,认真、细致地做好心理护理。弗罗伦斯·南丁格尔认为"护理工作的对象不是冷冰冰的石块、木头和纸片,而是有热血和生命的人类"。因此,护理人员在进行心理护理时,必须以高度的同情心、责任感,从心理学的角度了解、分析患者的综合情况,在制定心理护理计划时应掌握以下原则。

1.对患者的心理需求要有预见性

护理人员要全面了解患者所受社会、心理、生理因素的相互影响,以敏锐的观察力发现患者情绪的波动、语言语调的变化、饭量的增减、睡眠的好坏,预测每个患者可能出现的心理问题和心理需求,以便及时、准确地为患者解除痛苦,满足需求。

2.心理护理要体现个体差异

由于服务对象的年龄、性格特征、文化修养、民族习惯、社会地位、经济状况、所患疾病种类等的不同,所产生的心理问题或心理需求亦不一样,故在进行心理护理时一定要有针对性,充分体现个体差异,对患者进行区别对待,才能获得好的效果。

3.心理护理要着眼于消除患者的消极情绪和有碍健康的心境

通过对患者进行心理疏导、安慰、解释、鼓励、启发、劝解,以及努力创造良好的治疗、休养环境(柔和充足的光线、适宜的温湿度、清新的空气、和谐的色彩、悦耳的音响等)和膳食条件,提高患者生活质量、树立其信心,使其主动配合治疗。临床实践证明,情绪能影响机体的免疫功能,恐惧、紧张、抑郁、悲观等情绪可使机体免疫功能低下,而欢快、乐观等情绪可提高机体的免疫功能,起到防病治病的作用。进行心理护理,就是使患者能够保持最佳心理状态,起到保持健康、预防疾病和治疗疾病的目的。

4.心理护理需要良好的语言修养

语言不仅是表达思维、表达感情的工具,也是交流思想、传递意志的工具。语言疏导是护理人员做好心理护理的重要手段,护理人员必须加强语言修养,亲切的语言可给服务对象以安慰、鼓舞和信任;能调动患者战胜自身疾病的勇气和信心;能给同事间以协调、合作、和谐的感受,增强友善、团结和理解。职业语言应有以下原则和要求。

(1)说话要文明礼貌。说话文明礼貌能给服务对象以信任感和安全感。询问病情、解答问题、卫生宣教、指导自我护理及进行某些检查时,说话要耐心、诚恳、准确,且忌粗犷。对患者要有称呼,如同志、大爷、大娘、先生、小姐等,患者配合检查、治疗后应道声谢谢。

(2)说话语调要温和,避免生硬。护理艺术也和其他艺术一样,有情才能感人。护理人员对服务对象要有高度的同情心,说话自然就会有感情,就能做到说话亲切、语调温和,患者愿意与之交流。一个好的护理人员应该通过语言激励患者振奋精神,坚定其与病魔做斗争的信心,切忌生硬的刺激性语言,任何缺乏感情的语言都会使患者感到伤心、不安和丧失战胜疾病的信心。

(3)要注意保守秘密。患者是带着痛苦和期望来医院就诊的,为解除身心的痛苦,因为信任医护人员,会把不给父母、亲人说的话或隐私都给医护人员倾吐,如生理上的缺陷、心理上的痛苦等。医护人员应怀着高度的同情心和责任感,帮助患者解除身心的痛苦,不应任意传播,对一些预后不良的患者,应根据其心理承受能力,与医师共同协商如何对其作恰如其分的解释,必要时需保守秘密。

(4)说话要看对象,不能千篇一律。患者来自四面八方,他们所受的教育、文化素养、社会地位、民族习惯、经济状况、性格特征、病情轻重,均有一定差异。因此,为使心理护理能有针对性,说话方式和分寸不能千篇一律,用什么词、什么口气说话需要斟酌。对性格豁达、开朗的患者就可以随便一点,甚至幽默一点;对性格内向的人,说话就要谨慎,避免发生误会;对农民或文化水平低的患者,特别是老年人,说话要通俗易懂或用方言;对病情重或预后不好的患者,视具体情况而定。

总之,护理人员在运用语言进行护理时,要坚持保护性、科学性、艺术性、灵活性相统一的原则,根据不同对象和具体情况灵活运用语言,表达意志要清楚贴切,防止恶性、刺激性语言,以获得理想的心理护理效果。

(六)团结友善通力合作

护理工作任务重、内容多、分工细,活动领域宽,独立性小,适应性大。在对服务对象实施医疗、护理计划,进行系统性整体护理时,不是孤立、封闭的,而是要与多方面相互联系、相互制约、相互支持才能完成。特别是在当今社会,医院由传统的管理转入经济核算,所提供的服务和应用的卫生材料,均向着以质论价或以价论质的方向进行转变,这本身就增加了护理工作的复杂性,而且在完成护理任务的全过程中,要与医疗、医技、总务后勤、器械设备、行政、财会等部门发生联系,需要得到他们的帮助和支持。为做好护理工作,最大限度地满足患者身心的需求,应主动与有关部门联系,调节关系,形成团结协作、相互理解、共同促进的工作气氛,使得大家都能心情舒畅地完成各自的任务,这也是职业道德的重要标志。

(孙 芳)

第二章

护 理 理 论

第一节 系 统 理 论

系统论是研究系统的模式、性能、行为和规律的一门科学。它为人们认识各种系统的组成、结构、性能、行为和发展规律提供了一般方法论的指导。系统论的创始人是美籍奥地利理论生物学家和哲学家路德维格·贝塔朗菲。系统是由若干相互联系的基本要素构成的,它是具有确定的特性和功能的有机整体。世界上的具体系统是纷繁复杂的,必须按照一定的标准,将千差万别的系统分门别类,以便分析、研究和管理,如教育系统、医疗卫生系统、宇航系统、通信系统等。如果系统与外界或它所处的外部环境有物质、能量和信息的交流,那么这个系统就是一个开放系统,否则就是一个封闭系统。护理专业既是一个封闭的系统又是一个开放的系统。

一、系统论概述

系统概念中常见的关键名词有:开放系统与封闭系统;输入、输出及反馈;微观与宏观。所谓开放系统是指能与环境进行能量交换,可重建或破坏其原有组合,在过程中有输入和输出。在这种状态下,开放系统可以达到一种瞬间独立的状态,称之为稳定状态。因此人是一个开放系统,开放系统会对环境中的外来刺激做出反应,对于环境的侵入刺激,可产生组织上的改变。封闭系统的定义是一个与环境没有任何物质、信息和能量交换之系统。人有时在行为表现上也有封闭系统的倾向。封闭系统是相对的、暂时的,绝对的封闭系统是不存在的。开放系统具有自我调控能力。

人们研究和认识系统的目的之一,就在于有效地控制和管理系统。控制论则为人们对系统的管理和控制提供了一般方法论的指导,它是数学、自动控制、电子技术、数理逻辑、生物科学等学科和技术相互渗透而形成的综合性科学。根据系统论的观点,护理的服务对象是人,是一个系统,由生理、心理、社会、精神、文化等部分组成,同时人又是自然和社会环境中的一部分。人的内部各系统之间,以及人与外部环境中各种系统间都相互作用和影响。人的健康是内环境的稳定,及内环境与外环境间的适应和平衡。系统论为护理学提供了人、环境和健康为整体的理论基础。

系统论对护理实践具有重要的指导作用,促进了整体护理思想的形成,是护理程序的理论框架,作为护理理论或模式发展的框架,为护理管理者提供理论依据。许多护理理论家应用系统论的观点,发展了护理理论或模式,如纽曼(Neuman)的系统模式,罗伊(Roy)的适应模式等,这些理论模式又为护理实践提供了科学的理论指导,也为护理科研提供了理论框架和假设的理论依据。

医院护理管理系统是医院整体系统的一个子系统,与其他子系统(如医疗、行政、后勤等)和医院整体系统相互联系、相互作用和相互制约。因此,护理管理者在实施管理过程中应运用系统方法,调整各部门关系,不断优化系统结构,得到医院行政领导、医疗和后勤等部门的支持和配合,使之协调发展,高效运行,为病患提供高质量的护理服务。

罗杰斯在1970年根据人类学、社会学、天文学、宗教学、哲学、历史学等知识,提出了一个护理概念结构。由于人是护理的中心,其概念结构也就着眼于人,并且以一般系统理论为基础。她把人描述为一个协调的整体,人的生命过程是一个动态的过程,并且是一个持续的、有创新的、进化的、具有高度差异的和不断变换形态的过程,所以罗杰斯护理理论被称为生命过程模式。

护理程序是一个开放系统,构成系统的要素有患者、护士、其他医务人员及医疗设备、药物等。这些要素通过相互作用和与环境的相互作用,给予护理对象计划性、系统、全面整体的护理,使其恢复或增进健康。护理程序系统运行过程包括评估、诊断、计划、实施、评价5个步骤。其中护理评估是护理程序的首要环节,而且贯穿在护理活动的全过程。护理评估的科学性直接影响护士对病情的正确判断和护理措施的制订,全面正确的评估是保证高质量护理的先决条件,所以护理评估在护理工作中起到了灵魂的作用。在护理程序中的评估部分,应收集所有个人和环境的有关情况,由于我们的测量手段和收集资料的工具有限,因此所收集的资料常是孤立或局限的,但分析资料应能反映全面情况,所以需要补提问题和从收集的资料中寻求反应。在用生命过程模式理论评估患者时,可使用动态原则做指导以预测个体发展的性质与方向,这样可使护理工作促进人与环境间的融洽结合,加强人能量场的力量及整体性。以及改进人和环境场的型式以实现最佳健康状态。

罗杰斯生命过程模式的主要内容如下。

(一)四个主要概念

1.人

人是一个有组织、有独特形态的能量场,在与环境能量场不断地进行物质和能量的交换中,导致人与环境不断更换形态,因而增加了人的复杂性和创新性。人的行为包括生理、心理、社会、文化和精神等属性,并按不可分割的整体性反映整个人。

2.环境

环境包括个体外界存在的全部形态,是四维能量场,与人能量场一样具有各种形态和整体性,并且是一个开放系统。

3.健康

健康不是一种静止的状态,健康是形态的不断创新和复杂性的增加。健康和疾病都是有价值的,而且是不可分离的,是生命过程的连续表达方式。

4.护理

护理是一种艺术和科学,它直接服务于整体的人。帮助个体利用各种条件加强人与环境的关系,使人的整体性得到提高。维持健康、促进健康、预防与干预疾病以及康复都属护理的范畴。

(二)生命过程的4个基本特征

1.能量场

能量场是生命体和非生命体的基本单位,是对有生命的和无生命的环境因素的统一概念,具有变化的动态的内在能力,能量场是无界限的,又是不可分割的,并可延伸至无穷大。它分为人场和环境场。

(1)人场:统一整体的人是由整体所特有的形态和表现特征确定,具备部分知识是不能对人场这个整体做出预测。

(2)环境场:由形态确定,且与人场进行整合,每个环境场对于每个人场来说都是特定的。

人场和环境场都在不断地、创新地变化,两者没有明确的界限。

2.开放性

人场和环境场之间处于持续的相互作用过程,两者之间有能量流动,没有界限,没有障碍能阻碍能量的流动。

3.形态

形态是一个能量场的突出特征,能量场之间的交换有一定的形态,是以"单波"的形式传播。这些形态不是固定的,而是随情景需要而变化。具体来说,形态通过能量场的行为、品质和特征来表现,不断形成新的形态的动态过程称为塑型,即不断创新的过程,使能量场持续表现出各种新的形态。在护理领域,护士的主要任务是进行健康塑型,即帮助患者在知情的情况下参与治疗和护理,促进统一体向健康的方向发展。

4.全方位性

能量场的交换是一个非线性范畴,不具备空间的或时间的属性,体现了能量场的统一性和无限性。

(三)生命过程的体内动态原则

1.整体性

整体性是指人场和环境场之间的持续的、共有的、同时进行的互动过程。由于人类与其环境的不可分离性,因此在生命过程中的系列变化就是他们互动中出现的持续修正。在两个统一体之间长期进行的相互作用和相互变化中,双方也同时进行着塑造。

2.共振性

共振性是对人场与环境场之间出现的变化性质而言,而人场与环境场的形态变化则是通过波动来传播。人的生命过程可以比作各种不同频率、有节奏的波组成的交响乐,人类对环境的体验是他们在和世界进行结合时的一种共振波。共振性是人场和环境场的特征,其波动形态表现为低频长波至高频短波的持续变化。

3.螺旋性

螺旋性指的是人场与环境场之间所发生变化的方向。此原则是说明人与环境变化的性质和方向是以不断创新和必然性为特征,是沿着时间—空间连续体呈螺旋式纵轴前进的。在人场与环境场之间进行互动时,人与环境的形态差别不断增加。但其节奏不会重复,如人的形态不会重复,而是以更复杂的形式再现。因而在生命过程中出现的系列变化就成为不断进行重新定型、逐渐趋向复杂化的一个单向性现象,并对达到目的有一定必然性的过程。总之,体内动态原则是从整体来看人的一种方法。整体性体现了人场和环境场发生相互作用的可能性;共振性是指它们发生了相互作用;而螺旋性是相互作用的结果和表现形式。

二、系统论在护理实践中的应用

罗杰斯认为,个体与环境不断地互相交换物质、信息和能量,环境是指个体以外的所有因素,两者之间经常交换使双方都具有开放系统的特点。在应用生命过程模式理论对患者进行护理评估时,所收集的资料应体现体内动态原则,主要是了解在不同实践阶段,环境是如何影响人的行为形态。护理评估是对整体的人,而不是对某一部分情况的评估,是对个人的健康与潜在健康问题的评估,而不是对疾病过程的评估。

(秦 莉)

第二节 自 理 理 论

奥瑞姆是美国著名的护理理论学家之一。她在长期的临床护理、教育和护理管理以及研究中,形成和完善了自理模式。强调护理的最终目标是恢复和增强人的自护能力,对护理实践有着重要的指导作用。

一、自理理论概述

奥瑞姆的自理模式主要包括自理理论、自理缺陷理论和护理系统理论。

(一)自理理论

每个人都有自理需要,而且因不同的健康状况和生长发育的阶段而不同。自理理论包括自我护理、自理能力、自理的主体、治疗性自理需要和自理需要 5 个主要概念。

1.自我护理

自我护理是个体为维持自身的结构完整和功能正常,维持正常的生长发育过程,所采取的一系列自发的调节行为。人的自我护理活动是连续的、有意义的。完成自我护理活动需要智慧、经验和他人的指导与帮助。正常成人一般可以进行自我护理活动,但是婴幼儿和那些不能完全自我护理的成人则需要不同程度的帮助。

2.自理能力

自理能力是指人进行自我护理活动的能力,也就是从事自我照顾的能力。自理能力是人为了维护和促进健康及身心发展进行自理的能力,是一个趋于成熟或已成熟的人的综合能力。人为了维持其整体功能正常,根据生长发育的特点和健康状况,确定并详细叙述自理需要,进行相应的自理行为,满足其特殊需要,比如人有预防疾病和避免损伤的需要,在患病或受损伤后,有减轻疾病或损伤对身心损害的需要。

奥瑞姆认为自理能力包括 10 个主要方面。

(1)重视和警惕危害因素的能力:关注身心健康,有能力对危害健康的因素引起重视,建立自理的生活方式。

(2)控制和利用体能的能力:人往往有足够的能量进行工作和日常生活,但疾病会不同程度地降低此能力,患病时人会感到乏力,无足够的能量进行肢体活动。

(3)控制体位的能力:当感到不适时,有改变体位或减轻不适的能力。

（4）认识疾病和预防复发的能力：患者知道引发疾病的原因、过程、治疗方法以及预后，有能力采取与疾病康复和预防复发相关的自理行为，如改善或调整原有的生活方式，避免诱发因素、遵医嘱服药等。

（5）动机：是指对疾病的态度。若积极对待疾病，患者有避免各种危险因素的意向或对恢复工作回归社会有信心等。

（6）对健康问题的判断能力：当身体健康出现问题时，能做出决定，及时就医。

（7）学习和运用与疾病治疗和康复相关的知识和技能的能力。

（8）与医护人员有效沟通，配合各项治疗和护理的能力。

（9）安排自我照顾行为的能力，能解释自理活动的内容和益处，并合理安排自理活动。

（10）从个人、家庭和社会各方面，寻求支持和帮助的能力。

3.自理的主体

自理的主体是指完成自我护理活动的人。在正常情况下，成人的自理主体是本身，但是儿童、患者或残疾人等的自理主体部分是自己、部分为健康服务者或是健康照顾者如护士等。

4.治疗性自理需要

治疗性自理需要指在特定时间内，以有效的方式进行一系列相关行为以满足自理需要，包括一般生长发育的和健康不佳时的自理需要。

5.自理需要

为了满足自理需要而采取的所有活动，包括一般的自理需要，成长发展的自理需要和健康不佳的自理需要。

（1）一般的自理需求：与生命过程和维持人体结构和功能的整体性相关联的需求。①摄取足够的空气、水和食物；②提供与排泄有关的照料；③维持活动与休息的平衡；④维持孤独及社会交往的平衡；⑤避免对生命和健康有害因素；⑥按正常规律发展。

（2）发展的自理需求：与人的成长发展相关的需求。不同的发展时期有不同的需求；有预防和处理在成长过程中遇到不利情况的需求。

（3）健康不佳时的自理需求：个体在身体结构和功能、行为和日常生活习惯发生变化时出现的自理需求。包括：①及时得到治疗；②发现和照顾疾病造成的影响；③有效地执行诊断、治疗和康复方法；④发现和照顾因医护措施引起的不适和不良反应；⑤接受并适应患病的事实；⑥学习新的生活方式。

6.基本条件因素

反映个体特征及生活状况的一些因素包括：年龄、健康状况、发展水平、社会文化背景、健康照顾系统、家庭、生活方式、环境和资源等。

（二）自理缺陷理论

自理缺陷是奥瑞姆理论的核心，是指人在满足其自理需要方面，在质或量上出现不足。当自理需要小于或等于自理主体的自理能力时，人就能进行自理活动。当自理主体的自理能力小于自理需要时，就会出现自理缺陷。这种现象可以是现存的，也可以是潜在的。自理缺陷包括两种情况：当自理能力无法全部满足治疗性自理需求时，即出现自理缺陷；另一种是照顾者的自理能力无法满足被照顾者的自理需要。自理缺陷是护理工作的重心，护理人员应与患者及其家属进行有效沟通，保持良好的护患关系，以确定如何帮助患者，与其他医疗保健专业人士和社会教育性服务机构配合，形成一个帮助性整体，为患者及其家属提供直接帮助。

(三)护理系统理论

护理系统是在人出现自理缺陷时护理活动的体现,是依据患者的自理需要和自理主体的自理能力制订的。

护理力量是受过专业教育或培训的护士所具有的护理能力。既了解患者的自理需求及自理力量,并做出行动、帮助患者,通过执行或提高患者的自理力量来满足治疗性自理需求。

护理系统也是护士在护理实践中产生的动态的行为系统,奥瑞姆将其分为 3 个系统:全补偿护理系统、部分补偿系统、辅助教育系统。各护理系统的适用范围、护士和患者在各系统中所承担的职责如下所述。

1.全补偿护理系统

患者没有能力进行自理活动;患者神志和体力上均没有能力;神志清楚,知道自己的自理需求,但体力上不能完成;体力上具备,但存在精神障碍无法对自己的自理需求做出判断和决定,对于这些患者需要护理给予全面的帮助。

2.部分补偿护理系统

部分补偿护理系统是满足治疗性自理需求,既需要护士提供护理照顾,也需要患者采取自理行动。

3.辅助-教育系统

患者能够完成自理活动,同时也要求其完成;需要学习才能完成自理,没有帮助就不能完成。护士通过对患者提供教育、支持、指导,提高患者的自理能力。

这 3 个系统类似于我国临床护理中一直沿用至今的分级护理制度,即特级和一级护理、二级护理和三级护理。

奥瑞姆理论的特征:其理论结构比较完善而有新意;相对简单而且易于推广;奥瑞姆的理论与其他已被证实的理论、法律和原则也是一致的;奥瑞姆还强调了护理的艺术性以及护士应具有的素质和技术。

二、自理理论在护理实践中的应用

奥瑞姆的自理理论被广泛应用在护理实践中,她将自理理论与护理程序有机地联系在一起,通过设计好的评估方法和工具评估患者的自理能力及自理缺陷,以帮助患者更好地达到自理。她将护理程序分为以下三步。

(一)评估患者的自理能力和自理需要

在这一步中,护士可以通过收集资料来确定病种存在哪些自理缺陷以及引起自理缺陷的原因,评估患者的自理能力与自理需要,从而确定患者是否需要护理帮助。

1.收集资料

护士收集的资料包括患者的健康状况,患者对自身健康的认识,医师对患者健康的意见,患者的自理能力,患者的自理需要等。

2.分析与判断

在收集自理能力资料的基础上,确定以下问题:①患者的治疗性自理需要是什么;②为满足患者的治疗性自理需求,其在自理方面存在的缺陷有哪些;③如果有缺陷,由什么原因引起的;④患者在完成自理活动时具备的能力有哪些;⑤在未来一段时间内,患者参与自理时具备哪些潜在能力,如何制订护理目标。

(二)设计合适的护理系统

根据患者的自理需要和能力,在完全补偿系统、部分补偿系统和支持－教育系统中选择一个合适的护理系统,并依据患者智力性自理需求的内容制订出详细的护理计划,给患者提供生理和心理支持及适合于个人发展的环境,明确护士和患者的角色功能,以达到促进健康、恢复健康、提高自理能力的目的。

(三)实施护理措施

根据护理计划提供适当的护理措施,帮助和协调患者恢复和提高自理能力,满足患者的自理需求。

（秦　莉）

第三节　适应理论

卡利斯塔·罗伊是美国护理理论家,她提出了适应模式。罗伊对适应模式的研究始于1964年,她分析并创造性地运用了一般系统理论,行为系统模式、适应理论、压力与应激理论、压力与应对模式以及人类基本需要理论的有关理论观点从而构建了罗伊适应模式。

一、适应理论概述

(一)罗伊适应模式的假设

该理论主要源于系统论、整体论、人性论和 Helson 适应理论的哲学观点:人是具有生物、心理和社会属性的有机整体,是一个适应系统。在系统与环境间存在着持续的信息、物质与能量的交换;人与环境间的互动可以引起自身内在或者外部的变化,而人在这变化环境中必须保持完整性,因此每个人都需要适应。

(二)罗伊适应模式的主要概念

1.刺激

来自外界环境或人体内部的可以引起反应的一个信息、物质或能量单位。

(1)主要刺激:指当时面对的需要立即适应的刺激,通常是影响人的一些最大的变化。

(2)相关刺激:所有内在的或外部的对当时情境有影响的刺激,这些刺激是可观察到的、可测量的,或是由本人主动诉说的。

(3)固有刺激:原有的构成本人特征的刺激,这些刺激与当时的情境有一定关联,但不易观察到及客观测量到。例如,某患者因在室外高温下工作引起心肌缺氧,出现胸疼。其中主要刺激:心肌缺氧;相关刺激:高温、疼痛感、患者的年龄、体重、血糖水平和冠状动脉的耐受程度等;固有刺激:吸烟史和与其职业有关的刺激。

2.适应水平

人对刺激以正常的努力进行适应性反应的范围。每个人的反应范围都是不同的;受各人应对机制的影响而不断变化。

(三)罗伊的适应模式

罗伊的适应模式是以人是一个整体性适应系统的理论观点为理论构架的。应用应对机制来说明人作为一个适应系统面临刺激时的内在控制过程。适应系统的内在控制过程,也就是应对机制,包括:①生理调节是遗传的,机体通过神经-化学物质-内分泌途径进行应答。②心理调节则是后天习得的,机体通过感觉、加工、学习、判断和情感等复杂的过程进行应答。

生理调节和心理调节作用于效应器即生理功能、自我概念、角色功能以及相互依赖,形成4种相应的适应方式。①生理功能:氧合功能、营养、排泄、活动与休息、皮肤完整性、感觉、体液、电解质与酸碱平衡、神经与内分泌功能等。②自我概念:个人在特定时间内对自己的看法与感觉,包括躯体自我与个人自我两部分。③角色功能方面:描述个人在社会中所承担角色的履行情况,分为三级,一级角色与机体的生长发育有关;二级角色来源于一级角色;三级角色由二级角色衍生出来。④相互依赖:陈述个人与其重要关系人及社会支持系统间的相互关系。

罗伊认为护理是一门应用性学科,她通过促进人与环境的互动来增进个体或人群的整体性适应。强调护理的目标是:①促进适应性反应:应用护理程序促进人在生理功能、自我概念、角色功能及相互依赖这4个方面对健康有利的反应。②减少无效性反应:护理活动是以健康为目标,对作用于人的各种刺激加以控制以促进适应反应;扩展个体的适应范围,使个人能耐受较大范围的刺激。罗伊对健康的认识为处于和成为一个完整的和全面的人的状态和过程。人的完整性则表现为有能力达到生存、成长、繁衍、主宰和自我实现;健康也是人的功能处于对刺激的持续适应状态,健康是适应的一种反映。罗伊认为环境是围绕着和作用于人的和群体的发展和行为的所有情况、事实和影响。环境主要是来自人内部和环绕于人周围的一些刺激;环境中包含主要刺激、相关刺激和固有刺激。

二、罗伊适应模式在护理中的应用

罗伊的适应模式是目前各国护理工作者广泛运用的护理学说。它从整体观点出发,着重探讨了人作为一个适应系统面对环境中各种刺激的适应层面与适应过程。为增进有效适应护理应不失时机地对个体的适应问题以及引起问题产生的刺激因素加以判断和干预,从而促进人在生理功能、自我概念、角色功能与社会关系方面的整体性适应,提高健康水平。

适应模式一经提出便博得护理界广为关注和极大兴趣,广泛应用于护理教育、研究和临床护理中。在护理教育中,先后被多个国家用作护理本科课程,高级文凭课程的课程设置理论框架。应用该模式为框架课程设置模式有3个优点:①使学生明确护理的目的就是要促进和改善不同健康或疾病状态下的人在生理功能、自我概念、角色功能和相互依赖4个方面的适应能力与适应方法;②体现了有别于医学的护理学课程特色,便于分析护理学课程与医学课程的区别与联系;③有利于学生验证理论和发展对理论价值的分析和洞悉能力。

在科研方面,适应模式被用于多个护理定性和定量研究的理论框架。例如,患者及其家属对急慢性疾病适应水平及适应方式的描述性研究,吸毒妇女在寻求帮助方面的适应性反应,手术患者家属的需求,丧偶的适应过程研究等。

在临床护理实践中,适应模式在国外已用于多种急、慢性患者的护理,包括哮喘、慢性阻塞性肺疾病、心肌梗死、肝病、肾病、癌症等,同时此模式也用于指导康复护理,家庭和社区护理。近年来,在我国也有相关的文献报道,应用适应模式对乳腺癌患者进行护理等。

根据适应模式,罗伊将护理的工作方法分为6个步骤:一级评估、二级评估、护理诊断、制定目标、干预和评价。

（一）一级评估

一级评估是指收集与生理功能、自我概念、角色功能和相互依赖4个方面有关的行为，又称为评估。通过一级评估，护士可以确定患者的行为是适应性反应还是无效性反应。

（二）二级评估

二级评估是对影响患者行为的3种刺激因素的评估，具体内容包括以下3点。

1.主要刺激

主要刺激是对当时引起反应的主要原因的评估。

2.相关刺激

相关刺激包括吸烟、药物、饮酒、生理功能、自我概念、角色功能、相互依赖、应对机制及方式、生理及心理压力、社交方式、文化背景及种族、信仰、社会文化经济环境、物理环境、家庭结构及功能等。

3.固有刺激

固有刺激包括遗传、性别、信仰、态度、生长发育的阶段、特性及社会文化方面的其他因素。通过二级评估，可以帮助护士明确引发患者无效性反应的原因。

（三）护理诊断

护理诊断是对个体适应状态的陈述或诊断，护士通过一级和二级评估，可明确患者的无效反应及其原因，进而推断出护理问题或护理诊断。

（四）制定目标

目标是对患者经过护理干预后达到的行为结果的陈述，包括短期目标和长期目标，制定目标时护士应注意一定以患者的行为反应为中心，尽可能与患者及其家属共同制订并尊重患者的选择，且制订可观察、可测量和可达到的目标。

（五）护理干预

干预是护理措施的制订和落实，罗伊认为护理干预可以通过控制或改变各种作用与适应系统的刺激，使其全部作用于个体适应范围内，控制刺激的方式有消除刺激，增强刺激，减弱刺激或改变刺激，干预也可着重于提高个体的应对能力，扩大适应的范围，尽量使全部刺激作用于适应范围以内，以促进适应性反应。

（六）护理评价

在此过程中，护士应将干预后患者的行为改变与目标行为相比较，既定的护理目标是否达到，衡量其中差异，找出未达到的原因，根据评价结果再调整，并进一步计划和采取措施。

（李　莉）

第三章

护 理 程 序

第一节 护 理 评 估

护理评估是有目的、有计划、有步骤地收集有关护理对象生理、心理、社会文化和经济等方面的资料,对此进行整理与分析,以判断服务对象的健康问题,为护理活动提供可靠的依据的过程。具体包括收集资料、整理资料和分析资料。

一、收集资料

(一)资料的来源

1.直接来源

护理对象本人,是第一资料来源也是主要来源。

2.间接来源

(1)护理对象的重要关系人,也就是社会支持性群体,包括亲属、关系亲密的朋友、同事等。

(2)医疗活动资料,如既往实验室报告、出院小结等健康记录。

(3)其他医护人员、放射医师、化验师、药剂师、营养师、康复师等。

(4)护理学及其他相关学科的文献等。

(二)资料的内容

在收集资料的过程中,各个医院均有自己设计的收集资料表,无论依据何种框架,基本内容主要包括一般资料、生活状况及自理程度、健康检查及心理社会状况等。

1.一般资料

一般资料包括患者姓名、性别、出生日期、出生地、职业、民族、婚姻、文化程度、住址等。

2.现在的健康状况

现在的健康状况包括主诉、现病史、入院方式、医疗诊断及目前用药情况。目前的饮食、睡眠、排泄、活动、健康管理等日常生活形态。

3.既往健康状况

既往健康状况包括既往史、创伤史、手术史、家族史、有无过敏史、有无传染病。既往的日常

23

生活形态、烟酒嗜好,女性还包括月经史和婚育史。

4.护理体检

护理体检包括体温、脉搏、呼吸、血压、身高、体重、生命体征、各系统的生理功能及有无疼痛、眩晕、麻木、瘙痒等,有无感觉(视觉、听觉、嗅觉、味觉、触觉)异常,有无思维活动、记忆能力障碍等认知感受形态。

5.实验室及其他辅助检查结果

实验室及其他辅助检查结果包括最近进行的辅助检查的客观资料,如实验室检查、X线、病理检查等。

6.心理方面的资料

心理方面的资料包括对疾病的认知和态度、康复的信心,病后情绪、心理感受、应对能力等变化。

7.社会方面的资料

社会方面的资料包括就业状态、角色问题和社交状况;有无重大生活事件,支持系统状况等;有无宗教信仰;享受的医疗保健待遇等。

(三)资料的分类

1.按照资料的来源划分

按照资料的来源划分包括主观资料和客观资料。主观资料指患者对自己健康问题的体验和认识,包括患者的知觉、情感、价值、信念、态度、对个人健康状态和生活状况的感知。主观资料的来源可以是患者本人,也可以是患者家属或对患者健康有重要影响的人。客观资料指检查者通过观察、会谈、体格检查和实验等方法得到或被检测出的有关患者健康状态的资料。客观资料获取是否全面和准确主要取决于检查者是否具有敏锐的观察能力及丰富的临床经验。

当护士收集到主观资料和客观资料后,应将两方面的资料加以比较和分析,可互相印证资料的准确性。

2.按照资料的时间划分

按照资料的时间划分包括既往资料和现时资料。既往资料是指与服务对象过去健康状况有关的资料,包括既往病史、治疗史、过敏史等。现时资料是指与服务对象现在发生疾病有关的状况,如现在的体温、脉搏、呼吸、血压、睡眠状况等。

护士在收集资料时,需要将既往资料和现时资料结合起来分析。

(四)收集资料的方法

1.观察

观察是指护理人员运用视、触、叩、听、嗅等感官获得患者、家属及患者所处环境的信息并进行分析判断,是收集有关服务对象护理资料的重要方法之一。观察贯穿在整个评估过程中,可以与交谈同时进行。护士应及时、敏锐、连续地对服务对象进行观察,如患者出现面容痛苦、呈强迫体位,就提示患者是否有疼痛,由此进一步询问持续时间、部位、性质等。观察作为一种技能,护理人员在实践中需要不断培养和锻炼,以期得到发展和提高。

2.交谈

护患之间的交谈是一种有目的的医疗活动,使护理人员获得有关患者的资料和信息。一般可分为两种。

(1)正式交谈是指事先通知患者,有目的、有计划的交谈,如入院后的采集病史。

(2)非正式交谈是指护士在日常护理工作中与患者随意自然的交谈,不明确目的,不规定主题、时间,是一种"开放式交流",以便及时了解到服务对象的真实想法和心理反应。

交谈时护士应注意沟通技巧的运用,对一些敏感性话题应注意保护患者的隐私。

3.护理体检

护理人员运用体检技能,为护理对象进行系统的身体评估,获取与护理有关的生命体征、身高、体重等,以便收集与护理诊断、护理计划有关的患者方面的资料,及时了解病情变化和发现护理对象的健康问题。

4.阅读

阅读包括查阅护理对象的医疗病历(门诊和住院)、各种护理记录及实验室和辅助检查结果,以及有关文献等。也可以用心理测量及评定量表对服务对象进行心理社会评估。

二、整理资料

为了避免遗漏相关有价值的资料,得到完整全面的资料,常依据某个护理理论模式设计评估表格,护理人员依据表格全面评估,整理资料。

(一)按戈登的功能性健康形态整理分类

1.健康感知-健康管理形态

健康感知-健康管理形态指服务对象对自己健康状态的认识和维持健康的方法。

2.营养代谢形态

营养代谢形态包括食物的利用和摄入情况,如营养、液体、组织完整性、体温调节及生长发育等的需求。

3.排泄形态

排泄形态主要指肠道、膀胱的排泄状况。

4.活动-运动形态

活动-运动形态包括运动、活动、休闲与娱乐状况。

5.睡眠-休息形态

睡眠-休息形态指睡眠、休息以及精神放松的状况。

6.认知-感受形态

认知-感受形态包括与认知有关的记忆、思维、解决问题和决策,以及与感知有关的视、听、触、嗅等功能。

7.角色-关系形态

家庭关系、社会中角色任务及人际关系的互动情况。

8.自我感受-自我概念形态

自我感受-自我概念形态指服务对象对于自我价值与情绪状态的信念与评价。

9.性-生殖形态

性-生殖形态主要指性发育、生殖器官功能及对性的认识。

10.应对-压力耐受形态

应对-压力耐受形态指服务对象压力程度、应对与调节压力的状况。

11.价值-信念形态

价值-信念形态指服务对象的思考与行为的价值取向和信念。

（二）按马斯洛需要层次进行整理分类

1.生理需要

体温、心率、呼吸、腹痛等。

2.安全的需要

对医院环境不熟悉，夜间睡眠需开灯，手术前精神紧张，走路易摔倒等。

3.爱与归属的需要

患者害怕孤独，希望有亲友来探望等。

4.尊重与被尊重的需要

如患者说"我现在什么事都不能干了""你们应该征求我的意见"等。

5.自我实现的需要

担心住院会影响工作、学习，有病不能实现自己的理想等。

（三）按北美护理诊断协会的人类反应形态分类

1.交换

交换包括营养、排泄、呼吸、循环、体温、组织的完整性等。

2.沟通

沟通主要指与人沟通交往的能力。

3.关系

关系指社交活动、角色作用和性生活形态。

4.价值

价值包括个人的价值观、信念、宗教信仰、人生观及精神状况。

5.选择

选择包括应对能力、判断能力及寻求健康所表现的行为。

6.移动

移动包括活动能力、休息、睡眠、娱乐及休闲状况，日常生活自理能力等。

7.知识

知识包括自我概念，感知和意念；包括对健康的认知能力、学习状况及思考过程。

8.感觉

感觉包括个人的舒适、情感和情绪状况。

三、分析资料

（一）检查有无遗漏

将资料进行整理分类之后，应仔细检查有无遗漏，并及时补充，以保证资料的完整性及准确性。

（二）与正常值比较

收集资料的目的在于发现护理对象的健康问题。因此护士应掌握常用的正常值，将所收集到的资料与正常值进行比较，并在此基础上进行综合分析，以发现异常情况。

（三）评估危险因素

有些资料虽然目前还在正常范围，但是由于存在危险因素，若不及时采取预防措施，以后很可能会出现异常，损害服务对象的健康。因此，护士应及时收集资料评估这些危险因素。

护理评估通过收集服务对象的健康资料,对资料进行组织、核实和分析,确认服务对象对现存的或潜在的健康问题或生命过程的反应,为做出护理诊断和进一步制订护理计划奠定了基础。

四、资料的记录

(一)原则

书写全面、整洁、简练、流畅,客观资料运用医学术语,避免使用笼统、模糊的词,主观资料尽量引用护理对象的原话。

(二)记录格式

根据资料的分类方法,根据各医院,甚至各病区的特点自行设计,多采用表格式记录。与患者第一次见面收集到的资料记录称入院评估,要求详细、全面,是制订护理计划的依据,一般要求入院后 24 小时内完成。住院期间根据患者病情天数,每天或每班记录,反映了患者的动态变化,用以指导护理计划的制订、实施、评价和修订。

（张燕霄）

第二节 护 理 诊 断

护理诊断是护理程序的第二个步骤,是在评估的基础上对所收集的健康资料进行分析,从而确定服务对象的健康问题及引起健康问题的原因。护理诊断是一个人生命过程中的生理、心理、社会文化发展及精神方面健康状况或问题的一个简洁、明确的说明,这些问题都是属于护理职责范围之内,能够用护理的方法解决的问题。

一、护理诊断的概念

1990 年,北美护理诊断协会(NANDA)提出并通过了护理诊断的定义:护理诊断是关于个人、家庭、社区对现存或潜在的健康问题及生命过程反应的一种临床判断,是护士为达到预期的结果选择护理措施的基础,这些预期结果应能通过护理职能达到。

二、护理诊断的组成部分

护理诊断有 4 个组成部分:名称、定义、诊断依据和相关因素。

(一)名称

名称是对服务对象健康状况的概括性的描述。应尽量使用 NANDA 认可的护理诊断名称,以有利于护士之间的交流和护理教学的规范。常用改变、受损、缺陷、无效或低效等特定描述语。例如,排便异常;有皮肤完整性受损的危险。

(二)定义

定义是对名称的一种清晰的、正确的表达,并以此与其他诊断相鉴别。一个诊断的成立必须符合其定义特征。有些护理诊断的名称虽然十分相似,但仍可从定义中发现彼此的差异。例如,"压力性尿失禁"的定义是"个人在腹内压增加时立即无意识地排尿的一种状态";"反射性尿失禁"的定义是"个体在没有要排泄或膀胱满胀的感觉下可以预见的不自觉地排尿的一种状态"。虽然两者都是尿失禁,但前者的原因是腹内压增高,后者的原因是无法抑制的膀胱收缩。因此,确定诊断时必须认真区别。

(三)诊断依据

诊断依据是做出护理诊断的临床判断标准。诊断依据常常是患者所具有的一组症状和体征,以及有关病史,也可以是危险因素。对于潜在的护理诊断,其诊断依据则是原因本身(危险因素)。

诊断依据依其在特定诊断中的重要程度分为主要依据和次要依据。

1.主要依据

主要依据是指形成某一特定诊断所应具有的一组症状和体征及有关病史,是诊断成立的必要条件。

2.次要依据

次要依据是指在形成诊断时,多数情况下会出现的症状、体征及病史,对诊断的形成起支持作用,是诊断成立的辅助条件。

例如,便秘的主要依据是"粪便干硬,每周排大便不到三次",次要依据是"肠鸣音减少,自述肛门部有压力和胀满感,排大便时极度费力并感到疼痛,可触到肠内嵌塞粪块,并感觉不能排空"。

(四)相关因素

相关因素是指造成服务对象健康状况改变或引起问题产生的情况。常见的相关因素包括以下 5 个方面。

1.病理生理方面的因素

病理生理方面的因素指与病理生理改变有关的因素。例如,"体液过多"的相关因素可能是右心衰竭。

2.心理方面的因素

心理方面的因素指与服务对象的心理状况有关的因素。例如,"活动无耐力"可能是由疾病后服务对象处于较严重的抑郁状态引起。

3.治疗方面的因素

治疗方面的因素指与治疗措施有关的因素(用药、手术创伤等)。例如,"语言沟通障碍"的相关因素可能是使用呼吸机时行气管插管。

4.情景方面的因素

情景方面的因素指环境、情景等方面的因素(陌生环境、压力刺激等)。例如,"睡眠形态紊乱"可能与住院后环境改变有关。

5.年龄因素

年龄因素指在生长发育或成熟过程中与年龄有关的因素。例如,婴儿、青少年、中年、老年各有不同的生理、心理特征。

三、护理诊断与合作性问题及医疗诊断的区别

(一)合作性问题—潜在并发症

在临床护理实践中,护士常遇到一些无法完全包含在 NANDA 制订的护理诊断中的问题,

而这些问题也确实需要护士提供护理措施,因此,1983 年有学者提出了合作性问题的概念。她把护士需要解决的问题分为两类:一类经护士直接采取措施可以解决,属于护理诊断;另一类需要护士与其他健康保健人员尤其是医师共同合作解决,属于合作性问题。

合作性问题需要护士承担监测职责,以及时发现服务对象身体并发症的发生和情况的变化,但并非所有并发症都是合作性问题。有些可通过护理措施预防和处理,属于护理诊断;只有护士不能预防和独立处理的并发症才是合作性问题。合作性问题的陈述方式是"潜在并发症:×××",如"潜在并发症:脑出血"。

(二)护理诊断与合作性问题及医疗诊断的区别

1.护理诊断与合作性问题的区别

护理诊断是护士独立采取措施能够解决的问题;合作性问题需要医师、护士共同干预处理,处理决定来自医护双方。对合作性问题,护理措施的重点是监测。

2.护理诊断与医疗诊断的区别

明确护理诊断和医疗诊断的区别对区分护理和医疗两个专业、确定各自的工作范畴和应负的法律责任非常重要。两者主要区别见表 3-1。

表 3-1　护理诊断与医疗诊断的区别

项目	护理诊断	医疗诊断
临床判断的对象	对个体、家庭、社会的健康问题/生命过程反应的一种临床判断	对个体病理生理变化的一种临床判断
描述的内容	描述的是个体对健康问题的反应	描述的是一种疾病
决策者	护士	医疗人员
职责范围	在护理职责范围内进行	在医疗职责范围内进行
适应范围	适用于个体、家庭、社会的健康问题	适用于个体的疾病
数量	往往有多个	一般情况下只有一个
是否变化	随病情变化	一旦确诊不会改变

（孙　芳）

第三节　护理计划

制订护理计划是解决护理问题的一个决策过程,计划是对患者进行护理活动的指南,是针对护理诊断制订具体护理措施来预防、减轻或解决有关问题。其目的是为了确认护理对象的护理目标以及护士将要实施的护理措施,使患者得到合适的护理,保持护理工作的连续性,促进医护人员的交流和利于评价。制订计划包括 4 个步骤。

一、排列护理诊断的优先顺序

一般情况下,患者可以存在多个护理诊断,为了确定解决问题的优先顺序,根据问题的轻重缓急合理安排护理工作,需要对这些护理诊断包括合作性问题进行排序。

(一)排列护理诊断

一个患者可同时有多个护理问题,制订计划时应按其重要性和紧迫性排出主次,一般把威胁最大的问题放在首位,其他的依次排列,这样护士就可根据轻、重、缓、急有计划地进行工作,通常可按如下顺序排列。

1.首优问题

首优问题是指会威胁患者生命,需立即行动去解决的问题。如清理呼吸道无效、气体交换受阻等。

2.中优问题

中优问题是指虽不会威胁患者生命,但能导致身体上的不健康或情绪上变化的问题,如活动无耐力、皮肤完整性受损、便秘等。

3.次优问题

次优问题指人们在应对发展和生活中变化时所产生的问题。这些问题往往不是很紧急,如营养失调、知识缺乏等。

(二)排序时应该遵循的原则

(1)按马斯洛的人类基本需要层次论进行排列,优先解决生理需要。这是最常用的一种方法。生理需要是最低层次的需要,也是人类最重要的需要,一般来说,影响了生理需要满足的护理问题,对生理功能的平衡状态威胁最大的护理问题是需要优先解决的护理诊断。如与空气有关的"气体交换障碍""清理呼吸道无效"、与水有关的"体液不足"、与排泄有关的"尿失禁""潴留"等。

具体的实施步骤可以按以下方法进行:首先列出患者的所有护理诊断,分别归入5个需要层次,然后由低到高排列出护理诊断的先后顺序。

(2)考虑患者的需求:马斯洛的理论为护理诊断的排列提供了一个普遍的原则,但由于护理对象的复杂性、个体性,相同的需求对不同的人,其重要性可能不同。因此,在无原则冲突的情况下,可与患者协商,尊重患者的意愿,考虑患者认为最重要的问题予以优先解决。

(3)现存的问题优先处理,但不要忽视潜在的和有危险的问题。有时它们常常也被列为首优问题而需立即采取措施或严密监测。

二、制订预期目标

预期目标是指通过护理干预,护士期望患者达到的健康状态或在行为上的改变。其目的是指导护理措施的制订。预期目标不是护理行为,但能指导护理行为,并作为对护理效果进行评价的标准。每一个护理诊断都要有相应的目标。

(一)预期目标的制订

1.目标的陈述公式

时间状语+主语+(条件状语)+谓语+行为标准。

(1)主语:指患者或患者身体的任何一部分,如体温、体重、皮肤等,有时在句子中省略了主语,但句子的逻辑主语一定是患者。

(2)谓语:指患者将要完成的行动,必须用行为动词来说明。

(3)行为标准:主语进行该行动所达到的程度。

(4)条件状语:指患者完成该行为时所处的特定条件,如"拄着拐杖"行走50 m。

(5)时间状语:指主语应在何时达到目标中陈述的结果,即何时对目标进行评价,这一部分的重要性在于限定了评价时间,可以督促护士尽心尽力地帮助患者尽快达到目标,评价时间往往需要根据临床经验和患者的情况来确定。

2.预期目标的种类

根据实现目标所需时间的长短可将护理目标分为短期目标和长期目标两大类。

(1)短期目标:指在相对较短的时间内要达到的目标(一般指1周内),适合于病情变化快、住院时间短的患者。

(2)长期目标:指需要相对较长时间才能实现的目标(一般指1周以上甚至数月)。

长期目标是需要较长时间才能实现的,范围广泛;短期目标则是具体达到长期目标的台阶或需要解决的主要矛盾。如下肢骨折患者,其长期目标是"3个月内恢复行走功能",短期目标分别为:"第一个月借助双拐行走""第二个月借助手杖行走""第三个月逐渐独立行走"。短期目标与长期目标互相配合、呼应。

(二)制订预期目标的注意事项

(1)目标的主语一定是患者或患者的一部分,而不能是护士。目标是期望患者接受护理后发生的改变,达到的结果,而不是护理行动本身或护理措施。

(2)一个目标中只能有一个行为动词。否则在评价时,如果患者只完成了一个行为动词的行为标准就无法判断目标是否实现。另外行为动词应可观察和测量,避免使用含糊的不明确的词语;可运用下列动词:描述、解释、执行、能、会、增加、减少等,不可使用含糊不清、不明确的词,如了解、掌握、好、坏、尚可等。

(3)目标陈述的行为标准应具体,以便于评价。有具体的检测标准;有时间限度;由护患双方共同制订。

(4)目标必须具有现实性和可行性,要在患者的能力范围之内,要考虑其身体心理状况、智力水平、既往经历及经济条件。目标完成期限的可行性,目标结果设定的可行性。患者认可,乐意接受。

(5)目标应在护理工作所能解决范围之内,并要注意医护协作,即与医嘱一致。

(6)目标陈述要针对护理诊断,一个护理诊断可有多个目标,但一个目标不能针对多个护理诊断。

(7)应让患者参与目标的制订,这样可使患者认识到对自己的健康负责不仅是医护人员的责任,也是患者的责任,护患双方应共同努力以保证目标的实现。

(8)关于潜在并发症的目标,潜在并发症是合作性问题,护理措施往往无法阻止其发生,护士的主要任务在于监测并发症的发生或发展。潜在并发症的目标陈述为:护士能及时发现并发症的发生并积极配合处理。如"潜在并发症:心律失常"的目标是"护士能及时发现心律失常的发生并积极配合抢救"。

三、制订护理措施

护理措施是护士为帮助患者达到预定目标而制订的具体方法和内容。规定了解决健康问题的护理活动方式与步骤。护理措施是一份书面形式的护理计划,也可称为"护嘱"。

（一）护理措施的类型

护理措施可分为依赖性护理措施、协作性护理措施和独立性护理措施三类。

1.依赖性的护理措施

即来自医嘱的护理措施,它描述了贯彻医疗措施的行为。例如,医嘱"每晨测血压1次"每"小时巡视患者1次"。

2.协作性护理措施

协作性护理措施是护士与其他健康保健人员相互合作采取的行动。如患者出现"营养失调:高于机体的需要量"的问题时,为帮助患者达到理想体重的目标,需要和营养师一起协商、讨论、制订护理措施。

3.独立性护理措施

独立性护理措施是护士根据所收集的资料,凭借自己的知识、经验、能力,独立思考、判断后做出的决策,是在护理职责范围内。这类护理措施完全由护士设计并实施,不需要医嘱。如长期卧床患者存在的"有皮肤破损的危险",护士每天定时给患者翻身、按摩受压部位皮肤、温水擦拭等措施都是独立性护理措施。

（二）护理措施的构成

完整的护理措施计划应包括护理观察措施、行动措施、教育措施三部分。

例如,护理诊断:胸痛与心肌缺血、缺氧致心肌坏死有关。

护理目标:24小时内患者主诉胸痛程度减轻。

制订护理措施如下。

1.观察措施

(1)观察疼痛的程度和缓解情况。

(2)观察患者心律、心率、血压的变化。

2.行动措施

(1)给予持续吸氧,2～4 L/min。（依赖性护理措施）

(2)遵医嘱持续静脉点滴硝酸甘油15滴/分。（依赖性护理措施）

(3)协助床上进食、洗漱、大小便。（独立性护理措施）

3.教育措施

(1)教育患者绝对卧床休息。

(2)保持情绪稳定。

（三）制订护理措施应注意的注意事项

1.针对性

护理措施针对护理目标制订,一般一个护理目标可通过几项措施来实现。措施应针对目标制订,否则即使护理措施没有错误,也无法促使目标实现。

2.可行性

护理措施要切实可行,措施制订时要考虑下列情况。

(1)患者的身心问题:这也是整体护理中所强调的要为患者制订个体化的方案。措施要符合患者的年龄、体力、病情、认知情况以及患者自己对改变目前状况的愿望等。如对老年患者进行知识缺乏的健康教育时,让患者短时间内记忆很多教育内容是困难的。护理措施必须是患者乐于接受的。

（2）护理人员的情况：护理人员的配备及专业技术、理论知识水平和应用能力等是否能胜任所制订的护理措施。

（3）适当的医院设施、设备。

3.科学性

护理措施应基于科学的基础上，每项护理措施都应有措施依据，措施依据来自护理科学及相关学科的理论知识。禁止将没有科学依据的措施用于患者。护理措施的前提是一定要保证患者的安全。

4.一致性

护理措施不应与其他医务人员的措施相矛盾，否则容易使患者不知所措，并造成不信任感，甚至可能威胁患者安全。制订护理措施时应参阅其他医务人员的病历记录、医嘱，意见不一致时应共同协商，达成一致。

5.指导性

护理措施应具体，有指导性，不仅使护理同一患者的其他护士很容易地执行措施，也有利于患者。如对于体液过多需进食低盐饮食的患者，正确的护理措施是：①观察患者的饮食是否符合低盐要求。②告诉患者和家属每天摄盐＜5 g。含钠多的食物除咸味食品外，还包括发面食品、碳酸饮料、罐头食品等。③教育患者及家属理解低盐饮食的重要性等。

不具有指导性护理措施如：①嘱患者每天摄盐量＜5 g。②嘱患者不要进食含钠多的食物。

四、护理计划成文

护理计划成文是将护理诊断、护理目标、护理措施以一定的格式记录下来而形成的护理文件。不仅为护理程序的下一步实施提供了指导，也有利于护士之间以及护士与其他医务人员之间的交流。护理计划的书写因不同的医院有各自具体的条件和要求，所以其格式也是多种多样的。大致包括日期、护理诊断、目标、措施、效果评价几项内容，见表3-2。

表3-2 护理计划

日期	护理诊断	护理目标	护理措施	评价	停止日期	签名
2006－02－19	气体交换受阻	1. 2.	1. 2. 3.			
2006－02－22	焦虑	1. 2.	1. 2. 3.			

护理计划应体现个体差异性，一份护理计划只对一个患者的护理活动起作用。护理计划还应具有动态发展性，随着患者病情的变化、护理的效果而调整。

（许燕燕）

第四节 护 理 实 施

实施是为达到护理目标而将计划中各项措施付诸行动的过程。实施的质量如何与护士的专业知识、操作技能和人际沟通能力三方面的水平有关。实施过程中的情况应随时用文字记录下来。

实施过程包括实施前准备、实施和实施后记录三个部分,一般来讲,实施应发生于护理计划完成之后,但在某些特殊情况下,如遇到急诊患者或病情突变的住院患者,护士只能先在头脑中迅速形成一个初步的护理计划并立即采取紧急救护措施,事后再补上完整的护理计划。

一、实施前的准备

护士在执行护理计划之前,为了保证护理效果,应思考安排以下几个问题,即"五个 W"。

(一)"谁去做"

对需要执行的护理措施进行分类和分工,确定护理措施是由护士做,还是辅助护士做;哪一级别或水平的护士做;是一个护士做,还是多个护士做。

(二)"做什么"

进一步熟悉和理解计划,执行者对计划中每一项措施的目的、要求、方法和时间安排应了如指掌,以确保措施的落实,并使护理行为与计划一致。此外,护士还应理解各项措施的理论基础,保证科学施护。

(三)"怎样做"

(1)三分析所需要的护理知识和技术:护士必须分析实施这些措施所需要的护理知识和技术,如操作程序或仪器设备使用的方法,若有不足,则应复习有关书籍或资料,或向其他有关人员求教。

(2)明确可能会发生的并发症及其预防:某些护理措施的实施有可能对患者产生一定程度的损伤。护士必须充分预想可能发生的并发症,避免或减少对患者的损伤,保证患者的安全。

(3)如患者情绪不佳,合作性差,那么需要考虑如何使措施得以顺利进行。

(四)"何时做"

实施护理措施的时间选择和安排要恰当,护士应该根据患者的具体情况、要求等多方面因素来选择执行护理措施的时机。例如,健康教育的时间,应该选择在患者身体状况良好、情绪稳定的情况下进行以达到预期的效果。

(五)"何地做"

确定实施护理措施的场所,以保证措施的顺利实施。在健康教育时应选择相对安静的场所;对涉及患者隐私的操作,更应该注意选择环境。

二、实施

实施是护士运用操作技术、沟通技巧、观察能力、合作能力和应变能力去执行护理措施的过程。在实施阶段,护理的重点是落实已制订的措施,执行医嘱、护嘱,帮助患者达到护理目标,解决问题。在实施中必须注意既要按护理操作常规规范化地实施每一项措施,又要注意根据每个患者的生理、心理特征个性化地实施护理。

实施是评估、诊断和计划阶段的延续,需随时注意评估患者的病情及患者对护理措施的反应及效果,努力使护理措施满足患者的生理、心理需要、促进疾病的康复。

三、实施后的记录

实施后,护士要对其所执行的各种护理措施及患者的反应进行完整、准确的文字记录,即护理病历中的护理病程记录,以反映护理效果,为评价做好准备。

记录可采用文字描述或填表,在相应项目上打"√"的方式。常见的记录格式有 PIO 记录方式,PIO 即由问题(problem,P)、措施(intervention,I)、结果(outcome,O)组成。"P"的序号要与护理诊断的序号一致并写明相关因素,可分别采用 PES、PE、SE 三种记录方式。"I"是指与 P 相对应的已实施的护理措施。即做了什么,但记录并非护理计划中所提出的全部护理措施的罗列。"O"是指实施护理措施后的结果。可出现两种情况:一种结果是当班问题已解决;另一种结果是当班问题部分解决或未解决,若措施适当,由下一班负责护士继续观察并记录;若措施不适宜,则由下一班负责护士重新修订并制订新的护理措施。

记录是一项很重要的工作,其意义在于:①可以记录患者住院期间接受护理照顾的全部经过;②有利于其他医护人员了解情况;③可作为护理质量评价的一个内容;④可为以后的护理工作提供资料;⑤是护士辛勤工作的最好证明。

（许燕燕）

第五节 护 理 评 价

评价是有计划的、系统的将患者的健康现状与确定的预期目标进行比较的过程。评价是护理程序的第五步,但实际上它贯穿于整个护理程序的各个步骤,如评估阶段,需评估资料收集是否完全,收集方法是否正确;诊断阶段,需评价诊断是否正确,有无遗漏,是否是以收集到的资料为依据;计划阶段,需评价护理诊断的顺序是否合适,目标是否可行,措施是否得当;实施阶段,需评价措施是否得到准确执行,执行效果如何等。评价虽然位于程序的最后一步,但并不意味着护理程序的结束,相反,通过评价发现新问题,重新修订计划,而使护理程序循环往复地进行下去。

评价包括以下几个步骤。

一、收集资料

收集有关患者目前健康状态的资料,资料涉及的内容与方法同第一节评估部分的相应内容。

二、评价目标是否实现

评价的方法是将患者目前健康状态的资料与计划阶段的预期目标相比较,以判断目标是否实现。经分析可得出三种结果:①目标已达到;②部分达到目标;③未能达到目标。

例如,预定的目标为"一个月后患者拄着拐杖行走 50 m",1 个月后评价结果如下。

患者能行走 50 m——目标达到。

患者能行走 30 m——目标部分达到。

患者不能行走——目标未达到。

三、重审护理计划

对护理计划的调整包括以下几种方式。

（一）停止

重审护理计划时,对目标已经达到,问题已经解决的,停止采取措施,但应进一步评估患者可能存在的其他问题。

（二）继续

问题依然存在,计划的措施适宜,则继续执行原计划。

（三）修订

对目标部分实现或目标未实现的原因要进行探讨和分析,并重审护理计划,对诊断、目标和措施中不适当的内容加以修改,应考虑下述问题:收集的资料是否准确和全面;护理问题是否确切;所定目标是否现实;护理措施设计是否得当以及执行是否有效,患者是否配合等。

护理程序作为一个开放系统,患者的健康状况是一个输入信息,通过评估、计划和实施,输出患者健康状况的信息,经过护理评价结果来证实计划是否正确。如果患者尚未达到健康目标,则需要重新收集资料、修改计划,直到患者达到预期的目标,护理程序才告停止。因此,护理程序是一个周而复始,无限循环的系统工程(图 3-1)。

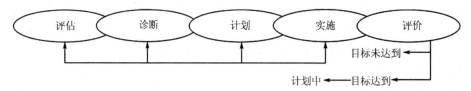

图 3-1 护理程序的循环过程

护理程序是一种系统解决问题的程序,是护士为患者提供护理照顾的方法,应用护理程序可以保证护士给患者提供有计划、有目的、高质量、以患者为中心的整体护理。因此它不仅适用于医院临床护理、护理管理,同时它还适用于其他护理实践,如社区护理、家庭护理、大众健康教育等,是护理专业化的标志之一。

（许燕燕）

第四章

护 理 技 术

第一节 口 服 给 药

口服是一种最常用的给药方法。它既方便又经济且较安全,药物经口服后,通过胃肠黏膜吸收进入血液循环,起到局部或全身的治疗作用。口服法的缺点:吸收慢而不规则;有些药物到达全身循环前要经过肝脏,使药效受到破坏;有的药物在肠内不吸收或具有刺激性而不能口服。病危、昏迷或呕吐不止的患者不宜应用口服法。因此,护士应根据病情、用药目的及药物吸收的快慢,掌握用药的时间。

一、摆药

(一)病区摆药

1.用物

药柜(内有各种药物、量杯、滴管、乳体、药匙、纱布或小毛巾),发药盘或发药车,药杯,小药牌,服药单(本),小水壶内备温开水。

2.操作方法

(1)操作前应洗手、戴口罩,打开药柜将用物备齐。

(2)按服药时间挑选小药牌,核对小药牌及服药单,无误后依床号顺序将小药牌插入发药盘内配药,注意用药的起止时间,先配固体药,后配水剂及油剂。

(3)摆固体药片、药粉、胶囊时应用药匙分发,同一患者的数种药片可放入同一个杯内,药粉或含化药须用纸包。

(4)摆水剂用量杯计量,左手持量杯,拇指置于所需刻度,右手持药瓶先将药液摇匀,标签朝上,举量杯使所需刻度与视线平行,缓缓倒入所需药量(图4-1),倒毕,以湿纱布擦净瓶口放回原处。同时服用几种水剂时,须分别倒入几个杯内。更换药液品种应洗净量杯。

(5)药液不足 1 mL,须用滴管测量,1 mL=15 滴,滴时须稍倾斜。为使患者得到准确的药量,避免药液蘸在杯内,应滴入已盛好冷开水的药杯。

(6)药摆毕,应将药物、小药牌与服药单全部核对一遍;发药前由别人再查对一次,无误后方可发药。

(二)中心药站

有的医院设有中心药站,为住院患者集中摆药。中心药站具有全院宏观调控药品的作用,避免积压浪费,减少病区摆药、取药、退药、保管等烦琐工作。

病区护士每天查房后,将药盘及小药牌一起送到中心药站,由药站专人负责摆药、核对。摆药一次备一天的量(三次用量),之后由病区护士核对取回,按时发给患者。

各病区可另设一小药柜,存放少量的常用药、抢救药、针剂和极少量毒、麻、限制药品等,以备夜间及临时急用。

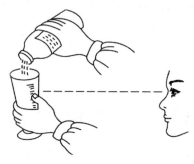

图 4-1 倒药液法

二、发药

(1)备好温开水,携带发药车或发药盘,服药单进病室。

(2)按规定时间送药至床前,核对床号、姓名,并呼唤患者无误后再发药物,待患者服下后方可离开。

(3)对危重患者护士应予喂服,鼻饲患者应由胃管注入。若患者不在或因故不能当时服药者,将药品带回保管。换药或停药应及时告诉患者,如患者提出疑问,应耐心解释。

(4)抗生素及磺胺类药物需在血液内保持有效浓度,必须准时给药。

三、注意事项

(1)某些刺激食欲的健胃药宜在饭前服,因为刺激舌的味觉感受器,使胃液大量分泌。

(2)某些磺胺类药物经肾脏排出,尿少时即析出结晶引起肾小管堵塞,服药后指导患者多饮水,而对呼吸道黏膜起保护性作用的止咳合剂,服后则不宜立即饮水,以免冲淡药物降低药效。

(3)服用强心苷类药物如洋地黄、地高辛等,应先测脉率、心率,并注意其节律变化,脉率低于 60 次/分钟或节律不齐时则不可继续服用。

(4)某些药物对牙齿有腐蚀作用或使牙齿染色的药物如酸类或铁剂,服用时避免与牙齿接触,可将药液由饮水管吸入,服后再漱口。

四、发药后处理

药杯用肥皂水和清水洗净,消毒擦干后,放回原处备用。油剂药杯应先用纸擦净后清洗再消毒,同时清洁药盘或发药车。

(孙　芳)

第二节 皮 内 注 射

一、目的

(1)进行药物过敏试验,以观察有无变态反应。

(2)预防接种。

(3)局部麻醉的起始步骤。

二、评估

(一)评估患者

(1)双人核对医嘱。

(2)核对患者床号、姓名、住院号和腕带(请患者自己说出床号和姓名)。

(3)评估患者病情、意识状态、配合能力、用药史、药物过敏史、不良反应史。

(4)向患者解释操作目的和过程,取得患者配合。

(5)查看注射部位皮肤情况(皮肤颜色,有无皮疹、感染和皮肤划痕阳性)。

(6)协助患者取舒适坐位或卧位。

(二)评估环境

安静整洁,宽敞明亮,必要时遮挡。

三、操作前准备

(一)人员准备

仪表整洁,符合要求。洗手,戴口罩。

(二)按医嘱配制药液

(1)操作台(治疗室):注射盘、无菌治疗巾、无菌镊子、1 mL 注射器、药液、安尔碘、75％乙醇、无菌棉签等。

(2)双人核对药液标签,药名、浓度、剂量、有效期、给药途径。

(3)检查瓶口有无松动、瓶身有无破裂、药液有无浑浊、沉淀、絮状物和变质。

(4)检查注射器、安尔碘、75％乙醇、无菌棉签、包装无破裂、是否在有效期内。

(5)按正规操作抽吸药液,并贴好标识,置于无菌盘内。

(6)再次核对皮试液,并签名。

(三)物品准备

治疗车上层放置无菌盘(内置已抽吸好的药液)、治疗盘(75％乙醇、无菌棉签)、备用(1 mL 注射器 1 支、0.1％盐酸肾上腺素 1 支,变态反应时用)、快速手消毒剂、注射单,以上物品符合要求,均在有效期内。治疗车下层放置生活垃圾桶、医疗废物桶、锐器盒。

四、操作程序

(1)携用物推车至患者床旁,核对床号、姓名、住院号、腕带和药物过敏史(请患者自己说出床号和姓名)。

(2)选择注射部位(过敏试验选择前臂掌侧下 1/3;预防接种选择上臂三角肌下缘;局部麻醉则选择麻醉处)。

(3)75％乙醇常规消毒皮肤。

(4)二次核对患者床号、姓名和药名。

(5)排尽空气,药液至所需刻度,且药液不能外溢。

(6)一手绷紧局部皮肤,一手持注射器,针头斜面向上,与皮肤成 5°刺入皮内。

(7)待针头斜面完全进入皮内后,放平注射器,固定针栓并注入 0.1 mL 药液,使局部形成一个圆形隆起的皮丘(皮丘直径 5 mm,皮肤变白,毛孔变大)。

(8)迅速拔出针头,勿按揉和压迫注射部位。

(9)20 分钟后观察患者局部反应,做出判断。

(10)协助患者取舒适体位,整理床单位。

(11)快速手消毒剂消毒双手,签名。

(12)推车回治疗室,按医疗废物处理原则处理用物。

五、20 分钟后判断结果

(1)核对患者床号、姓名、住院号和腕带(请患者自己说出床号和姓名)。

(2)须经两人判断皮试结果,并将结果告知患者和家属。

(3)洗手,皮试结果记录在病历、护理记录单和病员一览表等处。阳性用红笔标记"＋",阴性用蓝色或黑笔标记"－"。

(4)如对结果有怀疑,应在另一侧前臂皮内注入 0.1 mL 生理盐水进行对照试验。

六、皮内试验结果判断

(一)阴性
皮丘无改变,周围无红肿,并无自觉症状。

(二)阳性
局部皮丘隆起,局部出现红晕、硬块,直径＞1 cm 或周围有伪足;或局部出现红晕,伴有小水疱者;或局部发痒者为阳性。严重时可出现过敏性休克。观察反应的同时,应询问有无头晕、心慌、恶心、胸闷、气短、发麻等不适症状,如出现上述症状时不可使用青霉素。

七、注意事项

(1)皮试药液要现用现配,剂量准确。

(2)备好相应抢救设备与药物,及时处理变态反应。

(3)行皮试前,尤其行青霉素过敏试验前必须询问患者家族史、用药史和药物过敏史,如有药物过敏史者不可进行试验。

(4)药物过敏试验时,患者体位要舒适,不可采取直立位。

(5)选择注射部位时应注意避开瘢痕和皮肤红晕处。

(6)皮肤试验时禁用碘剂消毒,对乙醇过敏者可用生理盐水消毒,避免反复用力涂擦局部皮肤。

（7）拔出针头后,注射部位不可用棉球按压揉擦,以免影响结果观察。

（8）进针角度以针尖斜面全部刺入皮内为宜,进针角度过大易将药液注入皮下,影响结果的观察和判断。

（9）如需进行对照试验,应用另一注射器和针头,抽吸无菌生理盐水,在另一前臂相同部位皮内注射0.1 mL,观察20分钟进行对照。告知患者皮试后20分钟内不要离开病房。

（10）正确判断试验结果,对皮试结果阳性者,应在病历、床头或腕带、门诊病历和患者一览表上醒目标记,并将结果告知医师、患者和家属。

（11）特殊药物皮试,按要求观察结果。

（许燕燕）

第三节 皮 下 注 射

一、目的

(1)注入小剂量药物,用于不宜口服给药而需在一定时间内发生药效时。

(2)预防接种。

(3)局部供药,如局部麻醉用药。

二、评估

(一)评估患者

(1)双人核对医嘱。

(2)核对患者床号、姓名、住院号和腕带(请患者自己说出床号和姓名)。

(3)评估患者病情、意识状态、配合能力、用药史、药物过敏史、不良反应史等。

(4)向患者解释操作目的和过程,取得患者配合。

(5)查看注射部位皮肤情况(皮肤颜色,有无皮疹、感染)。

(6)协助患者取舒适坐位或卧位。

(二)评估环境

安静整洁,宽敞明亮,必要时遮挡。

三、操作前准备

(一)人员准备

仪表整洁,符合要求。洗手,戴口罩。

(二)按医嘱配制药液

(1)操作台上放置注射盘、纸巾、无菌治疗巾、无菌镊子、2 mL 注射器、医嘱用药液、安尔碘、75％乙醇、无菌棉签。

(2)双人核对药液标签、药名、浓度、剂量、有效期、给药途径。

(3)检查瓶口有无松动、瓶身有无破裂、药液有无浑浊、沉淀、絮状物和变质。

(4)检查注射器、安尔碘、75％乙醇、无菌棉签等,包装无破裂,在有效期内。

(5)按正规操作抽吸药液,并贴好标识,置于无菌盘内。

(6)再次核对药液,记录时间并签名。

(三)物品准备

治疗车上层放置无菌盘(内置抽吸好的药液)、治疗盘(安尔碘、75％乙醇)、注射单、快速手消毒剂,以上物品符合要求,均在有效期内。治疗车下层放置生活垃圾桶、医疗废物桶、锐器盒。

四、操作程序

(1)携用物推车至患者床旁,核对床号、姓名、住院号和腕带(请患者自己说出床号和姓名)。

(2)根据注射目的选择注射部位(上臂三角肌下缘、两侧腹壁、后背、股前侧和外侧等)。

(3)常规消毒皮肤,待干。

(4)二次核对患者床号、姓名和药名。

(5)排尽空气;取干棉签夹于左手示指与中指之间。

(6)一手绷紧皮肤,另一手持注射器,示指固定针栓,针头斜面向上,与皮肤成30°～40°(过瘦患者可捏起注射部位皮肤,并减少穿刺角度)快速刺入皮下,深度为针梗的1/2～2/3;松开紧绷皮肤的手,抽动活塞,如无回血,缓慢推注药液。

(7)注射毕用无菌干棉签轻压针刺处,快速拔针后按压片刻。

(8)再次核对患者床号、姓名和药名,注射器按要求放置。

(9)协助患者取舒适体位,整理床单位,并告知患者注意事项。

(10)快速手消毒剂消毒双手,记录时间并签名。

(11)推车回治疗室,按医疗废物处理原则处理用物。

(12)洗手,根据病情书写护理记录单。

五、注意事项

(1)遵医嘱和药品说明书使用药品。

(2)长期注射者应注意更换注射部位。

(3)注射中、注射后观察患者不良反应和用药效果。

(4)注射＜1 mL药液时须使用1 mL注射器,以保证注入药液剂量准确无误。

(5)持针时,右手示指固定针栓,但不可接触针梗,以免污染。

(6)针头刺入角度不宜超过45°,以免刺入肌层。

(7)尽量避免应用对皮肤有刺激作用的药物作皮下注射。

(8)若注射胰岛素时,需告知患者进食时间。

(郑　英)

第四节 肌内注射

一、目的

注入药物,用于不宜或不能口服或静脉注射,且要求比皮下注射更快发生疗效时。

二、评估

(一)评估患者

(1)双人核对医嘱。

(2)核对患者床号、姓名、住院号和腕带(请患者自己说出床号和姓名)。

(3)评估患者病情、治疗情况、意识状态、用药史、药物过敏史、不良反应史、肢体活动能力和合作程度。

(4)向患者解释操作目的和过程,取得患者配合。

(5)查看注射部位皮肤情况(皮肤颜色,有无皮疹、感染和皮肤划痕阳性)。

(6)协助患者取舒适坐位或卧位。

(二)评估环境

安静整洁,宽敞明亮,必要时遮挡。

三、操作前准备

(一)人员准备

仪表整洁,符合要求。洗手,戴口罩。

(二)按医嘱配制药液

(1)操作台:注射盘、无菌盘、2 mL 注射器、5 mL 注射器、医嘱所用药液、安尔碘、无菌棉签。如注射用药为油剂或混悬液,需备较粗针头。

(2)双人核对药物标签、药名、浓度、剂量、有效期、给药途径。

(3)检查瓶口有无松动、瓶身有无破裂、药液有无浑浊、变质。

(4)检查无菌注射器、安尔碘、无菌棉签等,包装无破裂,在有效期内。

(5)按正规操作抽吸药液,并贴好标识,置于无菌盘内。

(6)再次核对药液,记录时间并签名。

(三)物品准备

治疗车上层放置无菌盘(内置抽吸好药液)、安尔碘、注射单、无菌棉签、快速手消毒剂,以上物品符合要求,均在有效期内。治疗车下层放置生活垃圾桶、医疗废物桶、锐器盒。

四、操作程序

(1)携用物推车至患者床旁,核对床号、姓名、住院号和腕带(请患者自己说出床号和姓名)。

(2)协助患者取舒适体位,暴露注射部位,注意保暖,保护患者隐私,必要时可遮挡。

(3)选择注射部位(臀大肌、臀中肌、臀小肌、股外侧和上臂三角肌)。

(4)常规消毒皮肤,待干。

(5)再次核对患者床号、姓名和药名。

(6)拿取药液并排尽空气,取干棉签,夹于左手示指与中指之间,以一手拇指和示指绷紧局部皮肤,另一手持注射器,中指固定针栓,将针头迅速垂直刺入,深度约为针梗的2/3。

(7)松开紧绷皮肤的手,抽动活塞。如无回血,缓慢注入药液,同时观察反应。

(8)注射毕,用无菌干棉签轻按进针处,快速拔针,按压片刻。

(9)再次核对患者床号、姓名和药名。

(10)协助患者取舒适体位,整理床单位,注射后观察用药反应。

(11)快速手消毒剂消毒双手,记录时间并签名。

(12)推车回治疗室,按医疗废物处理原则处理用物。

(13)洗手,根据病情书写护理记录单。

五、常用肌内注射定位方法

(一)臀大肌肌内注射定位法

注射时应避免损伤坐骨神经。

1.十字法

从臀裂顶点向左或右侧画一水平线,然后从髂嵴最高点作一垂线,将一侧臀部被划分为4个象限,其外上象限并避开内角为注射区。

2.连线法

从髂前上棘至尾骨作一连线,其外1/3处为注射部位。

(二)臀中肌、臀小肌肌内注射定位法

(1)以示指尖和中指尖分别置于髂前上棘和髂嵴下缘处,在髂嵴、示指、中指之间构成一个三角形区域,示指与中指构成的内角为注射部位。

(2)髂前上棘外侧三横指处(以患者手指的宽度为标准)。

(三)股外侧肌内注射定位法

在股中段外侧,一般成人可取髋关节下10 cm至膝关节的范围。此处大血管、神经干很少通过,且注射范围广,可供多次注射,尤适用于2岁以下的幼儿。

(四)上臂三角肌内注射定位法

取上臂外侧,肩峰下2~3横指处。此处肌肉较薄,只可作小剂量注射。

(五)体位准备

1.卧位

臀部肌内注射时,为使局部肌肉放松,减轻疼痛与不适,可采用以下姿势。

(1)侧卧位:上腿伸直,放松,下腿稍弯曲。

(2)俯卧位:足尖相对,足跟分开,头偏向一侧。

(3)仰卧位:常用于危重和不能翻身的患者,采用臀中肌、臀小肌肌内注射法较为方便。

2.坐位

为门诊患者接受注射时常用体位。可供上臂三角肌或臀部肌内注射时采用。

六、注意事项

(1)遵医嘱和药品说明书使用药品。

(2)药液要现用现配,在有效期内,剂量要准确。选择两种药物同时注射时,应注意配伍禁忌。

(3)注射时应做到"两快一慢"(进针、拔针快,推注药液慢)。

(4)选择合适的注射部位,避免刺伤神经和血管,无回血时方可注射。

(5)注射时切勿将针梗全部刺入,以防针梗从根部衔接处折断。若针头折断,应先稳定患者情绪,并嘱患者保持原位不动,固定局部组织,以防断针移位,同时尽快用无菌血管钳夹住断端取出;如断端全部埋入肌肉,应速请外科医师处理。

(6)对需长期注射者,应交替更换注射部位,并选择细长针头,以避免减少硬结的发生。如因长期多次注射出现局部硬结时,可采用热敷、理疗等方法予以处理。

(7)2岁以下婴幼儿不宜选用臀大肌注射,因其臀大肌尚未发育好,注射时有损伤坐骨神经的危险,最好选择臀中肌和臀小肌注射。

(秦 莉)

第五节 静 脉 注 射

一、目的

(1)所选用药物不宜口服、皮下注射、肌内注射,又需迅速发挥药效时。

(2)注入药物进行某些诊断性检查,如对肝、肾、胆囊等造影时需静脉注入造影剂。

二、评估

(一)评估患者

(1)双人核对医嘱。

(2)核对患者床号、姓名、住院号和腕带(请患者自己说出床号和姓名)。

(3)了解患者病情、意识状态、配合能力、药物过敏史、用药史。

(4)评估患者穿刺部位的皮肤状况、肢体活动能力、静脉充盈度和管壁弹性。选择合适静脉注射的部位,评估药物对血管的影响程度。

(5)向患者解释静脉注射的目的和方法,告知所注射药物的名称,取得患者配合。

(二)评估环境

安静整洁,宽敞明亮。

三、操作前准备

(一)人员准备

仪表整洁,符合要求。洗手,戴口罩。

（二）物品准备

1.操作台

治疗单、静脉注射所用药物、注射器。

2.按要求检查所需用物，符合要求方可使用

（1）双人核对药物名称、浓度、剂量、有效期、给药途径。

（2）检查药物的质量、标签，液体有无沉淀和变色，有无渗漏、浑浊和破损。

（3）检查注射器和无菌棉签的有效期、包装是否紧密无漏气，安尔碘的使用日期是否在有效期内。

3.配制药液

（1）安尔碘棉签消毒药物瓶口，掰开安瓿，瓿帽弃于锐器盒内。

（2）打开注射器，将外包装袋置于生活垃圾桶内，固定针头，回抽针栓，检查注射器，取下针帽置于生活垃圾桶内，抽取安瓿内药液，排气，置于无菌盘内。在注射器上贴上患者床号、姓名、药物名称、用药方法的标签。

（3）再次核对空安瓿和药物的名称、浓度、剂量、用药方法和时间。

4.备用物品

治疗车上层治疗盘内放置备用注射器一支、安尔碘、无菌棉签，无菌盘内放置配好的药液、垫巾。以上物品符合要求，均在有效期内。治疗车下层放置生活垃圾桶、医疗废物桶、锐器盒，含有效氯 250 mg/L 消毒液桶。

四、操作程序

（1）携用物推车至患者床旁，核对床号、姓名、住院号和腕带（请患者自己说出床号和姓名）。

（2）向患者说明静脉注射的方法、配合要点、注射药物的作用和不良反应。

（3）协助患者取舒适体位，充分暴露穿刺部位，放垫巾于穿刺部位下方。

（4）在穿刺部位上方 5～6 cm 处扎压脉带，末端向上，以防污染无菌区。

（5）安尔碘棉签消毒穿刺部位皮肤，以穿刺点为中心向外螺旋式旋转擦拭，直径＞5 cm。

（6）再次核对患者床号、姓名和药名。

（7）嘱患者握拳，使静脉充盈，左手拇指固定静脉下端皮肤，右手持注射器与皮肤成 15°～30° 自静脉上方或侧方刺入，见回血可再沿静脉进针少许。

（8）保留静脉通路者安尔碘棉签消毒静脉注射部位三通接口，以接口处为中心向外螺旋式旋转擦拭。

（9）静脉注射过程中，观察局部组织有无肿胀，严防药液渗漏，如出现渗漏立即拔出针头，按压局部，另行穿刺。

（10）拔针后，指导患者按压穿刺点 3 分钟，勿揉，凝血功能差的患者适当延长按压时间。

（11）再次核对患者床号、姓名和药名。

（12）将压脉带与输液垫巾对折取出，输液垫巾置于生活垃圾桶内，压脉带放于含有效氯 250 mg/L 消毒液桶中。整理患者衣物和床单位，观察有无不良反应，并向患者讲明注射后注意事项。快速手消毒剂消毒双手，推车回治疗室，按医疗废物处理原则整理用物。

（13）洗手，在治疗单上签名并记录时间。按护理级别书写护理记录单。

五、注意事项

(1)严格执行查对制度,需双人核对医嘱。

(2)严格遵守无菌操作原则。

(3)了解注射目的、药物对血管的影响程度、给药途径、给药时间和药物过敏史。

(4)选择粗直、弹性好、易固定的静脉,避开关节和静脉瓣。常用的穿刺静脉为肘部浅静脉:贵要静脉、肘正中静脉、头静脉。小儿多采用头皮静脉。

(5)根据患者年龄、病情和药物性质掌握注入药物的速度,并随时听取患者主诉,观察病情变化。必要时使用微量注射泵。

(6)对需要长期注射者,应有计划地由小到大、由远心端到近心端选择静脉。

(7)根据药物特性和患者肝肾或心脏功能,采用合适的注射速度。随时听取患者主诉,观察体征和其病情变化。

(孙　芳)

第六节　静脉输液港

皮下埋置式静脉导管输注系统(简称静脉输液港)是一种完全植入皮下供长期留置在体内的静脉输液装置。其导管末端位于上腔静脉,可直接放射显影。一般可放置5年左右。它主要适用于化学治疗、全胃肠外营养、输血等需长期或间断静脉输液治疗的患者。输液港的植入增加了导管留置的时间,降低了感染的发生率。由于输液港是植入皮下的装置,对患者的日常活动影响也相应减少,现已广泛应用于临床。

静脉输液港植入的适应证:①需要长期或反复静脉输注药物的患者;②需要进行输血、抽血、全胃肠外营养、化学治疗药物输注的患者。

静脉输液港植入的禁忌证:①确诊或疑似感染、菌血症或败血症;②体型与输液港尺寸不匹配;③对输液港材质有过敏者。

一、静脉输液港的使用

(一)操作准备

1.患者准备

落实相关健康教育,充分暴露泵体。

2.用物准备

治疗盘、静脉输液港专用针头(无损伤针)、换药包(药碗、血管钳、弯盘各一只)、皮肤消毒剂(含5 000 mg/L以上有效碘)、乙醇棉球、透明敷料(10 cm×12 cm范围以上)、无菌胶带、无菌手套、无菌纱布、0.9%生理盐水若干支、肝素稀释液(浓度10~100 U/mL)、胶布、10 mL一次性注射器若干、肝素帽。

3.环境准备

请家属离开,拉好分隔帘并注意保暖。

4.工作人员准备

服装鞋帽整洁,洗手、戴口罩并确认医嘱。

(二)操作步骤

(1)鼓励患者洗澡,不能洗澡的,局部用肥皂温水清洁,以保持穿刺局部皮肤的清洁。

(2)暴露穿刺部位,评估局部皮肤有无红肿、皮疹、疼痛、渗液等现象。

(3)针头排气:①必须使用10 mL或以上的一次性注射器,抽吸生理盐水5～7 mL,并接静脉输液港针头延长管,排去空气。②延长管内必须先排除空气,以预防空气栓塞的发生。

(4)皮肤消毒:先用乙醇棉球3遍脱脂,再用碘消毒剂消毒穿刺点3遍。皮肤消毒应由内向外呈螺旋式,顺时针逆时针交替,消毒范围达直径20 cm以上,大于敷料的尺寸。

(5)针刺输液港:①必须使用静脉输液港专用针头(直角针头,"T"型延长管),忌用一般针头作穿刺。②插针前再次检查是否已排尽空气。③触诊后,左手以拇指、示指、中指固定静脉输液港(勿过度绷紧皮肤),右手持输液针头,穿刺入静脉输液港的中心部位,直到针头触及储液槽的底部。④穿刺后不要移动针头,以免损伤泵体。

(6)固定针头:①针头下垫无菌开口纱布,确保针头平稳;先用无菌胶带固定针翼再用无菌透明敷料固定针头。②使用无菌透明敷料覆盖纱布、针头及部分延长管,保持输液港的无菌封闭状态。

(7)输液港使用:①如需静脉用药则换接静脉输液器。②如无须静脉用药,则换接含浓度为10～100 U/mL肝素液的一次性注射器,冲洗3～5 mL,夹管并换接肝素帽。③静脉给予2种不同药物之间应用10 mL生理盐水冲洗,避免药物间的相互作用产生沉淀。④使用时常规每7天更换敷料、肝素帽和静脉输液港针头。休疗期每月用肝素稀释液冲管维护。

(三)并发症的预防及处理

静脉输液港的主要并发症有感染、输液港阻塞、泵体及导管损伤等,具体预防和处理措施如下。

1.感染

(1)严格无菌操作,以预防感染的发生。

(2)输液港的感染因发生的部分不同,可分为皮肤感染和导管感染,应针对不同的感染采取对症处理。①皮肤感染:停止使用静脉输液港;局部外涂抗生素药膏直至局部皮肤红、肿、热、痛消失。②导管感染:根据医嘱,经导管使用抗生素直至血培养连续两次(-),并且无发热症状;如果抗生素使用后血培养连续两次(+),或不稳定者,应及时进行外科手术拔除输液港。

2.输液港阻塞

(1)预防措施:①输液港留置期间至少每月冲洗静脉输液港1次;②通过输液港进行静脉给药时,在给药前后均应实施"生理盐水→给药→生理盐水→肝素液"的冲洗模式;③通过输液港输注2种及2种以上药物时,两种药物之间必须用生理盐水10 mL冲洗。

(2)输液港的阻塞包括机械性阻塞、血栓性阻塞和非血栓性阻塞三类,针对不同的阻塞类型,应采取不同的处理措施,具体如下。①机械性阻塞的处理:一旦确诊发生输液港机械性阻塞时,应立刻通过外科手术取出输液港。②非血栓性(药物性)阻塞的处理:咨询药剂师,根据不同药物的酸碱度等化学特性,针对性使用相关溶栓剂;经上述方法不能解决非血栓性阻塞时,需通过外科手术取出输液港。血栓性阻塞的处理:使用尿激酶注射以缓解因血块所导致的静脉输液港阻塞,剂量为5 000 U/mL或10 000 U/mL。用法:使用10 mL注射器抽取尿激酶,使用温和的推入及抽取方式缓慢地将药物推入,推入后使药物留在管道内维持 1 小时,随后以 5 mL 注射器将尿激酶抽出,如管道仍然不通畅,可使用第二剂尿激酶。经上述方法不能解决血栓性阻塞时,需通过外科手术取出输液港。

3.泵体及导管损伤

(1)预防措施:①使用静脉输液港专用针。②勿使用小于 10 mL 的注射器连接输液港。③勿用力推入液体,以预防静脉输液港导管的破裂或使血块松动。④静脉用药或插针前后,密切观察患者局部是否有红、肿、痛等药物外渗的现象,并观察是否有胸闷、胸痛及呼吸急促等症状。⑤使用静脉输液港输注 2 种及 2 种以上药物时,在 2 种药物之间以生理盐水冲洗管道,以避免药物相互作用导致导管损害。⑥注射前检查回血,如回血不畅,或输液速度随体位变化而改变,要警惕有夹壁综合征的存在。可通过 X 线检查明确诊断,一旦确诊需通过外科手术取出输液港。

(2)一旦发生输液港泵体及导管损伤,应立刻通过外科手术取出输液港。

(四)健康教育

医护人员对安置静脉输液港的患者应做好相应的健康宣教,具体如下。

(1)放置导管的部位可能会出现青紫,需 1~2 个星期青紫会自行消失。

(2)待伤口痊愈,患者可洗澡,不受静脉输液港的影响,日常生活亦可如常。

(3)安置静脉输液港的患者出院后,每月至医院接受肝素稀释液冲洗导管一次,避免导管阻塞。

(4)静脉输液港处的皮肤若出现红、肿、热、痛,则提示有皮下感染或渗漏,必须返回医院就诊。

(5)冲洗静脉输液港管道时,若遇阻力,应立即停止操作。切不可用强力冲洗导管,以免产生高压破坏导管。

二、静脉输液港敷料的更换

(一)操作准备

1.患者准备

落实相关健康教育,充分暴露泵体。

2.用物准备

治疗盘、换药包(药碗、血管钳、弯盘各一只)、皮肤消毒剂(含 5 000 mg/L 以上有效碘)、乙醇棉球、透明敷料(10 cm×12 cm 范围以上)、无菌手套、0.9%生理盐水,胶布。

3.环境准备

请家属离开,拉好分隔帘并注意保暖。

4.工作人员的准备

服装鞋帽整洁,洗手、戴口罩并确认医嘱。

(二)操作关键步骤与要点

1.揭除旧敷料

(1)用生理盐水边擦拭边揭除敷料,避免局部皮肤受损。

(2)观察局部皮肤是否有红、肿、热、痛、皮疹,以及有否分泌物等感染、过敏症状;如有异常应及时通知医师。

2.皮肤消毒

(1)先用乙醇棉球 3 遍脱脂,再用碘消毒剂消毒穿刺点 3 遍。皮肤消毒应由内向外呈螺旋式,顺时针逆时针交替,消毒范围达直径 20 cm 以上,大于敷料的尺寸。

(2)应从近端皮肤(穿刺处)擦至远端皮肤(延长管接口处)。

(3)用乙醇棉球擦拭凸出于皮肤的针头、延长管。

3.更换敷料

(1)无菌敷料须覆盖住针头及部分延长管,以保持局部无菌状态。

(2)胶布妥善固定延长管及静脉输液管道。

(三)并发症的预防及处理

主要并发症为皮肤破损和针头脱出,具体预防和处理措施如下。

1.皮肤破损

(1)预防措施:用生理盐水边擦拭边去除敷料,避免局部皮肤受损。动作要轻柔,注意皮肤保护。

(2)处理:一旦出现皮肤破损应注意新敷料粘贴时要尽量避开皮肤破损处,使其自行愈合。如无法避开破损处,可使用皮肤保护剂,减轻损伤。

2.针头脱出的预防措施

揭除敷料及皮肤消毒时要注意一手固定针头,动作仔细,不可过度牵拉。

三、静脉输液港的拔针

(一)操作准备

1.患者准备

落实相关健康教育,充分暴露泵体。

2.用物准备

换药包(药碗、血管钳、弯盘各一只)、0.9%生理盐水、肝素稀释液(浓度 10～100 U/mL)、10 mL 一次性注射器、75%乙醇棉球、含 5 000 mg/L 以上有效碘消毒棉球、清洁手套、无菌纱布、胶布。

3.环境准备

请家属离开,拉好分隔帘并注意保暖。

4.工作人员的准备

服装鞋帽整洁,洗手、戴口罩并确认医嘱。

(二)操作关键步骤与要点

1.揭除旧敷料

(1)用生理盐水边擦拭边去除敷料,避免局部皮肤受损。

(2)观察局部皮肤有否红、肿、热、痛、皮疹,以及有否感染和过敏症状,如有异常应及时通知医师。

2.皮肤消毒

先用乙醇棉球 3 遍脱脂,再用碘消毒剂消毒穿刺点 3 遍。皮肤消毒应由内向外呈螺旋式,顺时针逆时针交替,消毒范围达直径 20 cm 以上,大于敷料的尺寸。

3.冲洗导管

(1)必须使用 10 mL 或更大的针筒,用脉冲法缓慢冲洗 10 mL 生理盐水。

（2）确保正压夹管。

（3）冲洗的整个过程中，密切观察患者有否胸闷、胸痛、药物外渗的现象。

4.肝素封管

接含有浓度为 10～100 U/mL 肝素液的一次性注射器，冲洗 3～5 mL，夹管，确保正压封管。

5.拔针

（1）用无菌纱布按压住穿刺部位的同时拔除针头，检查针头是否完整。

（2）如果患者能配合，在拔除针头的同时，让患者做深呼吸并屏住。

（3）拔针后，仍密切观察患者的呼吸、面色等情况约 5 分钟。

6.拔针后消毒

（1）止血后用有效碘消毒棉球消毒拔针部位。

（2）无菌纱布覆盖穿刺部位，用胶布固定 24 小时。

（三）并发症的预防及处理

主要包括穿刺点渗血和穿刺针的破坏，具体的预防及处理措施如下。

1.穿刺点渗血

拔针后稍加压止血，无菌纱布覆盖穿刺部位，用胶布固定 24 小时。

2.穿刺针破损

插针时要选用静脉输液港专用针头，拔针时动作要轻柔，规范操作，不可使用蛮力。

（孙　芳）

第七节　外周静脉留置针穿刺

一、目的

（1）输液时间长，输液量较多的患者。

（2）老人、儿童和躁动不安的患者。

（3）输全血或血液制品的患者。

（4）需做糖耐量试验以及连续多次采集血标本的患者。

二、评估

（一）评估患者

（1）双人核对医嘱，核对患者床号、姓名、住院号、药物名称、浓度、剂量、给药途径、给药时间和药物过敏史。查看病历，了解患者年龄、病情和用药目的。

（2）携输液卡至患者床旁，核对患者床号、姓名、住院号和腕带（请患者自己说出床号和姓名）。

（3）评估患者的药物过敏史、既往静脉穿刺史、输注史、治疗周期和药物对血管的影响、配合程度和自理程度、患者局部皮肤的清洁及完整程度。

（4）讲解输液目的和方法，告知所输注药物名称。

(5)询问患者是否需要去卫生间。

(6)调整输液架,或备好输液架置床旁,并告知患者下床时注意。

(二)评估环境

安静整洁,宽敞明亮。

三、操作前准备

(一)人员准备

仪表整洁,符合要求。洗手,戴口罩。

(二)物品准备

治疗车上层放置治疗盘,内放备用输液器、外周静脉留置针、无针接头、透明贴膜各2套、配制好的输液、安尔碘、无菌棉签、盛排液用小碗、压脉带、输液垫巾、快速手消毒剂和输液卡。以上物品符合要求,均在有效期内。治疗车下层放置生活垃圾桶、医疗废物桶、锐器盒,含有效氯500 mg/L消毒液桶。按要求检查药物有无破损、沉淀,检查输液袋外包装名称、有效期,液体有无沉淀和变色、有无渗漏、浑浊及破损。检查输液器、外周静脉留置针、无针接头、透明贴膜、安尔碘及无菌棉签有效期,包装是否紧密无漏气。

四、操作程序

(1)携用物推车至患者床旁,核对床号、姓名、住院号和腕带(请患者自己说出床号和姓名)。

(2)将输液袋挂在输液架上,取出输液器,输液器外包装置于生活垃圾桶内,排气管不用时置于锐器盒内,打开调速器,排气至过滤器下方,关闭调速器。打开留置针和无针接头外包装、连接至输液器,再次排气至穿刺针上方。打开透明贴膜,准备胶布贴于治疗盘内。

(3)向患者解释操作过程,协助患者取舒适卧位,充分暴露穿刺部位,将输液垫巾放于穿刺部位下方。

(4)取出压脉带放于穿刺部位下方,系好压脉带,压脉带位于穿刺点上方7.5～10 cm处。

(5)安尔碘棉签消毒穿刺部位皮肤,以穿刺点为中心向外螺旋式旋转擦拭,并自然待干,消毒面积为8 cm×8 cm,撤去留置针护帽,排净留置针下端气体。

(6)再次核对患者床号和姓名。

(7)嘱患者握拳,使静脉充盈,绷紧皮肤,以15°～30°直刺静脉,见回血后再进入少许,推入外套管,撤出针芯,松开压脉带,松开调速器,嘱患者松拳。

(8)以穿刺点为中心,用透明贴膜固定留置针柄,胶布固定留置针尾部。再次观察回血,调节输液滴速。

(9)再次核对患者床号、姓名和药名。

(10)将压脉带与输液垫巾对折取出,输液垫巾置于生活垃圾桶内,压脉带放于含有效氯500 mg/L消毒液桶中。整理患者衣物及床单位,观察有无输液外渗、堵塞及不良反应,并向患者讲明输液期间的注意事项(如"您现在感觉怎么样,我已经把滴速调好,请您不要自己调节滴速。""我会定时来巡视病房,如果您有什么不舒服,请您按呼叫器叫我,我将呼叫器放置您枕边,您现在有什么不舒服吗?""谢谢您的配合")。

(11)快速手消毒剂消毒双手,注明穿刺日期和时间。推车回治疗室,按医疗废物分类处理原则整理用物。

（12）洗手,在输液卡上签名并记录时间。按护理级别书写护理记录单。

五、注意事项

（1）所有导管为一次性物品,禁止重复使用,即使穿刺不成功也不得再次送入血管。

（2）穿刺工具和输液设备最好为螺口连接。

（3）成人应用上肢的背侧和桡侧进行置管,避免使用下肢血管和桡静脉腕关节部位。

（4）置管首选上肢远端部位,再次穿刺应位于前次穿刺点的近心端。

（5）成人外周留置针保留时间 72～96 小时;儿童如无并发症发生,可用至治疗结束。

（6）不得在置有外周静脉留置针的一侧肢体上端用血压袖带和压脉带。

（7）固定留置针的透明贴膜应以穿刺点为中心覆盖,胶布不可覆盖穿刺点,以免影响观察。

（8）封管用肝素盐水浓度范围为 0～10 U/mL,封管的肝素盐水剂量至少为最小剂量为导管管腔容量＋延长装置的 2 倍。

（9）封针时,先夹闭留置针上的小夹子,再拔针,注射器内液体不推尽。

（孙　芳）

第八节　无　菌　技　术

无菌技术是医疗护理操作中防止发生感染和交叉感染的一项重要的基本操作,执行无菌技术可以减少以至杜绝患者因诊断、治疗和护理所引起的意外感染。因此,医务人员必须加强无菌操作的观念,正确熟练地掌握无菌技术,严密遵守操作规程,以保证患者的安全,防止医源性感染。

一、相关概念

（一）无菌技术
无菌技术是指在医疗、护理操作过程中防止一切微生物侵入人体和防止无菌物品、无菌区域被污染的操作技术。

（二）无菌物品
无菌物品是指经过物理或化学方法灭菌后保持无菌状态的物品。

（三）非无菌区
非无菌区是指未经过灭菌处理或虽经过灭菌处理但又被污染的区域。

二、无菌技术操作原则

（一）环境清洁
操作区域要宽敞,无菌操作前 30 分钟通风,停止清扫工作,减少走动,防止尘埃飞扬。

（二）工作人员准备
修剪指甲,洗手,戴好帽子、口罩(4～8 小时更换,一次性的少于 4 小时更换),必要时穿无菌衣,戴无菌手套。

(三)物品妥善保管

(1)无菌物品与非无菌物品应分别放置。

(2)无菌物品须存放在无菌容器或无菌包内。

(3)无菌包外注明物名、时间,按有效期先后安放。

(4)未被污染下保存期7～14天。

(5)过期或受潮均应重新灭菌。

(四)取无菌物注意事项

(1)面向无菌区域,用无菌钳钳取,手臂须保持在腰部水平以上,注意不可跨越无菌区。

(2)无菌物品一经取出,即使未使用,也不可放回。

(3)未经消毒的用物不可触及无菌物品。

(五)操作时要保持无菌

不可面对无菌区讲话、咳嗽、打喷嚏,疑有无菌物品被污染,不可使用。

(六)一人一物

一套无菌物品,仅供一人使用,防止交叉感染。

三、无菌技术基本操作

无菌技术及操作规程是根据科学原则制定的,任何一个环节都不可违反,每个医务人员都必须遵守,以保证患者的安全。

(一)取用无菌物持钳法

使用无菌物持钳取用和传递无菌物品,以维持无菌物品及无菌区的无菌状态。

1.类别

(1)三叉钳:夹取较重物品,如盆、盒、瓶、罐等,不能夹取细的物品。

(2)卵圆钳:夹取镊、剪、刀、治疗碗及盘等,不能夹取较重物品。

(3)镊子:夹取棉球、棉签、针、注射器等。

2.无菌持物钳(镊)的使用法

(1)无菌持物钳(镊)应浸泡在盛有消毒溶液的无菌广口容器内,液面需超过轴节以上2～3 cm或镊子1/2处。容器底部应垫无菌纱布,容器口上加盖。每个容器内只能放一把无菌持物钳(镊)(图4-2)。

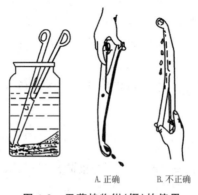

A. 正确　　　　B. 不正确

图4-2　无菌持物钳(镊)的使用

(2)取放无菌持物钳(镊)时,尖端闭合,不可触及容器口缘及溶液面以上的容器内壁。手指不可触摸浸泡部位。使用时保持尖端向下,不可倒转向上,以免消毒液倒流污染尖端。用后立即放回容器内,并将轴节打开。如取远处无菌物品时,无菌持物钳(镊)应连同容器移至无菌物品旁使用。

(3)无菌持物钳(镊)不能触碰未经灭菌的物品,也不可用于换药或消毒皮肤。如被污染或可疑污染时,应重新消毒灭菌。

(4)无菌持物钳(镊)及其浸泡容器,每周消毒灭菌 1 次,并更换消毒溶液及纱布。外科病室每周 2 次,手术室、门诊换药室或其他使用较多的部门,应每天灭菌 1 次。

(5)不能用无菌持物钳夹取油纱布,因黏于钳端的油污可形成保护层,影响消毒液渗透而降低消毒效果。

(二)无菌容器的使用法

无菌容器用以保存无菌物品,使其处于无菌状态以备使用(图 4-3)。

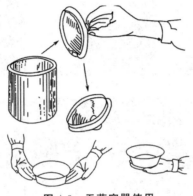

图 4-3　无菌容器使用

(1)取无菌容器内的物品,打开时将盖内面(无菌面)向上置于稳妥处或内面向下拿在手中,手不可触及容器壁的内面,取后即将容器盖盖严,避免容器内无菌物品在空气中暴露过久。

(2)取无菌容器应托住容器底部,手指不可触及容器边缘及内面。

(三)取用无菌溶液法

目的是维持无菌溶液在无菌状态下使用。

1.核对

药名、剂量、浓度、有效期。

2.检查

有无裂缝、瓶盖有无松动、溶液的澄清度、质量。

3.倒用密封瓶溶液法

擦净瓶外灰尘,用启瓶器撬开铝盖,用双手拇指将橡胶塞边缘向上翻起,再用示指和中指套住橡胶塞拉出,先倒出少量溶液冲洗瓶口,倒液时标签朝上,倒后立即将橡胶塞塞好,常规消毒后将塞翻下,记录开瓶日期、时间,有效期 24 小时,不可将无菌物品或非无菌物品伸入无菌溶液内蘸取或直接接触瓶口倒液,以免污染瓶内的溶液,已倒出的溶液不可再倒回瓶内(图 4-4)。

4.倒用烧瓶液法

先检查后解系带,倒液同密封法。

(四)无菌包使用法

目的是保持无菌包内无菌物品处于无菌状态,以备使用。

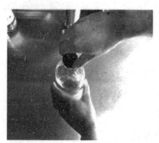
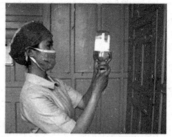

A.核对、检查

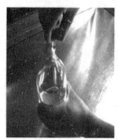
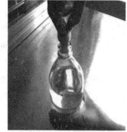
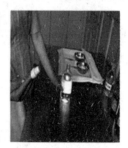

B.开瓶

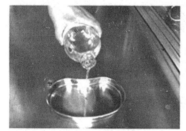
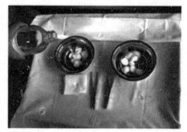

C.冲洗瓶口　　　　　　　　　　D.手持标签倒液

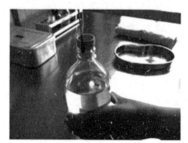
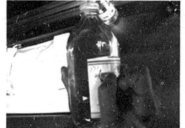

E.消毒瓶口　　　　　　　　　　F.注明开瓶时间

图 4-4　无菌溶液的取用

1.包扎法

将物品放在包布中央,最后一角折盖后用化学指示胶带粘贴,封包胶带上可书写记录,或用带包扎"＋"。

2.开包法

(1)三查:名称、日期、化学指示胶带。

(2)撕开粘贴或解开系带,系带卷放在包布边下,先外角再两角,后内角,注意手不可触及内面,放在事先备好的无菌区域内,将包布按原折痕包起,将带以"一"字形包扎,记录,24 小时有效(图 4-5)。

3.小包打开法

托在手上打开,另一手将包布四角抓住,稳妥地将包内物品放入无菌区域内。

4.一次性无菌物品

注射器或输液条,敷料或导管。

(五)铺无菌盘法

目的是维持无菌物品处于无菌状态,以备使用。

将无菌治疗巾铺在清洁、干燥的治疗盘内,使其内面为无菌区,可放置无菌物品,以供治疗和护理操作使用。有效期限不超过 4 小时。

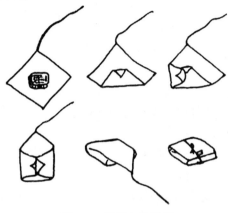

图 4-5　无菌包的使用

(1)无菌治疗巾的折叠法:将双层棉布治疗巾横折 2 次,再向内对折,将开口边分别向外翻折对齐。

(2)无菌治疗巾的铺法:手持治疗巾两开口外角呈双层展开,由远端向近端铺于治疗盘内。两手捏住治疗巾上层下边两外角向上呈扇形折叠三层,内面向外。

(3)取所需无菌物品放入无菌区内,覆盖上层无菌巾,使上、下层边缘对齐,多余部分向上反折。

(六)戴、脱无菌手套法

目的是防止患者在手术与治疗过程中受到感染,处理无菌物品过程中确保物品无菌(图 4-6)。

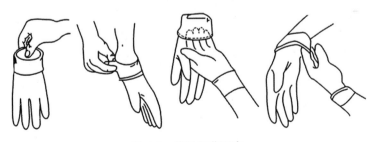

图 4-6　戴脱无菌手套

(1)洗净擦干双手,核对号码及日期。

(2)打开手套袋,取出滑石粉擦双手。

(3)掀起手套袋开口处,取出手套,对准戴上。

(4)双手调手套位置,扣套在工作衣袖外面。

(5)脱手套,外面翻转脱下。

(6)注意:①未戴手套的手不可触及手套的外面;②已戴手套的手不可触及未戴手套的手或另一手套内面;③发现手套有破洞立即更换。

(七)取用消毒棉签法

目的是保持无菌棉签处于无菌状态下使用。

1.无菌棉签使用法

(1)检查棉签有效作用期及包装的完整程度,有破损时不能使用。

(2)左手握棉签棍端,右手捏住塑料包装袋上部,依靠棉棍的支撑向后稍用力撕开前面的包装袋。

(3)将包装袋抽后折盖左手示指,以中指压住。

(4)右手拇指顶出所用棉签并取出。

2.复合碘医用消毒棉签使用法

(1)取复合碘医用消毒棉签1包,检查有效期,注明开启时间。

(2)将包内消毒棉签推至包的右下端,并分离1根留置包内左侧。

(3)左手拇、示指持复合碘医用消毒棉签包的窗口缘,右手拇指、示指捏住窗翼,揭开窗口。

(4)将窗翼拉向右下方,以左手拇指按压窗翼,固定窗盖。

(5)右手从包的后方将包左上角向后反折,夹于左手示指与中指之间,露出棉签手柄部。

(6)以右手取出棉签。

(7)松开左手拇指和中指,拇指顺势将窗口封好,放回盘内备用。

(窦晓庆)

第五章

呼吸内科护理

第一节　急性上呼吸道感染

一、概述

(一)疾病概述

急性上呼吸道感染简称上感,为外鼻孔至环状软骨下缘包括鼻腔、咽或喉部急性炎症的概称。主要病原体是病毒,少数是细菌,免疫功能低下者易感。通常病情较轻、病程短、可自愈,预后良好。但由于发病率高,不仅影响工作和生活,有时还可伴有严重并发症,并具有一定的传染性,应积极防治。

多发于冬春季节,多为散发,且可在气候突变时小规模流行。主要通过患者喷嚏和含有病毒的飞沫经空气传播,或经污染的手和用具接触传播。可引起上感的病原体大多为自然界中广泛存在的多种类型病毒,同时健康人群亦可携带,且人体对其感染后产生的免疫力较弱、短暂,病毒间也无交叉免疫,故可反复发病。

(二)相关病理生理

组织学上可无明显病理改变,亦可出现上皮细胞的破坏。可有炎症因子参与发病,使上呼吸道黏膜血管充血和分泌物增多,伴单核细胞浸润,浆液性及黏液性炎性渗出。继发细菌感染者可有中性粒细胞浸润及脓性分泌物。

(三)急性上呼吸道感染的病因与诱因

1.基本病因

急性上感有 70%～80% 由病毒引起,包括鼻病毒、冠状病毒、腺病毒、流感和副流感病毒,以及呼吸道合胞病毒、埃可病毒和柯萨奇病毒等。另有 20%～30% 的上感为细菌引起,可单纯发生或继发于病毒感染之后发生,以口腔定植菌溶血性链球菌为多见,其次为流感嗜血杆菌、肺炎链球菌和葡萄球菌等,偶见革兰阴性杆菌。

2.常见诱因

淋雨、受凉、气候突变、过度劳累等可降低呼吸道局部防御功能,致使原存的病毒或细菌迅速繁殖,或者直接接触含有病原体的患者喷嚏、空气、污染的手和用具诱发本病。老幼体弱,免疫功能低下或有慢性呼吸道疾病如鼻窦炎、扁桃体炎者更易发病。

(四)临床表现

临床表现有以下几种类型。

1.普通感冒

普通感冒俗称"伤风",又称急性鼻炎或上呼吸道卡他,为病毒感染引起。起病较急,主要表现为鼻部症状,如喷嚏、鼻塞、流清水样鼻涕,也可表现为咳嗽、咽干、咽痒或烧灼感甚至鼻后滴漏感。咽干、咳嗽和鼻后滴漏与病毒诱发的炎症介质导致的上呼吸道传入神经高敏状态有关。2~3天后鼻涕变稠,可伴咽痛、头痛、流泪、味觉迟钝、呼吸不畅、声嘶等,有时由于咽鼓管炎致听力减退。严重者有发热、轻度畏寒和头痛等。体检可见鼻腔黏膜充血、水肿、有分泌物,咽部可为轻度充血。一般经5~7天痊愈,伴并发症者可致病程迁延。

2.急性病毒性咽炎和喉炎

急性病毒性咽炎和喉炎由鼻病毒、腺病毒、流感病毒、副流感病毒以及肠病毒、呼吸道合胞病毒等引起。临床表现为咽痒和灼热感,咽痛不明显,咳嗽少见。急性喉炎多为流感病毒、副流感病毒及腺病毒等引起,临床表现为明显声嘶、讲话困难,可有发热、咽痛或咳嗽,咳嗽时咽喉疼痛加重。体检可见喉部充血、水肿,局部淋巴结轻度肿大和触痛,有时可闻及喉部的喘息声。

3.急性疱疹性咽峡炎

急性疱疹性咽峡炎多由柯萨奇病毒A引起,表现为明显咽痛、发热,病程约为1周。查体可见咽部充血,软腭、腭垂、咽及扁桃体表面有灰白色疱疹及浅表溃疡,周围伴红晕。多发于夏季,多见于儿童,偶见于成人。

4.急性咽结膜炎

急性咽结膜炎主要由腺病毒、柯萨奇病毒等引起。表现为发热、咽痛、畏光、流泪、咽及结膜明显充血。病程4~6天,多发于夏季,由游泳传播,儿童多见。

5.急性咽扁桃体炎

病原体多为溶血性链球菌,其次为流感嗜血杆菌、肺炎链球菌、葡萄球菌等。起病急,咽痛明显,伴发热、畏寒,体温可达39℃以上。查体可发现咽部明显充血,扁桃体肿大、充血,表面有黄色脓性分泌物。有时伴有颌下淋巴结肿大、压痛,而肺部查体无异常体征。

(五)辅助检查

1.血液学检查

因多为病毒性感染,白细胞计数常正常或偏低,伴淋巴细胞比例升高。细菌感染者可有白细胞计数与中性粒细胞增多和核左移现象。

2.病原学检查

因病毒类型繁多,且明确类型对治疗无明显帮助,一般无须明确病原学检查。需要时可用免疫荧光法、酶联免疫吸附法、血清学诊断或病毒分离鉴定等方法确定病毒的类型。细菌培养可判断细菌类型并做药物敏感试验以指导临床用药。

(六)主要治疗原则

由于目前尚无特效抗病毒药物,以对症处理为主,同时戒烟、注意休息、多饮水、保持室内空气流通和防治继发细菌感染。对有急性咳嗽、鼻后滴漏和咽干的患者应给予伪麻黄碱治疗以减轻鼻部充血,亦可局部滴鼻应用。必要时适当加用解热镇痛类药物。

(七)药物治疗

1.抗菌药物治疗

目前已明确普通感冒无须使用抗菌药物。除非有白细胞计数升高、咽部脓苔、咯黄痰和流鼻涕等细菌感染证据,可根据当地流行病学史和经验用药,可选口服青霉素、第一代头孢菌素、大环内酯类或喹诺酮类。

2.抗病毒药物治疗

由于目前有滥用造成流感病毒耐药现象,所以如无发热,免疫功能正常,发病超过 2 天一般无须应用。对于免疫缺陷患者,可早期常规使用。利巴韦林和奥司他韦有较广的抗病毒谱,对流感病毒、副流感病毒和呼吸道合胞病毒等有较强的抑制作用,可缩短病程。

二、护理评估

(一)病因评估

主要评估患者健康史和发病史,是否有受凉感冒史。对流行性感冒者,应详细询问患者及家属的流行病史,以有效控制疾病进展。

(二)一般评估

1.生命体征

患者体温可正常或发热;有无呼吸频率加快或节律异常。

2.患者主诉

有无鼻塞、流涕、咽干、咽痒、咽痛、畏寒、发热、咳嗽、咳痰、声嘶、畏光、流泪、眼痛等症状。

3.相关记录

体温,痰液颜色、性状和量等记录结果。

(三)身体评估

1.视诊

咽喉部有无充血;鼻腔黏膜有无充血、水肿及分泌物情况;扁桃体有无充血、肿大(肿大扁桃体的分度),有无黄色脓性分泌物;眼结膜有无充血等情况。

2.触诊

有无颌下、耳后等头颈部部位浅表淋巴结肿大,肿大淋巴结有无触痛。

3.听诊

有无异常呼吸音;双肺有无干、湿啰音。

(四)心理-社会评估

患者在疾病治疗过程中的心理反应与需求,家庭及社会支持情况,引导患者正确配合疾病的治疗与护理。

(五)辅助检查结果评估

1.血常规检查

有无白细胞计数降低或升高、有无淋巴细胞比值升高、有无中性粒细胞增多及核左移等。

2.胸部 X 线检查

有无肺纹理增粗、炎性浸润影等。

3.痰培养

有无细菌生长,药敏试验结果如何。

（六）治疗常用药效果的评估

对于呼吸道病毒感染,尚无特异的治疗药物。一般以对症处理为主,辅以中医治疗,并防治继发细菌感染。

三、护理诊断

（一）舒适受损

鼻塞、流涕、咽痛、头痛与病毒、细菌感染有关。

（二）体温过高

体温过高与病毒、细菌感染有关。

四、护理措施

（一）病情观察

观察生命体征及主要症状,尤其是体温、咽痛、咳嗽等的变化。高热者联合使用物理降温与药物降温,并及时更换汗湿衣物。

（二）环境与休息

保持室内温、湿度适宜和空气流通,症状轻者应适当休息,病情重者或年老者卧床休息为主。

（三）饮食

选择清淡、富含维生素、易消化的食物,并保证足够热量。发热者应适当增加饮水量。

（四）口腔护理

进食后漱口或按时给予口腔护理,防止口腔感染。

（五）防止交叉感染

注意隔离患者,减少探视,以避免交叉感染。指导患者咳嗽时应避免对着他人。患者使用过的餐具、痰盂等用品应按规定及时消毒。

（六）用药护理

遵医嘱用药且注意观察药物的不良反应。为减轻马来酸氯苯那敏或苯海拉明等抗过敏药的头晕、嗜睡等不良反应,宜指导患者在临睡前服用,并告知驾驶员和高空作业者应避免使用。

（七）健康教育

1.疾病预防指导

生活规律、劳逸结合、坚持规律且适当的体育运动,以增强体质,提高抗寒能力和机体的抵抗力。保持室内空气流通,避免受凉、过度疲劳等感染的诱发因素。在高发季节少去人群密集的公共场所。

2.疾病知识指导

指导患者采取适当的措施避免疾病传播,防止交叉感染。患病期间注意休息,多饮水并遵医嘱用药。

3.预防感染的措施

注意保暖,防止受凉,尤其是要避免呼吸道感染。

4.就诊的指标

告诉患者如果出现下列情况应及时到医院就诊。

（1）经药物治疗症状不缓解。

(2)出现耳鸣、耳痛、外耳道流脓等中耳炎症状。

(3)恢复期出现胸闷、心悸、眼睑水肿、腰酸或关节疼痛。

五、护理效果评估

(1)患者自觉症状好转(鼻塞、流涕、咽部不适感、发热、咳嗽咳痰等症状减轻)。

(2)患者体温恢复正常。

(3)身体评估。①视诊:患者咽喉部充血减轻;鼻腔黏膜充血、水肿减轻情况;扁桃体无充血、肿大程度减轻,无脓性分泌物;眼结膜无充血等情况。②听诊:患者无异常呼吸音;双肺无干、湿啰音。

(范阳阳)

第二节 急性气管-支气管炎

一、概述

(一)疾病概述

急性气管-支气管炎是由生物、物理、化学刺激或过敏等因素引起的急性气管-支气管黏膜炎症。多为散发,无流行倾向,年老体弱者易感。临床症状主要为咳嗽和咳痰。常发生于寒冷季节或气候突变时,也可由急性上呼吸道感染迁延不愈所致。

(二)相关病理生理

由病原体、吸入冷空气、粉尘、刺激性气体或因吸入致敏原引起气管-支气管急性炎症反应。其共同的病理表现为气管、支气管黏膜充血水肿,淋巴细胞和中性粒细胞浸润;同时可伴纤毛上皮细胞损伤,脱落;黏液腺体肥大增生。合并细菌感染时,分泌物呈脓性。

(三)急性气管-支气管炎的病因与诱因

病原体导致的感染是最主要病因,过度劳累、受凉、年老体弱是常见诱因。

1.病原体

病原体与上呼吸道感染类似。常见病毒为腺病毒、流感病毒(甲、乙)、冠状病毒、鼻病毒、单纯疱疹病毒、呼吸道合胞病毒和副流感病毒。常见细菌为流感嗜血杆菌、肺炎链球菌、卡他莫拉菌等,近年来衣原体和支原体感染明显增加,在病毒感染的基础上继发细菌感染亦较多见。

2.物理、化学因素

冷空气、粉尘、刺激性气体或烟雾(如二氧化硫、二氧化氮、氨气、氯气等)的吸入,均可刺激气管-支气管黏膜引起急性损伤和炎症反应。

3.变态反应

常见的吸入致敏原包括花粉、有机粉尘、真菌孢子、动物毛皮排泄物;或对细菌蛋白质的过敏,钩虫、蛔虫的幼虫在肺内的移行均可引起气管-支气管急性炎症反应。

(四)临床表现

临床主要表现为咳嗽咳痰。一般起病较急,通常全身症状较轻,可有发热。初为干咳或少量黏液痰,随后痰量增多,咳嗽加剧,偶伴血痰。咳嗽、咳痰可延续2～3周,如迁延不愈,可演变成慢性支气管炎。伴支气管痉挛时,可出现程度不等的胸闷气促。

(五)辅助检查

1.血液检查

病毒感染时,血常规检查白细胞计数多正常;细菌感染较重时,白细胞计数和中性粒细胞计数增高。血沉检查可有血沉快。

2.胸部 X 线检查

多无异常,或仅有肺纹理的增粗。

3.痰培养

细菌或支原体衣原体感染时,可明确病原体;药物敏感试验可指导临床用药。

(六)治疗要点

1.对症治疗

咳嗽无痰或少痰,可用右美沙芬、喷托维林(咳必清)镇咳。咳嗽有痰而不易咳出,可选用盐酸氨溴索、溴己新(必嗽平),桃金娘油提取物化痰,也可雾化帮助祛痰。较为常用的为兼顾止咳和化痰的棕色合剂,也可选用中成药止咳祛痰。发生支气管痉挛时,可用平喘药如茶碱类、β_2受体激动剂等。发热可用解热镇痛药对症处理。

2.抗菌药物治疗

有细菌感染证据时应及时使用。可以首选新大环内酯类、青霉素类,亦可选用头孢菌素类或喹诺酮类等药物。多数患者口服抗菌药物即可,症状较重者可经肌内注射或静脉滴注给药,少数患者需要根据病原体培养结果指导用药。

3.一般治疗

多休息,多饮水,避免劳累。

二、护理评估

(一)病因评估

主要评估患者健康史和发病史,近期是否有受凉、劳累,是否有粉尘过敏史,是否有吸入冷空气或刺激性气体史。

(二)一般评估

1.生命体征

患者体温可正常或发热;有无呼吸频率加快或节律异常。

2.患者主诉

有无发热、咳嗽、咳痰、喘息等症状。

3.相关记录

体温,痰液颜色、性状和量等情况。

(三)身体评估

听诊有无异常呼吸音;有无双肺呼吸音变粗,两肺可否闻及散在的干、湿啰音,湿啰音部位是否固定,咳嗽后湿啰音是否减少或消失。有无闻及哮鸣音。

(四)心理-社会评估

患者在疾病治疗过程中的心理反应与需求,家庭及社会支持情况,引导患者正确配合疾病的治疗与护理。

(五)辅助检查结果评估

1.血液检查

有无白细胞总数和中性粒细胞百分比升高,有无血沉加快。

2.胸部 X 线检查

有无肺纹理增粗。

3.痰培养

有无致病菌生长,药敏试验结果如何。

(六)治疗常用药效果的评估

1.应用抗生素的评估要点

(1)记录每次给药的时间与次数,评估有无按时,按量给药,是否足疗程。

(2)评估用药后患者发热、咳嗽、咳痰等症状有否缓解。

(3)评估用药后患者是否出现皮疹、呼吸困难等变态反应。

(4)评估用药后患者有无较明显的恶心、呕吐、腹泻等不良反应。

2.应用止咳祛痰剂效果的评估

(1)记录每次给药的时间与药量。

(2)评估用祛痰剂后患者痰液是否变稀,是否较易咳出。

(3)评估用止咳药后,患者咳嗽频繁是否减轻,夜间睡眠是否改善。

3.应用平喘药后效果的评估

(1)记录每次给药的时间与量。

(2)评估用药后,患者呼吸困难是否减轻,听诊哮鸣音有否消失。

(3)如应用氨茶碱时间较长,需评估有无茶碱中毒表现。

三、护理诊断

(一)清理呼吸道无效

清理呼吸道无效与呼吸道感染、痰液黏稠有关。

(二)气体交换受损

气体交换受损与过敏、炎症引起支气管痉挛有关。

四、护理措施

(一)病情观察

观察生命体征及主要症状,尤其咳嗽,痰液的颜色、性质、量等的变化;有无呼吸困难与喘息等表现;监测体温情况。

(二)休息与保暖

急性期应减少活动,增加休息时间,室内空气新鲜,保持适宜的温度和湿度。

(三)保证充足的水分及营养

鼓励患者多饮水,必要时由静脉补充。给予易消化营养丰富的饮食,发热期间进食流质或半流质食物为宜。

（四）保持口腔清洁

由于患者发热、咳嗽、痰多且黏稠，咳嗽剧烈时可引起呕吐，故要保持口腔卫生，以增加舒适感，增进食欲，促进毒素的排泄。

（五）发热护理

热度不高不需特殊处理，高热时要采取物理降温或药物降温措施。

（六）保持呼吸道通畅

观察呼吸道分泌物的性质及能否有效地咳出痰液，指导并鼓励患者有效咳嗽；若为细菌感染所致，按医嘱使用敏感的抗生素。若痰液黏稠，可采用超声雾化吸入或蒸气吸入稀释分泌物；对于咳嗽无力的患者，宜经常更换体位，拍背，使呼吸道分泌物易于排出，促进炎症消散。

（七）给氧与解痉平喘

有咳喘症状者可给予氧气吸入或按医嘱采用雾化吸入平喘解痉剂，严重者可口服。

（八）健康教育

1.疾病预防指导

预防急性上呼吸道感染的诱发因素。增强体质，可选择合适的体育活动，如健康操、太极拳、跑步等，可进行耐寒训练，如冷水洗脸、冬泳等。

2.疾病知识指导

患病期间增加休息时间，避免劳累；饮食宜清淡、富含营养；按医嘱用药。

3.就诊指标

如2周后症状仍持续应及时就诊。

五、护理效果评估

（1）患者自觉症状好转（咳嗽咳痰、喘息、发热等症状减轻）。

（2）患者体温恢复正常。

（3）患者听诊时双肺有无闻及干、湿啰音。

（范阳阳）

第三节　慢性支气管炎

慢性支气管炎是由于感染或非感染因素引起气管、支气管黏膜及其周围组织的慢性非特异性炎症。临床以咳嗽、咳痰或伴有喘息反复发作为特征，每年持续3个月以上，且连续2年以上。

一、病因和发病机制

慢性支气管炎的病因极为复杂，迄今尚有许多因素还不够明确，往往是多种因素长期相互作用的综合结果。

（一）感染

病毒、支原体和细菌感染是本病急性发作的主要原因。病毒感染以流感病毒、鼻病毒、腺病毒和呼吸道合胞病毒常见；细菌感染以肺炎链球菌、流感嗜血杆菌和卡他莫拉菌及葡萄球菌常见。

（二）大气污染

化学气体如氯气、二氧化氮、二氧化硫等刺激性烟雾,空气中的粉尘等均可刺激支气管黏膜,使呼吸道清除功能受损,为细菌入侵创造条件。

（三）吸烟

吸烟为本病发病的主要因素。吸烟时间的长短与吸烟量决定发病率的高低,吸烟者的患病率较不吸烟者高 2~8 倍。

（四）过敏因素

喘息型支气管患者多有过敏史。患者痰中嗜酸性粒细胞和组胺的含量及血中 IgE 明显高于正常。此类患者实际上应属慢性支气管炎合并哮喘。

（五）其他因素

气候变化,特别是寒冷空气对慢性支气管炎的病情加重有密切关系。自主神经功能失调,副交感神经功能亢进,老年人肾上腺皮质功能减退,慢性支气管炎的发病率增加。维生素 C 缺乏,维生素 A 缺乏,易患慢性支气管炎。

二、临床表现

（一）症状

患者常在寒冷季节发病,出现咳嗽、咳痰,尤以晨起显著,白天多于夜间。病毒感染痰液为白色黏液泡沫状,继发细菌感染,痰液转为黄色或黄绿色黏液脓性,偶可带血。慢性支气管炎反复发作后,支气管黏膜的迷走神经感受器反应性增高,副交感神经功能亢进,可出现过敏现象而发生喘息。

（二）体征

早期多无体征。急性发作期可有肺底部闻及干、湿性啰音。喘息型支气管炎在咳嗽或深吸气后可闻及哮鸣音,发作时,有广泛哮鸣音。

（三）并发症

(1)阻塞性肺气肿:为慢性支气管炎最常见的并发症。

(2)支气管肺炎:慢性支气管炎蔓延至支气管周围肺组织中,患者表现寒战、发热、咳嗽加剧、痰量增多且呈脓性;白细胞总数及中性粒细胞增多;X 线胸片显示双下肺野有斑点状或小片阴影。

(3)支气管扩张症。

三、诊断

（一）辅助检查

1.血常规

白细胞总数及中性粒细胞数可升高。

2.胸部 X 线

单纯型慢性支气管炎,X 线片检查阴性或仅见双下肺纹理增多、增粗、模糊、呈条索状或网状。继发感染时为支气管周围炎症改变,表现为不规则斑点状阴影,重叠于肺纹理之上。

3.肺功能检查

早期病变多在小气道,常规肺功能检查多无异常。

(二)诊断要点

凡咳嗽、咳痰或伴有喘息,每年发作持续 3 个月,连续 2 年或 2 年以上者,并排除其他心、肺疾病(如肺结核、肺尘埃沉着病、支气管哮喘、支气管扩张症、肺癌、肺脓肿、心脏病、心功能不全等)、慢性鼻咽疾病后,即可诊断。如每年发病不足 3 个月,但有明确的客观检查依据(如胸部 X 线片、肺功能等)亦可诊断。

(三)鉴别诊断

1.支气管扩张

多于儿童或青年期发病,常继发于麻疹、肺炎或百日咳后,并有咳嗽、咳痰反复发作的病史,合并感染时痰量增多,并呈脓性或伴有发热,病程中常反复咯血。在肺下部周围可闻及不易消散的湿性啰音。晚期重症患者可出现杵状指(趾)。胸部 X 线上可见双肺下野纹理粗乱或呈卷发状。薄层高分辨 CT(HRCT)检查有助于确诊。

2.肺结核

活动性肺结核患者多有午后低热、消瘦、乏力、盗汗等中毒症状。咳嗽痰量不多,常有咯血。老年肺结核的中毒症状多不明显,常被慢性支气管炎的症状所掩盖而误诊。胸部 X 线上可发现结核病灶,部分患者痰结核菌检查可获阳性。

3.支气管哮喘

支气管哮喘常为特质性患者或有过敏性疾病家族史,多于幼年发病。一般无慢性咳嗽、咳痰史。哮喘多突然发作,且有季节性,血和痰中嗜酸性粒细胞常增多,治疗后可迅速缓解。发作时双肺布满哮鸣音,呼气延长,缓解后可消失,且无症状,但气道反应性仍增高。慢性支气管炎合并哮喘的患者,病史中咳嗽、咳痰多发生在喘息之前,迁延不愈较长时间后伴有喘息,且咳嗽、咳痰的症状多较喘息更为突出,平喘药物疗效不如哮喘等可资鉴别。

4.肺癌

肺癌多发生于 40 岁以上男性,并有多年吸烟史的患者,刺激性咳嗽常伴痰中带血和胸痛。X 线胸片检查肺部常有块影或反复发作的阻塞性肺炎。痰脱落细胞及支气管镜等检查,可明确诊断。

5.慢性肺间质纤维化

慢性咳嗽,咳少量黏液性非脓性痰,进行性呼吸困难,双肺底可闻及爆裂音(Velcro 啰音),严重者发绀并有杵状指。X 线胸片见中下肺野及肺周边部纹理增多紊乱呈网状结构,其间见弥漫性细小斑点阴影。肺功能检查呈限制性通气功能障碍,弥散功能减低,动脉血氧分压(PaO_2)下降。肺活检是确诊的手段。

四、治疗

(一)急性发作期及慢性迁延期的治疗

以控制感染、祛痰、镇咳为主,同时解痉平喘。

1.抗感染药物

及时、有效、足量,感染控制后及时停用,以免产生细菌耐药或二重感染。一般患者可按常见致病菌用药。可选用青霉素 G $80×10^4$ U 肌内注射;复方磺胺甲噁唑,每次 2 片,2 次/天;阿莫西林 2~4 g/d,3~4 次口服;氨苄西林 2~4 g/d,分 4 次口服;头孢氨苄 2~4 g/d 或头孢拉定 1~2 g/d,分 4 次口服;头孢呋辛 2 g/d 或头孢克洛 0.5~1 g/d,分 2~3 次口服。亦可选择新一代大环内酯类抗生素,如罗红霉素,0.3 g/d,2 次口服。抗菌治疗疗程一般 7~10 天,反复感染病例可适当延长。严重感染时,可选用氨苄西林、环丙沙星、氧氟沙星、阿米卡星、奈替米星或头孢菌素类联合静脉滴注给药。

2.祛痰镇咳药

刺激性干咳者不宜单用镇咳药物,否则痰液不易咳出。可给盐酸溴环己胺醇 30 mg 或羧甲基半胱氨酸 500 mg,3 次/天,口服。乙酰半胱氨酸(富露施)及氯化铵甘草合剂均有一定的疗效。α-糜蛋白酶雾化吸入亦有消炎祛痰的作用。

3.解痉平喘

解痉平喘主要为解除支气管痉挛,利于痰液排出。常用药物为氨茶碱 0.1～0.2 g,8 次/小时口服;丙卡特罗 50 mg,2 次/天;特布他林 2.5 mg,2～3 次/天。慢性支气管炎有可逆性气道阻塞者应常规应用支气管舒张剂,如异丙托溴铵(异丙阿托品)气雾剂、特布他林等吸入治疗。阵发性咳嗽常伴不同程度的支气管痉挛,应用支气管扩张药后可改善症状,并有利于痰液的排出。

(二)缓解期的治疗

应以增强体质,提高机体抗病能力和预防发作为主。

五、护理措施

(一)常规护理

1.环境

保持室内空气新鲜、流通,安静,舒适,温湿度适宜。

2.休息

急性发作期应卧床休息,取半卧位。

3.给氧

持续低流量吸氧。

4.饮食

给予高热量、高蛋白、高维生素易消化饮食。

(二)专科护理

1.解除气道阻塞,改善肺泡通气

及时清除痰液,神志清醒患者应鼓励咳嗽,痰稠不易咯出时,给予雾化吸入或雾化泵药物喷入,减少局部淤血水肿,以利痰液排出。危重体弱患者,定时更换体位,叩击背部,使痰易于咯出,餐前应给予胸部叩击或胸壁震荡。方法:患者取侧卧位,护士两手手指并拢,手背隆起,指关节微屈,自肺底由下向上,由外向内叩拍胸壁,震动气管,边拍边鼓励患者咳嗽,以促进痰液的排出,每侧肺叶叩击 3～5 分钟。对神志不清者,可进行机械吸痰,需注意无菌操作,抽吸压力要适当,动作轻柔,每次抽吸时间不超过 15 秒,以免加重缺氧。

2.合理用氧,减轻呼吸困难

根据缺氧和二氧化碳潴留的程度不同,合理用氧,一般给予低流量、低浓度、持续吸氧,如病情需要提高氧浓度,应辅以呼吸兴奋剂刺激通气或使用呼吸机改善通气,吸氧后如呼吸困难缓解、呼吸频率减慢、节律正常、血压上升、心率减慢、心律正常、发绀减轻、皮肤转暖、神志转清、尿量增加等,表示氧疗有效。若呼吸过缓,意识障碍加深,需考虑二氧化碳潴留加重,必要时采取增加通气量措施。

(范阳阳)

第四节　支气管扩张

一、疾病概述

(一)概念和特点

支气管扩张是由于急、慢性呼吸道感染和支气管阻塞后,反复发生支气管炎症,致使支气管组织结构病理性破坏,引起的支气管异常和持久性扩张。临床上以慢性咳嗽、大量脓痰和/或反复咯血为特征,患者多有童年麻疹、百日咳或支气管肺炎等病史。

(二)相关病理生理

支气管扩张的主要病因是支气管-肺组织感染和支气管阻塞,两者相互影响,促使支气管扩张的发生和发展。支气管扩张发生于有软骨的支气管近端分支,主要分为柱状、囊状和不规则扩张3种类型,腔内含有多量分泌物并容易积存。呼吸道相关疾病损伤气道清除机制和防御功能,使其清除分泌物的能力下降,易发生感染和炎症;细菌反复感染使气道内因充满包含炎性介质和病原菌的黏稠液体而逐渐扩大、形成瘢痕和扭曲;炎症可导致支气管壁血管增生,并伴有支气管动脉和肺动脉终末支的扩张和吻合,形成小血管瘤而易导致咯血。病变支气管反复炎症,使周围结缔组织和肺组织纤维化,最终引起肺的通气和换气功能障碍。继发于支气管肺组织感染病变的支气管扩张多见于下肺,尤以左下肺多见。继发于肺结核则多见于上肺叶。

(三)病因与诱因

1.支气管-肺组织感染

支气管扩张与扁桃体炎、鼻窦炎、百日咳、麻疹、支气管肺炎、肺结核等呼吸道感染密切相关,引起感染的常见病原体为铜绿假单胞菌、流感嗜血杆菌、卡他莫拉菌、肺炎克雷伯杆菌、金黄色葡萄球菌、非结核分枝杆菌、腺病毒和流感病毒等。婴幼儿期支气管-肺组织感染是支气管扩张最常见的病因。

2.支气管阻塞

异物、肿瘤、外源性压迫等可使支气管阻塞导致肺不张,胸腔负压直接牵拉支气管管壁导致支气管扩张。

3.支气管先天性发育缺损与遗传因素

支气管先天性发育缺损与遗传因素也可形成支气管扩张,可能与软骨发育不全或弹性纤维不足导致局部管壁薄弱或弹性较差有关。部分遗传性 α-抗胰蛋白酶缺乏者也可伴有支气管扩张。

4.其他全身性疾病

支气管扩张可能与机体免疫功能失调有关,目前已发现类风湿关节炎、溃疡性结肠炎、克罗恩病、系统性红斑狼疮等疾病同时伴有支气管扩张。

(四)临床表现

1.症状

(1)慢性咳嗽、大量脓痰:咳嗽多为阵发性,与体位改变有关,晨起及晚上临睡时咳嗽和咳痰尤多。严重程度可用痰量估计,轻度每天少于 10 mL,中度每天 10～150 mL,重度每天多于 150 mL。感染急性发作时,黄绿色脓痰量每天可达数百毫升,将痰液放置后可出现分层的特征,即上层为泡沫,下悬脓性成分;中层为混浊黏液;下层为坏死组织沉淀物。合并厌氧菌感染时,痰和呼气具有臭味。

(2)咯血:反复咯血为本病的特点,可为痰中带血或大量咯血。少量咯血每天少于 100 mL,中量咯血每天 100～500 mL,大量咯血每天多于 500 mL 或一次咯血量多于 300 mL。咯血量有时与病情严重程度、病变范围不一致。部分病变发生在上叶的"干性支气管扩张"患者以反复咯血为唯一症状。

(3)反复肺部感染:由于扩张的支气管清除分泌物的功能丧失,引流差,易反复发生感染,其特点是同一肺段反复发生肺炎并迁延不愈。

(4)慢性感染中毒症状:可出现发热、乏力、食欲减退、消瘦、贫血等,儿童可影响发育。

2.体征

早期或病变轻者无异常肺部体征,病变严重或继发感染时,可在病变部位尤其下肺部闻及固定而持久的局限性粗湿啰音,有时可闻及哮鸣音,部分患者伴有杵状指(趾)。

(五)辅助检查

1.影像学检查

(1)胸部 X 线检查:囊状支气管扩张的气道表现为显著的囊腔,腔内可存在气液平面,纵切面可显示"双轨征",横切面显示"环形阴影",并可见气道壁增厚。

(2)胸部 CT 检查:可在横断面上清楚地显示扩张的支气管。高分辨 CT 进一步提高了诊断敏感性,成为支气管扩张症的主要诊断方法。

2.纤维支气管镜检查

纤维支气管镜检查有助于发现患者的出血部位或阻塞原因。还可局部灌洗,取灌洗液做细菌学和细胞学检查。

(六)治疗原则

保持引流通畅,处理咯血,控制感染,必要时手术治疗。

1.保持引流通畅、改善气流受限

清除气道分泌物保持气道通畅能减少继发感染和减轻全身中毒症状,如应用祛痰药物(盐酸氨溴索、溴己新、α-糜蛋白酶)等稀释痰液,痰液黏稠时可加用雾化吸入。应用振动、拍背、体位引流等方法促进气道分泌物的清除。应用支气管舒张剂可改善气流受限,伴有气道高反应及可逆性气流受限的患者疗效明显。如体位引流排痰效果不理想,可用纤维支气管镜吸痰法以保持呼吸道通畅。

2.控制感染

急性感染期的主要治疗措施。应根据症状、体征、痰液性状,必要时根据痰培养及药物敏感试验选择有效的抗生素。常用阿莫西林、头孢类抗生素、氨基糖苷类等药物,重症患者,尤其是铜绿假单胞菌感染者,常需第三代头孢菌素加氨基糖苷类药联合静脉用药。如有厌氧菌混合感染,加用甲硝唑或替硝唑等。

3.外科治疗

保守治疗不能缓解的反复大咯血且病变局限者,可考虑手术治疗。经充分的内科治疗后仍反复发作且病变为局限性支气管扩张,可通过外科手术切除病变组织。

二、护理评估

(一)一般评估

1.患者的主诉

有无胸闷、气促、心悸、疲倦、乏力等症状。

2.生命体征

严密观察呼吸的频率、节律、深浅和音响,患者呼吸可正常或增快,感染严重时或合并咯血可伴随不同程度的呼吸困难和发绀。患者体温正常或偏高,感染严重时可为高热。

3.咳嗽咳痰情况

观察咳嗽咳痰的发作时间、频率、持续时间、伴随的症状和影响因素等,患者反复继发肺部感染,支气管引流不畅,痰不易咳出时可导致咳嗽加剧,大量脓痰咳出后,患者感觉轻松,体温下降,精神改善。重点观察痰液的量、颜色、性质、气味和与体位的关系,痰液静置后的分层现象,记录24小时痰液排出量。注意患者是否出现面色苍白、出冷汗、烦躁不安等出血的症状,观察咯血的颜色、性质及量。

4.其他

血气分析、血氧饱和度、体重、体位等记录结果。

(二)身体评估

1.头颈部

患者的意识状态,面部颜色(贫血),皮肤黏膜有无脱水、是否粗糙干燥;呼吸困难和缺氧的程度(有无气促、口唇有无发绀、血氧饱和度数值等)。

2.胸部

检查胸廓的弹性,有无胸廓的挤压痛,两肺呼吸运动是否一致。病变部位可闻及固定而持久的局限性粗湿啰音或哮鸣音。

3.其他

患者有无杵状指(趾)。

(三)心理-社会评估

询问健康史、发病原因、病程进展时间以及以往所患疾病对支气管扩张的影响,评估患者对支气管扩张的认识;另外,患者常因慢性咳嗽、咳痰或痰量多、有异味等症状产生恐惧或焦虑的心理,并对疾病治疗缺乏治愈的自信。

(四)辅助检查阳性结果评估

血氧饱和度的数值;血气分析结果报告;胸部CT检查明确的病变部位。

(五)常用药物治疗效果的评估

抗生素使用后咳嗽咳痰症状有无减轻,原有增高的血白细胞计数有无回降至正常范围,核左移情况有无得到纠正。

三、护理诊断

(一)清理呼吸道无效

清理呼吸道无效与大量脓痰滞留呼吸道有关。

(二)有窒息的危险

有窒息的危险与大咯血有关。

(三)营养失调

低于机体需要量与慢性感染导致机体消耗有关。

(四)焦虑

焦虑与疾病迁延、个体健康受到威胁有关。

(五)活动无耐力

活动无耐力与营养不良、贫血等有关。

四、护理措施

(一)环境

保持室内空气新鲜、无臭味,定期开窗换气使空气流通,维持适宜的温湿度,注意保暖。

(二)休息和活动

休息能减少肺活动度,避免因活动诱发咯血。小量咯血者以静卧休息为主,大量咯血患者应绝对卧床休息,尽量避免搬动。取患侧卧位,可减少患侧胸部的活动度,既防止病灶向健侧扩散,同时有利于健侧肺的通气功能。缓解期患者可适当进行户外活动,但要避免过度劳累。

(三)饮食护理

提供高热量、高蛋白质、富含维生素易消化的饮食,多进食含铁食物有利于纠正贫血,饮食中富含维生素 A、维生素 C、维生素 E 等(如新鲜蔬菜、水果),以提高支气管黏膜的抗病能力。大量咯血者应禁食,小量咯血者宜进少量温、凉流质饮食,避免冰冷食物诱发咳嗽或加重咯血,少食多餐。为痰液稀释利于排痰,鼓励患者多饮水,每天 1 500～2 000 mL。指导患者在咳痰后及进食前后漱口,以祛除口臭,促进食欲。

(四)病情观察

严密观察病情,正确记录每天痰量及痰的性质,留好痰标本。有咯血者备好吸痰和吸氧设备。

(五)用药护理

遵医嘱使用抗生素、祛痰剂和支气管舒张剂,指导患者进行有效咳嗽,辅以叩背及时排出痰液。指导患者掌握药物的疗效、剂量、用法和不良反应。

(六)体位引流的护理

体位引流是利用重力作用促使呼吸道分泌物流入气管、支气管排出体外的方法,其效果与需引流部位所对应的体位有关。体位引流的护理措施如下。

(1)体位引流由康复科医师执行,引流前向患者说明体位引流的目的、操作过程和注意事项,消除顾虑取得合作。

(2)操作前测量生命体征,听诊肺部明确病变部位。引流前 15 分钟遵医嘱给予支气管舒张剂(有条件可使用雾化器或手按定量吸入器)。备好排痰用纸巾或一次性容器。

(3)根据病变部位、病情和患者经验选择合适体位(自觉有利于咳痰的体位)。引流体位的选择取决于分泌物潴留的部位和患者的耐受程度,原则上抬高病灶部位的位置,使引流支气管开口向下,有利于潴留的分泌物随重力作用流入支气管和气管排出。首先引流上叶,然后引流下叶后基底段。如果患者不能耐受,应及时调整姿势。头部外伤、胸部创伤、咯血、严重心血管疾病和病情状况不稳定者,不宜采用头低位进行体位引流。

(4)引流时鼓励患者做腹式深呼吸,辅以胸部叩击或震荡,指导患者进行有效咳嗽等措施,以提高引流效果。

(5)引流时间视病变部位、病情和患者身体状况而定,一般每天 1～3 次,每次 15～20 分钟。在空腹或饭前一个半小时前进行,早晨清醒后立即进行效果最好。咯血时不宜进行体位引流。

(6)引流过程应有护士或家人协助,注意观察患者反应,如出现咯血、面色苍白出冷汗、头晕、发绀、脉搏细弱、呼吸困难等情况,应立即停止引流。

(7)体位引流结束后,协助患者采取舒适体位休息,给予清水或漱口液漱口。记录痰液的性质、量及颜色,复查生命体征和肺部呼吸音及啰音的变化,评价体位引流的效果。

(七)窒息的抢救配合

(1)对大咯血及意识不清的患者,应在病床旁备好急救器械。

(2)一旦患者出现窒息征象,应立即取头低脚高 45°俯卧位,面向一侧,轻拍背部,迅速排出气道和口咽部的血块,或直接刺激咽部以咳出血块。嘱患者不要屏气,以免诱发喉头痉挛。必要时用吸痰管进行负压吸引,以解除呼吸道阻塞。

(3)给予高浓度吸氧,做好气管插管或气管切开的准备与配合工作。

(4)咯血后为患者漱口,擦净血迹,防止因口咽部异物刺激引起剧烈咳嗽而诱发咯血,及时清理患者咯出的血块及污染的衣物、被褥,安慰患者,以助于稳定情绪,增加安全感,避免因精神过度紧张而加重病情。对精神极度紧张、咳嗽剧烈的患者,可按医嘱给予小剂量镇静剂或镇咳剂。

(5)密切观察咯血的量、颜色、性质及出血的速度,观察生命体征及意识状态的变化,有无胸闷、气促、呼吸困难、发绀、面色苍白、出冷汗、烦躁不安等窒息征象;有无阻塞性肺不张、肺部感染及休克等并发症的表现。

(6)用药护理:①垂体后叶素可收缩小动脉,减少肺血流量,从而减轻咯血。但也能引起子宫、肠道平滑肌收缩和冠状动脉收缩,故冠心病、高血压患者及孕妇忌用。静脉点滴时速度勿过快,以免引起恶心、便意、心悸、面色苍白等不良反应。②年老体弱、肺功能不全者在应用镇静剂和镇咳药后,应注意观察呼吸中枢和咳嗽反射受抑制情况,以早期发现因呼吸抑制导致的呼吸衰竭和不能咯出血块而发生窒息。

(八)心理护理

护士应以亲切的态度多与患者交谈,讲明支气管扩张反复发作的原因和治疗进展,帮助患者树立战胜疾病的信心,解除焦虑不安心理。呼吸困难患者应根据其病情采用恰当的沟通方式,及时了解病情,安慰患者。

(九)健康教育

(1)预防感冒等呼吸道感染,吸烟患者戒烟。不要滥用抗生素和止咳药。

(2)疾病知识指导:帮助患者和家属正确认识和对待疾病,了解疾病的发生、发展与治疗、护理过程,与患者及家属共同制订长期防治计划。

(3)保健知识的宣教:学会自我监测病情,一旦发现症状加重,应及时就诊。指导掌握有效咳嗽、胸部叩击、雾化吸入及体位引流的排痰方法,长期坚持,以控制病情的发展。

(4)生活指导:讲明加强营养对机体康复的作用,使患者能主动摄取必需的营养素,以增加机体抗病能力。鼓励患者参加体育锻炼,建立良好的生活习惯,劳逸结合,消除紧张心理,防止病情进一步恶化。

(5)及时到医院就诊的指标:体温过高,痰量明显增加;出现胸闷、气促、呼吸困难、发绀、面色苍白、出冷汗、烦躁不安等症状;咯血。

五、护理效果评估

(1)呼吸道保持通畅,痰易咳出,痰量减少或消失,血氧饱和度、动脉血气分析值在正常范围。

(2)肺部湿啰音或哮鸣音减轻或消失。

(3)患者体重增加,无并发症(咯血等)发生。

(范阳阳)

第六章

内分泌科护理

第一节　腺垂体功能减退症

腺垂体功能减退症是由多种病因引起一种或多种腺垂体激素减少或缺乏所致的一系列临床综合征。腺垂体功能减退症可原发于垂体病变，或继发于下丘脑病变，表现为甲状腺、肾上腺、性腺等功能减退症和/或蝶鞍区占位性病变。由于病因多，涉及的激素种类和数量多，故临床症状变化大，但补充所缺乏激素治疗后症状可快速缓解。

一、病因与发病机制

(一)垂体瘤

成人最常见的原因，大都属于良性肿瘤。肿瘤可分为功能性和无功能性。腺瘤增大可压迫正常垂体组织，引起垂体功能减退或功能亢进，并与腺垂体功能减退症同时存在。

(二)下丘脑病变

如肿瘤、炎症、浸润性病变(如淋巴瘤、白血病等)、肉芽肿(如结节病)等，可直接破坏下丘脑神经内分泌细胞，使释放激素分泌减少。

(三)垂体缺血性坏死

妊娠期垂体呈生理性肥大，血供丰富，若围生期前置胎盘、胎盘早期剥离、胎盘滞留、子宫收缩无力等引起大出血、休克、血栓形成，可使腺垂体大部分缺血坏死和纤维化，致腺垂体功能低下，临床称为希恩综合征。糖尿病血管病变使垂体供血障碍也可导致垂体缺血性坏死。

(四)蝶鞍区手术、放疗和创伤

垂体瘤切除、术后放疗及乳腺癌做垂体切除治疗等，均可导致垂体损伤。颅底骨折可损毁垂体柄和垂体门静脉血液供应。鼻咽癌放疗也可损坏下丘脑和垂体，引起腺垂体功能减退。

(五)感染和炎症

细菌、病毒、真菌等感染引起的脑炎、脑膜炎、流行性出血热、梅毒或疟疾等均可损伤下丘脑和垂体。

（六）糖皮质激素长期治疗

可抑制下丘脑-垂体-肾上腺皮质轴,突然停用糖皮质激素后可出现医源性腺垂体功能减退,表现为肾上腺皮质功能减退。

（七）先天遗传性

腺垂体激素合成障碍可有基因遗传缺陷,转录因子突变可见于特发性垂体单一或多激素缺乏症患者。

（八）垂体卒中

垂体瘤内突然出血,瘤体骤然增大,压迫正常垂体组织和邻近视神经束,可出现急症危象。

（九）其他

自身免疫性垂体炎、空泡蝶鞍、颞动脉炎、海绵窦处颈内动脉瘤均可引起腺垂体功能减退。

二、临床表现

垂体组织破坏达95％临床表现为重度,75％临床表现为中度,破坏60％为轻度,破坏50％以下者不出现功能减退症状。促性腺激素、生长激素(GH)和催乳素(PRL)缺乏为最早表现;促甲状腺激素(TSH)缺乏次之;然后可伴有促皮质素(ACTH)缺乏。希恩综合征患者往往因围生期大出血休克而有全垂体功能减退症,即垂体激素均缺乏,但无占位性病变发现。腺垂体功能减退主要表现为相应靶腺(性腺、甲状腺、肾上腺)功能减退。

（一）靶腺功能减退表现

1.性腺(卵巢、睾丸)功能减退

性腺(卵巢、睾丸)功能减退常最早出现。女性多数有产后大出血、休克、昏迷病史,表现为产后无乳、绝经、乳房萎缩、性欲减退、不育、性交痛、阴道炎等。查体见阴道分泌物减少,外阴、子宫和阴道萎缩,毛发脱落,尤以阴毛、腋毛为甚。成年男子表现为性欲减退、阳痿、无男性气质等,查体见肌力减弱、皮脂分泌减少、睾丸松软缩小、胡须稀少、骨质疏松等。

2.甲状腺功能减退

表现与原发性甲状腺功能减退症相似,但通常无甲状腺肿。

3.肾上腺功能减退

表现与原发性慢性肾上腺皮质功能减退症相似,所不同的是本病由于缺乏黑素细胞刺激素,故皮肤色素减退,表现为面色苍白、乳晕色素浅淡,而原发性慢性肾上腺功能减退症则表现为皮肤色素加深。

4.生长激素不足

成人一般无特殊症状,儿童出现生长障碍,表现为侏儒症。

（二）垂体内或其附近肿瘤压迫症群

最常见的为头痛及视神经交叉受损引起的偏盲甚至失明。

（三）垂体功能减退性危象

在全垂体功能减退症基础上,各种应激如感染、败血症、腹泻、呕吐、失水、饥饿、寒冷、急性心肌梗死、脑血管意外、手术、外伤、麻醉及使用镇静药、安眠药、降糖药等均可诱发垂体功能减退性危象(简称垂体危象)。临床表现:①高热型(体温＞40 ℃)。②低温型(体温＜30 ℃)。③低血糖型。④低血压、循环虚脱型。⑤水中毒型。⑥混合型。各种类型可伴有相应的症状,突出表现为消化系统、循环系统和神经精神方面的症状,如高热、循环衰竭、休克、恶心、呕吐、头痛、神志不清、谵妄、抽搐、昏迷等严重垂危状态。

三、医学检查

(一)性腺功能测定

女性有血雌二醇水平降低,没有排卵及基础体温改变,阴道涂片未见雌激素作用的周期性改变;男性见血睾酮水平降低或正常低值,精液检查精子数量减少,形态改变,活动度差,精液量少。

(二)甲状腺功能测定

游离 T_4、血清总 T_4 均降低,而游离 T_3、总 T_3 可正常或降低。

(三)肾上腺皮质功能测定

24 小时尿 17-羟皮质类固醇及游离皮质醇输出量减少;血浆皮质醇浓度降低,但节律正常;葡萄糖耐量试验显示血糖曲线低平。

(四)腺垂体分泌激素测定

如 FSH、LH、TSH、ACTH、GH、PRL 均减少。

(五)腺垂体内分泌细胞的储备功能测定

可采用 TRH、PRL 和 LRH 兴奋试验。胰岛素低血糖激发试验忌用于老年人、冠心病、惊厥和黏液性水肿的患者。

(六)其他检查

通过 X 线、CT、MRI 无创检查来了解、辨别病变部位、大小、性质及其对邻近组织的侵犯程度。肝、骨髓和淋巴结等活检,可用于判断原发性疾病的原因。

四、诊断要点

本病诊断须根据病史、症状、体征,结合实验室检查和影像学发现进行全面分析,排除其他影响因素和疾病后才能明确。

五、治疗

(一)病因治疗

肿瘤患者可通过手术、放疗或化疗等措施缓解症状,对于鞍区占位性病变,首先必须解除压迫及破坏作用,减轻和缓解颅内高压症状;出血、休克而引起的缺血性垂体坏死,预防是关键,应加强产妇围生期的监护。

(二)靶腺激素替代治疗

需长期甚至终身维持治疗。

1.糖皮质激素

为预防肾上腺危象发生,应先补糖皮质激素。常用氢化可的松,20～30 mg/d,服用方法按照生理分泌节律为宜,剂量根据病情变化做相应调整。

2.甲状腺激素

常用左甲状腺素 50～150 μg/d,或甲状腺干粉片 40～120 mg/d。对于冠心病、老年人、骨密度低的患者,用药从最小剂量开始缓慢递增剂量,防止诱发危象。

3.性激素

育龄女性病情较轻者可采用人工月经周期治疗,维持第二性征和性功能;男性患者可用丙酸睾酮治疗,以改善性功能与性生活。

(三)垂体危象抢救

抢救过程见图 6-1。抢救过程中,禁用或慎用麻醉剂、镇静药、催眠药或降糖药等。

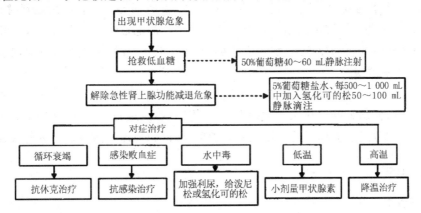

图 6-1　垂体危象抢救

六、护理诊断

(一)性功能障碍

与促性腺激素分泌不足有关。

(二)自我形象紊乱

与身体外观改变有关。

(三)体温过低

与继发性甲状腺功能减退有关。

(四)潜在并发症

垂体危象。

七、护理措施

(一)安全与舒适管理

根据自身体力情况安排适当的活动量,保持情绪稳定,注意生活规律,避免感染、饥饿、寒冷、手术、外伤、过劳等诱因。更换体位时注意动作易缓慢,以免发生晕厥。

(二)疾病监测

1.常规监测

观察有无视力障碍,脑神经压迫症状及颅内压增高征象。

2.并发症监测

严密观察患者生命体征、意识、瞳孔变化,一旦出现低血糖、低血压、高热或体温过低、谵妄、恶心、呕吐、抽搐甚至昏迷等垂体危象的表现,立即通知医师并配合抢救。

(三)对症护理

对于性功能障碍的患者,应安排恰当的时间与患者沟通,了解患者目前的性功能、性活动与性生活情况。向患者解释疾病及药物对性功能的影响,为患者提供信息咨询服务的途径,如专业医师、心理咨询师、性咨询门诊等。鼓励患者与配偶交流感受,共同参加性健康教育及阅读有关性健康教育的材料。女性患者若存在性交痛,推荐使用润滑剂。

（四）用药护理

向患者介绍口服药物的名称、剂量、用法、剂量不足和过量的表现;服甲状腺激素应观察心率、心律、体温及体重的变化;嘱患者避免服用镇静剂、麻醉剂等药物。应用激素替代疗法的患者,应使其认识到长期坚持按量服药的重要性和随意停药的危险性。严重水中毒浮肿明显者,应用利尿剂应注意观察药物治疗效果,加强皮肤护理,防止擦伤,皮肤干燥者涂以油剂。

（五）垂体危象护理

急救配合:立即建立静脉通路,维持输液通畅,保证药物、液体输入;保持呼吸道通畅,氧气吸入;做好对症护理,低温者可用热水袋或电热毯保暖,但要注意防止烫伤;高热者应进行降温处理,如乙醇擦浴、冰敷或遵医嘱用药。加强基础护理,如口腔护理、皮肤护理,防止感染。

八、健康指导

（一）预防疾病

保持皮肤清洁,注意个人卫生,督促患者勤换衣、勤洗澡。保持口腔清洁,避免到人多拥挤的公共场所。鼓励患者活动,减少皮肤感染和皮肤完整性受损的机会;告知患者要注意休息,保持心情愉快,避免精神刺激和情绪激动。

（二）管理疾病

指导患者定期复查,发现病情加重或有变化时及时就诊。嘱患者外出时随身携带识别卡,以便发生意外时能及时救治。

（三）康复指导

遵医嘱定时、定量服用激素,勿随意停药。若需要生育者,可在医师指导下使用性激素替代疗法,以期精子(卵子)生成。

（许燕燕）

第二节 甲状腺功能亢进症

甲状腺功能亢进症(简称甲亢)指由多种病因导致的甲状腺激素(TH)分泌过多,引起各系统兴奋性增高和代谢亢进为主要表现的一组临床综合征。其中以毒性弥漫性甲状腺肿(Graves病)最多见。

一、病因

（一）遗传因素

弥漫性毒性甲状腺肿是器官特异性自身免疫病之一,有显著的遗传倾向。

（二）免疫因素

弥漫性毒性甲状腺肿的体液免疫研究较为深入。最明显的体液免疫特征为血清中存在甲状腺细胞促甲状腺激素(TSH)受体抗体。即甲状腺细胞增生,TH合成及分泌增加。

(三)环境因素

环境因素对本病的发生、发展有重要影响,如细菌感染、性激素、应激等,可能是该病发生和恶化的重要诱因。

二、临床表现

(一)一般临床表现

1.甲状腺激素分泌过多综合征

(1)高代谢综合征:多汗怕热、疲乏无力、体重锐减、低热和皮肤温暖潮湿。

(2)精神神经系统:焦躁易怒、神经过敏、紧张忧虑、多言好动、失眠不安、思想不集中和记忆力减退等。

(3)心血管系统:心悸、胸闷、气短,严重者可发生甲亢性心脏病。

(4)消化系统:常表现为食欲亢进,多食消瘦。重者可有肝功能异常,偶有黄疸。

(5)肌肉骨骼系统:部分患者有甲亢性肌病、肌无力和周期性瘫痪。

(6)生殖系统:女性月经常有减少或闭经。男性有勃起功能障碍,偶有乳腺发育。

(7)内分泌系统:早期血促肾上腺皮质激素(ACTH)及 24 小时尿 17-羟皮质类固醇升高,继而受过高 T_3、T_4 抑制而下降。

(8)造血系统:血淋巴细胞升高,白细胞计数偏低,血容量增大,可伴紫癜或贫血,血小板寿命缩短。

2.甲状腺肿

(1)弥漫性、对称性甲状腺肿大。

(2)质地不等、无压痛。

(3)肿大程度与甲亢轻重无明显关系。

(4)甲状腺上下可触及震颤,闻及血管杂音,为诊断本病的重要体征。

3.眼征

(1)单纯性突眼:眼球轻度突出,瞬目减少,眼裂增宽。

(2)浸润性突眼:眼球突出明显,眼睑肿胀,眼球活动受限,结膜充血水肿,严重者眼睑闭合不全、眼球固定、角膜外露而形成角膜溃疡、全眼炎,甚至失明。

(二)特殊临床表现

(1)甲亢危象:①高热(40 ℃以上);②心率快(>140 次/分);③烦躁不安、呼吸急促、大汗、恶心、呕吐和腹泻等,严重者可出现心力衰竭、休克及昏迷。

(2)甲状腺毒症性心脏病主要表现为心排血量增加、心动过速、心房颤动和心力衰竭。

(3)淡漠型甲状腺功能亢进症:①多见于老年患者,起病隐袭;②明显消瘦、乏力、头晕、淡漠、昏厥等;③厌食、腹泻等消化系统症状。

(4)T_3 型甲状腺毒症多见于碘缺乏地区和老年人,实验室检查:血清总三碘甲腺原氨酸(TT_3)与游离三碘甲腺原氨酸(FT_3)均增高,而血清总甲状腺素(TT_4)、血清游离甲状腺素(FT_4)正常。

(5)亚临床型甲状腺功能亢进症血清 FT_3、FT_4 正常,促甲状腺激素(TSH)降低。

(6)妊娠期甲状腺功能亢进症:①妊娠期甲状腺激素结合球蛋白增高,引起 TT_4 和 TT_3 增高。②一过性甲状腺毒症。③新生儿甲状腺功能亢进症。④产后由于免疫抑制的解除,弥漫性毒性甲状腺肿易于发生,称为产后弥漫性毒性甲状腺肿。

(7)胫前黏液性水肿多发生在胫骨前下 1/3 部位,也见于足背、踝关节、肩部、手背或手术瘢痕处,偶见于面部,皮损大多为对称性。

(8)Graves 眼病(甲状腺相关性眼病)。

三、辅助检查

(一)实验室检查

检测血清游离甲状腺素(FT_4)、游离三碘甲腺原氨酸(FT_3)和促甲状腺激素(TSH)。

(二)影像学及其他检查

放射性核素扫描、CT 检查、B 超检查、MRI 检查等有助于甲状腺、异位甲状腺肿和球后病变性质的诊断,可根据需要选用。

四、处理原则和治疗要点

(一)抗甲状腺药物

口服抗甲状腺药物是治疗甲亢的基础措施,也是手术和^{131}I 治疗前的准备阶段。常用的抗甲状腺药物包括硫脲类(丙硫氧嘧啶、甲硫氧嘧啶等)和咪唑类(甲巯咪唑、卡比马唑等)。

(二)^{131}I 治疗甲亢

目的是破坏甲状腺组织,减少甲状腺激素产生。该方法简单、经济,治愈率高,尚无致畸、致癌、不良反应增加的报道。

(三)手术治疗

通常采取甲状腺次全切术,两侧各留下 2～3 g 甲状腺组织。

五、护理评估

(一)病史

详细询问过去健康情况,有无甲亢家族史,有无病毒感染,应激因素,诱发因素,生活方式,饮食习惯,排便情况;查询上次住院的情况,药物使用情况,以及出院后病情控制情况;询问最近有无疲乏无力、怕热多汗、大量进食却容易饥饿、甲状腺肿大、眼部不适、高热的症状。

(二)身体状况

评估生命体征的变化,包括体温是否升高,脉搏是否加快,脉压是否增大等;情绪是否发生变化;有无体重下降,是否贫血。观察和测量突眼度;观察甲状腺肿大的程度,是否对称,有无血管杂音等。

(三)心理-社会评估

询问对甲状腺疾病知识的了解情况,患病后对日常生活的影响,是否有情绪上的变化,如急躁易怒,易与身边的人发生冲突或矛盾;了解所在社区的医疗保健服务情况。

六、护理措施

(一)饮食护理

(1)给予高蛋白、高维生素、矿物质丰富、高热量饮食。

(2)适量增加奶类、蛋类、瘦肉类等优质蛋白以纠正体内的负氮平衡,多摄取新鲜蔬菜和水果。

(3)多饮水,保证每天2 000~3 000 mL,以补充腹泻、出汗等所丢失的水分。若患者并发心脏疾病应避免大量饮水,以预防水肿和心力衰竭的发生。

(4)为避免引起患者精神兴奋,不宜摄入刺激性的食物及饮料,如浓茶、咖啡等。

(5)为减少排便次数,不宜摄入过多的粗纤维食物。

(6)限制含碘丰富的食物,不宜食海带、紫菜等海产品,慎食卷心菜、甘蓝等易致甲状腺肿的食物。

(二)用药护理

(1)指导患者正确用药,不可自行减量或停药。

(2)观察药物不良反应:①粒细胞缺乏症多发生在用药后2~3个月内。定期复查血常规,如血白细胞计数低于3×10^9/L或中性粒细胞计数低于1.5×10^9/L,应考虑停药,并给予升白药物。②如伴咽痛、发热、皮疹等症状须立即停药。③药疹较常见,可用抗组胺药控制,不必停药,发生严重皮疹时应立即停药,以免发生剥脱性皮炎。④发生肝坏死、中毒性肝炎、精神病、狼疮样综合征、胆汁淤滞综合征、味觉丧失等应立即停药进行治疗。

(三)休息与活动

评估患者目前的活动情况,与患者共同制订日常活动计划。不宜剧烈活动,活动时以不感疲劳为好,适当休息,保证充足睡眠,防止病情加重。如有心力衰竭或严重感染者应严格卧床休息。

(四)环境

保持病室安静,避免嘈杂,限制探视时间,告知家属不宜提供兴奋、刺激的信息,以减少患者激动、易怒的精神症状。甲亢患者因怕热多汗,应安排通风良好的环境,夏天使用空调,保持室温凉爽而恒定。

(五)生活护理

协助患者完成日常的生活护理,如洗漱、进餐、如厕等。对大量出汗的患者,加强皮肤护理,应随时更换浸湿的衣服及床单,防止受凉。

(六)心理护理

耐心细致地解释病情,提高患者对疾病的认知水平,让患者及其家属了解其情绪、性格改变是暂时的,可因治疗而得到改善,鼓励患者表达内心感受,理解和同情患者,建立互信关系。与患者共同探讨控制情绪和减轻压力的方法,指导和帮助患者正确处理生活中的突发事件。

(七)病情观察

观察患者精神状态和手指震颤情况,注意有无焦虑、烦躁、心悸等甲亢加重的表现,必要时使用镇静剂。

(八)眼部护理

采取保护措施,预防眼睛受到刺激和伤害。外出戴深色眼镜,减少光线、灰尘和异物的侵害。经常用眼药水湿润眼睛,避免过度干燥;睡前涂抗生素眼膏,眼睑不能闭合者用无菌纱布或眼罩覆盖双眼。指导患者当眼睛有异物感、刺痛或流泪时,勿用手直接揉眼睛。睡眠或休息时,抬高头部,使眶内液回流减少,减轻球后水肿。

七、健康指导

(一)疾病知识指导

为患者讲解有关甲亢的疾病知识,指导患者注意加强自我保护,上衣领宜宽松,避免压迫甲状腺,严禁用手挤压甲状腺以免 TH 分泌过多,加重病情。对有生育需要的女性患者,应告知其妊娠可加重甲亢,宜治愈后再妊娠。育龄女性在^{131}I 治疗后的 6 个月内应当避孕。妊娠期间监测胎儿发育。鼓励患者保持身心愉快,避免精神刺激或过度劳累,建立和谐的人际关系和良好的社会支持系统。

(二)患者用药指导

坚持遵医嘱按剂量、按疗程服药,不可随意减量或停药。对妊娠期甲亢患者,应指导其避免各种对母亲及胎儿造成影响的因素,宜选用抗甲状腺药物治疗,禁用^{131}I 治疗,慎用普萘洛尔。产后如需继续服药,则不宜哺乳。

(三)定期监测及复查

指导患者服用抗甲状腺药物,开始 3 个月,每周检查血常规 1 次,每隔 1~2 个月做甲状腺功能测定,每天清晨卧床时自测脉搏,定期测量体重。脉搏减慢、体重增加是治疗有效的标志。若出现高热、恶心、呕吐、不明原因腹泻、突眼加重等症状,警惕甲状腺危象可能,应及时就诊。指导患者出院后定期复查甲状腺功能、甲状腺彩超等。

(许燕燕)

第三节　甲状腺功能减退症

甲状腺功能减退症(简称甲减)是由各种原因导致的甲状腺激素合成和分泌减少(低甲状腺激素血症),或组织利用不足(甲状腺激素抵抗)而引起的全身性低代谢并伴各系统功能减退的综合征。其病理征表现为黏液性水肿。起病于胎儿或新生儿的甲减称为呆小病,常伴有智力障碍和发育迟缓。起病于成人者称成年型甲减。本节主要介绍成年型甲减。

一、病因

(一)自身免疫损伤

常见于自身免疫性甲状腺炎引起 TH 合成和分泌减少。

(二)甲状腺破坏

甲状腺切除术后、^{131}I 治疗后导致的甲状腺功能减退。

(三)中枢性甲减

由垂体外照射、垂体大腺瘤、颅咽管瘤及产后大出血引起的促甲状腺激素释放激素(TRH)和促甲状腺激素(TSH)产生和分泌减少所致。

(四)碘过量

可引起具有潜在性甲状腺疾病者发生甲减,也可诱发和加重自身免疫性甲状腺炎。

(五)抗甲状腺药物使用

硫脲类药物、锂盐等可抑制 TH 合成。

二、临床表现

甲减多病程较长、病情轻或早期可无症状,其临床表现与甲状腺激素缺乏的程度有关。

（一）一般表现

1.基础代谢率降低

体温偏低、怕冷、易疲倦、无力、水肿、体重增加，反应迟钝、健忘、嗜睡等。

2.黏液性水肿面容

面部虚肿、面色苍白或呈姜黄色，部分患者鼻唇增厚、表情淡漠、声音低哑、说话慢且发音不清。

3.皮肤及附属结构

皮肤苍白、干燥、粗糙少光泽，肢体凉。少数病例出现胫前黏液性水肿。指甲生长缓慢、厚脆，表面常有裂纹，毛发稀疏干燥、眉毛外 1/3 脱落。

（二）各系统表现

1.心血管系统

主要表现为心肌收缩力减弱、心动过缓、心排血量降低。久病者由于胆固醇增高，易并发冠心病，10％的患者伴发高血压。

2.消化系统

主要表现为便秘、腹胀、畏食等，严重者可出现麻痹性肠梗阻或黏液水肿性巨结肠。

3.内分泌生殖系统

主要表现为性欲减退，女性常有月经过多或闭经情况。

4.肌肉与关节

主要表现为肌肉乏力，暂时性肌强直、痉挛和疼痛等。

5.血液系统

主要表现为贫血。

6.黏液水肿性昏迷

主要表现为低体温（＜35 ℃）、嗜睡、呼吸减慢、心动过缓、血压下降、四肢肌肉松弛、腱反射减弱或消失、血压明显降低，甚至发生昏迷、休克而危及生命。

三、辅助检查

（一）实验室检查

血常规检查、血生化检查、尿常规检查、甲状腺功能检查。

（二）影像学及其他检查

颈部 B 超检查、心电图检查、胸部 X 线检查、头 MRI 检查、头 CT 检查。

四、处理原则及治疗要点

（一）替代治疗

首选左甲状腺素钠片口服。替代治疗时，需从最小剂量开始用药，之后根据 TSH 目标调整剂量，逐渐纠正甲减而不产生明显不良反应，使血 TSH 和 TH 水平恒定在正常范围内。

（二）对症治疗

有贫血者补充铁剂、维生素 B_{12}、叶酸等。胃酸分泌过少者补充稀盐酸，与 TH 合用疗效好。

（三）亚临床甲减的处理

亚临床甲减引起的血脂异常可导致动脉粥样硬化，部分亚临床甲减也可发展为临床甲减。

目前认为只要患者有高胆固醇血症、血清 TSH＞10 mU/L,就需要给予左甲状腺素钠片进行替代治疗。

(四)黏液性水肿昏迷的治疗

(1)立即静脉补充 TH,清醒后改口服维持治疗。

(2)保持呼吸道通畅,吸氧,同时给予保暖。

(3)糖皮质激素持续静脉滴注,待患者清醒后逐渐减量、停药。根据需要补液。

(4)祛除诱因,治疗原发病。

五、护理评估

(一)病史

(1)详细了解患者患病的起始时间,有无诱因,发病的缓急,主要症状及其特点。

(2)评估患者有无进食异常或营养异常,有无排泄功能异常和体力减退等。

(3)评估患者有无失眠、瞌睡、记忆力下降、注意力不集中、畏寒、手足搐搦、四肢感觉异常或麻痹等症状。

(4)评估患者既往检查情况,是否遵从医嘱治疗,用药及治疗效果。

(5)询问患者家族有无类似疾病发生。

(二)身体状况

(1)观察有无体温降低、脉搏减慢等体征。

(2)观察患者有无记忆力减退、反应迟钝和表情淡漠等表现。

(3)观察患者皮肤有无干燥发凉、粗糙脱屑、毛发脱落和黏液性水肿等表现。

(4)有无畏食、腹胀和便秘等。

(5)有无肌肉乏力、暂时性肌强直、痉挛、疼痛等表现,有无关节病变。

(6)有无心肌收缩力减弱、心动过缓、心排血量下降等表现。

(三)心理-社会状况

(1)评估患者患病后的精神、心理变化。

(2)评估疾病对患者日常生活、学习或工作、家庭的影响,是否适应角色的转变。

(3)评估患者对疾病的认知程度。

(4)评估社会支持系统,如家庭成员、经济状况等能否满足患者的医疗护理需求。

六、护理措施

(一)心理护理

多与患者接触交流,鼓励患者表达其感受,交谈时语言温和,耐心倾听,消除患者的陌生感和紧张感。耐心向患者解释病情,消除紧张和顾虑,保持一个健康的心态,积极面对疾病,使其积极配合治疗,树立信心。

(二)饮食护理

给予高维生素、高蛋白、低钠、低脂饮食。宜进食粗纤维食物,促进排便。桥本甲状腺炎所致的甲减应避免摄取含碘食物和药物,以免诱发严重的黏液性水肿。

(三)低体温护理

(1)保持室内空气新鲜,每天通风,调节室温在 22～24 ℃,注意保暖。可通过添加衣服、包裹毛毯,睡眠时加盖棉被,冬季外出时戴手套、穿棉鞋,以避免着凉。

（2）注意监测生命体征变化,观察有无体温过低、心律失常等表现,并给予及时处理。

（四）便秘护理

指导患者每天定时排便,养成规律的排便习惯。适当地按摩腹部,多进食富含粗纤维的蔬菜、水果、全麦制品。根据患者病情、年龄进行适度的运动,如慢走、慢跑,促进胃肠蠕动。

（五）用药护理

通常需要终身服药,从小剂量开始,逐渐加量至达到完全替代剂量。空腹或餐前30分钟口服,一般与其他药物分开服用。如用泻剂,观察排便的次数、量,有无腹痛、腹胀等麻痹性肠梗阻的表现。

（六）黏液水肿昏迷的护理

（1）应立即建立静脉通路,给予急救药物。

（2）保持呼吸道通畅,给予吸氧,必要时配合气管插管术或气管切开术。

（3）监测生命体征和动脉血气分析的变化,记录24小时出入液量。

（4）给予保暖,避免局部热敷,以免烫伤和加重循环不良。

七、健康指导

（一）疾病知识指导

讲解疾病发生原因及注意事项,如地方性缺碘者可采用碘化盐。药物引起者应调整剂量或停药。注意个人卫生,注意保暖,避免在人群集中的地方停留时间过长,预防感染和创伤。慎用催眠、镇静、止痛等药物。

（二）饮食原则

遵循高蛋白、高维生素、低钠、低脂肪的饮食原则。

（三）药物指导

向其解释终身坚持服药的必要性。不可随意停药或更改剂量,否则可能导致心血管疾病,如心肌缺血、心肌梗死或充血性心力衰竭。替代治疗效果最佳的指标为血TSH恒定在正常范围内,长期行替代治疗者宜每6～12个月检测1次。对有心脏病、高血压、肾炎的患者,注意剂量的调整。服用利尿药时,指导患者记录24小时出入量。

（四）病情观察

观察患者的症状和体征改善情况,如出现明显的药物不良反应或并发症,应及时给予处置。讲解黏液性水肿昏迷发生的原因及表现,若出现低血压、心动过缓、体温<35 ℃等,应及时就医。指导患者自我监测甲状腺激素服用过量的症状,如出现多食消瘦、脉搏>100次/分、心律失常、体重减轻、发热、大汗、情绪激动等情况,及时报告医师。指导患者定期复查肝肾功能、甲状腺功能、血常规、心电图等。

（五）定期复查甲状腺功能

药物治疗开始后4～8周或剂量调整后检测TSH,TSH恢复正常后每6～12个月检查1次甲状腺功能。监测体重,以了解病情控制情况,及时调整用药剂量。

（许燕燕）

第四节 糖 尿 病

糖尿病(diabetes mellitus,DM)是一组由多病因引起的以慢性高血糖为特征的代谢性疾病,是由胰岛素分泌和/或作用缺陷所引起。

一、分型

(一)1型糖尿病

1型糖尿病:胰岛 β 细胞破坏,常导致胰岛素绝对缺乏。

(二)2型糖尿病

2型糖尿病:从以胰岛素抵抗为主伴胰岛素分泌不足到以胰岛素分泌不足为主伴胰岛素抵抗。

(三)其他特殊类型糖尿病

其他特殊类型糖尿病指病因相对比较明确,如胰腺炎、库欣综合征等引起的一些高血糖状态。

(四)妊娠期糖尿病

妊娠期糖尿病指妊娠期间发生的不同程度的糖代谢异常。

二、病因与发病机制

糖尿病的病因和发病机制至今未完全阐明。总的来说,遗传因素及环境因素共同参与其发病过程。胰岛素由胰岛 β 细胞合成和分泌,经血液循环到达体内各组织器官的靶细胞,与特异受体结合并引发细胞内物质代谢效应。该过程中任何一个环节发生异常,均可导致糖尿病。

(一)1型糖尿病

1.遗传因素

遗传因素在1型糖尿病发病中起重要作用。

2.环境因素

糖尿病可能与病毒感染、化学毒物和饮食因素有关。

3.自身免疫

有证据支持1型糖尿病为自身免疫性疾病。

4.1型糖尿病的自然史

1型糖尿病的发生发展经历以下阶段。

(1)个体具有遗传易感性,临床无任何异常。

(2)某些触发事件,如病毒感染引起少量 β 细胞破坏并启动自身免疫过程。

(3)出现免疫异常,可检测出各种胰岛细胞抗体。

(4)β 细胞数目开始减少,仍能维持糖耐量正常。

(5)β 细胞持续损伤达到一定程度时(通常只残存 10%～20% 的 β 细胞),胰岛素分泌不足,出现糖耐量降低或临床糖尿病,需用外源胰岛素治疗。

(6)β细胞几乎完全消失,需依赖外源胰岛素维持生命。

(二)2型糖尿病

1.遗传因素与环境因素

有资料显示遗传因素主要影响β细胞功能。环境因素包括年龄增加、现代生活方式改变、营养过剩、体力活动不足、子宫内环境以及应激、化学毒物等。

2.胰岛素抵抗和β细胞功能缺陷

胰岛素抵抗是指胰岛素作用的靶器官对胰岛素作用的敏感性降低。β细胞功能缺陷主要表现为胰岛素分泌异常。

3.糖耐量减低和空腹血糖调节受损

糖耐量减低是葡萄糖不耐受的一种类型。空腹血糖调节受损是指一类非糖尿病性空腹血糖异常,其血糖浓度高于正常,但低于糖尿病的诊断值。目前认为两者均为糖尿病的危险因素,是发生心血管病的危险标志。

4.临床糖尿病

达到糖尿病的诊断标准(表6-1)。

表 6-1　糖尿病诊断标准

诊断标准	静脉血浆葡萄糖水平
(1)糖尿病症状＋随机血糖或	≥11.1 mmol/L
(2)空腹血浆血糖(FPG)或	≥7.0 mmol/L
(3)葡萄糖负荷后两小时血糖(2小时 PG)	≥11.1 mmol/L
无糖尿病症状者,需改天重复检查,但不做第3次OGTT	

注:空腹的定义是至少8小时没有热量的摄入;随机是指一天当中的任意时间而不管上次进餐的时间及食物摄入量

三、临床表现

(一)代谢紊乱综合征

1.“三多一少”

多饮、多食、多尿和体重减轻。

2.皮肤瘙痒

患者常有皮肤瘙痒,女性患者可出现外阴瘙痒。

3.其他症状

四肢酸痛、麻木、腰痛、性欲减退、月经失调、便秘和视物模糊等。

(二)并发症

1.糖尿病急性并发症

(1)糖尿病酮症酸中毒(diabetic ketoacidosis,DKA):为最常见的糖尿病急症,以高血糖、酮症和酸中毒为主要表现。DKA最常见的诱因是感染,其他诱因:胰岛素治疗中断或不适当减量、饮食不当、各种应激及酗酒等。临床表现为早期“三多一少”,症状加重;随后出现食欲缺乏、恶心、呕吐,多尿、口干、头痛、嗜睡,呼吸深快,呼气中有烂苹果味(丙酮);后期严重失水、尿量减少、眼球下陷、皮肤黏膜干燥,血压下降、心率加快,四肢厥冷;晚期出现不同程度意识障碍。

(2)高渗高血糖综合征:糖尿病急性代谢紊乱的另一临床类型,以严重高血糖、高血浆渗透压、脱水为特点,无明显酮症酸中毒,患者常有不同程度的意识障碍或昏迷。本病起病缓慢,最初表现为多尿、多饮,但多食不明显或反而食欲缺乏;随病情进展出现严重脱水和神经精神症状,患者反应迟钝、烦躁或淡漠、嗜睡,逐渐陷入昏迷、出现抽搐,晚期尿少甚至尿闭,但无酸中毒样深大呼吸。与 DKA 相比,失水更为严重、神经精神症状更为突出。

(3)感染性疾病:糖尿病容易并发各种感染,血糖控制差者更易发生,病情也更严重。

(4)低血糖:一般将血糖≤2.8 mmol/L 作为低血糖的诊断标准,而糖尿病患者血糖值≤3.9 mmol/L就属于低血糖范畴。低血糖有两种临床类型,即空腹低血糖和餐后(反应性)低血糖。低血糖的临床表现呈发作性,具体分为两类:①自主(交感)神经过度兴奋表现为多有出汗、颤抖、心悸、紧张、焦虑、饥饿、流涎、软弱无力、面色苍白、心率加快、四肢冰凉和收缩压轻度升高等。②脑功能障碍表现为初期表现为精神不集中、思维和语言迟钝、头晕、嗜睡、视物不清、步态不稳,后可有幻觉、躁动、易怒、性格改变、认知障碍,严重时发生抽搐和昏迷。

2.糖尿病慢性并发症

(1)微血管病变:糖尿病的特异性并发症。微血管病变主要发生在视网膜、肾、神经和心肌组织,尤其以肾脏和视网膜病变最为显著。

(2)大血管病变:糖尿病最严重、突出的并发症,主要表现为动脉粥样硬化。动脉粥样硬化主要侵犯主动脉、冠状动脉、脑动脉、肾动脉和肢体外周动脉等。

(3)神经系统并发症:以周围神经病变最常见,通常为对称性,下肢较上肢严重,病情进展缓慢。患者常先出现肢端感觉异常,如呈袜子或手套状分布,伴麻木、烧灼、针刺感或如踏棉垫感,可伴痛觉过敏、疼痛,后期可有运动神经受累,出现肌力减弱甚至肌萎缩和瘫痪。

(4)糖尿病足:指与下肢远端神经异常和不同程度周围血管病变相关的足部溃疡、感染和/或深层组织破坏,主要表现为足部溃疡、坏疽。糖尿病足是糖尿病最严重且需治疗费用最多的慢性并发症之一,是糖尿病非外伤性截肢的最主要原因。

(5)其他:糖尿病还可引起黄斑病、白内障、青光眼、屈光改变和虹膜睫状体病变等。牙周病是最常见的糖尿病口腔并发症。

在我国,糖尿病是导致成人失明、非创伤性截肢的主要原因;心血管疾病是使糖尿病患者致残、致死的主要原因。

四、辅助检查

(一)尿糖测定

尿糖受肾糖阈的影响。尿糖呈阳性只提示血糖值超过肾糖阈(大约 10 mmol/L),尿糖呈阴性不能排除糖尿病可能。

(二)血糖测定

血糖测定的方法有静脉血葡萄糖测定、毛细血管血葡萄糖测定和 24 小时动态血糖测定3 种。前者用于诊断糖尿病,后两种仅用于糖尿病的监测。

(三)口服葡萄糖耐量试验

当血糖高于正常范围而又未达到诊断糖尿病标准时,须进行口服葡萄糖耐量试验(OGTT)。OGTT 应在无摄入任何热量 8 小时后,清晨空腹进行,75 g 无水葡萄糖,溶于 250～300 mL 水中,5～10 分钟内饮完,空腹及开始饮葡萄糖水后 2 小时测静脉血浆葡萄糖。儿童服糖量按1.75 g/kg计算,总量不超过 75 g。

（四）糖化血红蛋白 A_1 测定

糖化血红蛋白 A_1 测定：其测定值者取血前 8～12 周血糖的总水平，是糖尿病病情控制的监测指标之一，正常值是 3%～6%。

（五）血浆胰岛素和 C 肽测定

主要用于胰岛 β 细胞功能的评价。

（六）其他

根据病情需要选用血脂、肝肾功能等常规检查，急性严重代谢紊乱时的酮体、电解质、酸碱平衡检查，心、肝、肾、脑、眼科以及神经系统的各项辅助检查等。

五、治疗要点

糖尿病管理须遵循早期和长期、积极而理性、综合治疗和全面达标、治疗措施个体化等原则。国际糖尿病联盟（IDF）提出糖尿病综合管理 5 个要点（有"五驾马车"之称）：糖尿病健康教育、医学营养治疗、运动治疗、血糖监测和药物治疗。

（一）健康教育

健康教育是重要的基础管理措施，是决定糖尿病管理成败的关键。每位糖尿病患者均应接受全面的糖尿病教育，充分认识糖尿病并掌握自我管理技能。

（二）医学营养治疗

医学营养治疗是糖尿病基础管理措施，是综合管理的重要组成部分。详见饮食护理。

（三）运动疗法

在糖尿病的管理中占重要地位，尤其对肥胖的 2 型糖尿病患者，运动可增加胰岛素敏感性，有助于控制血糖和体重。运动的原则是适量、经常性和个体化。

（四）药物治疗

1.口服药物治疗

（1）促胰岛素分泌剂。①磺胺类药物：其作用不依赖于血糖浓度。常用的有格列苯脲、格列吡嗪、格列齐特、格列喹酮和格列苯脲等。②非磺胺类药物：降血糖作用快而短，主要用于控制餐后高血糖。如瑞格列奈和那格列奈。

（2）增加胰岛素敏感性药物。①双胍类：常用的药物有二甲双胍。二甲双胍通常每天剂量 500～1 500 mg，分 2～3 次口服，最大剂量不超过每天 2 g。②噻唑烷二酮类：也称格列酮类，有罗格列酮和吡格列酮两种制剂。

（3）α-葡萄糖苷酶抑制剂：作为 2 型糖尿病第一线药物，尤其适用于空腹血糖正常（或偏高）而餐后血糖明显升高者。常用药物有阿卡波糖和伏格列波糖。

2.胰岛素治疗

胰岛素治疗是控制高血糖的重要和有效手段。

（1）适应证：①1 型糖尿病。②合并各种严重的糖尿病急性或慢性并发症。③处于应激状态，如手术、妊娠和分娩等。④2 型糖尿病血糖控制不满意，β 细胞功能明显减退者。⑤某些特殊类型糖尿病。

（2）制剂类型：按作用快慢和维持作用时间长短，可分为速效、短效、中效、长效和预混胰岛素 5 类。根据胰岛素的来源不同，可分为动物胰岛素、人胰岛素和胰岛素类似物。

（3）使用原则：①胰岛素治疗应在综合治疗基础上进行。②胰岛素治疗方案应力求模拟生理性胰岛素分泌模式。③从小剂量开始,根据血糖水平逐渐调整。

(五)人工胰

人工胰由血糖感受器、微型电子计算机和胰岛素泵组成。目前尚未广泛应用。

(六)胰腺和胰岛细胞移植

治疗对象主要为 1 型糖尿病患者,目前尚局限于伴终末期肾病的患者。

(七)手术治疗

部分国家已将减重手术(代谢手术)推荐为肥胖 2 型糖尿病患者的可选择的治疗方法之一,我国也已开展这方面的治疗。

(八)糖尿病急性并发症的治疗

1.糖尿病酮症酸中毒

对于早期酮症患者,仅需给予足量短效胰岛素和口服液体,严密观察病情,严密监测血糖、血酮变化,调节胰岛素剂量。对于出现昏迷的患者应立即抢救,具体方法如下。

(1)补液:是治疗的关键环节。基本原则是"先快后慢,先盐后糖"。在 1~2 小时内输入 0.9%氯化钠溶液 1 000~2 000 mL,前 4 小时输入所计算失水量的 1/3。24 小时输液量应包括已失水量和部分继续失水量,一般为 4 000~6 000 mL,严重失水者可达 6 000~8 000 mL。

(2)小剂量胰岛素治疗:每小时 0.1 U/kg 的短效胰岛素加入生理盐水中持续静脉滴注或静脉泵入。根据血糖值调节胰岛素的泵入速度,血糖下降速度一般以每小时 3.9~6.1 mmol/L(70~110 mg/dL)为宜,每 1~2 小时复查血糖;病情稳定后过渡到胰岛素常规皮下注射。

(3)纠正电解质及酸碱平衡失调:①轻度酸中毒一般不必补碱。补碱指征为血 pH<7.1,HCO_3^-<5 mmol/L。应采用等渗碳酸氢钠(1.25%~1.4%)溶液。补碱不宜过多、过快,以避免诱发或加重脑水肿。②根据血钾和尿量补钾。

(4)防治诱因和处理并发症:如休克、严重感染、心力衰竭、心律失常、肾衰竭、脑水肿和急性胃扩张等。

2.高渗高血糖综合征

治疗原则同 DKA。严重失水时,24 小时补液量可达 6 000~10 000 mL。

3.低血糖

对轻至中度的低血糖,口服糖水或含糖饮料,进食面包、饼干、水果等即可缓解。重者和疑似低血糖昏迷的患者,应及时测定毛细血管血糖,甚至无须血糖结果,及时给予 50%葡萄糖 60~100 mL 静脉注射,继以 5%~10%葡萄糖液静脉滴注。另外,应积极寻找病因,对因治疗。

(九)糖尿病慢性并发症的治疗

1.糖尿病足

控制高血糖、血脂异常和高血压,改善全身营养状况和纠正水肿等;神经性足溃疡给予规范的伤口处理;给予扩血管和改善循环治疗;有感染出现时给予抗感染治疗;必要时行手术治疗。

2.糖尿病高血压

血脂紊乱和大血管病变,要控制糖尿病患者血压<17.3/10.7 kPa(130/80 mmHg);如尿蛋白排泄量达到 1 g/24 h,血压应控制低于 16.7/10.0 kPa(125/75 mmHg)。低密度脂蛋白胆固醇(LDL-C)的目标值为<2.6 mmol/L。

3.糖尿病肾病

早期筛查微量蛋白尿及评估 GFR。早期应用血管紧张素转化酶抑制剂或血管紧张素Ⅱ受体拮抗剂,除可降低血压外,还可减轻微量清蛋白尿和使 GFR 下降缓慢。

4.糖尿病视网膜病变

定期检查眼底,必要时尽早使用激光进行光凝治疗。

5.糖尿病周围神经病变

早期严格控制血糖并保持血糖稳定是糖尿病神经病变最重要和有效的防治方法。在综合治疗的基础上,采用多种维生素及对症治疗可改善症状。

六、护理措施

(一)一般护理

1.饮食护理

应帮助患者制订合理、个性化的饮食计划,并鼓励和督促患者坚持执行。

(1)制订总热量。①计算理想体重(简易公式法):理想体重(kg)＝身高(cm)－105。②计算总热量:成年人休息状态下每天每千克理想体重给予热量 105～126 kJ,轻体力劳动 126～147 kJ,中度体力劳动 147～167 kJ,重体力劳动＞167 kJ。儿童、孕妇、乳母、营养不良和消瘦以及伴有消耗性疾病者应酌情增加,肥胖者酌减,使体重逐渐恢复至理想体重的±5% 左右。

(2)食物的组成和分配。①食物组成:总的原则是高碳水化合物、低脂肪、适量蛋白质和高纤维的膳食。碳水化合物所提供的热量占饮食总热量的 50%～60%,蛋白质的摄入量占供能比的10%～15%,脂肪所提供的热量不超过总热量的 30%,饱和脂肪酸不应超过总热量的 7%,每天胆固醇摄入量宜＜300 mg。②确定每天饮食总热量和碳水化合物、脂肪、蛋白质的组成后,按每克碳水化合物、蛋白质产热 16.7 kJ,每克脂肪产热 37.7 kJ,将热量换算为食品后制订食谱,可按每天三餐分配为 1/5,2/5,2/5 或 1/3,1/3,1/3。

(3)注意事项:①超重者,禁食油炸、油煎食物,炒菜宜用植物油,少食动物内脏、蟹黄、蛋黄、鱼子、虾子等含胆固醇高的食物。②每天食盐摄入量应＜6 g,限制摄入含盐高的食物,如加工食品、调味酱等。③严格限制各种甜食包括各种糖果、饼干、含糖饮料、水果等。为满足患者口味,可使用甜味剂。对于血糖控制较好者,可在两餐之间或睡前加水果,如苹果、梨、橙子等。④限制饮酒量,尽量不饮白酒,不宜空腹饮酒。每天饮酒量≤1 份标准量(1 份标准量为:啤酒 350 mL或红酒 150 mL 或低度白酒 45 mL,各约含乙醇 15 g)。

2.运动护理

(1)糖尿病患者运动锻炼的原则:有氧运动、持之以恒和量力而行。

(2)运动方式的选择:有氧运动为主,如散步、慢跑、快走、骑自行车、做广播体操、打太极拳和球类活动等。

(3)运动量的选择:合适的运动强度为活动时患者的心率达到个体 60% 的最大氧耗量,简易计算方法为:心率＝170－年龄。

(4)运动时间的选择:最佳运动时间是餐后 1 小时(以进食开始计时)。每天安排一定量的运动,至少每周 3 次。每次运动时间 30～40 分钟,包括运动前作准备活动和运动结束时的整理运动时间。

(5)运动的注意事项:①不宜空腹时进行,运动过程应补充水分,携带糖果,出现低血糖症状时,立即食用。②运动过程中出现胸闷、胸痛、视物模糊等应立即停止运动,并及时处理。③血糖＞14 mmol/L,应减少活动,增加休息。④随身携带糖尿病卡以备急需。⑤运动时,穿宽松的衣服,棉质的袜子和舒适的鞋子,可以有效排汗和保护双脚。

（二）用药护理

1.口服用药的护理

指导患者正确服用口服降糖药,了解各类降糖药的作用、剂量、用法、不良反应和注意事项。

（1）口服磺胺类药物的护理:①协助患者于早餐前 30 分钟服用,每天多次服用的磺胺类药物应在餐前 30 分钟服用。②严密观察药物的不良反应。最主要的不良反应是低血糖,护士应教会患者正确识别低血糖的症状及如何及时应对和选择医疗支持。③注意药物之间的协同与拮抗。水杨酸类、磺胺类、保泰松、利血平、β 受体阻滞剂等药物与磺胺类药物合用时会产生协同作用,增强后者的降糖作用;噻嗪类利尿剂、呋塞米、依他尼酸、糖皮质激素等药物与磺胺类药物合用时会产生拮抗作用,降低后者的降糖作用。

（2）口服双胍类药物的护理:①指导患者餐中或餐后服药。②如出现轻微胃肠道反应,给予患者讲解和指导,以减轻患者的紧张或恐惧心理。③用药期间限制饮酒。

（3）口服 α-葡萄糖苷酶抑制剂类药物的护理:①应与第一口饭同时服用。②本药的不良反应有腹部胀气、排气增多或腹泻等症状,在继续使用或减量后消失。③服用该药时,如果饮食中淀粉类比例太低,而单糖或啤酒过多则疗效不佳。④出现低血糖时,应直接给予葡萄糖口服或静脉注射,进食淀粉类食物无效。

（4）口服噻唑烷二酮类药物的护理:①每天服用 1 次,可在餐前、餐中、餐后任何时间服用,但服药时间应尽可能固定。②密切观察有无水肿、体重增加等不良反应,缺血性心血管疾病的风险增加,一旦出现应立即停药。③如果发现食欲缺乏等情况,警惕肝功能损害。

2.使用胰岛素的护理

（1）胰岛素的保存:①未开封的胰岛素放于冰箱 4～8 ℃冷藏保存,勿放在冰箱门上,以免震荡受损。②正在使用的胰岛素在常温下(≤28 ℃)可使用 28 天,无须放入冰箱。③运输过程尽量保持低温,避免过热、光照和剧烈晃动等,否则可因蛋白质凝固变性而失效。

（2）胰岛素的注射途径:包括静脉注射和皮下注射。注射工具有胰岛素专用注射器、胰岛素笔和胰岛素泵。

（3）胰岛素的注射部位:皮下注射胰岛素时,宜选择皮肤疏松部位,如上臂三角肌、臀大肌、大腿前侧、腹部等。进行运动锻炼时,不要选择大腿、臂部等要活动的部位注射。注射部位要经常更换,如在同一区域注射,必须与上次注射部位相距 1 cm 以上,选择无硬结的部位。

（4）胰岛素不良反应的观察与处理:①低血糖反应。②变态反应表现为注射部位瘙痒,继而出现荨麻疹样皮疹,全身性荨麻疹少见。处理措施包括更换高纯胰岛素,使用抗组胺药及脱敏疗法,严重反应者中断胰岛素治疗。③注射部位皮下脂肪萎缩或增生时,采用多点、多部位皮下注射和及时更换针头可预防其发生。若发生则停止注射该部位后可缓慢自然恢复。④胰岛素治疗初期可发生轻度水肿,以颜面和四肢多见,可自行缓解。⑤部分患者出现视物模糊,多为晶状体屈光改变,常于数周内自然恢复。⑥体重增加以老年 2 型糖尿病患者多见,多引起腹部肥胖。护士应指导患者配合饮食、运动治疗控制体重。

（5）使用胰岛素的注意事项:①准确执行医嘱,按时注射。对 40 U/mL 和 100 U/mL 两种规格的胰岛素,使用时应注意注射器与胰岛素浓度的匹配。②长、短效或中、短效胰岛素混合使用时,应先抽吸短效胰岛素,再抽吸长效胰岛素,然后混匀,禁忌反向操作。③注射胰岛素时应严格无菌操作,防止发生感染。④胰岛素治疗的患者,应每天监测血糖 2～4 次,出现血糖波动过大或过高,及时通知医师。⑤使用胰岛素笔时要注意笔与笔芯是否匹配,每次注射前确认笔内是否有足够的剂量,药液是否变质。每次注射前安置新针头,使用后丢弃。⑥用药期间定期检查血糖、尿常规、肝肾功能、视力、眼底视网膜血管、血压及心电图等,了解病情及糖尿病并发症的情况。⑦指导患者配合糖尿病饮食和运动治疗。

(三)并发症的护理

1.低血糖的护理

(1)加强预防:①指导患者应用胰岛素和胰岛素促分泌剂,从小剂量开始,逐渐增加剂量,谨慎调整剂量。②指导患者定时定量进餐,如果进餐量较少,应相应减少药物剂量。③指导患者运动量增加时,运动前应增加额外的碳水化合物的摄入。④乙醇能直接导致低血糖,应指导患者避免酗酒和空腹饮酒。⑤容易在后半夜及清晨发生低血糖的患者,晚餐适当增加主食或含蛋白质较高的食物。

(2)症状观察和血糖监测:观察患者有无低血糖的临床表现,尤其是服用胰岛素促分泌剂和注射胰岛素的患者。对老年患者的血糖不宜控制过严,一般空腹血糖≤7.8 mmol/L,餐后血糖≤11.1 mmol/L 即可。

(3)急救护理:一旦确定患者发生低血糖,应尽快给予糖分补充,解除脑细胞缺糖状态,并帮助患者寻找诱因,给予健康指导,避免再次发生。

2.高渗高血糖综合征的护理

(1)预防措施:定期监测血糖,应激状况时每天监测血糖。合理用药,不要随意减量或停药。保证充足的水分摄入。

(2)病情监测:严密观察患者的生命体征、意识和瞳孔的变化,记录 24 小时出入液量等。遵医嘱定时监测血糖、血钠和渗透压的变化。

(3)急救配合与护理:①立即开放两条静脉通路,准确执行医嘱,输入胰岛素,按照正确的顺序和速度输入液体。②绝对卧床休息,注意保暖,给予患者持续低流量吸氧。③加强生活护理,尤其是口腔护理、皮肤护理。④昏迷者按昏迷常规护理。

3.糖尿病足的预防与护理

(1)足部观察与检查:①每天检查双足 1 次,视力不佳者,亲友可代为检查。②了解足部有无感觉减退、麻木、刺痛感;观察足部的皮肤温度、颜色及足背动脉搏动情况。③注意检查趾甲、趾间、足底皮肤有无红肿、破溃、坏死等损伤。④定期做足部保护性感觉的测试,常用尼龙单丝测试。

(2)日常保护措施:保持足部清洁,避免感染,每天清洗足部 1 次,10 分钟左右;水温适宜,不能烫脚;洗完后用柔软的浅色毛巾擦干,尤其是脚趾间;皮肤干燥者可涂护肤软膏,但不要太油,不能常用。

(3)预防外伤:①指导患者不能赤足走路,外出时不能穿拖鞋和凉鞋,不能光脚穿鞋,禁忌穿高跟鞋和尖头鞋,防止脚受伤。②应帮助视力不好的患者修剪趾甲,趾甲修剪与脚趾平齐,并锉圆边缘尖锐部分。③冬天不要使用热水袋、电热毯或烤灯保暖,防止烫伤,同时应注意预防冻伤。夏天注意避免蚊虫叮咬。④避免足部针灸、修脚等,防止意外感染。

(4)选择合适的鞋袜:①指导患者选择厚底、圆头、宽松、系鞋带的鞋子;鞋子的面料以软皮、帆布或布面等透气性好的面料为佳;购鞋时间最好是下午,需穿袜子试穿,新鞋第 1 次穿 20~30 分钟,之后再延长穿鞋时间。②袜子选择以浅色、弹性好、吸汗、透气及散热好的棉质袜子为佳,大小适中、无破洞和不粗糙。

(5)促进肢体血液循环:①指导患者步行和进行腿部运动(如提脚尖,即脚尖提起、放下,重复20次。试着以单脚承受全身力量来做)。②避免盘腿坐或跷二郎腿。

(6)积极控制血糖,说服患者戒烟:足溃疡的教育应从早期指导患者控制和监测血糖开始。同时告知患者戒烟,因吸烟会导致局部血管收缩而促进足溃疡的发生。

(7)及时就诊:如果伤口出现感染或久治不愈,应及时就医,进行专业处理。

(四)心理护理

糖尿病患者常见的心理特征有:否定、怀疑、恐惧紧张、焦虑烦躁、悲观抑郁、轻视麻痹、愤怒拒绝和内疚混乱等。针对以上特征,护理人员应对患者进行有针对性的心理护理。糖尿病患者的心理护理因人而异,但对每一个患者,护士都要做到以和蔼可亲的态度进行耐心细致、科学专业的讲解。

(1)当患者拒绝承认患病事实时,护士应耐心主动地向患者讲解糖尿病相关的知识,使患者消除否定、怀疑、拒绝的心理,并积极主动地配合治疗。

(2)有轻视、麻痹心理的患者,应耐心地向患者讲解不重视治疗的后果及各种并发症的严重危害,使患者积极地配合治疗。

(3)指导患者学习糖尿病自我管理的知识,帮助患者树立战胜疾病的信心,使患者逐渐消除上述心理。

(4)寻求社会支持,动员糖尿病患者的亲友学习糖尿病相关知识,理解糖尿病患者的困境,全面支持患者。

(许燕燕)

第五节　痛　　风

痛风是由于单钠尿酸盐沉积在骨关节、肾脏和皮下等部位,引发的急、慢性炎症与组织损伤,与嘌呤代谢紊乱和/或尿酸排泄减少所导致的高尿酸血症直接相关。其临床特点为高尿酸血症、反复发作的痛风性急性关节炎、间质性肾炎和痛风石形成,严重者可导致关节畸形及功能障碍,常伴有尿酸性尿路结石。根据病因可分为原发性及继发性两大类,其中原发性痛风占绝大多数。

一、病因与发病机制

由于地域、民族、饮食习惯的不同,高尿酸血症的发病率也明显不同。其中原发性痛风属遗传性疾病,由先天性嘌呤代谢障碍所致,多数有阳性家族史。继发性痛风可由肾病、血液病、药物及高嘌呤食物等多种原因引起。

(一)高尿酸血症的形成

痛风的生化标志是高尿酸血症。尿酸是嘌呤代谢的终产物,血尿酸的平衡取决于嘌呤的生成和排泄。高尿酸血症的形成原因:①尿酸生成过多:当嘌呤核苷酸代谢酶缺陷和/或功能异常时,引起嘌呤合成增加,尿酸升高,这类患者在原发性痛风中不足20%。②肾对尿酸排泄减少:这是引起高尿酸血症的重要因素,在原发性痛风中80%～90%的个体有尿酸排泄障碍。事实上尿酸的排泄减少和生成增加常是伴发的。

(二)痛风的发生

高尿酸血症只有 5%～15% 发生痛风,部分患者的高尿酸血症可持续终生但却无痛风性关节炎发作。当血尿酸浓度过高或在酸性环境下,尿酸可析出结晶,沉积在骨关节、肾脏及皮下组织等,引起痛风性关节炎、痛风肾及痛风石等。

二、临床表现

痛风多见于 40 岁以上的男性,女性多在绝经期后发病,近年发病有年轻化趋势,常有家族遗传史。

(一)无症状期

本期突出的特点为仅有血尿酸持续性或波动性升高,无任何临床表现。一般从无症状的高尿酸血症发展至临床痛风需要数年,有些甚至可以终生不出现症状。

(二)急性关节炎期

急性关节炎期常于夜间突然起病,并可因疼痛而惊醒。初次发病往往为单一关节受累,继而累及多个关节。以第一跖趾关节为好发部位,其次为足、踝、跟、膝、腕、指和肘。症状一般在数小时内进展至高峰,受累关节及周围软组织呈暗红色,明显肿胀,局部发热,疼痛剧烈,常有关节活动受限,大关节受累时伴有关节腔积液。可伴有体温升高、头痛等症状。

(三)痛风石及慢性关节炎期

痛风石是痛风的特征性临床表现,典型部位在耳郭,也可见于反复发作的关节周围。外观为大小不一、隆起的黄白色赘生物,表面菲薄,破溃后排出白色豆渣样尿酸盐结晶,很少引起继发感染。关节内大量沉积的痛风石可导致骨质破坏、关节周围组织纤维化及继发退行性改变等,临床表现为持续的关节肿痛、畸形、关节功能障碍等。

(四)肾脏改变

肾脏改变主要表现在两个方面。

1.痛风性肾病

早期表现为尿浓缩功能下降,可出现夜尿增多、低分子蛋白尿和镜下血尿等。晚期发展为慢性肾功能不全、高血压、水肿、贫血等。少数患者表现为急性肾衰竭,出现少尿甚至无尿,尿中可见大量尿酸晶体。

2.尿酸性肾石病

有 10%～25% 的痛风患者出现肾尿酸结石。较小者呈细小泥沙样结石并可随尿液排出,较大的结石常引起肾绞痛、血尿、排尿困难及肾盂肾炎等。

三、辅助检查

(一)尿尿酸测定

经过 5 天限制嘌呤饮食后,24 小时尿尿酸排泄量超过 3.57 mmol(600 mg),即可认为尿酸生成增多。

(二)血尿酸测定

男性血尿酸正常值为 208～416 μmol/L;女性为 149～358 μmol/L,绝经后接近男性。男性及绝经期后女性血尿酸>420 μmol/L,绝经前女性>350 μmol/L,可诊断为高尿酸血症。

（三）滑囊液或痛风石内容物检查

偏振光显微镜下可见双折光的针形尿酸盐结晶。

（四）X 线检查

急性关节炎期可见非特异性软组织肿胀；慢性关节炎期可见软骨缘破坏，关节面不规则，特征性变化为穿凿样、虫蚀样圆形或弧形的骨质透亮缺损。

（五）CT 与 MRI

CT 扫描受损部位可见不均匀的斑点状高密度痛风石影像；MRI 的 T_1 和 T_2 加权图像呈斑点状低信号。

四、治疗要点

痛风防治原则：控制高尿酸血症，预防尿酸盐沉积；控制急性关节炎发作；预防尿酸结石形成和肾功能损害。

（一）无症状期的处理

一般无须药物治疗，积极寻找病因及相关因素。如一些利尿药、体重增加、饮酒、高血压、血脂异常等。适当调整生活方式，以减低血尿酸水平。此期的患者需定期监测血尿酸水平。

（二）急性关节炎期的治疗

此期治疗目的是迅速终止关节炎发作。

1.非甾体抗炎药

为急性痛风关节炎的一线药物，代表药物有吲哚美辛、双氯芬酸、依托考昔。

2.秋水仙碱

为痛风急性关节炎期治疗的传统药物，其机制是抑制致炎因子释放，对控制痛风急性发作具有非常显著的疗效，但不良反应较大。

3.糖皮质激素

上述两类药无效或禁忌时用，一般尽量不用。

（三）间歇期及慢性关节炎期的治疗

主要治疗目的是降低血尿酸水平。抑制尿酸合成的药物有别嘌醇；促进尿酸排泄的药物有丙磺舒、磺吡酮、苯溴马隆等；碱性药物有碳酸氢钠，目的是碱化尿液。

（四）继发性痛风的治疗

除治疗原发病外，对于痛风的治疗原则同前面阐述。

五、护理措施

（一）一般护理

改变生活方式，饮食应以低嘌呤食物为主，鼓励多饮水，每天饮水量至少在 1 500 mL，最好＞2 000 mL。限制烟酒，坚持运动和控制体重等。

（二）病情观察

观察关节疼痛的部位、性质、间隔时间等。观察受累关节红肿热痛的变化和功能障碍。观察有无过度疲劳、受凉、潮湿、饮酒、饱餐、精神紧张、关节扭伤等诱发因素。有无痛风石体征，结石的部位，有无溃破，有无症状。观察药物疗效及不良反应，及时反馈给医师，调整用药。卧床患者做好口腔、皮肤护理，预防压疮发生。观察患者体温的变化，有无发热。监测血尿酸、尿尿酸、肾功能的变化。

(三)关节疼痛的护理

急性发作时应卧床休息,抬高患肢,避免受累关节负重。也可在病床上安放支架支托盖被,减少患部受压。也可给予25％硫酸镁于受累关节处湿敷,消除关节的肿胀和疼痛。如痛风石溃破,则要注意保持受损部位的清洁,避免发生感染。

(四)用药护理

指导患者正确用药,观察药物的疗效,及时发现不良反应并反馈给医师,给予处理。

1.秋水仙碱

口服给药常有胃肠道反应,若患者一开始口服即出现恶心、呕吐、水样腹泻等严重的消化道反应,可静脉给药。但是静脉给药可能发生严重的不良反应,如肝损害、骨髓抑制、弥散性血管内凝血(DIC)、脱发、肾衰竭、癫痫样发作甚至死亡。应用时要密切观察患者状态,一旦出现不良反应立即停药。此外静脉给药时要特别注意切勿外漏,以免引起组织坏死。

2.非甾体抗炎药

要注意有无活动性消化道溃疡或消化道出血的发生。

3.别嘌醇

除有可能出现皮疹、发热、胃肠道反应外,还可能出现肝损害、骨髓抑制等,要密切关注。对于肾功能不全者,使用别嘌醇宜减量。

4.丙磺舒、磺吡酮、苯溴马隆

可能出现皮疹、发热、胃肠道反应等。

5.糖皮质激素

要观察其疗效,是否出现"反跳"现象。

(五)健康指导

给予患者健康指导及心理指导,讲解疾病相关知识,提高患者防病治病的意识,提高治疗依从性。

(1)培养良好的生活习惯,肥胖的患者要减轻体重,避免劳累、受凉、感染、外伤等诱发因素。

(2)限制进食高嘌呤食物,多饮水,尤其是碱性水,多食碱性食物,有助于尿酸的排出。

(3)适度活动与保护关节:急性期避免运动。运动后疼痛超过1小时,则暂时停止此项运动。不要长时间持续进行重体力劳动或工作,可选择交替完成轻、重不同的工作。不时改变姿势,使受累关节保持舒适,若局部红肿,应尽可能避免活动。

(4)促进局部血液循环,可通过局部按摩、泡热水澡等促进局部血液循环,避免尿酸盐结晶形成。

(5)自我观察病情,如经常用手触摸耳郭及手足关节,检查是否有痛风石形成。

(6)定期复查血尿酸及门诊随访。

(许燕燕)

第七章

血液内科护理

第一节　缺铁性贫血

一、定义

缺铁性贫血(iron deficient anemia,IDA)是指体内可用来制造血红蛋白的贮存铁缺乏,血红蛋白合成减少而引起的一种小细胞、低色素性贫血,是最常见的一种贫血,以生育年龄的妇女(特别是孕妇)和婴幼儿发病率较高。

二、临床表现

(一)贫血表现

常见乏力、易倦、头昏、头痛、耳鸣、心悸、气促、纳差等,伴苍白、心率增快。

(二)组织缺铁表现

精神行为异常,如烦躁、易怒、注意力不集中、异食癖;体力、耐力下降;易感染;儿童生长发育迟缓、智力低下;口腔炎、舌炎、舌乳头萎缩、口角炎、缺铁性吞咽困难(称 Plummer-Vinson 征);毛发干枯、脱落;皮肤干燥、皱缩;指(趾)甲缺乏光泽、脆薄易裂,重者指(趾)甲变平,甚至凹下呈勺状(匙状甲)。

(三)缺铁原发病表现

如消化性溃疡、肿瘤或痔疮导致的黑便、血便、腹部不适,肠道寄生虫感染导致的腹痛或大便性状改变,妇女月经过多,肿瘤性疾病的消瘦,血管内溶血的血红蛋白尿等。

三、诊断

(1)患者具有缺铁性贫血的症状及体征:乏力、易倦、气促、纳差等,注意患者是否存在精神行为异常和缺铁原发病表现。

(2)根据国内的诊断标准,缺铁性贫血的诊断标准符合以下 3 条:①贫血为小细胞低色素性。男性血红蛋白含量<120 g/L,女性血红蛋白含量<110 g/L,孕妇血红蛋白含量<100 g/L;平均

红细胞体积＜80 fl,平均血红蛋白含量＜27 pg,平均血红蛋白浓度＜32％。②有缺铁的依据:符合贮铁耗尽(ID)或缺铁性红细胞生成(IDE)的诊断。

ID符合下列任一条即可诊断。①血清铁蛋白＜12 μg/L。②骨髓铁染色显示骨髓小粒可染铁消失,铁粒幼红细胞少于15％。

IDE:①符合ID诊断标准。②血清铁低于8.95 μmol/L,总铁结合力升高＞64.44 μmol/L,转铁蛋白饱和度＜15％。③红细胞原始卟啉/血红蛋白含量＞4.5 μg/gHb。

(3)存在铁缺乏的病因,铁剂治疗有效。

四、治疗

(一)病因治疗

IDA的病因诊断是治疗IDA的前提,只有明确诊断后方有可能去除病因。如婴幼儿、青少年和妊娠妇女营养不足引起的IDA,应改善饮食;胃、十二指肠溃疡伴慢性失血或胃癌术后残胃癌所致的IDA,应多次检查大便潜血,做胃肠道X线或内镜检查,必要时手术根治。月经过多引起的IDA,应调理月经;寄生虫感染者应驱虫治疗等。

(二)补铁治疗

首选口服铁剂,如琥珀酸亚铁0.1 g,3次/日。餐后服用胃肠道反应小且易耐受。应注意,进食谷类、乳类和茶等会抑制铁剂的吸收,鱼、肉类、维生素C可加强铁剂的吸收。口服铁剂后,先是外周血网织红细胞增多,高峰在开始服药5～10天,2周后血红蛋白浓度上升,一般2个月左右恢复正常。铁剂治疗在血红蛋白恢复正常至少持续4～6个月,待铁蛋白正常后停药。若口服铁剂不能耐受或吸收障碍,可用右旋糖酐铁肌内注射,每次50 mg,每天或隔天1次,缓慢注射,注意变态反应。注射用铁的总需量(mg)＝(需达到的血红蛋白浓度－患者的血红蛋白浓度)×0.33×患者体重(kg)。

五、护理措施

(一)一般护理措施

1.休息活动

轻度的缺铁性贫血症可适当活动,一般生活基本能自理,但不宜进行剧烈运动和重体力劳动;严重的缺铁性贫血多存在慢性出血性疾病,体质虚弱,活动无耐力,应卧床休息,给予生活协助。患者调整变换体位时要缓慢并给予扶持,防止因体位突变发生晕厥、摔伤。

2.皮肤毛发

保持皮肤、毛发的清洁,除日常洗漱,如洗脸、洗手、泡足、洗外阴、刷牙漱口之外,定时周身洗浴、洗头、更衣,夏日每天1～2次洗澡,春秋每周1～2次,冬日每周1次,每月理发1次。重度卧床患者可在床上洗头、擦浴、更衣、换被单。长期卧床者要有预防压疮的措施,如定时翻身、变换卧位,同时对受压部位给予温水擦拭及压疮贴贴敷,保持床位平整、清洁、干燥、舒适。

3.营养

给予高蛋白、富含铁的饮食,纠正偏食不良习惯。除谷物主食外,多选用动物肝、肾、瘦肉、蛋类、鱼类、菌藻类,增加维生素C含量,食用新鲜蔬菜和水果,以利于铁的吸收。

4.心理

主动关心、体贴患者,做好有关疾病及其自我护理知识的宣传教育。多与患者沟通交谈,了解和掌握其心理状态,特别是久病的重症者,要及时发现其情绪上的波动,并给予有针对性的帮助,疏导解除其不良心态使之安心疗养。

(二)重点护理措施

1.疲乏、无力、心悸、气短者

应卧床休息以减少耗氧量,必要时给予吸氧疗法。

2.皮肤干皱,指(趾)甲脆薄者

注意保护,应用维生素 A 软膏或润肤霜涂擦,滋润皮肤防止干裂出血、疼痛;不留长指(趾)甲,定时修剪,防止折断损伤;选用中性无刺激性洗涤剂,不用碱性皂类。

3.口腔炎、舌炎疼痛者

给予漱口液漱口,餐后定时进行特殊口腔护理,有溃疡时可用 1% 龙胆紫涂抹创面或贴敷溃疡药膜。

4.出现与缺铁有关的异常行为者

及时与医师联系给予合理的处理。

5.药物护理

按医嘱给患者服用铁剂,并向患者说明服用铁剂时的注意事项:①为避免胃肠道反应,铁剂应进餐后服用,并从小剂量开始。②服用铁剂时忌饮茶,避免与牛奶同服,以免影响铁的吸收。③可同服维生素 C 以增加铁的吸收。④口服液体铁剂时,患者必须使用吸管,避免牙齿染黑。⑤要告诉患者对口服铁剂疗效的观察及坚持用药的重要性。治疗后网织红细胞数开始上升,1 周左右达高峰,血红蛋白于 2 周后逐渐上升,1~2 个月后可恢复正常。在血红蛋白完全正常后,仍需继续补铁 3~6 个月,待血清铁蛋白>50 μg/L 后才能停药。

(三)治疗过程中可能出现的情况及应急措施

1.贫血性心脏病

心率增加,心前区可闻及收缩期杂音,心脏扩大,心功能不全。向家属讲解引起贫血性心脏病的原因及如何预防其发生。保持病室安静、舒适,尽量减少不必要的刺激。卧床休息,减轻心脏负担。密切观察心率、呼吸、血压及贫血的改善状况。必要时吸氧。控制输液速度及输液的总量,必要时记录 24 小时出入水量。

2.活动无耐力

活动后乏力、虚弱、气喘、出汗,头晕,眼前发黑,耳鸣。注意休息,适量活动,贫血程度轻的可参加日常活动,无须卧床休息。对严重贫血者,应根据其活动耐力下降程度制定休息方式、活动强度及每次活动持续时间。增加患者的营养,提供高蛋白、高维生素、易消化饮食,必要时静脉输血、血浆、白蛋白。

3.有感染的危险

体温高于正常范围。病室每天通风换气,限制探视人员,白细胞计数过低者给予单独隔离房间。医务人员严格执行无菌操作规程。保持床单清洁、整齐,衣被平整、柔软。保持口腔卫生,指导年长、儿童晨起、饭后、睡前漱口,避免用硬毛牙刷。气候变化,要及时添减衣服,预防呼吸道感染。向患者及家属讲解导致感染发生的危险因素,指导家属掌握预防感染的方法与措施。

4.胃肠道反应

服用铁剂的护理,铁剂对胃肠道的刺激可引起胃肠不适、疼痛、恶心、呕吐及便秘或腹泻。

口服铁剂从小剂量开始,在两餐之间服药,可与维生素 C 同服,以利吸收;服铁剂后,牙往往黑染,大便呈黑色,停药后恢复正常,应向家属说明其原因,消除顾虑。铁剂治疗有效者,于服药3~4天网织红细胞计数上升,1周后可见血红蛋白含量逐渐上升。如服药3~4周无效,应查找原因。注射铁剂时应精确计算剂量,分次深部肌内注射,更换注射部位,以免引起组织坏死。

5.营养失调的护理

及时添加含铁丰富的食物,帮助纠正不良饮食习惯。合理搭配患者的膳食,让患者了解动物血、黄豆、肉类含铁较丰富,是防治缺铁的理想食品;维生素C、肉类、氨基酸、果糖、脂肪酸可促进铁吸收,茶、咖啡、牛奶等抑制铁吸收,应避免与含铁多的食物同时食用。

6.局部疼痛及静脉炎

肌内注射铁剂时,因其吸收缓慢且疼痛,应在不同部位轮流深部注射。治疗中应密切观察可能出现注射铁剂部位的疼痛、发热、头痛、头昏、皮疹,甚至过敏性休克等不良反应,应及时到医院进行对症处理。在注射铁剂时,应常规备好肾上腺素。有肝肾功能严重受损者禁用。静脉滴注铁剂反应多而严重者一般不用。一旦静脉注射铁剂时,应避免外渗,以免引起局部疼痛及静脉炎。注射时不可与其他药物混合配伍,以免发生沉淀而影响疗效。

(四)健康教育

1.介绍疾病知识

缺铁性贫血是指由于各种原因使机体内贮存铁缺乏,导致血红蛋白合成不足,红细胞的成熟受到影响而发生的贫血。红细胞的主要功能是借助所含的血红蛋白把氧运输到各组织器官,所以缺铁性贫血主要表现是与组织缺氧有关的系列症状和体征。血红蛋白又是血液红色来源,故贫血患者可有不同程度的外观皮肤黏膜苍白、毛发干枯无华,同时可有疲乏、无力、心慌、气短等症状,个别的有异食癖。如果患者存在原发疾病,还应介绍相关的疾病知识,令其了解缺铁性贫血是继发引起,应积极配合诊治原发疾病。一般的缺铁性贫血通过合理的治疗是可以缓解和治愈的。

2.心理指导

缺铁性贫血病程长,患者多有焦虑情绪,应鼓励患者安心疗养。对于可能继发某种疾病引起的缺铁性贫血患者,在原发性疾病未查清之前患者疑虑重的,给予安慰和必要的解释,使之减少顾虑,指导其积极配合检查以明确诊断,有利于更合理的治疗。

3.检查治疗指导

常用检查项目有血液化验和骨髓穿刺检查,以确定是否为缺铁引起的贫血。检查操作前向患者做解释,如检查目的、方法、采血或采骨髓的部位、体位及所需的时间等。在接受治疗的过程中,有些检查要重复做,以观察疗效或确诊,这一点需向患者做详细说明,减少患者顾虑,使之愿意配合。对于缺铁原因不明的还须进行其他检查,如胃肠内窥镜、X线、粪潜血检验等,也要向患者说明查前、查中如何配合医护技人员及检查后的注意事项。治疗过程中,尤其铁剂治疗,要向患者说明用药方法和可能的不良反应,让患者有心理准备,一旦出现不良反应能主动及时地向医护反映,尽早得到处置。

4.饮食指导

(1)选用高蛋白含铁丰富的食物:谷类,如小米、糯米、高粱、面粉等;肉禽蛋类,如羊肝、羊肾、牛肾、猪肝、鸡肝、鸡胗、鸭蛋、鸡蛋等;水产类,如黑鱼、咸带鱼、蛤蜊、海蜇、虾米、虾子、虾皮、鲫鱼等;蔬菜,如豌豆苗、芹菜、小白菜、芥菜、香菜、金花菜、太古菜、苋菜、辣椒、丝瓜等;豆类及其制品,如黄豆、黑豆、芝麻、豇豆、蚕豆、毛豆、红腐乳、豆腐、腐竹、豆腐干、豆浆等;菌藻类(含铁非常丰富），如黑木耳、海带、紫菜、蘑菇等；水果，如红果（大山楂）、橄榄、海棠、桃、草莓、葡萄、樱桃等；硬果类，如西瓜子、南瓜子、松子仁、葵花子、核桃仁、花生仁等；调味品，如芝麻酱、豆瓣酱、酱油等。其中动物性食物铁的吸收率较高，故当首选动物性食物。

（2）多食含维生素 C 的食物有利于铁的吸收：新鲜蔬菜和水果含维生素 C 丰富，应多选用。茶叶含鞣酸能使铁沉淀而影响铁的吸收，故纠正贫血阶段忌用浓茶。

（3）克服偏食：从多种食物中获取全面的营养，制订食谱，有计划地将饮食多样化；改进烹调技巧，促进食欲。

（4）用铁锅烹调。

5.休息、活动指导

病情危重者绝对卧床休息，避免活动时突然变换体位而致直立性低血压头晕而摔倒损伤。生活规律、睡眠充足、休养环境安静、舒适，病情许可的可适当娱乐，如看电视，听广播，读书，看报。根据病情设定活动强度，病情好转过程中逐渐加大活动量。

（孟　娜）

第二节　巨幼细胞性贫血

一、定义

叶酸、维生素 B_{12} 缺乏或某些药物影响核苷酸代谢导致细胞核脱氧核糖核酸（DNA）合成障碍所致的贫血称巨幼细胞性贫血（megaloblastic anemia，MA）。

二、临床表现

（一）血液系统表现

起病缓慢，常有面色苍白、乏力、耐力下降、头昏、心悸等贫血症状。重者全血细胞数减少，反复感染和出血。少数患者可出现轻度黄疸。

（二）消化系统表现

口腔黏膜、舌乳头萎缩，舌面呈"牛肉样舌"，可伴舌痛。胃肠道黏膜萎缩可引起食欲缺乏、恶心、腹胀、腹泻或便秘。

（三）神经系统表现和精神症状

因脊髓侧束和后束有亚急性联合变性，可出现对称性远端肢体麻木，深感觉障碍如震动感和运动感消失；共济失调或步态不稳；锥体束征阳性、肌张力增加、腱反射亢进。患者味觉、嗅觉降低，视力下降，黑蒙征；重者可有大、小便失禁。叶酸缺乏者有易怒、妄想等精神症状。维生素 B_{12} 缺乏者有抑郁、失眠、记忆力下降、谵妄、幻觉、妄想甚至精神错乱、人格变态等。

三、诊断

（一）症状及体征

（1）消化道症状最早为舌炎，舌质鲜红伴剧痛，乳头呈粗颗粒状，晚期舌乳头萎缩，舌面光滑如镜。同时存在消化不良、腹泻。

（2）患者贫血貌，皮肤轻度黄染、水肿。

（3）神经系统症状以手足麻木、肢端刺痛多见。

（4）维生素 B_{12} 缺乏者还表现为震动感和位置觉的消失，行走异常步态，共济失调，视力障碍等。

（5）叶酸缺乏者多有狂躁、抑郁、定向力和记忆力减退等精神症状，称为"巨幼细胞性痴呆"。黏膜和皮肤可有出血点。免疫力低下，易感染。

（二）实验室检查

1.血常规

呈大细胞性贫血，平均红细胞体积、平均血红蛋白含量均增高，平均血红蛋白浓度正常。网织红细胞计数可正常。重者全血细胞减少。血片中可见红细胞大小不等、中央淡染区消失，有大椭圆形红细胞、点彩红细胞等；中性粒细胞核分叶过多（5 叶核占 5% 以上或出现 6 叶以上的细胞核），亦可见巨杆状核粒细胞。

2.骨髓细胞学检查

增生活跃或明显活跃，骨髓铁染色常增多。造血细胞出现巨幼变：红系增生显著，胞体大，核大，核染色质疏松细致，胞浆较胞核成熟，呈"核幼浆老"状；粒系可见巨中、晚幼粒细胞，巨杆状核粒细胞，成熟粒细胞分叶过多；巨核细胞体积增大，分叶过多。

3.血清维生素 B_{12}、叶酸及红细胞叶酸含量测定

血清维生素 B_{12} 缺乏，低于 74 pmol/L（100 ng/mL）。血清叶酸缺乏，低于 6.8 nmol/L（3 ng/mL），红细胞叶酸低于 227 nmol/L（100 ng/mL），若无条件测血清维生素 B_{12} 和叶酸水平，可给予诊断性治疗，叶酸或维生素 B_{12} 治疗 1 周左右网织红细胞上升者，应考虑叶酸或维生素 B_{12} 缺乏。

4.其他

（1）胃酸降低、恶性贫血时内因子抗体及 Schilling 试验（测定放射性核素标记的维生素 B_{12} 吸收情况）阳性。

（2）维生素 B_{12} 缺乏时伴尿高半胱氨酸 24 小时排泄量增加。

（3）血清间接胆红素可稍增高。

四、治疗

（一）原发病的治疗

有原发病（如胃肠道疾病、自身免疫病等）的 MA，应积极治疗原发病；用药后继发的 MA，应酌情停药。

（二）补充缺乏的营养物质

1.叶酸缺乏

口服叶酸，每次 5～10 mg，2～3 次/日，用至贫血表现完全消失。若无原发病，不需维持治疗；如同时有维生素 B_{12} 缺乏，则需同时注射维生素 B_{12}，否则可加重神经系统损伤。

2.维生素 B_{12} 缺乏

肌内注射维生素 B_{12}，每次 500 μg，每周 2 次；无维生素 B_{12} 吸收障碍者可口服维生素 B_{12} 片剂 500 μg，1 次/日；若有神经系统表现，治疗维持半年到 1 年；恶性贫血患者，治疗维持终身。

五、护理措施

(一)一般护理措施

1.休息活动

根据病情适当休息,重度营养不良或有明显神经系统受影响者绝对卧床休息,给予生活照顾。经治疗症状缓解后可做轻度活动,但注意安全防摔倒、损伤。

2.皮肤毛发

保持皮肤、毛发清洁。除日常漱洗外,定时洗澡、洗头、理发、更衣。重症卧床者要在床上洗头、擦浴、更衣及换被单,长期卧床者要有预防压疮的措施,特别是有神经系统症状者,可有肢体麻木、感觉异常的情况,应定时翻身、变换体位,同时对受压部位及肢体给予温水擦拭及按摩,保持床位平整、清洁、干燥、舒适。

3.营养

摄取富含维生素 B_{12} 及叶酸的食品,如肝、肾、瘦肉及新鲜绿叶蔬菜等,纠正不正确的烹调习惯,烧煮时间不宜过长,否则蔬菜中叶酸损失过大。鼓励患者多吃水果以增加维生素 C 的摄入量,因为维生素 C 参与叶酸还原合成 DNA,维生素 C 缺乏亦能导致叶酸缺乏。婴儿期合理增加辅食。克服偏食,鼓励多种营养摄入。

4.心理

主动关心、体贴患者,做好有关疾病及其自我护理知识的宣传教育。特别对于有精神、神经症状的患者,更应给予关照,关注其情绪变化,及时疏导其不良心理状态,使之安心疗养。

(二)重点护理措施

(1)舌炎患者给予特殊口腔护理,可加用 0.1% 红霉素液或 0.1% 新霉素液漱口,局部溃疡可用锡类散或 1% 龙胆紫涂抹,局部疼痛影响进食者可在饭前用 1% 普鲁卡因漱口,待止痛后再进食,饭后用漱口水漱口或行口腔护理。

(2)胃肠道症状明显,如食欲差、腹胀、腹泻等,酌情改用半流食,每天 5~6 餐,少食多餐,忌油腻。根据情况给予助消化药物缓解胃肠消化不良症状。

(3)神经系统症状者减少活动,必要时卧床休息。需用拐杖的患者,要耐心指导其使用拐杖的方法,防止跌伤。

(4)观察用药反应,服用叶酸期间观察疗效的同时,注意观察不良反应,如变态反应,表现为红斑、皮疹、瘙痒、全身不适、呼吸困难、支气管痉挛。大剂量(15 mg/d 连用 1 个月或更长时间)可引起胃肠不适,食欲缺乏、恶心、腹胀、胃肠胀气、口内不良气味等;还可出现睡眠不佳、注意力分散、易激动、兴奋或精神抑郁、精神错乱、判断力减弱等征象,一旦发生不良反应征象及时与医师联系给予处理。应用维生素 B_{12} 治疗时,大量新生红细胞生成,细胞外钾迅速移到细胞内,血钾下降,应按医嘱口服钾盐。治疗过程中还应注意观察肾功能变化,因为维生素 B_{12} 治疗可引起血清和尿中的尿酸水平升高以致肾脏损害,所以随时了解患者有无肾功能不全的征象。此外,由于维生素 B_{12} 治疗后血小板骤增,还须注意观察患者有无发生血栓栓塞,特别在治疗第一周时更要随时警惕。

(三)治疗过程中可能出现的情况及应急措施

1.心力衰竭

应排除其他原因引起的心力衰竭,因为本病严重的贫血可使心肌缺氧而发生心力衰竭,所以使患者采取端坐位或倚靠坐位,双下肢下垂,以减少回心血量,并给予持续高流量氧气吸入,氧流量5～6 L/min,同时联系输注红细胞,并给予利尿、强心剂等药物,以防心力衰竭加重。

2.出血

由于血小板计数减少及其他凝血因子的缺乏,本病出血也不少见。出血严重者,可输注血小板,并选用止血剂,如卡巴克洛5 mg,3 次/日,口服。

3.痛风

严重的巨幼细胞性贫血可见骨髓内无效造血引起的血细胞破坏亢进,致使血清内尿酸增高,引起痛风的发作,但极为罕见。发生痛风,应卧床休息,抬高患肢,直至缓解后72 小时开始恢复活动,并多饮水,可给予别嘌呤醇口服。

4.精神抑郁症

严重的巨幼细胞性贫血不仅可发生外周神经炎,亦有发生精神异常者,这可能与维生素 B_{12} 缺乏有关。需加大维生素 B_{12} 的剂量,500～1 000 微克/(次·周)。精神抑郁明显者,给予多虑平每次25 mg,3 次/日,口服。

5.溶血

本病并发溶血,应考虑巨幼样变的红细胞遭破坏发生了溶血,所并发的急性溶血,以适量输血治疗为及时有效的方法。

6.低血钾症

严重巨幼细胞性贫血患者在补充治疗后,血钾可突然降低,要及时补钾盐,尤其对老年患者及原有心血管病患者、纳差者要特别注意。

(四)健康教育

1.简介疾病的知识

巨幼细胞性贫血是由于维生素 B_{12}、叶酸缺乏所引起的一组贫血病,我国的营养不良引起的营养性巨幼细胞性贫血多见,且多见于儿童和孕妇。另一类是恶性贫血以北欧、北美等地老人多见,有遗传倾向和种族差异,我国罕见。一般营养性巨幼细胞性贫血经过适当治疗可迅速治愈。恶性贫血需要终身治疗,疗效甚佳。

2.心理指导

鼓励安慰患者安心疗养,消除不良情绪,积极配合诊疗和护理。有神经症状者,活动受限制而沮丧,焦虑,应给予精神安慰和支持,多与之交谈,掌握心理状态、消除消极心理。

3.检查治疗指导

除常规一般检查外,血液化验和骨髓穿刺检查、24 小时留尿化验等也必不可少。检查前向患者解释检查目的、方法、所需时间及注意事项。接受治疗过程中有些检查需重复做以观察疗效或出于诊断目的,均要耐心说明,减少患者顾虑,使其能积极配合。治疗过程中,特别是补充维生素 B_{12} 或叶酸制剂之前应向患者说明用药的目的、方法和可能的不良反应,使其有心理准备,一旦发生不良反应可主动向医、护说明,以得到及时处理。

4.饮食指导

(1)进食叶酸和维生素 B_{12} 含量丰富的食物:叶酸在新鲜绿叶蔬菜或水果中含量最多,如胡萝卜、菠菜、土豆及苹果、西红柿等,而大豆、牛肝、鸡肉、猪肉、鸡蛋中含量亦不少。维生素 B_{12} 在动物食品中含量较多,如牛肝、羊肝、鸡蛋、牛肉、羊乳、干酪、牛奶、鸡肉等,臭豆腐、大豆和腐乳中含量亦很丰富。

（2）母乳、羊乳中维生素 B_{12} 含量不高，所以婴儿喂养要及时添加辅助食品。

（3）食物烹调后叶酸含量的损失在 50％以上，尤其加水煮沸后更甚，因此，烧煮食物不要时间过长。

（4）克服偏食，从多种食物中获取营养。制订食谱，有计划地将饮食品种多样化。改进烹调技巧，促进食欲，以利于纠正贫血。

（5）维生素 C 参与叶酸代谢，多食维生素 C 含量丰富的食物有助于纠正叶酸缺乏。

5.休息、活动指导

病情重的、有神经、精神症状者限制活动，卧床休息。病情允许的可在床上听广播，看电视或读书报等，但要适度，要保证充足的睡眠。病情转好的过程中逐渐加大活动量，制定活动计划，保证活动量的渐进性。休养环境安静、舒适。有周围神经炎症状的要注意肢体的保暖。如果用热水袋须注意水温不超过60 ℃，且热水袋外加套，以防烫伤。

6.出院指导

营养性巨幼细胞性贫血大多数可以预防，注意进食含叶酸及维生素 B_{12} 的食物，纠正偏食及不正确的烹调方法。胃全切或次全切者按医嘱补充维生素 B_{12}。恶性贫血患者终生维持治疗，不可随意停药。患者出院后半年复查一次。

（孟　娜）

第三节　再生障碍性贫血

再生障碍性贫血(aplastic anemia,AA)简称再障，又称骨髓造血功能衰竭症，是由多种原因导致造血干细胞的数量减少、功能障碍所引起的一类贫血。其临床主要表现为骨髓造血功能低下、进行性贫血、感染、出血和全血细胞减少。再障的年发病率在我国为 7.4/100 万人口，欧美为(4.7～13.7)/100 万人口，日本为(14.7～24.0)/100 万人口，可发生于各年龄段，老年人发病率较高；男、女发病率无明显差异。

一、临床表现

（一）重型再生障碍性贫血

起病急，进展快，病情重(国内以往称为急性再障)；少数可由非重型进展而来。

1.贫血

多呈进行性加重，苍白、乏力、头昏、心悸和气短等症状明显。

2.感染

多数患者有发热，体温＞39 ℃，个别患者自发病到死亡均处于难以控制的高热之中。以呼吸道感染最常见，其次有消化道、泌尿生殖道及皮肤、黏膜感染等。感染菌种以革兰阴性杆菌、金黄色葡萄球菌和真菌为主，常合并败血症。

3.出血

均有不同程度的皮肤、黏膜及内脏出血。皮肤表现为出血点或大片瘀斑，口腔黏膜有血疱，有鼻出血、牙龈出血、眼结膜出血等。深部脏器出血时可见呕血、咯血、便血、血尿、阴道出血、眼底出血和颅内出血,后者常危及患者的生命。

(二)非重型再生障碍性贫血

起病和进展较缓慢,病情较重型轻(国内以往称为慢性再障),也较易控制。

1.贫血

慢性过程,常见苍白、乏力、头晕、心悸、活动后气短等。输血后症状改善,但不持久。

2.感染

高热比重型少见,感染相对易控制,很少持续1周以上。上呼吸道感染常见,其次为牙龈炎、支气管炎、扁桃腺炎,而肺炎、败血症等重症感染少见。常见感染菌种为革兰阴性杆菌和各类球菌。

3.出血

出血倾向较轻,以皮肤、黏膜出血为主,内脏出血少见。多表现为皮肤出血点、牙龈出血,女性患者有阴道出血。出血较易控制。久治无效者可发生颅内出血。

二、辅助检查

(一)血常规

其特点是全血细胞减少,多数患者就诊时呈三系细胞减少。少数患者表现为二系细胞减少,但无血小板减少时再障的诊断宜慎重。网织红细胞计数降低。贫血一般为正细胞正色素性,但大细胞性者并非少见。淋巴细胞计数无明显变化,但因髓系细胞减少,其比例相对升高。血涂片人工镜检对诊断和鉴别诊断均有所帮助。

(二)骨髓细胞学检查

骨髓细胞学检查为确诊再障的主要依据。骨髓涂片肉眼观察有较多脂肪滴。重型再生障碍性贫血多部位骨髓增生重度减低,粒、红系及巨核细胞比例明显减少且形态大致正常,淋巴细胞及非造血细胞比例明显增高,骨髓小粒皆空虚。非重型再生障碍性贫血多部位骨髓增生减低,可见较多脂肪滴,粒、红系及巨核细胞减少,淋巴细胞及网状细胞、浆细胞比例增高,多数骨髓小粒空虚。骨髓活检显示造血组织均匀减少,脂肪组织增加。

(三)其他检查

对疑难病例,为明确诊断和鉴别诊断,有时还需要以下内容。

1.细胞遗传学检查

包括染色体分析和荧光原位杂交,有助于发现异常克隆。

2.骨髓核素扫描

选用不同放射性核素,可直接或间接判断骨髓的整体造血功能。

3.流式细胞术分析

计数 $CD34^+$ 造血干/祖细胞,检测膜锚连蛋白。有助于区别 MDS 和发现血细胞膜锚连蛋白阴性细胞群体。

4.体外造血干/祖细胞培养

细胞集落明显减少或缺如。

三、治疗

(一)支持治疗

适用于所有再障患者。应加强保护措施,注意饮食及个人环境卫生,减少感染机会。对有发热(>38.5 ℃)和感染征象者,应及时经验性应用广谱抗生素治疗,然后再根据微生物学证据加以调整,同时应注意系统性真菌感染的预防和治疗。粒细胞缺乏患者的感染危险度明显增加,对粒细胞计数<$0.5×10^9$/L者可预防性采用广谱抗生素和抗真菌药物。输血或成分输血是支持治疗的重要内容,严重贫血者给予红细胞输注。提倡采用去白细胞成分血,长期输血依赖者应注意铁过载,必要时进行去铁治疗。血小板计数<$20×10^9$/L或有明显出血倾向者应预防性输注血小板浓缩制剂,以减少致命性出血(颅内出血)的危险。排卵型月经过多可试用雄激素或炔诺酮控制,如拟行干细胞移植,则应尽可能减少术前输血,以提高植入成功率。

(二)非重型再生障碍性贫血的治疗

1.雄激素

适用于全部 AA。为目前治疗非重型再障的常用药。其作用机制是刺激肾脏产生促红细胞生成素,并直接作用于骨髓,促进红细胞生成。长期应用还可促进粒细胞系统和巨核细胞系统细胞的增生。常用 4 种药物:司坦唑醇(康力龙)2 mg,每天 3 次;十一酸睾酮(安雄)40～80 mg,每天 3 次;达那唑 0.2 g,每天 3 次;丙酸睾酮 100 mg/d 肌内注射。疗程及剂量应视药物的作用效果和不良反应(如男性化、肝功能损害等)调整。

2.造血生长因子

适用于全部 AA,特别是重型再生障碍性贫血。单用无效,多作为辅助性药物,在免疫抑制治疗时或之后应用,有促进骨髓恢复的作用。常用粒-单系集落刺激因子或粒系集落刺激因子,剂量为5 μg/(kg·d);红细胞生成素,常用 50～100 U/(kg·d)。一般在免疫抑制治疗重型再生障碍性贫血后使用,剂量可酌减,维持 3 个月以上为宜。

(三)重型再生障碍性贫血的治疗

1.造血干细胞移植

对 40 岁以下、无感染及其他并发症、有合适供体的重型再生障碍性贫血患者,可考虑造血干细胞移植。

2.免疫抑制治疗

抗淋巴/胸腺细胞球蛋白(ALG/ATG)主要用于重型再生障碍性贫血。马 ALG 10～15 mg/(kg·d)连用 5 天,兔 ATC 3～5 mg/(kg·d)连用 5 天;用药前需做过敏试验;用药过程中用糖皮质激素防治变态反应;静脉滴注 ATG 不宜过快,每天剂量应维持滴注 12～16 小时;可与环孢素组成强化免疫抑制方案。

环孢素适用于全部 AA 3～5 mg/(kg·d),疗程一般长于 1 年。使用时应个体化,应参照患者造血功能和 T 细胞免疫恢复情况、药物不良反应(如肝肾功能损害、牙龈增生及消化道反应)、血药浓度等调整用药剂量和疗程。

3.其他

有学者使用 CD3 单克隆抗体、麦考酚吗乙酯、环磷酰胺、甲泼尼龙等治疗重型再生障碍性贫血。

四、护理措施

(一)病情监测

(1)密切观察患者的体温变化,若出现发热,应及时报告医师,准确、及时地给予抗生素治疗,并配合医师做好血液、痰液、尿液及大便等标本的采集工作。

（2）密切观察患者生命体征及病情,皮肤、黏膜、消化道及内脏器官有无出血倾向。

（二）一般护理

（1）轻度贫血和血小板(20～50)×10⁹/L 时减少活动,卧床休息。重度贫血血红蛋白含量 <50 g/L 及血小板<20×10⁹/L 时应绝对卧床休息。

（2）病房保持空气流通,限制陪伴探视,避免交叉感染。医护人员严格无菌操作,避免医源性感染。

（3）由于高热状态下唾液分泌较少及长期使用抗生素等,易造成细菌在口腔内滋长,因此必须注意口腔清洁,饭前、饭后、睡前、晨起时漱口。

（4）保持皮肤的清洁干燥,勤换衣裤,勤剪指甲,避免造成皮肤黏膜的损伤,睡前用 1∶5 000 的高锰酸钾溶液坐浴,每次 15～20 分钟,保持大便的通畅,避免用力排便、咳嗽,女性患者同时要注意会阴部的清洁。

（三）饮食护理

嘱患者进食高热量、高维生素、高蛋白、易消化的饮食,避免食物过烫、过硬、刺激性强,以免引起口腔及消化道的出血。对于发热的患者应鼓励多饮水。

（四）输血的护理

重度贫血血红蛋白含量<50 g/L 伴头晕、乏力、心悸时,遵医嘱输注红细胞悬液。输血前,向患者讲解输血的目的、注意事项及不良反应,经两人三查八对无误后方可输注。输血中密切观察患者有无输血反应。输血前 30 分钟,输血后 15 分钟及输血完成后分别记录患者生命体征。输血时记录脉搏和呼吸,并记录血型和输血量。

（五）发热的护理

定时测量体温,保持皮肤清洁干燥,及时更换汗湿的衣物、床单、被套。给予物理降温如温热水擦浴,冰袋放置大动脉处;一般不用乙醇溶液擦浴,以免引起皮肤出血。协助患者多饮水,遵医嘱使用降温药和抗生素。

（六）出血的预防及护理

嘱患者避免外伤及碰撞,预防皮肤损伤。使用软毛牙刷刷牙,勿剔牙,避免损伤牙龈,引起牙龈出血,勿挖鼻孔,使用清鱼肝油滴鼻,避免鼻腔干燥出血。保持排便通畅,勿用力排便,预防颅内出血的发生。护理操作时,动作轻柔,避免反复多次穿刺造成皮肤损伤,拔针后延长按压时间。血小板数<5×10⁹/L 时尽量避免肌内注射。颅内出血的患者应平卧位休息,头部制动,有呕吐时及时清理呕吐物,保持呼吸道通畅。密切观察患者的生命体征、意识状态、瞳孔大小变化,准确记录 24 小时出入量。遵医嘱静脉输入止血药、脱水剂及血小板。

（七）药物指导及护理

向患者讲解应用雄激素、环孢素的治疗作用及不良反应(向心性肥胖、水肿、毛发增多、女性男性化等)。长期肌内注射丙酸睾酮可引起局部硬结,注射部位要交替进行,可进行局部热敷,避免硬结产生。使用 ATG/ALG 时首次要做皮试,输注速度不宜过快,输注过程中密切观察有无不良反应。

（八）心理护理

向患者及家属讲解疾病的病因,临床表现及预后,取得患者及家属的信任。增加与患者的沟通与交流,了解患者的真实想法。介绍一些治疗效果及心态良好的患者与其交谈,使患者正确面对疾病,树立战胜疾病的信心,积极配合治疗护理。

五、健康教育

(一)疾病预防指导

尽可能避免或减少接触与再障发病相关的药物和理化物质。针对危险品的职业性接触者,如油漆工/喷漆工、从事橡胶与制鞋、传统印刷与彩印、室内装修的工人等,除了要加强生产车间或工厂的室内通风之外,必须严格遵守操作规程,做好个人防护,定期体检,检查血常规。使用绿色环保装修材料,新近进行室内装修的家居,要监测室内的甲醛水平,不宜即时入住或使用。使用农药或杀虫剂时,做好个人防护。加强锻炼,增强体质,预防病毒感染。

(二)疾病知识指导

简介疾病的可能原因、临床表现及目前的主要诊疗方法,增强患者及其家属的信心,以积极配合治疗和护理。饮食方面注意加强营养,增进食欲,避免对消化道黏膜有刺激性的食物,避免病从口入。避免服用对造血系统有害的药物,如氯霉素、磺胺药、保泰松、阿司匹林等。避免感染和加重出血。

(三)休息与活动指导

充足的睡眠与休息可减少机体的耗氧量;适当的活动可调节身心状况,提高患者的活动耐力,但过度运动会增加机体耗氧量,甚至诱发心力衰竭。睡眠不足、情绪激动则易于诱发颅内出血。因此,必须指导患者根据病情做好休息与活动的自我调节。

(四)用药指导

主要包括免疫抑制剂、雄激素类药物与抗生素的使用。为保证药物疗效的正常发挥,减少药物不良反应,需向患者及家属详细介绍药物的名称、用量、用法、疗程及其不良反应,应叮嘱其必须在医师指导下按时、按量、按疗程用药,不可自行更改或停用药物,定期复查血常规。

(五)心理指导

再障患者常可出现焦虑、抑郁甚至绝望等负性情绪,这些负性情绪可影响患者康复的信心以及配合诊疗与护理的态度和行为,从而影响疾病康复、治疗效果和预后。因此,必须使患者及家属认识负性情绪的危害,指导患者学会自我调整,学会倾诉;家属要善于理解和支持患者,学会倾听;必要时应寻求专业人士的帮助,避免发生意外。

(六)病情监测指导

主要是贫血、出血、感染的症状体征和药物不良反应的自我监测。具体包括头晕、头痛、心悸、气促等症状,生命体征(特别是体温与脉搏)、皮肤黏膜(苍白与出血)、常见感染灶的症状(咽痛、咳嗽、咳痰、尿路刺激征、肛周疼痛等)、内脏出血的表现(黑便与便血、血尿、阴道出血等)。若有上述症状或体征出现或加重,提示有病情恶化的可能,应及时向医护人员汇报或及时就医。

(孟　娜)

第四节　急性白血病

急性白血病(AL)是造血干祖细胞的恶性克隆性疾病,发病时骨髓中异常的原始细胞及幼稚细胞(白血病细胞)大量增殖并抑制正常造血,可广泛浸润肝、脾、淋巴结等各种脏器。表现为贫血、出血、感染和浸润等征象。可分为急性淋巴细胞白血病（ALL）和急性髓细胞白血病（AML）。

一、临床表现

(一)正常骨髓造血功能受抑制

1.贫血

常为首发症状，呈进行性加重，部分患者因病程短，可无贫血。半数患者就诊时已有重度贫血，尤其是继发于 MDS 者。

2.发热

持续发热是急性白血病最常见的症状和就诊的主要原因之一，半数患者以发热为早期表现。可低热，亦可高达 39 ℃以上，伴有畏寒、出汗等。虽然白血病本身可以发热，但高热往往提示有继发感染。感染可发生在各个部位，以口腔炎、牙龈炎、咽峡炎最常见，可发生溃疡或坏死；肺部感染、肛周炎、肛旁脓肿亦常见，严重时可有血液感染。最常见的致病菌为革兰阴性杆菌，如肺炎克雷白杆菌、铜绿假单胞菌、大肠杆菌、硝酸盐不动杆菌等；革兰阳性球菌的发病率有所上升，如金黄色葡萄球菌、表皮葡萄球菌、肠球菌等。长期应用抗生素及粒细胞缺乏者，可出现真菌感染，如念珠菌、曲霉菌、隐球菌等。因患者伴有免疫功能缺陷，可发生病毒感染，如单纯疱疹病毒、带状疱疹病毒、巨细胞病毒感染等。偶见卡氏肺孢子菌病。

3.出血

几乎所有的患者在整个病程中都有不同程度的出血，以出血为早期表现者近 40％。出血可发生在全身各部位，以皮肤瘀点、瘀斑、鼻出血、牙龈出血、月经过多为多见。眼底出血可致视力障碍。急性早幼粒细胞白血病易并发凝血异常而出现全身广泛性出血。颅内出血时会发生头痛、呕吐、瞳孔大小不对称，甚至昏迷、死亡。有资料表明 AL 死于出血者占 62.24％，其中 87％为颅内出血。大量白血病细胞在血管中淤滞及浸润、血小板减少、凝血异常以及感染是出血的主要原因。

(二)白血病细胞增殖浸润

1.淋巴结肿大和肝、脾大

淋巴结肿大以 ALL 较多见。纵隔淋巴结肿大常见于 T 细胞白血病。肝、脾大多为轻至中度，除慢性髓细胞白血病急性变外，巨脾罕见。

2.骨骼和关节

骨骼、关节疼痛是白血病常见的症状，常有胸骨下段局部压痛。尤以儿童多见。发生骨髓坏死时，可引起骨骼剧痛。

3.眼部

部分 AML 可伴粒细胞肉瘤，或称绿色瘤，常累及骨膜，以眼眶部位最常见，可引起眼球突出、复视或失明。

4.口腔和皮肤

AL 尤其是 M_4（急性粒-单核细胞白血病）和 M_5（急性单核细胞白血病），由于白血病细胞浸润可使牙龈增生、肿胀；皮肤可出现蓝灰色斑丘疹（局部皮肤隆起、变硬，呈紫蓝色结节状）、皮下结节、多形红斑、结节性红斑等。

5.中枢神经系统

中枢神经系统是白血病最常见的髓外浸润部位，多数化学治疗药物难以通过血-脑屏障，不能有效杀灭隐藏在中枢神经系统的白血病细胞,因而引起中枢神经系统白血病(CNSL)。轻者表现为头痛、头晕,重者有呕吐、颈项强直,甚至抽搐、昏迷。CNSL 可发生在疾病各个时期,尤其是治疗后缓解期,以 ALL 最常见,儿童尤甚,其次为 M_4(急性粒-单核细胞白血病)、M_5(急性单核细胞白血病)和 M_2(急性粒细胞白血病部分分化型)。

6.睾丸

多为一侧睾丸无痛性肿大,另一侧虽无肿大,但在活检时往往也发现有白血病细胞浸润。睾丸白血病多见于 ALL 化学治疗缓解后的幼儿和青年,是仅次于 CNSL 的白血病髓外复发的部位。

二、辅助检查

(一)血常规

大多数患者白细胞计数增多,$>10×10^9/L$ 者称为白细胞增多性白血病。也有白细胞计数正常或减少,低者可 $<1.0×10^9/L$,称为白细胞不增多性白血病。血涂片分类检查可见数量不等的原始和幼稚细胞,但白细胞不增多型病例血片上很难找到原始细胞。患者常有不同程度的正常细胞性贫血,少数患者血片上红细胞大小不等,可找到幼红细胞。约 50% 的患者血小板 $<60×10^9/L$,晚期血小板往往极度减少。

(二)骨髓细胞学检查

骨髓细胞学检查是诊断 AL 的主要依据和必做检查。FAB 分型将原始细胞≥骨髓有核细胞(ANC)的 30% 定义为 AL 的诊断标准,WHO 分型则将这一比例下降至≥20%,并提出原始细胞比例<20% 但伴有 t(15;17)、t(8;21)或 inv(16)/t(16;16)者亦应诊断为 AML。多数 AL 骨髓有核细胞显著增生,以原始细胞为主;少数 AL 骨髓象增生低下,称为低增生性 AL。Auer 小体仅见于急性非淋巴细胞白血病,有独立诊断的意义。

(三)细胞化学

主要用于急淋、急粒及急单白血病的诊断与鉴别诊断。常用方法有过氧化物酶染色、糖原染色、非特异性酯酶及中性粒细胞碱性磷酸酶测定等。

(四)免疫学

根据白血病细胞表达的系列相关抗原,确定其来源。造血干/祖细胞表达 CD34,APL 细胞通常表达 CD13、CD33 和 CD117,不表达 HLA-DR 和 CD34,还可表达 CD9。急性混合细胞白血病包括急性双表型(白血病细胞同时表达髓系和淋系抗原)和双克隆(两群来源于各自干细胞的白血病细胞分别表达髓系和淋系抗原)白血病,其髓系和一个淋系积分均>2 分。

(五)染色体和分子生物学

白血病常伴有特异的染色体和基因改变。例如,99% 的 M_3(急性早幼粒细胞白血病)有 t(15;17)(q22;q12),该易位使 15 号染色体上的 *PML*(早幼粒白血病基因)与 17 号染色体上 *RARA*(维 A 酸受体基因)形成 *PML-RARA* 融合基因。这是 M_3 发病及用全反式维 A 酸及砷剂治疗有效的分子基础。

(六)血液生化改变

血清尿酸浓度增高,特别在化学治疗期间。尿酸排泄量增加,甚至出现尿酸结晶。患者发生 DIC 时可出现凝血常规异常。血清乳酸脱氢酶(LDH)可增高。

三、治疗

(一)一般治疗

1.紧急处理高白细胞血症

当循环血液中白细胞计数＞200×10⁹/L,患者可产生白细胞淤滞,表现为呼吸困难、低氧血症、反应迟钝、言语不清、颅内出血等。病理学显示白血病血栓栓塞与出血并存。高白细胞不仅会增加患者早期病死率,也增加髓外白血病的发病率和复发率。因此当血中白细胞计数＞100×10⁹/L 时,就应紧急使用血细胞分离机,单采清除过高的白细胞(M₃型一般不推荐),同时给以水化和化学治疗。可根据白血病类型给予相应的化学治疗方案,也可先用所谓化学治疗前短期预处理:ALL 用地塞米松 10 mg/m² 静脉注射;AML 每 6 小时用羟基脲 1.5～2.5 g,总共约 36 小时,总量 6～10 g/d,然后进行联合化学治疗。需预防白血病细胞溶解诱发的高尿酸血症、酸中毒、电解质紊乱、凝血异常等并发症。

2.防治感染

防治感染是保证急性白血病患者争取有效化学治疗或骨髓移植,降低病死率的关键措施之一。白血病患者常伴有粒细胞减少或缺乏,特别在化学治疗、放射治疗后粒细胞缺乏将持续相当长时间,此时患者宜住层流病房或消毒隔离病房。重组人粒细胞集落刺激因子(G-CSF)可缩短粒细胞缺乏期,用于 ALL,老年、强化学治疗或伴感染的 AML。发热应做细菌培养和药敏试验,并迅速进行经验性抗生素治疗。

3.成分输血支持

严重贫血可吸氧、输浓缩红细胞,维持 Hb＞80 g/L,但白细胞淤滞时不宜马上输红细胞以免进一步增加血黏度。血小板计数过低会引起出血,需输注单采血小板悬液。为防止异体免疫反应所致无效输注和发热反应,输血时可采用白细胞滤器去除成分血中的白细胞。为预防输血相关移植物抗宿主病,输血前应将含细胞成分的血液辐照 25～30 Gy,以灭活其中的淋巴细胞。

4.防治高尿酸血症肾病

由于白血病细胞大量破坏,特别在化学治疗时更甚,血清和尿中尿酸浓度增高,积聚在肾小管,引起阻塞而发生高尿酸血症肾病。因此应鼓励患者多饮水。最好 24 小时持续静脉补液,使每小时尿量＞150 mL/m² 并保持碱性尿。在化学治疗同时给予别嘌醇每次 100 mg,每天 3 次,以抑制尿酸合成。少数患者对别嘌醇会出现严重皮肤过敏,应予注意。当患者出现少尿、无尿、肾功能不全时,应按急性肾衰竭处理。

5.维持营养

白血病系严重消耗性疾病,特别是化学治疗、放射治疗引起患者消化道黏膜炎及功能紊乱时。应注意补充营养,维持水、电解质平衡,给患者高蛋白、高热量、易消化食物,必要时经静脉补充营养。

(二)抗白血病治疗

1.第一阶段

诱导缓解治疗,主要方法是联合化学治疗,其目标是使患者迅速获得完全缓解(CR)。所谓 CR,即白血病的症状和体征消失,外周血中性粒细胞计数≥1.5×10⁹/L,血小板计数≥100×10⁹/L,白细胞分类中没有白血病细胞;骨髓中的原始粒Ⅰ型＋Ⅱ型(原单＋幼单或原淋＋幼淋)≤5％,M₃型原粒＋早幼粒≤5％,无 Auer 小体,红细胞及巨核细胞系正常;无髓外白血病。理想的 CR 为初诊时免疫学、细胞遗传学和分子生物学异常标志均消失。

2.第二阶段

达到 CR 后进入抗白血病治疗的第二阶段,即缓解后治疗,主要方法为化学治疗和造血干细胞移植。诱导缓解获 CR 后,体内的白血病细胞由发病时的 $10^{10} \sim 10^{12}$ 降至 $10^8 \sim 10^9$,这些残留的白血病细胞称为微小残留病灶(MRD)。必须进一步降低 MRD,以防止复发、争取长期无病生存(DFS)甚至治愈(DFS 持续 10 年以上)。

四、护理措施

(一)病情观察

(1)观察体温及血压变化,发热时,注意有无伴随症状如畏寒、寒战、咽痛、肛周不适等,体温达 38.5 ℃以上时可予以温水擦浴或冰块物理降温,观察降温效果,及时通知医师,及时更换汗湿的衣服及床单;血压降低时,要密切观察患者神志变化,保证输液通畅,观察尿量变化,防治休克。

(2)观察患者营养状况、活动情况、排便情况等。

(3)定期检测血常规变化,以便了解病情的发展及药物治疗的效果,随时调整药物剂量。

(4)观察化学治疗的不良反应。

(二)贫血的护理

(1)保证充足的休息及睡眠,减少活动。贫血严重的患者改变体位,如坐起或起立时动作应缓慢,由人扶持协助,防止突然体位改变发生晕厥而摔伤。

(2)严重贫血、血红蛋白含量<60 g/L 时应尽量卧床休息,必要时予氧气吸入,并做好生活护理,遵医嘱输注红细胞悬液。

(3)老年患者、耐受力较差的患者或贫血较重需要长期输血治疗的患者,有时患者的血红蛋白含量>60 g/L,但已出现明显的气促、头晕、耳鸣、面色苍白等贫血症状,也应积极采取输血治疗,以提高患者的生活质量。

(三)出血的护理

(1)密切观察患者有无出血倾向,如皮肤出血点、瘀斑、鼻出血、牙龈及眼底出血等。指导患者避免外伤。少量的鼻出血可用干棉球或蘸 1:1 000 肾上腺素棉球填塞压迫止血并局部冷敷;大量鼻出血时应配合医师实施止血术。眼底出血者注意不能揉擦眼球,防止出血加重。牙龈出血者应用冷去甲肾上腺素盐水漱口,出血不止者可用吸收性明胶海绵贴敷。

(2)监测生命体征及血常规:当血小板计数<50×10⁹/L 时,要采取预防出血的措施;血小板计数<20×10⁹/L 时,患者应卧床休息。并观察有无头晕、头痛、视物模糊、心慌等症状。警惕内出血相关征象,如呕血、便血、咯血、血尿或头痛、恶心、呕吐、视物模糊、颈项强直、意识障碍等,及时报告医师做好抢救准备。

(3)护理动作轻柔,避免不必要的穿刺。

(4)关节腔出血给予冷敷,抬高患肢,减少活动。

(5)对服用类固醇的患者,给予抗酸治疗。

(6)必要时输注血小板、凝血因子、新鲜冷冻血浆。

(7)指导患者预防出血:用软毛牙刷刷牙,勿用牙签剔牙,以防牙龈损伤。禁用手挖鼻孔。勿用手搔抓皮肤,保持排便通畅,勿用力排便。每天饮水 3 000 mL 以上。

(8)避免使用含阿司匹林的制品。

(四)感染的护理

(1)保持病室整洁,定时通风,保持空气流通,温度在18～22 ℃,湿度在60％。定时空气和地面消毒,维持环境清洁。避免或减少探视。工作人员及探视者在接触患者之前要认真洗手。定期进行室内空气及患者常用器具的细菌培养,监测环境的洁净度。定时洗澡更衣及更换床上罩单,重患者行床上擦浴,保持皮肤清洁,必须外出检查时,戴口罩预防呼吸道感染。根据气温变化,随时增减衣物,防止受凉感冒。对于接受超大剂量化学治疗、免疫抑制剂治疗、干细胞移植治疗期间患者,必要时采用保护性隔离护理,移居单间或空气层流洁净病房,实施全环境保护。

(2)保持口腔及皮肤清洁卫生,预防感染。于进餐前后,睡前晨起用生理盐水漱口,睡前晨起应用软毛刷刷牙;粒细胞缺乏时予口泰含漱液、制霉菌素液漱口。定期洗澡更衣,勤剪指甲;女性患者应注意会阴部清洁,经期应增加清洗次数;保持大便通畅,便秘者可给轻泻剂,如蜂蜜、番泻叶等,防止发生肛裂。便后用温水、盐水、艾力克稀释液或1：5 000高锰酸钾溶液坐浴,预防肛周感染。

(3)除体温观察外,注意咽、鼻腔、腋下、外阴、肛门等部位隐匿感染发现.

(4)实施各种注射、穿刺检查治疗技术应严格遵守无菌技术操作原则,皮肤消毒要彻底,操作后局部以无菌敷料保护不少于24小时。

(五)药物护理

(1)向患者讲解药物的作用、不良反应及有关的注意事项。

(2)化学治疗药物一般需新鲜配制,根据不同药物药理特点在相应时间内用完,以免影响疗效。确保剂量准确。如蒽环类化疗药物、长春碱类宜较快输注;而阿糖胞苷、高三尖杉酯碱宜缓慢滴注。

(3)化学治疗药物输注时应选择血流丰富的静脉,避开关节、反复穿刺及有瘢痕静脉,先用生理盐水建立输液通道,确保无误后再进行化学治疗药物的输注。注意保护血管。由于化学治疗药物刺激性强,疗程长,所以要由远端至近端有次序的选择和保留静脉,每次更换注射部位。静脉穿刺应一针见血,不拍打静脉,不挤压皮肤,以避免皮下出血。防止药物外渗,减轻局部刺激。化学治疗过程中加强巡视,并做好患者的相关教育,如发现化学治疗药物有外渗、外漏,应立即停止滴注,并回抽2～3 mL血液,以吸除部分药液,然后拔出针头更换注射部位。外渗局部冷敷后再用25％硫酸镁溶液湿敷,亦可用2％利多卡因溶液＋地塞米松局部做环形封闭,观察局部的变化。必要时选用中心静脉或深静脉留置导管。

(4)对症处理化学治疗不良反应。如使用甲氧氯普胺、恩丹西酮等药,最大限度地减少恶心、呕吐的发生。预防尿酸性肾病。根据心脏功能等因素,化学治疗过程适当补液,保证每天尿量在3 000 mL以上,对入量够而尿仍少者,给予利尿剂。

(5)鞘内注射药物后应去枕平卧位4～6小时,以免头痛。

(六)输血的护理

严格输血制度。一般先慢速滴注观察15分钟,若无不良反应,再按患者年龄、心肺功能、急慢性贫血及贫血程度调整滴速。输血过程中应密切观察输血引起的不良反应。

(七)饮食护理

(1)给予高蛋白、高维生素、高热量、营养丰富、易消化的饮食。注意饮食卫生,忌生冷及刺激性食物,防止发生肠道感染。口腔溃疡疼痛明显时可予利多卡因漱口液含漱(0.9％生理盐水250 mL＋2％利多卡因溶液10～20 mL),以减轻疼痛。

(2)化学治疗期间鼓励患者多饮水,每天2 000～3 000 mL,并遵医嘱给予别嘌呤醇及碳酸氢钠口服,以碱化、水化尿液,防止化学治疗期间细胞破坏引起的尿酸性肾病。

(3)化学治疗期间由于药物影响,患者进食少,应给予清淡合乎口味的饮食,注意食物的色、香、味,鼓励患者进食。

(4)血小板减少时,应指导患者进食少渣的软食,禁辛辣、生硬、刺激性食物,以防口腔黏膜损伤引起出血。

(八)安全护理

病区地面应防滑,走廊、厕所墙壁应安装扶手,带轮子的病床应有固定装置,使用期间固定牢靠。床边、桌上不要放置暖水瓶,防止被打翻而烫伤。

(九)心理护理

(1)急性白血病是一种恶性程度很高的疾病,病死率高,治愈率低,治疗成本高。因此患者容易产生紧张、恐惧和忧虑,甚至产生悲观绝望的情绪,这样常常会影响疾病的治疗和恢复。部分患者甚至出现自杀、自伤行为。

(2)了解患者的性格,对疾病的了解程度,注意患者的情绪变化,随时予以有针对性的心理疏导,克服消极情绪。理解、关心患者,向患者及家属介绍本病的相关知识、国内外治疗此病的最新进展及成功病例,鼓励患者正视疾病使其安心配合治疗与护理。

(3)治疗前向患者解释放、化学治疗中可能出现的不良反应,消除顾虑,取得配合。

(4)了解患者的社会支持情况,嘱家属、亲友给予支持和鼓励,建立社会支持网。

五、健康教育

(一)疾病预防指导

避免接触对造血系统有损害的理化因素如电离辐射、亚硝胺类物质,染发剂、油漆等含苯物质,保泰松及其衍生物、氯霉素等药物。如应用某些细胞毒药物如氮芥、环磷酰胺、丙卡巴肼、依托泊苷等,应定期查血常规及骨髓象。

(二)疾病知识指导

指导患者饮食宜富含高蛋白、高热量、高维生素,清淡、易消化少渣软食,避免辛辣刺激,防止口腔黏膜损伤。多饮水,多食蔬菜、水果,以保持大便通畅。保证充足的休息和睡眠,适当加强健身活动,如散步、打太极拳、练剑等,以提高机体的抵抗力。避免损伤皮肤,沐浴时水温以 37～40 ℃为宜,以防水温过高促进血管扩张,加重皮肤出血。

(三)用药指导

向患者说明急性白血病缓解后仍应坚持定期巩固强化治疗,以延长疾病缓解期和生存期。

(四)预防感染和出血指导

注意保暖,避免受凉;讲究个人卫生,少去人群拥挤的地方;经常检查口腔、咽部有无感染,学会自测体温。勿用牙签剔牙,刷牙用软毛刷;勿用手挖鼻孔,天气干燥可涂金霉素眼膏或用薄荷油滴鼻;避免创伤。定期门诊复查血常规,发现出血、发热及骨、关节疼痛应及时就医。

(五)心理指导

向患者及其家属说明白血病是造血系统肿瘤性疾病,虽然难治,但目前治疗进展快、效果好,应树立信心。家属应为患者创造一个安全、安静、舒适和愉悦宽松的环境,使患者保持良好的情绪状态,有利于疾病的康复。化学治疗间歇期,患者可做力所能及的家务,以增强自信心。

(孟　娜)

第五节　慢性白血病

一、慢性髓系白血病

慢性髓系白血病(chronic myelogenous leukemia,CML),简称慢粒,是一种起源于骨髓多能造血干细胞的体细胞突变而导致的,以髓系显著增生为主要表现的恶性骨髓增生性疾病。CML在我国年发病率为(0.39～0.99)/10万。

(一)病因

病因目前不明,但某些诱因可能与白血病的发生有关:病毒、化学物质、放射线、遗传和先天性的易患因素。

(二)临床表现

1.慢性期

脾大为最显著的体征。部分患者有胸骨中下段压痛。

2.加速期

原因不明的高热、虚弱、体重下降,脾迅速肿大。逐渐出现贫血和出血。

3.急变期

表现与急性白血病类似。

(三)辅助检查

1.血常规

白细胞数异常增高,当白细胞计数＞$100×10^9$/L时,有白细胞淤滞综合征发生的可能。晚期血小板逐渐减少,并出现贫血。

2.骨髓细胞学检查

骨髓增生极度活跃,红细胞相对减少。

3.染色体和基因

90％以上Ph染色体和/或BCR-ABL融合基因阳性。

4.血液生化

血清及尿中尿酸浓度增高,血清乳酸脱氢酶增高。

(四)处理原则及治疗要点

(1)传统治疗。①化学治疗:白消安和羟基脲口服为CML初始治疗的基础药物;阿糖胞苷＋高三尖杉酯碱在加速期和急变期可选用;②干扰素治疗:可使部分患者达到细胞遗传学反应,适用于无条件使用伊马替尼者。

(2)分子靶向治疗首选药物伊马替尼(格列卫)。

(3)异基因造血干细胞移植应在CML慢性期待血常规及体征控制后尽早进行。

(4)联合用药可采用干扰素、小剂量阿糖胞苷、高三尖杉酯碱、伊马替尼等联合治疗。

(5)放射治疗和脾切除。

（五）护理评估

1.病史

评估患者的起病急缓、首发表现、特点及目前的主要症状和体征；评估患者有关既往的相关辅助检查、用药和其他治疗情况，特别是血常规及骨髓象的检查结果、治疗用药和化学治疗方案等；评估患者的职业、生活工作环境、家族史等。

2.身体状况

观察生命体征、意识状态及营养状况；皮肤、黏膜：口唇、甲床是否苍白，有无出血点、瘀点、紫癜或瘀斑；肝、脾、淋巴结及其他：应注意肝脾大小、质地、表面是否光滑、有无压痛，浅表淋巴结大小、部位、数量、有无压痛等，胸骨、肋骨、躯干骨及四肢关节有无压痛，胸骨中下段有无压痛。

3.心理-社会状况

评估患者目前的心理状态，注意有无悲观、绝望心理，以及心理承受能力；家属对本病的认识，对患者的态度；家庭经济状况，有无医疗保障等。

（六）护理措施

1.病情观察

（1）监测生命体征及血压变化并记录，听取患者主诉，发热时注意有无畏寒、咽痛、咳嗽等伴随症状；高热时行物理降温，降温后及时更换汗湿的衣物及床单，防止受凉；血压降低时应注意患者神志变化，保证输液畅通，并注意尿量，防治休克。

（2）定期检测血常规，以便了解病情的发展及治疗效果，及时处理危急值。

2.脾大的护理

（1）腹胀、腹痛时遵医嘱使用镇痛药物，指导患者调整至舒适体位，可坐位或左侧卧位，改变体位时应动作缓慢，避免剧烈回头、弯腰等以免脾破裂。

（2）避免食用干硬、辛辣食物，可少量多餐，防止饮食、饮水过多加重饱胀感。

3.白细胞淤滞症的护理

（1）注意观察神志变化，发现语言、行为异常、视物模糊、排尿困难等立即通知医师并处理。

（2）指导患者化学治疗期间每天饮水量＞3 000 mL，并注意休息，遵医嘱输注阿糖胞苷、高三尖杉酯碱或口服羟基脲等药物降低白细胞，并配合血液成分治疗，分离多余白细胞。

（3）大量输液及利尿可能导致电解质紊乱，应关注生化指标，防止低钾或高钾血症的发生。

4.心理护理

向患者及家属介绍本病的相关知识、疾病治疗的最新进展及成功病例，以增强信心；并注意观察患者的情绪变化，及时给予有针对性的心理疏导，使其安心配合治疗。

（七）健康指导

1.疾病认知指导

对慢性白血病患者，让其和家属都了解疾病的过程，使患者主动做好自我护理。

2.用药指导

对长期应用干扰素和伊马替尼治疗的患者，应注意观察不良反应。指导患者定期复查血常规。

3.休息与活动指导

指导患者保持积极的心态，可适当参加社交活动及身体锻炼，但应注意劳逸结合，避免熬夜。

二、慢性淋巴细胞白血病

慢性淋巴细胞白血病(chronic lymphocytic leukemia,CLL),简称慢淋,是一种慢性单克隆性B淋巴细胞增殖性疾病。

(一)病因

CLL的确切病因和发病机制尚未明确。

(二)临床表现

约25％的患者无症状,早期仅表现为周围血淋巴细胞增高,80％的患者就诊时有无痛性淋巴结肿大,50％患者有轻到中度脾大,可伴有贫血、乏力、多汗、食欲缺乏、体重减轻等非特异性症状。后期出现淋巴结肿大、肝脾大、血小板减少是CLL患者就诊的主要原因。病程中易有反复发热及感染。半数患者可有瘙痒、荨麻疹、丘疹、皮肤结节、红皮病等改变。

(三)辅助检查

血常规示淋巴细胞持续性增多,骨髓象骨髓增生活跃;此外可进行免疫学检查和细胞遗传学检查。

(四)处理原则及治疗要点

1.传统治疗

(1)烷化剂,口服苯丁酸氮芥最常见,也常与环磷酰胺、长春新碱等联合使用,增强效果。

(2)嘌呤类似物,临床常用FC方案(氟达拉滨＋环磷酰胺)联合化学治疗。

(3)利妥昔单抗与氟达拉滨和环磷酰胺联合使用,能延长CLL患者中位生存期。

2.并发症治疗

积极抗感染治疗,疗效不佳且脾大明显时,可行脾切除。

3.造血干细胞移植

主要用于年轻患者。

(五)护理评估

1.病史

(1)评估患者的起病急缓、首发表现、特点及目前的主要症状和体征。

(2)评估患者有关既往的相关辅助检查、用药和其他治疗情况,特别是血常规及骨髓象的检查结果、治疗用药和化学治疗方案等。

(3)评估患者的职业、生活工作环境、家族史等。

2.身体状况

(1)观察生命体征,注意有无发热;意识状态及有无头痛、呕吐;营养状况。

(2)皮肤、黏膜:皮肤有无出血点、瘀点、紫癜或瘀斑;有无瘙痒、荨麻疹、丘疹、皮肤结节;颜面、甲床是否苍白;有无口腔溃疡、牙龈增生肿胀、咽部充血、扁桃体肿大、肛周脓肿等。

(3)肝、脾、淋巴结及其他:肝、脾触诊应注意肝脾大小、质地、表面是否光滑、有无压痛;有无无痛性淋巴结肿大。

3.心理-社会状况

(1)评估患者目前的心理状态,注意有无悲观、绝望心理,以及心理承受能力。

(2)家属对本病的认识,对患者的态度。

(3)家庭经济状况,有无医疗保障等。

(六)护理措施

1.病情观察

(1)监测生命体征及血压变化并记录,发热时注意有无畏寒、咽痛、咳嗽等伴随症状;高热时应给予物理降温,有出血倾向者禁用乙醇或温水擦浴,降温后及时更换汗湿的衣物及床单,防止受凉;血压降低时应注意患者神志变化,保证输液畅通,并注意尿量,防治休克。

(2)定期检测血常规,以便了解病情的发展及治疗效果,及时处理危急值。

2.预防出血及感染

注意观察出血部位、量、颜色和范围,严重出血时需绝对卧床休息,遵医嘱输注浓缩血小板悬液、新鲜血浆和冷沉淀等;指导患者注意饮食卫生,预防呼吸道感染、口腔感染、肛周及皮肤黏膜感染。医护人员应注意无菌操作。

3.用药护理

注意观察不良反应。如干扰素的不良反应有发热、恶心、食欲缺乏及肝功能异常,注射前半小时监测体温和口服药物预防发热;环磷酰胺可引起出血性膀胱炎和脱发,应指导患者多饮水,密切观察尿液颜色,监测尿常规;氟达拉滨要求 30 分钟内输完,严防药物渗漏;输注利妥昔单抗可能出现过敏,输注前半小时应使用抗过敏药物,输注速度要慢。

4.饮食护理

指导患者多食高蛋白、高热量、富含维生素的清淡食物,并根据贫血程度合理休息与活动,必要时遵医嘱输血或浓缩红细胞以缓解机体的缺氧症状。注意饮食卫生,忌食生冷、刺激性食物,防止肠道感染。血小板计数减少时,应进少渣软食。

5.心理护理

因慢性白血病病程长短不一,不易根治。患者容易产生焦虑、恐惧、悲观、失望的情绪,故应及时给予有针对性的心理疏导,使患者安心配合治疗和护理,达到最佳治疗效果。

(七)健康指导

1.疾病认知指导

对慢性白血病患者,让其和家属都了解疾病的过程,使患者主动做好自我护理。

2.休息与活动指导

可适当参加社交活动及身体锻炼,但应注意劳逸结合,避免劳累及熬夜。

3.就诊指导

遵医嘱按时按量用药,定期复查血常规。如出现发热、出血、肿块、脾大等不适应及时就诊。

(孟　娜)

第六节　淋　巴　瘤

淋巴瘤起源于淋巴结和淋巴组织,其发生大多与免疫应答过程中淋巴细胞增殖分化产生的某种免疫细胞恶变有关,是免疫系统的恶性肿瘤。按组织病理学改变,淋巴瘤可分为非霍奇金淋巴瘤(NHL)和霍奇金淋巴瘤(HL)两类。

一、病因与发病机制

病毒感染(如 EB 病毒等),宿主的免疫功能,幽门螺杆菌抗原的存在可能与淋巴瘤的发病有关。

二、临床表现

(1)无痛性进行性的淋巴结肿大或局部肿块是淋巴瘤共同的临床表现。

(2)霍奇金淋巴瘤:多见于青年,儿童少见。首发症状常是无痛性颈部或锁骨上淋巴结进行性肿大(占 60%～80%),其次为腋下淋巴结肿大。5%～16% 的 HL 患者发生带状疱疹。饮酒后引起的淋巴结疼痛是 HL 所特有,但并非每一个 HL 患者都是如此。发热、盗汗、瘙痒及消瘦等全身症状较多见。30%～40% 的 HL 患者以原因不明的持续发热为起病症状。周期性发热(Pel-Ebstein 热)约见于 1/6 的患者。皮肤瘙痒是 HL 较特异的表现,可为 HL 的唯一一全身症状。

(3)非霍奇金淋巴瘤具有以下特点。①全身性:可发生在身体的任何部位,其中淋巴结、扁桃体、脾及骨髓是最易受到累及的部位。②多样性:组织器官不同,受压迫或浸润的范围和程度不同,引起的症状也不同。③随着年龄增长而发病者增多,男性多于女性;除惰性淋巴瘤外,一般发展迅速。④NHL 对各器官的压迫和浸润较 HL 多见,常以高热或各器官、系统症状为主要临床表现。

三、辅助检查

(一)血常规

HL 常有轻或中度贫血,部分患者嗜酸性粒细胞增多;NHL 白细胞数多正常,伴有淋巴细胞绝对或相对增多。

(二)骨髓象检查

骨髓涂片找到 Reed-Sternberg 细胞(R-S 细胞)是 HL 骨髓浸润的依据。一部分 NHL 患者的骨髓涂片中可找到淋巴瘤细胞。

(三)影像学检查

浅表淋巴结 B 超、胸(腹)部 CT 等有助于确定病变的部位及其范围。目前 PET/CT 是评价淋巴瘤疗效的重要手段。

(四)化验检查

疾病活动期有血沉增快、血清乳酸脱氢酶升高提示预后不良。骨骼受累血清碱性磷酸酶活力增强或血钙增加。B 细胞 NHL 可并发溶血性贫血。

(五)病理学检查

淋巴结活检是淋巴瘤确诊和分型主要依据。

四、治疗

治疗原则以化疗为主,化疗与放射治疗(以下简称放疗)相结合,联合应用相关生物制剂的综合治疗。

(一)霍奇金淋巴瘤

1.化疗

ABVD 为 HL 的首选方案。

2.放疗

扩大照射范围,除被累及的淋巴结及肿瘤组织外,还包括附近可能侵及的淋巴结,如病变在膈以上采用"斗篷",如病变在膈以下采用倒"Y"字式。

(二)非霍奇金淋巴瘤

1.以化疗为主的化、放疗相结合的综合治疗

(1)惰性淋巴瘤:联合化疗可用 COP 或 CHOP 方案。

(2)侵袭性淋巴瘤:侵袭性 NHL 的标准治疗方案是 CHOP 方案,化疗不应少于 6 个疗程。RCHOP 方案是弥漫性大 B 细胞淋巴瘤(DLBCL)治疗的经典方案。

难治性复发者的解救方案:可选择 ICE(异环磷酰胺、卡铂、依托泊苷)、DHAP(地塞米松、卡铂、高剂量阿糖胞苷)、MINE(异环磷酰胺、米托蒽醌、依托泊苷)、HyperCVAD/MTX-Ara-C 等方案进行解救治疗。

2.生物治疗

(1)单克隆抗体:凡细胞免疫表型为 CD20$^+$ 的 B 细胞淋巴瘤患者,主要是 NHL 患者,均可用 CD20 单抗(利妥昔单抗)治疗。

(2)干扰素:一种能抑制多种血液肿瘤增殖的生物制剂。

(3)抗幽门螺杆菌治疗:胃黏膜相关淋巴样增殖淋巴瘤可用其治疗。

3.骨髓移植

对 55 岁以下患者,能耐受大剂量化疗的中高危患者,可考虑进行自体造血干细胞移植。部分复发或骨髓侵犯的年轻患者还可考虑异基因造血干细胞移植。

4.手术治疗

合并脾功能亢进,有切脾指征者可以切脾,以提高血象,为以后化疗创造有利条件。

五、护理措施

(一)一般护理

1.饮食

鼓励患者进食高热量、高维生素、营养丰富的半流质饮食或软食,多食新鲜水果、蔬菜,禁食过硬、带刺、刺激性强的食物,指导患者摄取足够的水分。

2.运动与休息

活动应循序渐进,遵循适度原则。疾病早期可进行社交活动及身体锻炼,晚期应增加卧床休息,进行室内、床旁活动。

(二)病情观察

(1)观察生命体征变化,定期监测体温,观察降温后的反应,避免发生虚脱。

(2)观察患者放疗后的局部皮肤变化,有无发红、瘙痒、灼热感以及渗液、水疱形成等。

(3)观察患者情绪变化,有无焦虑,烦躁等。

(4)观察患者睡眠、饮食状况,有无恶心、呕吐、失眠等。

(5)观察患者淋巴结肿大部位、程度及相应器官压迫情况。

（三）对症护理

1.高热护理

可先采用物理降温,冰敷前额及大血管经过的部位,如颈部、腋窝和腹股沟;有出血倾向者禁用乙醇或温水拭浴。及时更换被汗浸湿的衣服及床单位,保持干燥清洁。鼓励患者多饮水,必要时遵医嘱应用退热药物。

2.皮肤护理

放疗患者照射区皮肤应避免受到强冷或热的刺激,外出时避免阳光直射,不要使用有刺激性的化学物品。局部皮肤有发红、痒感时,应及早涂油膏以保护皮肤,如皮肤为干反应,表现为局部皮肤灼痛;如为湿反应,表现为局部皮肤刺痒、渗液、水疱,可用氢化可的松软膏外涂,2%甲紫外涂,冰片蛋清外敷,硼酸软膏外敷后加压包扎;如局部皮肤有溃疡坏死,应全身抗感染治疗,局部外科清创、植皮。

（四）用药护理

利妥昔单抗不良反应首先表现为发热和寒战,主要发生在第一次静脉注射时,通常在两个小时内,其他随后的症状包括恶心、荨麻疹、疲劳、头痛、瘙痒、呼吸困难、暂时性低血压、潮红、心律失常等。因此每次静脉注射美罗华前应预先使用镇痛药(如对乙酰氨基酚)和抗过敏药(如开瑞坦),并且应严密监护患者生命体征,对出现轻微症状的患者可减慢滴速,对出现严重反应的患者,特别是有严重呼吸困难、支气管痉挛和低氧血症的患者应立即停止静脉注射,及时通知医师对症处理。

（五）心理护理

恶性淋巴瘤治疗时间长,治疗费用高,病情发展快,造成患者情绪悲观、低落,护士应耐心与患者交谈,了解其想法,给予适当的解释,鼓励积极接受治疗;家属要充分理解患者的痛苦和心情,注意言行,不要推诿、埋怨,要营造轻松的环境,保持患者心情舒畅,共同面对、互相支持。

（六）健康指导

向患者及家属讲解疾病的相关知识,宣传近年来由于治疗方法的改进,淋巴瘤缓解率已大幅提高,不少患者已完全治愈,应坚持定期巩固强化治疗,若发现身体不适,如疲乏无力、发热、盗汗、皮肤瘙痒、咳嗽、消瘦等,或发现肿块,应及早就医。嘱患者缓解期或全部疗程结束后应保证充足睡眠,适当锻炼,食谱多样化,加强营养,避免进食油腻、生冷和容易产气的食物。注意个人卫生,皮肤瘙痒者避免搔抓,沐浴时避免水温过高,宜选用温和的沐浴液。

（孟　娜）

第八章

普外科护理

第一节　急性腹膜炎

腹膜炎是指发生于腹腔壁腹膜与脏腹膜的炎症,可由细菌、化学、物理损伤等因素引起。按病因分为细菌性和非细菌性两类,按发病机制分为原发性和继发性两类,按临床经过分为急性、亚急性和慢性三类,按累及的范围分为弥漫性和局限性两类。临床所称急性腹膜炎多指继发性化脓性腹膜炎,是一种常见的外科急腹症。

一、护理评估

(一)术前评估

1.健康史

了解患者既往史,注意有无胃十二指肠溃疡。腹部是否受过外伤,有无阑尾炎、急性胰腺炎、女性生殖器官化脓性感染及近期是否做过腹部手术。儿童近期有无呼吸道、泌尿系统感染及其他导致机体抵抗力降低的因素,如胃肠道疾病、营养不良、猩红热等。

2.症状与体征

了解患者腹痛发作的方式、诱因、性质、部位、程度、范围及伴随症状,注意有无腹膜刺激征。有无全身感染中毒症状,生命体征变化,电解质紊乱及休克表现。

(二)术后评估

(1)手术、麻醉方式及术中情况。

(2)生命体征、切口、引流情况,腹部症状、体征,有无并发症发生及康复状况。

二、护理诊断

(一)疼痛

疼痛与相应脏器病变及腹膜炎症刺激有关。

(二)体温升高

体温升高与腹膜炎毒素吸收有关。

(三)体液不足

体液不足与腹腔内广泛渗出、禁食、呕吐、腹泻有关。

(四)组织灌注量改变

组织灌注量改变与炎症渗出、有效循环血量降低有关。

三、护理目标

(1)疼痛缓解或减轻,患者能够忍受。

(2)体温得以控制或恢复正常。

(3)保持水、电解质平衡。

(4)血容量维持在正常范围。

四、护理措施

(一)严密观察病情

必要时每1~2小时测体温1次,15分钟测1次血压、脉搏和呼吸。病情稳定后改常规测量。注意患者表情、神志、皮肤、颜色,如有休克发生,按休克护理。

(二)体位

如无休克等特殊情况,取半卧位使腹腔炎性渗出液流入盆腔,以减少毒素的吸收,利于炎症局限于盆腔,避免膈下脓肿。

(三)腹痛的护理

观察、评估腹痛的程度、性质,伴随症状和体征,对比治疗前后疼痛的变化,为医疗提供详实可靠的客观资料,向患者及家属解释滥用止痛药物的危害,取得其理解。术后可遵医嘱给予止痛药物。

(四)胃肠减压、输液者按常规护理

急性腹膜炎的患者有随时手术的可能,做好相关的解释、准备工作。

(五)手术护理

1.术前护理

(1)体位:半坐卧位可以促使腹内渗出液积聚于盆腔,以减少吸收、减轻中毒症状并利于引流,同时使膈肌下移,腹肌松弛,减轻腹胀对呼吸和循环的影响。鼓励患者经常活动双腿,防止下肢静脉血栓形成。休克患者采取平卧位或头、躯干和下肢均抬高20°的体位。

(2)禁食、胃肠减压:胃肠道穿孔患者必须禁食,留置胃肠减压。胃肠减压可吸出胃肠道内容物和气体,减轻胃肠内积气,改善胃肠壁的血液循环,有利于炎症局限,促进胃肠功能恢复。

(3)纠正水、电解质紊乱。

(4)抗生素治疗:继发性腹膜炎多为混合性感染,抗感染治疗时需考虑致病菌的种类,根据细菌培养出的菌种及药敏结果选用合理的抗生素。

(5)补充热量和营养支持。

(6)镇静、止痛、吸氧:已确诊、治疗方案已定和手术后的患者,可用哌替啶类止痛剂,以减轻患者的痛苦。诊断不明或病情观察期间,暂不用止痛药物,以免掩盖病情。

2.术后护理

(1)病情观察:密切监测生命体征和腹部体征的变化,有无膈下或盆腔脓肿的表现等,及时发现异常予以处理。

（2）体位：全麻清醒后或硬膜外麻醉患者平卧6小时后，若血压、脉搏平稳可改为半坐卧位，并鼓励患者多翻身、多活动，预防肠粘连。

（3）饮食：继续禁食、胃肠减压，定时予以口腔护理。肠蠕动恢复后逐步恢复正常饮食。

（4）应用抗生素和营养支持。

（5）切口引流的护理：术后患者观察其切口敷料有无渗液，发现渗出时，应及时更换。向患者和家属解释引流的目的是将腹腔内的渗液排出体外，使残留的炎症得以局限、控制和吸收。妥善固定腹腔引流管，观察记录引流液的量、性状，防止引流管折叠、扭曲或受压，保持引流通畅。

五、健康教育

向患者介绍疾病相关知识，如半卧位的意义、滥用止痛药的后果，教会患者注意腹部症状和体征的变化。做好饮食指导，讲解术后随着肠蠕动的恢复，饮食应由流质、半流质逐步过渡为正常饮食。为患者提供康复指导，说明术后早期活动的重要性，教会患者床上活动的方法及其下床活动时的注意事项。

（闫　侠）

第二节　急性重症胰腺炎

急性重症胰腺炎又称出血坏死性胰腺炎，为急腹症之一，是急性胰腺炎的严重类型。表现为胰腺广泛出血坏死，常涉及多个脏器，甚至造成器官功能衰竭而危及生命。

一、护理评估

（一）术前评估

1.健康史

了解患者有无胆道疾病史、有无酗酒、不良饮食习惯。有无腹部外伤、手术以及感染、用药等诱发因素。

2.症状与体征

注意腹痛的发作方式、性质与程度。呕吐的次数，呕吐物的量、性状。腹胀的范围、程度及腹膜刺激征和肠鸣音变化。评估生命体征、意识状态、肢端温度和皮肤色泽，有无呼吸急促、发绀、黄疸、消化道出血等症状。

（二）术后评估

（1）手术及麻醉方式、术中情况。

（2）切口引流的动态变化，评估其生命体征、腹部症状及体征、有无并发症发生和康复情况。

二、护理诊断

（一）组织灌注不足

组织灌注不足与血浆大量渗出及呕吐、体液丢失有关。

(二)疼痛

疼痛与胰腺炎症、胰胆管梗阻及腹腔内化学物质刺激有关。

(三)体温过高

体温过高与胰腺坏死、胰腺周围组织炎症有关。

(四)气体交换受损

气体交换受损与腹胀、低氧血症有关。

(五)潜在并发症

休克、出血、感染、多器官功能障碍综合征、胰瘘或肠瘘。

三、护理目标

(1)组织灌注得到改善,各器官保持正常功能。

(2)疼痛缓解或减轻。

(3)体温控制在正常范围。

(4)气体交换恢复正常。

(5)及时发现和处理并发症或无并发症发生。

四、护理措施

(一)防治休克,维持水、电解质平衡

重症胰腺炎患者因大量体液渗出到腹腔、肠道,加之频繁呕吐可出现低血容量性休克。应密切观察生命体征及神志变化,记录液体出入量,早期迅速补充液体、血浆、电解质等,纠正休克及低钾、低钙血症。

(二)疼痛护理

遵医嘱给予抗胰酶药物、阿托品或哌替啶,必要时重复使用。禁食、胃肠减压以减少胰液的分泌和刺激,取舒适卧位缓解疼痛。

(三)感染、高热的护理

由于大剂量应用抗生素,应警惕真菌感染,加强口腔护理。高热时行物理或药物降温,并注意调节室温,保证液体的补充。

(四)维持正常呼吸功能

严重腹胀会影响有效呼吸,必要时监测血气分析,如出现发绀等低氧血症时,应及时给予高浓度吸氧,并准备气管插管或呼吸机辅助呼吸。

(五)营养支持与护理

讲解禁食、肠外营养的重要性,限制高脂肪膳食。根据营养状况制订营养配给计划,行全肠外营养时按常规护理。

(六)术后导管的护理

重症患者术后往往留置多种导管,如胃管、尿管、空肠造瘘管、腹腔双套管、胰引流管、静脉高营养输入管、气管切开插管。应了解各种导管的作用、放置的位置,要贴明标签,正确连接,妥善固定,避免滑脱,防止阻塞。导管留置时间较长时,要注意有无感染征象,预防败血症。

腹腔双套管灌洗的护理要点:①正确灌洗,保持通畅操作顺序为开、吸、停、关。冲洗液可用生理盐水内加抗生素,滴速以 20～30 滴/分为宜。要维持一定的负压,经常挤压导管以保持通

畅,必要时用温盐水冲洗或更换内套管。②观察记录引流液的量、性状,正常开始为暗红色混浊液,3 天颜色转淡、转清,如呈血性,可能有继发出血,如引流液中出现胆汁、胰液或肠液,可能有胆、胰、肠瘘。③监测引流液内淀粉酶、细菌的含量。④用凡士林纱布或涂氧化锌软膏保护引流管周围的皮肤。⑤拔管护理体温正常并稳定 10 天左右,白细胞计数正常,引流液少于 5 mL/d、引流液内淀粉酶含量正常,可考虑拔管。拔管后伤口及时消毒、更换敷料,约 1 周愈合。

五、健康教育

向患者及家属讲解油腻饮食、饮酒、暴饮暴食等均是胰腺炎的诱发因素,胆道疾病和某些病毒性感染也可引发胰腺炎。养成良好的饮食习惯,积极治疗胆道疾病对胰腺炎的预防有积极作用。应解释急性重症胰腺炎可能的并发症及其凶险性,使患者和家属有思想准备,积极配合治疗,共同努力挽救生命。

(闫 侠)

第九章

泌尿外科护理

第一节 泌尿系统梗阻

尿路上任何部位发生梗阻都可导致肾积水、肾功能损害,重则肾衰竭。泌尿系统梗阻最基本的病理变化是尿路扩张,从代偿到失代偿,诱发肾积水、尿潴留、肾脏滤过率和浓缩能力受损,最终导致肾功能障碍。

一、前列腺增生症

良性前列腺增生症主要是前列腺组织及上皮增生,简称前列腺增生,是老年男性常见病,50 岁以后发病,随着年龄增长发病率不断升高。

(一)病因

目前病因不十分清楚,研究认为前列腺增生与体内雄激素及雌激素的平衡失调关系密切,睾酮对细胞的分化、生长产生作用,雌激素对前列腺增生亦有一定影响。

(二)病理

前列腺分两组,外为前列腺组,内为尿道腺组。前列腺增生有两类结节,包括由增生的纤维和平滑肌细胞组成的基质型和由增生的腺组织组成的腺泡型。增生的最初部位多在尿道腺组,增生的结节挤压腺体形成外科包膜,是前列腺摘除术的标志。前列腺增生使尿道弯曲、受压、伸长、狭窄,出现尿道梗阻。

(三)临床表现

1.尿频

尿频是最常见的症状,夜间明显,逐渐加重。早期是由膀胱颈部充血引起。晚期是由增生前列腺引起尿道梗阻,膀胱内残余尿增多,膀胱有效容量减少所致。

2.进行性排尿困难

进行性排尿困难是最重要症状,表现为起尿缓慢,排尿费力,射尿无力,尿线细小,尿流滴沥,分段排尿及排尿不尽等。

3.尿潴留、尿失禁

前列腺增生晚期,膀胱残余尿增加,收缩无力,发生尿潴留,当膀胱内压力增高超过尿道阻力后,发生充盈性尿失禁。前列腺增生常因受凉、劳累、饮酒等诱发急性尿潴留。

4.其他表现

常因局部充血、出血发生血尿。合并感染或结石,可有膀胱刺激症状。

(四)辅助检查

1.尿流动力学检查

尿道梗阻时,最大尿流率小于每秒 15 mL;当尿流率小于每秒 10 mL 时,表示梗阻严重。

2.残余尿测定

膀胱残余尿量反映膀胱代偿衰竭的严重程度,不仅是重要的诊断步骤之一,也是决定手术治疗的因素。

3.膀胱镜检查

膀胱镜检查直接观察前列腺各叶增生情况。

4.B 超

B 超测定前列腺的大小和结构,测量残余尿量。

(五)诊断要点

1.临床表现

老年男性出现夜尿频、进行性排尿困难表现就应考虑前列腺增生,排尿后直肠指检,可触及增大的腺体,光滑、质韧、中央沟变浅或消失。

2.辅助检查

尿动力学、膀胱镜、B 超等检查有助于确定前列腺增生程度及膀胱功能。

(六)诊疗要点

1.急性尿潴留的治疗

急性尿潴留是前列腺增生常见急症,需紧急治疗。选用肾上腺素受体阻滞剂、留置导尿管或耻骨上膀胱穿刺造瘘术等,解除潴留。

2.药物治疗

药物治疗适用于尿道梗阻较轻,或年老体弱、心肺功能不全等而不能耐受手术的患者。常用药物有特拉唑嗪、哌唑嗪等。

3.手术治疗

前列腺摘除术是理想的根治方法,手术方式有经尿道、经耻骨上、经耻骨后及经会阴四种,目前临床常用前两种。

4.其他治疗

尿道梗阻严重而不宜手术者,冷冻治疗、微波和射频治疗、激光治疗、体外超声、金属耐压气囊扩张术等都能产生一定疗效。

(七)护理评估

1.健康史

评估患者的年龄、诱因,既往病史。

2.目前的身体状况

(1)症状体征:是否有夜尿频、进行性排尿困难的表现,是否合并尿潴留、尿失禁。

(2)辅助检查:尿流动力学、膀胱镜、B超检查结果。

3.心理、社会状况

评估患者对疾病和手术的心理反应及对并发症的认知程度,患者及家属对术后护理配合及有关康复知识的掌握程度。

(八)护理诊断

1.恐惧/焦虑

与认识不足、角色改变、对手术和预后的担忧有关。

2.排尿形态异常

与尿道梗阻、残余尿量增多、留置导管等有关。

3.有感染的危险

与尿路梗阻、导尿、免疫力低下、伤口引流有关。

4.潜在并发症

出血。

(九)护理目标

(1)患者的恐惧/焦虑减轻。

(2)患者能够正常排尿。

(3)患者感染危险性下降或未感染。

(4)患者术后未发生出血。

(十)护理措施

1.非手术治疗的护理

(1)饮食护理:为防止尿潴留,不可在短期内大量饮水,忌饮酒、辛辣食物,有尿意勤排尿,适当运动,预防便秘。

(2)观察疗效:药物治疗3个月之后前列腺缩小、排尿功能改善。

(3)适应环境:前列腺增生患者多为老年人,行动不便,对医院环境不熟悉,加之夜尿频,入院后帮助患者适应环境,确保舒适和安全。

2.术前护理

(1)观察生命体征,测量各项生理指标。

(2)做好重要脏器功能检查,了解患者能否耐受手术。

(3)术前已有造瘘管或留置导尿管的患者,保证引流通畅。

3.术后护理

(1)病情观察:观察记录24小时出入量,判断血容量有无不足。观察意识状态和生命体征。

(2)体位:平卧2天后改为半卧位,固定各种导管的肢体不得随意移动。

(3)饮食与输液:术后6小时无不适即可进流质饮食,鼓励多饮水,1～2天后无腹胀即可恢复饮食,以易消化、营养丰富、富含纤维素的食物为主,必要时静脉补液,但要注意输液速度。

(4)预防感染:早期预防性应用抗生素,保持切口敷料的清洁与干燥,置管引流者常规护理尿道外口。

(5)膀胱冲洗:术后用生理盐水持续冲洗膀胱3～7天。保持引流通畅,必要时高压冲洗抽吸血块。根据尿液颜色控制冲洗速度,色深则快、色浅则慢。

(6)不同手术方式的护理。①经尿道切除术(TUR):观察有无TUR综合征的发生,即术后几小时内出现恶心、呕吐、烦躁、抽搐、昏迷或严重的脑水肿、肺水肿、心力衰竭等。可能是冲洗液被吸收,血容量剧增,稀释性低钠血症所致,护理时应减慢输液速度,遵医嘱应用利尿剂、脱水剂,对症处理。②开放手术:固定各种引流管,观察记录引流液量、颜色,保持引流通畅。及时拔除引流管,如耻骨后引流管,术后3~4天拔除;耻骨上引流管,术后5~7天拔除;膀胱造瘘管多在术后10~14天排尿通畅后拔除,瘘口无菌堵塞或压迫,防止漏尿,一般2~3天愈合。③预防并发症:出血是常见并发症。术后1周,患者可逐渐离床活动,禁止灌肠、肛管排气,同时避免腹压增高的诱因。

(十一)健康指导

(1)讲解手术、术式及手术前后护理的注意事项。

(2)术后1~2个月避免剧烈活动,忌烟酒,防感冒。

(3)指导患者学会提肛肌锻炼,以尽快恢复尿道括约肌的功能。

(4)指导患者定期复查尿流率及残余尿量。

(十二)护理效果评估

(1)患者的恐惧/焦虑是否减轻。

(2)患者能否正常排尿。

(3)患者感染未发生或得到及时治疗。

(4)患者术后是否出血,或出血后是否得到有效处理。

二、肾积水

结石、肿瘤、结核等原因导致尿液排出受阻、肾内压力增高、肾盂肾盏扩张、肾实质萎缩、肾功能减退,称为肾积水。成人积水超过1 000 mL,小儿超过24小时的正常尿量,为巨大肾积水。

(一)临床表现

1.腰痛

腰痛是重要症状。慢性梗阻仅为钝痛;急性梗阻出现明显腰痛或肾绞痛。

2.腰部肿块

慢性梗阻形成肾脏肿大,长期梗阻者在腹部可扪及囊性肿块。

3.多尿和无尿

慢性梗阻致肾功能损害表现为多尿,而双侧完全梗阻、孤立肾完全梗阻可发生无尿。

4.其他表现

因结石、肿瘤、结核等继发肾积水时,原发病表现掩盖了肾积水征象。肾积水并发感染或肾积脓时,出现全身中毒症状。

(二)辅助检查

1.实验室检查

血尿常规,必要时做尿细菌检查,化验血生化、电解质等了解肾功能情况。

2.影像学检查

(1)B超:鉴别肾积水和腹部肿块的首选方法。

(2)X线造影:排泄性尿路造影可了解肾积水程度和对侧肾功能。

(3)CT、MRI检查:明确腰部肿块的性质,对确诊肾积水有重要价值。

(三)诊断要点

根据原发病史、典型症状、腰腹部肿块以及 B 超等辅助检查结果可明确诊断,确定原发病对诊断有重要意义。

(四)诊疗要点

1.病因治疗

最理想的治疗是根除肾积水的病因,保留患肾。

2.肾造瘘术

原发病严重或肾积水病因暂不能去除者,先行肾引流术,病情好转或稳定后行去除病因的手术。

3.肾切除术

肾积水后功能丧失或并发肾积脓,对侧肾功能良好者,可切除患肾。

(五)护理评估

1.健康史

评估患者是否有肾结石、肿瘤、结核等原发病史。

2.目前的身体状况

(1)症状体征:原发病基础上是否出现腰痛、腰腹部肿块,是否有肾功能减退表现。

(2)辅助检查:血、尿常规化验,B 超、X 线等影像学检查结果。

3.心理、社会状况

评估患者对肾积水及治疗的认知程度,对术后康复知识的掌握程度。家人及社会的心理和经济支持程度。

(六)护理诊断

1.排尿形态异常

排尿形态异常与尿路急慢性梗阻有关。

2.有感染的危险

感染与尿路梗阻、免疫低下、肾造瘘引流有关。

3.潜在并发症

潜在并发症为尿漏。

(七)护理目标

(1)患者排尿形态正常。

(2)患者感染危险性下降或未感染。

(3)患者未发生尿漏。

(八)护理措施

1.饮食

多食含纤维较高的食物,多饮水。

2.活动

鼓励患者加强床上活动,定时按序协助患者变换体位。

3.感染的护理

遵医嘱使用抗生素;用 0.1% 新苯扎氯铵清洗尿道口,每天 2 次;每天更换引流袋;及时更换浸湿的切口敷料。

4.引流管的护理

妥善固定,引流通畅,观察记录引流量与颜色,冲洗肾盂引流管,每天 2 次。若无尿漏,肾周围引流物一般术后 3～4 天拔除;肾盂输尿管支架引流管一般于术后 3 周拔除;肾造瘘管在吻合口通畅后拔除。

(九)健康指导

(1)向患者讲解手术及术后引流的重要性。

(2)指导患者养成良好的排便习惯。

(3)指导患者正确进行摄水、饮食搭配。

(十)护理效果评估

(1)患者排尿形态是否正常。

(2)患者感染是否得到治疗或术后有无感染发生。

(3)患者有无发生尿漏。

三、尿道狭窄

尿道因损伤、炎症使尿道壁形成瘢痕,瘢痕萎缩导致尿道扭曲、狭窄。

(一)病因及分类

1.先天性尿道狭窄

先天性尿道狭窄如尿道外口狭窄,尿道瓣膜狭窄等。

2.炎症性尿道狭窄

炎症性尿道狭窄如淋病性尿道狭窄,留置导尿管引起的尿道狭窄。

3.外伤性尿道狭窄

外伤性尿道狭窄最常见,尿道损伤严重,初期处理不当或不及时所致。

(二)病理生理

其与狭窄的程度、深度及长度有关。淋病性狭窄为多处狭窄,狭窄易继发感染,形成尿道憩室、周围炎、前列腺炎、附睾睾丸炎。尿道梗阻如长期不能解除,导致肾积水。肾功能损害,出现尿毒症。

(三)临床表现

1.排尿异常

最常见的是排尿困难,重者出现尿潴留。

2.继发疾病表现

尿道长期狭窄继发膀胱炎、睾丸附睾炎等,出现膀胱刺激征、血尿症状。

3.并发症表现

由于排尿困难而使腹内压长期增高,并发疝、痔、直肠脱垂等,并出现相应症状。

(四)辅助检查

1.尿道探子检查

尿道探子检查可确定狭窄部位,程度。

2.B 超

B 超明确尿道狭窄长度、程度及周围瘢痕组织的厚度。

3.膀胱尿道造影

膀胱尿道造影确定尿道狭窄的部位、程度、长度。

(五)诊断要点

根据尿道外伤史、感染史及典型的排尿困难,尿潴留表现,结合尿道探子检查、B超、膀胱尿道造影结果,诊断尿道狭窄一般不难。

(六)诊疗要点

1.尿道扩张术

尿道扩张术是防止和治疗尿道狭窄的有效措施。尿道狭窄的原因不同,扩张时间不同。

2.耻骨上膀胱造瘘术

耻骨上膀胱造瘘术适用于慢性尿潴留或已有肾功能损害的患者。

3.尿道内切开术

尿道内切开术是目前临床治疗的主要术式,术后放置网状合金支架管于狭窄部位扩张,一般放置4～8周,术后不需尿道扩张。

4.开放手术

切除尿道狭窄部及周围瘢痕后,行尿道端端吻合术。

(七)护理评价

1.健康史

儿童尿道狭窄多为先天性,成人有外伤、感染病史者,多为继发性狭窄。

2.目前的身体状况

(1)症状体征:原发病基础上是否出现排尿困难,尿潴留,是否继发感染、结石。

(2)辅助检查:尿道探子检查、B超、膀胱尿道造影的检查结果。

3.心理、社会状况

评估患者对尿道狭窄的严重性及手术治疗的认知程度,对术后康复知识的掌握程度。

(八)护理诊断

1.排尿形态异常

排尿形态异常与尿道狭窄、梗阻有关。

2.有感染的危险

感染与尿道梗阻、免疫力低下、膀胱造瘘引流、手术等有关。

3.潜在并发症

潜在并发症为尿失禁。

(九)护理目标

(1)患者排尿形态正常。

(2)患者感染危险性下降或未感染。

(3)患者未发生尿失禁。

(十)护理措施

1.尿道扩张术的护理

指导患者定时进行尿道扩张。术后观察尿量及颜色,有无尿道出血。患者疼痛明显者给予止痛处理。

2.尿道内切开术的护理

严密观察血尿转清情况。留置导尿管1个月左右,保持通畅,遵医嘱尿道冲洗,及时拔出尿管,防止狭窄复发。

3.开放手术的护理

遵医嘱应用抗生素。及时更换切口浸湿的敷料,确保各种引流导管通畅。

4.并发症护理

术后尿失禁常为暂时性,用较细导尿管引流数天后可恢复。如不能恢复,指导患者进行肛门括约肌收缩练习。

(十一)健康指导

(1)指导患者定时进行尿道扩张。

(2)讲解尿道扩张的意义及护理配合注意事项。

(3)鼓励患者多饮水。适当运动,进食纤维素高的食物,防止便秘。

(十二)护理效果评估

(1)患者排尿形态是否正常。

(2)患者是否感染或感染后是否得到控制。

(3)患者是否发生尿失禁。

(窦晓庆)

第二节 泌尿系统感染

泌尿系统感染一般又称为尿路感染(urinary tract infection,UTI)。泌尿生殖系统感染主要是由病原微生物侵入泌尿系统、男生殖系统内繁殖而引起的炎症。尿路感染是最常见的感染性疾病之一,目前已是仅次于呼吸道感染的第二大感染性疾病。病原微生物大多为革兰阴性杆菌。由于解剖学上的特点,泌尿道与生殖道关系密切,且尿道外口与外界相通,两者易同时引起感染或相互传播。

一、病因

尿路感染的病原微生物主要是细菌,极少数为厌氧菌、真菌、支原体、病毒和滴虫等。诱发感染的因素主要有以下4个方面。

(一)机体防御下降

局部抗感染能力及免疫功能下降都易诱发泌尿系统感染。如糖尿病、营养不良、肿瘤、妊娠及先天性免疫缺陷或长期应用免疫抑制剂治疗等。

(二)尿路结石及梗阻因素

结石、梗阻、感染三者常相互促发,互为因果。如先天性泌尿生殖系异常、结石导致尿液引流不畅,引起尿液滞留,降低尿路及生殖道上皮防御细菌的能力。

(三)医源性因素

如留置导尿管、造瘘管、尿道扩张、前列腺穿刺活检、膀胱镜检查等操作,都可能不同程度损害尿路上皮的完整性,易引入致病菌而诱发或扩散感染。

(四)女性易感因素

由于女性尿道较短,容易招致上行感染,特别是经期、更年期、性交时更易发生。

二、发病机制

正常人的尿道口皮肤和黏膜有一些正常菌群停留。在致病菌未达到一定数量及毒力时,正常菌群对于致病菌起到抑制平衡的作用,而膀胱的排尿活动又可以将细菌冲刷出去,所以正常人对感染具有防御功能。尿路感染主要是尿路病原体和宿主之间相互作用的结果,尿路感染在一定程度上是由细菌的毒力、接种量和宿主的防御机制不完全造成的,这些因素在最终决定细菌定植水平以及尿路损伤的程度也会起到一定作用。

三、感染途径

感染途径主要有 4 种,最常见为上行感染和血行感染。

(一)上行感染

致病菌经尿道进入膀胱,还可沿输尿管腔内播散至肾。占尿路感染的 95%,大约 50% 下尿路感染病例会导致上尿路感染。病原菌也可沿男性生殖管道逆行感染引起细菌性前列腺炎、附睾睾丸炎。

(二)血行感染

较为少见,在机体免疫功能低下或某些因素促发下,某些感染病灶如皮肤疖、痈、扁桃体炎、龋齿等细菌直接由血行传播至泌尿生殖系统器官,常见为肾皮质感染。病原菌多为金黄色葡萄球菌、溶血性链球菌等革兰阳性菌。

(三)淋巴感染

致病菌从邻近器官的血行感染,较少见,致病菌多为金黄色葡萄球菌。

(四)直接感染

由于邻近器官的感染直接蔓延所致或外来的感染,致病菌经肾区瘘管和异物的感染等。

四、临床表现

临床表现以尿路及受累的器官为基础,重者出现全身感染表现。膀胱刺激症状是最常见的表现。

(一)症状

细菌性膀胱炎。

(二)急性肾盂肾炎

可有高热、寒战等全身症状。甚至双侧腰痛,多呈胀痛。有尿频、尿急、尿痛等膀胱刺激症状,多伴有急性期患侧肾区压痛、疼痛往往较为明显,可出现肌紧张。为病原菌入侵膀胱后引起,常伴尿道炎症。

(三)慢性肾盂肾炎

临床表现复杂,易反复发作。其与急性肾盂肾炎相似,症状相对较轻,有时可表现为无症状性菌尿和脓尿。

五、辅助检查

(一)实验室检查

1.尿常规

尿常规包括尿生化检查和尿沉渣检查。尿中白细胞显著增多,出现白细胞管型提示肾盂肾炎。

2.尿培养

临床根据标本采集方式不同而应用不同的"有意义的细菌"计数来表示尿路感染。同时治疗前的中段尿标本培养是诊断尿路感染最可靠的指标。

3.血液检查

上尿路感染多出现白细胞计数和中性粒细胞比值升高。

(二)影像学检查

影像学检查包括超声、尿路平片、静脉尿路造影、膀胱或尿道造影、CT、放射性核素和磁共振水成像(MRU)等。其中超声检查无创、简单可作为首选,CT 有助于确定感染诱因、尿路平片有助于发现结石。影像学检查在慢性泌尿系统感染和久治不愈的患者中有重要意义。

六、诊断要点

泌尿系统非特异性感染需与泌尿系统结核相鉴别,尤其是反复出现尿路感染症状者。另外关于有尿路感染症状时应考虑妇科疾病等。

七、治疗原则

(一)一般治疗

急性治疗期间注意休息、营养,避免性生活。给予饮食指导,多饮水,保持每天尿量在 2 000 mL 以上,有助于细菌的排出。

(二)抗感染治疗

选用适当抗生素。单纯性尿路感染者应持续使用敏感抗生素至症状消失,尿常规检查恢复正常,尿细菌培养转阴。

(三)对症治疗

使用解热镇痛药缓解高热、疼痛,使用碱性药物如碳酸氢钠降低尿液酸性,缓解膀胱刺激症状。

(四)纠正基础疾病

需积极纠正引起局部和全身免疫功能下降的疾病,如糖尿病、营养不良等。

(五)去除诱发因素

非单纯性尿路感染需针对合并的危险因素采取相应治疗措施。

八、临床护理

(一)评估要点

1.健康史

了解患者基本情况,包括年龄、职业、生活环境、饮食饮水习惯等。

2.相关因素

了解患者的既往史和家族史,包括每天排尿的次数、尿量,询问尿频、尿急、尿痛的起始时间,有无发热、腰痛等伴随症状,有无导尿、尿路器械检查等明显诱因,有无泌尿系统畸形、前列腺增生、妇科炎症等相关疾病病史;询问患病以来的治疗经过,药物使用情况,包括的名称、剂量、用法、疗程及其疗效。有无发生不良反应。

3.心理和社会支持状况

本病起病急,易反复发作,伴有尿路刺激征、血尿、乏力等不适的症状,应评估患者有无紧张、焦虑等不良心理反应。

(二)护理诊断

1.排尿异常

与尿频、尿急、尿痛有关。

2.体温过高

与疾病炎症有关。

3.焦虑/恐惧

与患者疾病迁延不愈,担心预后有关。

4.舒适的改变

与疼痛有关。

5.睡眠形态紊乱

与焦虑、恐惧、疼痛不适、排尿异常等有关。

6.潜在并发症

精索静脉曲张、精索炎、前列腺炎、肾炎等肾脏疾病。

(三)护理目标

(1)患者自述减轻尿频、尿急、尿痛。

(2)患者恢复正常的体温。

(3)患者了解相关疾病知识及预防知识。

(4)患者减轻痛苦、舒适度增加。

(5)患者睡眠情况得到改善。

(6)积极预防潜在并发症发生。

(四)护理措施

1.疼痛护理

向患者解释疼痛的原因、机制,讲解有关疾病发展及预后的相关知识,缓解负面情绪及疼痛压力。遵医嘱使用止痛药物,或进行封闭治疗。合理运用冷、热疗法减轻局部疼痛。分散患者注意力。尽可能满足患者对舒适的需求,如变换体位,减少压迫等。用物放于患者易取用处。

2.发热护理

遵医嘱应用药物进行降温,可用温水擦浴、冰袋降温及乙醇擦浴等。维持水、电解质平衡,必要时静脉补充液体、电解质等。增进舒适,预防并发症,高热时绝对卧床休息,做好基础护理。

3.用药护理

联合用药时,注意药物配伍禁忌。遵医嘱正确选择抗生素,同时指导患者擅自停药。

4.心理护理

关心了解患者感受,给予患者心理上的安慰和支持,针对患者个体情况进行针对性心理护理。鼓励患者积极参与感兴趣的活动,学会自我放松法,保持乐观情绪。同时做好家属的工作,争取家属的支持和配合,鼓励家属及朋友给予患者心理上的支持。

(五)健康教育

1.疾病预防指导

多饮水、勤排尿是预防尿路感染最简便而有效的措施。另外保持规律生活,避免劳累,注意个人卫生,尤其女性在月经期、妊娠期、产褥期。学会正确清洁外阴部的方法。与性生活有关的反复发作者,应注意性生活后立即排尿。

2.疾病知识指导

告知患者疾病的病因、疾病特点和治愈标准,使其理解多饮水、保持个人卫生的重要性,确保其出院后仍能严格遵从。教会患者识别尿路感染的临床表现,一旦发生尽快到医院诊治。

3.用药指导

嘱患者按时、按量、按疗程服药,勿擅自停药并遵医嘱定期随访。

(窦晓庆)

第三节 肾脏损伤

一、概述

肾脏隐藏于腹膜后,一般受损伤机会很少,但肾脏为一实质性器官,结构比较脆弱,外力强度稍大即可造成肾脏的创伤。肾脏损伤大多为闭合性损伤,占 $60\%\sim70\%$,可由直接暴力,如腰、腹部受硬物撞击或车辆撞击,肾受到沉重打击或被推向肋缘而发生损伤;肋骨和腰椎骨折时,骨折片可刺伤肾,间接暴力;如从高处落下、足跟或臀部着地时发生对冲力,可引起肾或肾蒂伤。开放性损伤多见于战时和意外事故,常伴有胸腹部创伤,在临床上按其损伤的严重程度可分为肾挫伤、肾部分裂伤、肾全层裂伤、肾蒂损伤、病理性肾破裂等类型。

二、诊断

(一)症状

1.血尿

损伤后血尿是肾脏损伤的重要表现,多为肉眼血尿,血尿的轻重程度与肾脏损伤严重程度不一定一致。

2.疼痛

局限于上腹部及腰部,若血块阻塞输尿管,则可引起绞痛。

3.肿块

因出血和尿外渗引起腰部不规则的弥散性胀大的肿块,常伴肌强直。

4.休克

面色苍白,心率加快,血压降低,烦躁不安等。

5.高热

由于血、尿外渗后引起肾周感染所致。

(二)体征

1.一般情况

患者可有腰痛或上腹部疼痛、发热。大出血时可有血流动力学不稳定的表现,如面色苍白、四肢发凉等。

2.专科体检

上腹部及腰部压痛,腹部包块。刀伤或穿透伤累及肾脏时,伤口可流出大量鲜血。出血量与肾脏损伤程度及是否伴有其他脏器或血管损伤有关。

(三)检查

1.实验室检查

尿中含多量红细胞。血红蛋白与血细胞比容持续降低提示有活动性出血。血白细胞数增多应注意是否存在感染灶。

2.特殊检查

早期积极的影像学检查可以发现肾脏损伤部位、程度、有无尿外渗或肾血管损伤及对侧肾情况。根据病情轻重,除需紧急手术外,有选择地应用以下检查。

(1)B超检查:能提示肾损害的程度,包膜下和肾周血肿及尿外渗情况。B超检查为无创检查,病情重时更有实用意义,并有助于了解对侧肾情况。

(2)CT扫描:可清晰显示肾皮质裂伤、尿外渗和血肿范围,显示无活力的肾组织,并可了解与周围组织和腹腔内其他脏器的关系,为首选检查。

(3)排泄性尿路造影:使用大剂量造影剂行静脉推注造影,可发现造影剂排泄减少,肾、腰大肌影消失,脊柱侧突及造影剂外渗等,可评价肾脏损伤的范围和程度。

(4)动脉造影:适宜于尿路造影未能提供肾脏损伤的部位和程度,尤其是伤侧肾未显影,选择性肾动脉造影可显示肾动脉和肾实质损伤情况。若伤侧肾动脉完全梗阻,表示为创伤性血栓形成,宜紧急施行手术。有持久性血尿者,动脉造影可以了解有无肾动静脉瘘或创伤性肾动脉瘤,但是有创检查,已少用。

(5)逆行肾盂造影:易招致感染,不宜应用。

(四)诊断要点

一般都有创伤史,可有腰痛、血尿、腰部肿块等症状体征,出血严重时出现休克。定时查血、尿常规,根据血尿增减、血红蛋白变化评估伤情。肾脏超声,快速并且无创伤,对于评价肾脏损伤程度有意义,CT检查可以进一步显示肾实质损伤、肾脏出血及肾蒂损伤情况。条件允许时行静脉肾盂造影检查。

(五)鉴别诊断

1.腹腔脏器损伤

主要为肝、脾损伤,有时可与肾脏损伤同时发生。其表现为出血、休克等危急症状,有明显的腹膜刺激症状。腹腔穿刺可抽出血性液体。尿液检查无红细胞;超声检查肾脏无异常发现;静脉尿路造影(IVU)示肾盂、肾盏形态正常,无造影剂外溢情况。

2.肾梗死

表现为突发性腰痛、血尿、血压升高;IVU示肾显影迟缓或不显影。逆行肾盂造影可发现肾被膜下血肿征象。肾梗死患者往往有心血管疾病或肾动脉硬化病史,血清乳酸脱氢酶及碱性磷酸酶升高。

3.自发性肾破裂

突然出现腰痛及血尿病状。体检示腰腹部有明显压痛及肌紧张,可触及边缘不清的囊性肿块。IVU 检查示肾盂、肾盏变形和造影剂外溢。B 超检查示肾集合系统紊乱,肾周围有液性暗区。一般无明显的创伤史,既往多有肾肿瘤、肾结核、肾积水等病史。

三、治疗

肾脏损伤的处理与损伤程度直接相关。轻微肾挫伤经短期休息可以康复,多数肾挫裂伤可用保守治疗,仅少数需手术治疗。

(一)紧急治疗

有大出血、休克的患者需迅速给以抢救措施,观察生命体征,进行输血、复苏,同时明确有无并发其他器官损伤,做好手术探查的准备。

(二)保守治疗

(1)绝对卧床休息 2～4 周,病情稳定,血尿消失后才可以允许患者离床活动。通常损伤后4～6 周肾挫裂伤才趋于愈合,过早过多离床活动,有可能再度出血。恢复后 2～3 个月不宜参加体力劳动或竞技运动。

(2)密切观察,定时测量血压、脉搏、呼吸、体温,注意腰、腹部肿块范围有无增大。观察每次排出的尿液颜色深浅的变化。定期检测血红蛋白和血细胞比容。

(3)及时补充血容量和热量,维持水、电解质平衡,保持足够尿量,必要时输血。

(4)应用广谱抗生素以预防感染。

(5)使用止痛剂、镇静剂和止血药物。

(三)手术治疗

1.开放性肾脏损伤

几乎所有这类损伤的患者都要施行手术探查,特别是枪伤或从前面腹壁进入的锐器伤,需经腹部切口进行手术,清创、缝合及引流并探查腹部脏器有无损伤。

2.闭合性肾脏损伤

一旦确定为严重肾裂伤、肾碎裂及肾蒂损伤需尽早经腹入路施行手术。若肾脏损伤患者在保守治疗期间发生以下情况,需施行手术治疗:①经积极抗休克后生命体征仍未见改善,提示有内出血。②血尿逐渐加重,血红蛋白和血细胞比容继续降低。③腰、腹部肿块明显增大。④有腹腔脏器损伤可能。

手术方法:经腹部切口施行手术,先探查并处理腹腔损伤脏器,再切开后腹膜,显露肾静脉、肾动脉,并阻断之,而后切开肾周围筋膜和肾脂肪囊,探查患肾。先阻断肾蒂血管,并切开肾周围筋膜,快速清除血肿,依具体情况决定做肾修补、部分肾切除术或肾切除。必须注意,在未控制肾动脉之前切开肾周围筋膜,往往难以控制出血,而被迫施行肾切除;只有在肾严重碎裂或肾血管撕裂,无法修复,而对侧肾良好时,才施行肾切除。肾实质破损不大时,可在清创与止血后,用脂肪或网膜组织填入肾包膜缝合处,完成一期缝合,既消除了无效腔,又减少了血肿引起继发性感染的机会。肾动脉损伤性血栓形成一旦被确诊即应手术取栓,并可行血管置换术,以挽救肾功能。

(四)并发症及其处理

常由血或尿外渗及继发性感染等引起。腹膜后囊肿或肾周脓肿可切开引流。输尿管狭窄、肾积水需施行成形术或肾切除术。恶性高血压要做血管修复或肾切除术。动静脉瘘和假性肾动脉瘤应予以修补,如在肾实质内则可行部分肾切除术。持久性血尿可施行选择性肾动脉造影及栓塞术。

四、病情观察

(1)观察生命体征,如体温、血压、脉搏、呼吸,神智反应。

(2)专科变化:腹部或腰腹部有无肿块及大小变化,血尿程度。

(3)重要生命脏器:心、肺、肝、脾等脏器及骨骼系统有无合并伤。

五、注意事项

(一)医患沟通

(1)如拟保守治疗,应告知患者及其家属仍有做手术的可能性及肾脏损伤后的远期并发症。

(2)做开放手术,应告知患者及其家属可能切肾的方案,如做保肾手术,则有继续出血、尿外渗的可能。

(3)手术探查决定做肾切除时,应再一次告知家属,并告知术后肾功能失代偿或需做肾代替治疗的可能。如合并腹腔或其他部位脏器损伤,手术时要一期处理,也应告知家属并签字。

(4)交代病情时要立足于当前患者病情,对于病情变化不做肯定与否定的预测。

(二)经验指导

(1)对于肾脏损伤的患者应留院观察或住院1天,必须每半小时至1小时监测1次血压、心率、呼吸,记录每小时尿量,并做好血型分析及备血。

(2)对于肾脏损伤病情明确者,生命体征不稳时,可重复做腹腔穿刺及CT、B超影像学检查。

(3)术后要观察腹部情况,伤口有无渗血,敷料有无潮湿,为防止切口裂开,可使用腹带保护。

(4)肾切除患者要计算每天出入量,了解肾功能变化。

(5)确保引流管无扭曲,密切观察引流量、颜色的变化。

(6)腹部创伤合并。肾脏损伤的比例不是很高,临床工作中易忽视。血尿是肾创伤的重要表现,但与病情严重程度不成比例;输尿管有血块堵塞、肾蒂损伤或低血压休克时可无血尿出现。

六、护理

(一)护理评估

1.健康史

详细了解受伤的原因、部位、受伤的经过,以往的健康状况等。

2.身体状况

(1)血尿:是肾脏损伤的主要症状。当肾挫伤时血尿轻微,肾部分裂伤或肾全层裂伤时,可出现大量肉眼血尿。当血块堵塞输尿管、肾盂或输尿管断裂、肾蒂血管断裂时,血尿可不明显,甚至无血尿。

(2)疼痛:肾包膜张力增加、肾周围软组织损伤,可引起患侧腰、腹部疼痛;血液、尿液渗入腹腔或伴有腹部器官损伤时,可出现全腹痛和腹膜刺激征;血块通过输尿管时,可发生肾绞痛。

(3)腰、腹部包块:血液、尿液渗入肾周围组织,可使局部肿胀形成包块,可有触痛。

(4)休克:严重的肾脏损伤,尤其是合并其他器官损伤时,易引起休克。

(5)发热:肾脏损伤后,由于创伤性炎症反应,伤区血液、渗出液及其他组织的分解产物吸收引起发热,多为低热;由于血肿、尿外渗继发感染引起的发热多为高热。

3.心理状况

突发的暴力致伤,或因损伤出现大量肉眼血尿、疼痛、腰腹部包块等表现时,患者常有恐惧、焦虑等心理状态的改变。

4.辅助检查

(1)尿常规检查:了解尿中有无大量红细胞。

(2)B超检查:能提示肾损害的程度,包膜下和肾周血肿及尿外渗情况。

(3)X线检查:肾区阴影增大,提示有肾周围血肿的可能。

(4)CT检查:可清晰显示肾皮质裂伤、尿外渗和血肿范围。

(5)排泄性尿路造影:可评价肾脏损伤的范围和程度。

(6)肾动脉造影:可显示肾动脉和肾实质损伤的情况。

(二)护理诊断

1.不舒适

与疼痛等有关。

2.恐惧/焦虑

与损伤后出现血尿等有关。

3.有感染的危险

与损伤后免疫力降低有关。

4.体温过高

与损伤后的组织产物吸收和血肿、尿外渗继发感染等有关。

(三)护理目标

(1)疼痛不适感减轻或消失。

(2)情绪稳定,能安静休息。

(3)患者发生感染和休克的危险性降低,未发生感染和休克。

(4)体温正常。

(四)护理措施

1.非手术治疗及术前患者的护理

(1)嘱患者绝对卧床休息2～4周,待伤情稳定、血尿消失1周后方可离床活动,以防再出血。

(2)迅速建立静脉输液通路,及时输血、输液,维持水、电解质及酸碱平衡,防治休克。

(3)急救护理:有大出血、休克的患者需配合医师迅速进行抢救及护理。

(4)心理护理:对恐惧不安的患者,给予心理疏导、安慰、体贴和关怀。

(5)伤情观察:患者的生命体征;血尿的变化;腰、腹部包块大小的变化;腹膜刺激征的变化。

(6)配合医师做好影像学检查前的准备工作。

(7)做好必要的术前常规准备,以便随时中转手术。

2.术后患者的护理

(1)卧床休息:肾切除术后需卧床休息2～3天,肾修补术、肾部分切除术或肾周引流术后需卧床休息2～4周。

（2）饮食：禁食 24 小时，适当补液，肠功能恢复后进流质的食物，并逐渐过渡到普通的食物，但要注意少食易胀气的食物，以减轻腹胀。鼓励患者适当多饮水。

（3）伤口护理：保持伤口清洁干燥，注意无菌操作，注意观察有无渗血、渗尿，应用抗菌药物，预防感染。

3.健康指导

（1）向患者介绍康复的基本知识，卧床的意义及观察血尿、腰腹部包块的意义。

（2）告诉患者恢复后 3 个月内不宜参加重体力劳动或竞技运动；肾切除术后患者，应注意保护对侧肾，尽量不要应用对肾有损害的药物。

（3）定期到医院复诊。

（窦晓庆）

第四节　肾　结　核

一、概述

在泌尿系统结核中肾结核最为常见、最早发生，以后由肾脏蔓延至整个泌尿系统。因此肾结核实际上具有代表泌尿系统结核的意义。肾结核多在成年人发生，我国综合统计 75％的病例发生在 20～40 岁，但幼年和老年亦可发生。男性的发病率略高于女性。

二、诊断

（一）症状

1.膀胱刺激征

膀胱刺激症状是肾结核的最重要、最主要也是最早出现的症状。当结核杆菌对膀胱黏膜造成结核性炎症时，患者开始出现尿频，排尿次数在白天和晚上都逐渐增加，可以由每天数次增加到数十次，严重者每小时要排尿数次，直至可出现类似尿失禁现象。75％～80％都有尿频症状。在尿频的同时，可出现尿急、尿痛、排尿不能等待，必须立即排出，难以忍耐。排尿终末时在尿道或耻骨上膀胱区有灼痛感。膀胱病变日趋严重，这些症状也越显著。

2.血尿

血尿是肾结核的第二个重要症状，发生率为 70％～80％。一般与尿频、尿急、尿痛等症状同时出现。血尿的来源大多来自膀胱病变，但也可来自肾脏本身。血尿的程度不等，多为轻度的肉眼血尿或为显微镜血尿，但有 3％的病例为明显的肉眼血尿并且是眼血尿或为显微镜血尿，但有 3％的病例为明显的肉眼血尿并且是唯一的首发症状。

血尿的出现多数为终末血尿，乃是膀胱的结核性炎症和在排尿时膀胱收缩引起溃疡出血。若血尿来自肾脏，则可为全程血尿。

3.脓尿

由于肾脏和膀胱的结核性炎症，造成组织破坏，尿液中可出现大量脓细胞，同时在尿液内亦可混有干酪样物质，使尿液浑浊不清，严重者呈米汤样脓尿。脓尿的发生率为 20％左右。

4.腰痛

肾脏结核病变严重者可引起结核性脓肾,肾脏体积增大,在腰部存在肿块,出现腰痛。国内资料的发生率为10%。若有对侧肾盂积水,则在对侧可出现腰部症状。少数患者在血块、脓块通过输尿管时可引起肾部绞痛。

5.全身症状

由于肾结核是全身结核病中一个组成部分,因此可以出现一般结核病变的各种症状。如食欲减退、消瘦、乏力、盗汗、低热等,可在肾结核较严重时出现,或因其他器官结核而引起。

6.其他症状

由于肾结核继发于其他器官的结核或者并发其他器官结核,因此可出现一些其他器官结核的症状,如骨结核的冷脓肿,淋巴结核的窦道,肠结核的腹泻、腹痛,尤其是伴发男性生殖道结核时附睾有结节存在。

(二)体征

在体格检查时应注意全身的结核病灶,尤其是男性生殖道,检查前列腺、输精管、附睾有无结节。在泌尿系统方面应检查肾区有无肿块,肋脊角有无叩痛。

(三)检查

1.实验室检查

(1)尿常规:呈酸性尿,含少量蛋白,可见红细胞和白细胞。

(2)尿普通细菌培养:应为阴性,即所谓"无菌性脓尿",需进一步行肾结核的有关检查。

(3)结核杆菌检查:①尿沉渣涂片找抗酸杆菌,连续留3次24小时尿或晨尿,取沉渣涂片找抗酸杆菌,此方法简单,结果迅速,阳性率可达50%～70%。②尿结核菌培养,阳性率可高达90%,但常规培养时间长。③尿结核菌动物接种,阳性率高达90%以上,但费时更长,需8周才能得到结果。

(4)尿液结核IgG抗体测定:阳性率可达90%,此项检查具有一定的特异性和敏感性。

(5)PCR检测结核杆菌:具有快速、准确、灵敏度高等特点,但有一定的假阳性表现。

(6)血沉:血沉加快,据此可了解结核的活动情况。

2.特殊检查

(1)X线检查:①KUB可见肾脏输尿管钙化影。②IVU典型的表现为肾盏破坏,边缘模糊不整如虫蚀状,严重时形成空洞。如病变纤维化狭窄或完全堵塞时,可见空洞充盈不全或肾盏完全不显影;局限性结核脓肿可使肾盏、肾盂变形或出现压迹;输尿管结核溃疡和狭窄,表现为输尿管僵直、虫蚀样边缘、管腔狭窄呈串珠状。如全肾广泛破坏时,IVU由于肾功能低下或完全丧失,常表现为不显影。③逆行性尿路造影显示空洞性破坏阴影。

(2)B超、CT检查:对肾结核早期诊断价值不大,但对中晚期病变可显示扩大的肾盏或肾盂呈空洞、钙化样改变,还可观察到肾实质的厚度和肾周围的病变,反映结核破坏的程度。

(3)放射性核素肾图检查:患侧肾破坏严重时,呈无功能低平线。肾结核导致对侧肾积水时,则呈梗阻曲线。

(4)膀胱镜检查:在直视下可见膀胱黏膜充血或结核结节、溃疡,严重者黏膜广泛充血、结构不清,可取活组织检查。晚期膀胱容量太小,不宜做此检查。

(四)诊断要点

(1)青壮年长期进行性尿频和慢性膀胱刺激症状,一般抗炎治疗无效。

（2）脓血尿、尿液中找结核杆菌。

（3）IVU、逆行性尿路造影及膀胱镜等辅助检查。

（五）鉴别诊断

1.慢性肾盂肾炎

尿频、尿急、尿痛等膀胱刺激症状，多呈间歇性发作，时轻时重，而肾结核所致的膀胱炎则是持续性进行性加重，抗菌药物治疗无明显疗效，结合尿液及血清学结核菌检查可鉴别。

2.肾或膀胱的肿瘤

主要特点是无痛性间歇性肉眼全程血尿，而肾结核为持续性尿频、尿急、尿痛及终末血尿，结合影像学检查可鉴别。

3.泌尿系统结石

血尿的出现多与患者的活动、疼痛相关联。结合病史、临床症状和影像学检查可鉴别。

4.急性前列腺炎

急性前列腺炎也表现为明显的尿频、尿急、尿痛，伴有发热。但常发病急促，有排尿困难或排尿淋漓，且直肠指检时前列腺有明显压痛。尿和前列腺液中有大量白细胞，用抗生素治疗后症状常迅速减轻。

5.肾积脓

慢性病程肾积脓表现为反复腰痛，常伴盗汗、贫血和消瘦。尿液中有大量脓细胞，但普通细菌培养呈阳性，尿中无抗酸杆菌。CT肾扫描则可显示肾实质中有边缘模糊的混合密度肿块。

三、治疗

（一）药物治疗

诊断肯定、病变范围明确、肾功能以及是否存在尿路梗阻等情况已查明的患者应尽早给予抗结核药物治疗。其用药原则为早诊断、早用药、联合运用、持续足够疗程。

1.主要抗结核药物的特点

（1）链霉素（SM）：①对细胞外快速生长繁殖的结核菌杀灭作用较强，尤其在pH为7.8时作用最强，pH＜6.0时作用明显降低，故治疗时宜加服碳酸氢钠；②用药稍久（10～15天）即易产生抗药性，如联合用药可稍改善；③易使病灶倾向纤维化，如病变在排尿系统则易造成局部梗阻，加重病情；④其毒性作用为前庭损害；⑤个别患者可出现过敏性休克，一旦发生，抢救较为困难，亦难以采用皮试预测；⑥每天1 g肌内注射，连续30～60 g，后改为每3天1 g，总量达120 g以上。

（2）异烟肼（INH）：①业已证明疗效与血清高峰浓度有关，而与持续浓度无关，故通常采用一次顿服为优；②INH在细胞内外均可达到MIC的10倍以上因而可杀死细胞内外结核杆菌；③其神经方面的毒性作用可用较小剂量的维生素B_6（每天5～10 mg）加以防止，维生素B_6大剂量（每天50 mg）可能中和INH的杀菌活性；④INH与RFP合用较INH与EMB合用时肝功能障碍的发生率虽增加3倍，但考虑其疗效非常好，这种配伍仍多采用，在服用过程中要定期复查肝功能；⑤口服后吸收迅速并渗入组织，对纤维化甚至干酪化组织亦可透过；⑥每天0.38 g顿服。

（3）对氨基水杨酸钠（PAS）：①目前似有被RFP、EMB取代的趋势；②在每天8～10 g剂量下有一定疗效，但此药排泄快，故宜分次用；③单独应用疗效较差，联合应用可加强Sm及INH抗结核疗效并减少抗药性，故目前皆系联合用药；④可降低RFP的效价，不宜与RFP合用；⑤对胃肠道有刺激作用,即胃部不适和恶心,有时有腹泻,与碳酸氢钠同服或进餐时服用可减少反应;⑥每天 8～12 g,分 3～4 次口服,静脉滴注 PAS 可以提高血浓度,减轻胃肠道反应,方法是用 5%～10%葡萄糖,将 8～12 g PAS 稀释成 3%～4%的溶液,静脉滴注,在 3～5 小时内滴完,注意避光以防药物分解。药液变色则不能再继续使用。

(4)利福平(RFP):①在细胞内外均有杀菌效力,对静止期细菌也有较强作用,为 INH 所不及,故认为是最有效杀菌剂;②RFP 易与食物中蛋白质结合而降低疗效,故宜空腹服药,半小时后再进食;③使用中很少出现耐药性;④其毒性反应主要有肝脏功能损害和血小板减少症等,因此,在用药时每月需做血谷-丙转氨酶检查和血小板计数;⑤成人体重 50 kg 以下全天量 450 mg,50 kg 以上全天量 600 mg,分 1～2 次空腹服用。

(5)乙胺丁醇(EMB):①它的抗结核作用主要是抑菌,虽然过去主要用于对第一线药物有耐药性的患者,但近年来 EMB 越来越多地被用于初次治疗中,作为 PAS 的替代药物,常与 RFP 配伍;②在疗效上虽然略逊于 PAS,但不良反应较轻,主要可引起球后神经炎,若成人一天剂量为 15 mg/kg(一般每天 600～900 mg)可很少有上述不良反应;③一般治疗剂量每天 600～1 200 mg,分 3 次或 1 次服,治疗过程中应定期检查视野和辨色力。

(6)吡嗪酰胺(PZA):①PZA 是一种新用老药,20 世纪 70 年代后,发现口服 PZA 经吸收后产生嗪酸,可杀死深藏在细胞内的顽固菌;②联合应用此药,对巩固治疗、减少复发大有效用,所以 PZA 又得到了再度重视;③PZA 与 RFP、INH 合用可缩短疗程,故亦用于短程化疗;④主要毒性反应是肝脏损害,可引起黄疸和血谷-丙转氨酶升高和高尿酸血症,应定期复查肝功;⑤用量为 500 mg,每天 3 次口服。

除上述药物外,还有卷曲霉素、氨硫脲、卡那霉素等。这类药物的共同点是杀菌力较低或不良反应较大,故仅作为候选药物。选用上述药物时,必须坚持早期、足量、联合、足期和规律用药五项基本原则,才能获得最好的疗效,否则将功亏一篑。

2.配伍方案

(1)异烟肼每天 300 mg;利福平体重<50 kg 者每天 450 mg,>50 kg 者每天 600 mg;吡嗪酰胺 25 mg/(kg·d),或<50 kg 者每天 1.5 g,>50 kg 者每天 2 g。2 个月后停用吡嗪酰胺,再服用异烟肼、利福平 4 个月,总疗程为 6 个月。

(2)异烟肼每天 300～600 mg,利福平每天 0.9 g,乙胺丁醇每天 0.9 g,连用 3 个月后停用乙胺丁醇,再服半年,如尿菌转阴、症状消失,继续服异烟肼 1 年以上。

现提倡药物为早饭前半小时顿服,可使药物在体内达到较高浓度,有较好的消灭结核菌和防止耐药菌株产生的作用。用药期间应定期做尿常规、结核菌培养、结核菌耐药试验及 IVU 检查,以观察疗效。如用药 6～9 个月仍不能控制者应手术治疗。

3.抗结核药物停药标准

(1)全身症状明显改善,血沉正常、体温正常。

(2)排尿症状完全消失。

(3)反复多次尿常规检查正常。

(4)尿浓缩法找抗酸杆菌长期多次阴性。

(5)IVU 示病灶稳定或已愈合。

(6)尿结核菌培养和动物接种阴性。

(7)全身无其他结核病灶。

(二)手术治疗

手术治疗的病例在手术前后均需配合药物治疗。肾切除前需用药物治疗11个月,至少1周以上;保留肾组织的手术,如肾病灶清除术、肾部分切除术、肾并发症的修复手术、输尿管梗阻的整形术、膀胱扩大术及膀胱瘘修复术等,术前需用药物治疗3~6个月。有急需情况时,方能例外处理。术后应继续药物治疗1年以上。

肾结核手术前应对整个泌尿生殖系统做全面检查,了解肾功能情况和并发症,以便拟订一个全面的治疗和手术计划。其手术方式包括肾切除术、肾部分切除术、肾病灶清除术和肾盂、输尿管狭窄整形术。手术方式的选择决定于病变范围、破坏程度和对药物的治疗反应。

1.肾切除术

适用于一侧肾结核已遭广泛破坏或已无功能,而对侧肾功能正常的病例。双侧肾结核一侧广泛破坏而另侧病变轻微,足以代偿时,可将重病侧肾切除。钙化无功能肾应切除,如无症状,也可在严密观察下必要时切除。

肾结核发展到晚期,结核病变可以蔓延到肾周围。在X线片上外形不清或肾蒂附近有钙化淋巴结阴影时,手术常较困难。对这种病例做肾切除术,应特别注意避免对肾附近脏器的损伤。右侧有可能损伤下腔静脉及十二指肠,左侧应注意脾脏和胰腺,因此在特殊情况下可采用肾包膜下切除术。肾蒂的处理有时也遇到困难,为此必须有良好的手术野显露。

输尿管残端的处理在进行患肾切除时,输尿管亦需切除,但切除的长度需视输尿管的病变程度及范围而定。①输尿管病变范围广泛而严重,如输尿管粗大如指,管壁甚厚,腔内有干酪样组织,估计在肾、输尿管部分切除后,残留在体内的输尿管残端在术后必定会导致重新发病,则应在肾切除的同时一并将输尿管全部切除,直至膀胱入口处。②输尿管病变不严重,术后不会重新致病,则做常规部分切除即可。但应注意,如果输尿管残端的腔内存在结核组织,则会影响肾脏切口的愈合造成切口感染,窦道形成。因此,术中应用碳酸烧灼残端,再以乙醇中和,生理盐水清洁,丝线结扎,然后用残端周围的后腹膜脂肪组织覆盖包埋,使残端与肾切口隔开,以减少对肾脏切口的影响。③从去除结核病灶方面考虑,输尿管切除的水平应越低越好,但一般的肾脏切除手术切口,不可能将输尿管全部切除。对于输尿管病变并不严重的病例,残留输尿管的长短关系并不很大;但对于节段病变且管口尚未闭锁的患者,则病肾切除后仍可长期出现下尿路症状和低热,因此需要第二次将残留的输尿管切除。在这种情况下,如在肾切除时将输尿管于较低水平切除,可给第二次手术带来方便。

2.肾部分切除术

适用于肾结核病灶局限在一极或双肾盂之一。这种手术较复杂,且易发生并发症,近年已很少应用。

3.肾病灶清除术

此手术是药物治疗的补充治疗手段,既可以最大限度保留肾组织,又能使药物治疗发挥最大作用。适用于闭合性的结核性脓肿,与肾盏不相通,有无钙化者均可手术,但病灶与肾盏相通或下尿路有梗阻者不宜做。手术去除脓肿顶部,除尽干枯坏死组织和有结核病变的肾组织,局部放入链霉素,术后伤口引流3~4天。此手术方法简单、安全、出血少。在唯一肾患有结核性脓肿时,切开空洞减压和病灶清除可使受压周围组织恢复功能。空洞与肾盂相通者易形成尿瘘。近年由于X线诊断技术改进,有可能在荧光屏观察下或超声指导下穿刺排脓,代替病灶清除术。

4.肾盂、输尿管狭窄整形术

此手术也是药物治疗的辅助手术。结核病灶引流不畅可影响药物治疗效果,而药物治疗又可以使病灶纤维愈合而加重梗阻。近年来结核病变有狭窄时,在狭窄部位行整形手术。狭窄多数在输尿管下端,肾盂输尿管连接部和中段输尿管狭窄较少见,输尿管下端狭窄可行输尿管膀胱再吻合术。

四、病情观察

(1)观察药物治疗效果,患者膀胱刺激症状有无改善,观察尿常规中 RBC、WBC 数量变化,晨尿找抗酸杆菌。

(2)观察抗结核药物的不良反应:视力、视野、食欲变化。

(3)观察术后引流情况、患者的生命体征及肺部情况。

五、护理措施

(一)术前护理

1.心理护理

与患者沟通交流,消除患者的焦虑情绪,树立战胜疾病的信心,保持良好的心理素质对结核病的康复有重要作用。

2.用药指导

坚持早期、联合、足量和规律用药的原则,向患者及其家属讲明坚持服药的意义,取得合作。

3.术前准备

(1)饮食,戒烟、酒及刺激性饮食,多饮水,多吃蔬菜及粗纤维素食物。

(2)防止受凉和呼吸道感染。

(3)根据医嘱做抗生素皮试,备皮、交叉配血。

(4)术前禁饮、禁食,常规禁食 10 小时,禁饮 4 小时。

(5)术前晚灌肠。

(二)术后护理

1.术后体位

肾切除患者术后取去枕平卧位,头偏向一侧,血压平稳 4～6 小时后取半卧位,床上活动,2～3 天即可下床活动。

2.吸氧

持续低流量吸氧 3 L/min,持续心电监测,每 30 分钟测量 1 次并做好护理记录。

3.病情观察

监测生命体征的变化,准确记录出入量。

4.伤口护理

保持切口敷料干燥。

5.管路护理

观察引流液的颜色、性状及量,定时挤管,预防堵塞,妥善固定,避免管道扭曲折压,防止脱落,保持引流通畅。应用抗反流引流袋每周更换 1 次。保持导尿管通畅,记录尿量及颜色、性状,并记录 24 小时尿量。

6.并发症的预防及护理

(1)坠积性肺炎:鼓励患者深呼吸,按时翻身、叩背每2~4小时1次,协助咳嗽咳痰,必要时雾化吸入。

(2)下肢静脉血栓、肺栓塞:鼓励早期下床活动,卧床期间加强双下肢的活动。

(3)泌尿系统感染:保持尿管通畅,外阴清洁,肛门排气后,鼓励大量饮水,每天2 000 mL以上,以增加尿量,达到内冲洗的作用。

(4)出血:若伤口引流管持续引流血性液体>100 mL/h,连续2小时,应及时通知医师给予处理。

7.心理护理

多关心和体贴患者,采用安慰、鼓励、解释等语言,帮助患者减轻焦虑,使其在平静的心态下接受治疗。

(三)健康教育

1.休息与运动

适当活动和身体锻炼,增强机体抵抗力。

2.饮食指导

高蛋白质、高维生素饮食,适量脂肪,补充含钙、铁丰富的食物。

3.用药指导

(1)用药要坚持联合、规律、全程,不可随意间断或减量、减药。

(2)用药期间若出现恶心、呕吐、耳鸣、听力下降等症状,及时就诊。

(3)勿用和慎用对肾有害的药物。

4.心理指导

(1)向患者讲明全身治疗可增强抵抗力,合理的药物治疗及必要的手术治疗可消除病灶、缩短病程。

(2)消除患者的焦虑情绪,保持愉快心情对结核病的康复有重要意义。

5.康复指导

(1)加强营养、注意休息、适当活动、避免劳累,增强机体抵抗力,促进恢复。

(2)有肾造口者注意自身护理,防止继发感染。

6.复诊须知

(1)每个月检查尿常规和尿结核杆菌。

(2)连续6个月尿中无结核杆菌称为稳定阴转。

(3)5年不复发可认为治愈。

(窦晓庆)

第五节　肾　结　石

肾结石是指发生于肾盏、肾盂及肾盂与输尿管连接部的结石。肾结石在尿路结石中占有重要地位。肾结石通常无症状,当结石在尿路中移动时才引起症状,造成血尿或者不同程度的尿路梗阻;可伴有疼痛、尿路感染、全身性败血症、恶心和呕吐。患者有突发的严重腰部绞痛或腹痛。

疼痛可放射至腹股沟、睾丸或阴茎头,这取决于梗阻部位。

一、护理诊断

(一)感染
与可能存留的残余结石有关。

(二)生活自理能力部分缺陷
与肾部分切除后卧床及静脉补液有关。

二、护理措施

(一)术前护理
(1)心理护理:详细评估患者对疾病的心理感受,以及接受手术治疗的心理准备。与患者建立良好的护患关系,进行有效的沟通,以解除患者的顾虑和恐惧,增强患者的信心。

(2)注意休息,适当活动:避免活动量大,结石位置变换,发生嵌顿,加重痛苦,消耗体力。如出现肾绞痛,可对症解痉止痛。

(3)肾结石合并重度肾积水时卧床休息。

(4)适当应用抗生素,嘱患者大量饮水,预防泌尿系统感染。

(二)术后护理
1.尿液的观察

术后留置肾盂造瘘管、导尿管,给予妥善固定,尤其翻身活动时避免牵拉,以防脱出。密切观察患者尿液的颜色、量,当肾造瘘管引出鲜红色血液时,应及时通知医师,给予止血药物并夹闭肾盂造瘘。适当卧床休息,待肾造瘘管引流液颜色变浅后可下床活动。

2.预防尿瘘

保持肾造瘘管及导尿管通畅,减轻肾体的张力,促进切口愈合;同时给予静脉营养,能进食者,鼓励进食高蛋白、易消化的食物,促进组织修复。

3.应用抗生素

残余结石是造成泌尿系统感染的主要原因。取石术后需足量尽早应用抗生素,预防感染;同时应注意要补足液体量,增加尿量,达到冲洗的作用。

(窦晓庆)

第六节 肾 囊 肿

肾囊肿属于良性肿瘤,在肾囊性疾病中,单纯性肾囊肿最为常见,一般为单侧单发,双侧发生少见。任何年龄均可发生,但2/3以上见于60岁以上者,被认为是老年病。临床表现为腰腹不适或疼痛、血尿、腹部肿块和高血压。如肾囊肿<4 cm,无肾盂、肾盏明显受压,无感染、恶变、高血压或症状不明显者,只需密切随访观察,定期B超复查。手术方式主要为腹腔镜囊肿去顶术。

一、护理诊断

(一)知识缺乏
与缺乏疾病相关知识有关。

(二)恐惧
与不了解病情有关。

(三)疼痛
与手术有关。

(四)并发症
出血,与手术有关。

二、护理措施

(一)术前护理
(1)心理护理:术前评估患者的身心状态及患者对手术的心理接受能力,通过护理与患者建立良好的护患关系,鼓励患者树立战胜疾病的信心。

(2)加强营养,保持大便通畅。

(二)术后护理
1.体位

术后平卧位,血压平稳后给予半卧位。开腹手术需准备腹带。

2.出血的观察

密切注意有无术后出血及休克表现。观察患者生命体征及意识情况,观察腹部情况及伤口敷料有无渗血渗液,保持引流管通畅,记录引流液的色、量和性质;一般 24 小时内引流液<200 mL,以后逐渐减少,颜色逐渐变淡,24～72 小时拔除引流管。如发现引流量多同时血压下降,脉快而弱,应警惕邻近脏器(如肝、脾、肠管及胰腺尾)的误伤及内出血的可能,及时通知医师进行处理。

3.抗生素的应用

选择对肾脏无害或毒性较轻的抗生素,保护肾功能。

4.预防术后并发症

卧床期间鼓励并协助患者定时翻身,给予拍背,嘱患者将痰液及时咳出,防止发生肺部感染,嘱患者多活动双下肢,防止下肢静脉血栓的形成,第二天可下床活动,以有利于尽早排气及伤口的愈合。

5.饮食护理

术后患者禁食水 6～8 小时,排气后可进流食,逐渐进食。

6.疼痛

可遵医嘱给予止痛镇静剂。

(三)健康指导
定期门诊复查,每 3 个月复查 B 超、CT。

(窦晓庆)

第七节 肾 癌

肾癌也称为肾细胞癌是常见的肾实质恶性肿瘤。30％～50％的肾癌缺乏早期临床表现，多在体检或做其他检查时偶然发现。

一、病因

肾癌的病因尚未清楚。吸烟可能是肾癌的危险因素，目前认为还与环境污染、职业暴露（如石棉、皮革等）、染色体畸形、抑癌基因缺陷等有关。

二、临床表现

(一)症状

1.肾癌三联征

血尿、腰痛、肿块。

2.副瘤综合征

常见表现有发热、高血压、血沉(红细胞沉降率)增快、高钙血症、高血糖、红细胞增多、肝功能异常、消瘦、贫血、体重减轻及恶病质等。

3.转移症状

如病理性骨折、咳嗽、咯血、神经麻痹及转移部位疼痛等。

(二)体征

早期无明显特征，肿块较大时，在腹部或腰部可触及肿块的大小、数量、肿块的活动度及触痛。

三、辅助检查

(一)实验室检查

血常规、血沉(红细胞沉降率)、尿常规检查。

(二)B超检查

能够准确地区分肿瘤和囊肿，查出 1 cm 以上的肿瘤，发现肾癌的敏感性高。

(三)X线检查

泌尿系统平片(KUB)可见肾外性增大、不规则；静脉尿路造影(IVU)可见肾盏、肾盂因肿瘤挤压或侵犯，出现不规则变形、狭窄、拉长、移位或充盈缺损；肾动脉造影可显示肿瘤的新生血管及进行肾动脉栓塞治疗，减少术中出血及降低手术难度。

(四)CT、MRI检查

CT 是目前诊断肾癌最可靠的影像学方法，可明确肾肿瘤大小、部位、邻近器官有无受累等。MRI 对肾癌诊断的准确性与 CT 相仿。

四、处理原则及治疗要点

(一)根治性肾切除术

根治性肾切除术是肾癌最主要的治疗方法。

（二）其他

肾癌具有多药物耐药基因，对放疗及化疗不敏感。

五、护理评估

（一）术前评估

1.既往史

了解患者有无肾癌或其他癌症家族史，既往有无手术或癌肿等。

2.身体状况

（1）局部：肿块位置、大小及数量，肿块有无触痛、活动度等。

（2）全身：重要器官功能情况，有无转移灶的表现及恶病质。

（3）辅助检查：包括特殊检查及有关手术耐受性检查的结果。

（二）术后评估

是否有肾窝积液和积脓、尿瘘、腹腔内脏器损伤、继发出血，切口感染等并发症。

六、护理措施

（一）术前护理

1.术前准备

协助患者完善术前检查。术前常规禁食水、术区备皮、灌肠。

2.心理护理

主动关心患者，稳定患者情绪，以取得患者积极配合。

3.营养支持

指导患者选择营养丰富的食物，对胃肠功能障碍者，通过静脉途径给予营养，贫血者可予少量多次输血以提高血红蛋白水平及患者抵抗力，保证术后顺利康复。

（二）术后护理

（1）病情观察：密切观察患者生命体征，观察患者的神志、面色及精神状况。待生命体征平稳后取健侧卧位。行肾全切术的患者术后一般需卧床3~5天，行肾部分切除术者常需卧床1~2周。

（2）保持尿管及引流管通畅，防止打折、扭曲、受压，观察各引流管引流液的颜色、性质、气味的变化。每日会阴护理2次，每周更换引流袋2次。

（三）并发症观察护理

1.出血

术后定时测量生命体征。若患者术有出血，应立即通知医师处理：①遵医嘱应用止血药；②对出血量大、血容量不足的患者给予输液和输血；③对经处理出血未能停止者，积极做好手术止血准备。

2.感染

保持切口的清洁、干燥，敷料渗湿时及时更换；遵医嘱应用抗生素，并鼓励患者多饮水；观察体温变化，及时测画时间温。

3.腹胀

术后腹胀多因术中肠管受到激惹使肠蠕动减弱所致。一般肠蠕动于术后12~24小时开始恢复。术后早期下床活动可改善胃肠功能，预防或减轻腹胀。

七、健康教育

(一)术后宣教

(1)保证充分的休息,适度身体锻炼及娱乐活动,避免重体力活动,戒烟,加强营养,增强体质。

(2)因肾癌对放疗、化疗均不敏感,所以抗生素治疗可能是此类患者康复的主要方法。

(二)出院指导

定期复查 B 超、CT 和血常规,及时发现肾癌复发或转移。

(窦晓庆)

第八节　输尿管结石

输尿管结石是常见的泌尿系统疾病,输尿管结石 90% 以上是在肾内形成而降入输尿管,原发于输尿管的结石,除非有输尿管梗阻病变,是很少见的。输尿管结石的病因与肾结石相同,但结石进入输尿管后逐渐变成枣核形。疼痛和血尿是输尿管结石的主要症状,其他症状包括恶心、呕吐、尿频、发热、寒战、排石史等。外科手术治疗主要实施输尿管切开取石术。

一、护理诊断

(一)疼痛

由结石嵌顿引起。

(二)部分生活自理能力缺陷

与术后卧床有关。

(三)潜在并发症

尿瘘,与手术有关。

二、护理措施

(一)术前护理

1.心理护理

详细评估患者对疾病的心理感受,以及接受手术治疗的心理准备。与患者建立良好的护患关系,进行有效的沟通,以解除患者顾虑和恐惧,增强患者的信心。

2.疼痛的护理

通常疼痛在前,血尿在后。疼痛发作时注意保护患者,防止意外发生,可给予解痉镇痛剂,并观察用药后的效果。

3.嘱患者多饮水

观察尿液颜色,如出现混浊,伴有尿频、尿急或尿痛等症状,通知医师,口服抗生素,预防感染。

4.术日晨的准备

术日晨协助患者去放射科重拍腹部平片,确定结石位置,拍片后患者即平卧于平车上,嘱患者尽量不动,防止结石变换位置。术前留置导尿管,注意无菌操作。

（二）术后护理

1.引流管的护理

术后常留置输尿管吻合口引流管、导尿管及输尿管支架管各一根,应妥善固定,防止扭曲、脱落、并密切观察各管引流液的颜色、量。当引流液颜色鲜红,量＞100 mL/h时,立即通知医师给予处理。

2.尿瘘的观察

当输尿管吻合口张力增大,缝合处愈合不良或缝合欠佳,可导致尿瘘的发生。一旦发现吻合口引流量突然增加,色呈浅红或浅黄,提示有尿瘘发生的可能。应保持引流管的通畅,输尿管支架管放置时间相对延长,静脉补充蛋白质,促进组织修复及瘘口愈合。若瘘口长期不愈合,可能需再次手术。

3.预防感染

尿液引流不畅或留有残余结石是导致泌尿系统感染的主要原因,应监测体温及血常规,并静脉输入抗生素防治感染。

（三）健康指导

（1）术后3个月门诊复查,了解输尿管有无狭窄和肾功能恢复情况。常规拔除输尿管支架管。

（2）由于出院期间带有输尿管支架管,嘱患者活动时勿剧烈,尤其是腰部,防止发生腰痛等症状。

（3）根据患者的结石情况给予相应的饮食指导。

（窦晓庆）

第九节　膀　胱　结　石

膀胱结石分为原发性和继发性两种,大多数发生于男性。膀胱结石的发病率有明显的地区、种族和年龄差异。营养不良,尤其是缺乏动物蛋白的摄入,是发生膀胱结石的主要原因。其主要临床表现有:尿痛、排尿障碍和血尿。疼痛为下腹部和会阴部钝痛,也可为明显或剧烈疼痛,常因活动和剧烈运动而诱发加剧。手术主要以经尿道膀胱结石碎石术为主。膀胱镜碎石术是在膀胱镜直视下,用碎石钳夹碎结石,然后反复用生理盐水冲洗膀胱,排出碎石渣;残留的小碎石也可随尿排出。有严重的膀胱、尿道疾病,如膀胱炎、膀胱挛缩、尿道狭窄或小儿膀胱结石不宜做膀胱镜碎石术。

一、护理诊断

（一）有感染的危险

与手术创伤有关。

（二）潜在的并发症

出血,与手术中造成尿道损伤有关。

二、护理措施

（一）术前护理

1.心理护理

了解患者的心理状况,对患者进行有效的沟通和宣教工作,减轻患者的心理压力。

2.疼痛的护理

疼痛发作时注意保护患者,防止意外发生;可给予解痉镇痛剂,并观察用药后效果。

(二)术后护理

1.预防感染

因为尿道细小使碎石钳不易插入,膀胱容量小则视野不清。其主要并发症为出血、感染和损伤,术前合并泌尿系统感染者应控制感染。遵医嘱应用抗生素。

2.术后观察出血情况

膀胱或尿道损伤后,如反复过度的冲洗膀胱,能引起血尿。血尿持续1～3天,轻者嘱咐患者多喝水,增加尿量,以冲洗膀胱。血尿明显甚至出现小血块时,应随时挤压导尿管,以便小血块快速排出。必要时给止血药或于膀胱冲洗液中加止血剂,如每1 000 mL生理盐水加酚磺乙胺2～4 g,每次冲入50～100 mL液体,然后抽出液体,反复冲洗3～4次,每隔2～3小时冲洗一次。

3.持续膀胱冲洗

如患者血尿比较严重,尿液呈深红色,应行持续膀胱冲洗,速度以60滴/分为宜。冲洗过程中应保持冲洗液通畅,并定时挤压引流管,切勿打折受压。如有膀胱痉挛现象,遵医嘱应用解痉药物。

(三)健康指导

1.定期复查

结石易复发,嘱患者定期复查。

2.饮食指导

根据结石成分分析结果,指导患者合理饮食。如草酸钙结石者应避免食用菠菜和豆腐;尿酸结石者应少食动物的内脏,因动物内脏内含有较高的嘌呤。

(窦晓庆)

第十节 膀 胱 癌

膀胱癌是泌尿系统最常见的肿瘤,发病率在泌尿生殖系肿瘤中占首位,包括上皮性肿瘤、腺癌及鳞状上皮癌,其中98%的膀胱癌来自上皮组织,其中移行上皮癌占95%。膀胱癌的发病年龄多在40岁以上,男女之比为4∶1。病因有以下几点:长期接触芳香族等致癌物质;吸烟;体内色氨酸代谢异常;药物;膀胱局部黏膜长期受到刺激等。临床表现主要是间歇性、无痛性、肉眼血尿或显微镜下血尿,尿频、尿急、尿痛等膀胱刺激症状及排尿困难,严重的可引起肾积水,出现腰酸、腰疼、发热等表现。主要治疗方法有手术治疗、放射治疗、化学治疗、介入治疗,其中手术治疗又分经尿道膀胱肿瘤切除术、膀胱部分切除术和根治性膀胱全切术(回肠代膀胱术)。

一、护理诊断

(一)焦虑

与手术有关。

（二）自我形象紊乱

与尿路改道有关。

（三）生活自理能力部分缺陷

与术后卧床、多管道牵拉有关。

（四）潜在并发症

吻合口瘘，与手术伤口及低蛋白血症有关。

二、护理措施

（一）术前护理

（1）评估患者营养状况，鼓励进食高蛋白、高维生素、易消化的食物。

（2）心理护理：多巡视病房，加强护患间的沟通，了解患者所想，解除思想顾虑。向尿路改道者讲解手术的必要性及术后自我护理的方法。

（3）肠道准备：术前一天口服酚酞片2片，术晨开塞露1支置肛。全膀胱切除肠道准备需要术前三天开始禁食补液。术前两天开始肠道准备，予导泻药（和爽）口服，2次/天，直至解出无渣便。术前一天禁水。在进行肠道准备的过程中，嘱患者大量饮水，每天3 000 mL左右，观察患者排便情况，如大便颜色、排便效果等。询问患者有无头晕、乏力，预防脱水发生，保证患者安全。

（二）术后护理

（1）密切监测生命体征，每小时测量生命体征，如生命体征平稳可行半卧位。

（2）引流管护理：术后各种引流管较多，通常留置胃管、左右输尿管支架管、左右盆腔（或耻骨后）引流管，应分别标明，避免混淆。保持各种引流管通畅，妥善固定，防止移位和脱出。密切观察引流液的颜色、性质和量；详细记录24小时出入量。观察腹部伤口情况，如出现渗血、渗液，需通知医师进行换药。如发生吻合口瘘，立即通知并协助医师处理，及时清理分泌物，应用硼锌糊或保护膜保护周围皮肤。

（3）代膀胱引流管的护理：如回肠代膀胱，可能因肠道分泌黏液而堵塞，在巡视患者时经常挤压管道，保持通畅。必要时遵医嘱用生理盐水或5％碳酸氢钠溶液间断冲洗，防止堵塞，碱化尿液，预防高氯性酸中毒。

（4）营养支持：由于术中实施肠道吻合，因此禁食时间相对延长。为保证足够的营养，常需静脉营养治疗。如用外周静脉输液，需要注意血管的选择性保护，防止药液外渗，预防静脉炎的发生，如发生静脉炎可用多磺酸黏多糖（喜疗妥）进行局部涂抹。如留置外周中心静脉导管，应保持通畅，严格按照外周中心静脉导管正确流程操作。

（5）预防感染：督促患者进行床上活动，促进肠道蠕动，早日排气。鼓励患者咳嗽，必要时进行雾化吸入治疗，每天2～3次。

（6）饮食护理：术后禁食1～3天，肠蠕动恢复后，先进流质的食物，禁忌喝牛奶、豆浆等产气的食物，逐渐过渡到半流质的食物、软饭和普食。

（7）疾病观察：对膀胱癌术后者进行膀胱灌注化学治疗，化学治疗药物可预防或推迟肿瘤复发。膀胱灌注药物后需将药物保留在膀胱内，变换体位，俯、仰、左、右侧卧位以便药物与膀胱黏膜充分接触，需要观察患者对化学治疗药物有无变态反应，如出现头晕、恶心、心慌、出虚汗等现象，立即通知医师积极抢救；对回肠代膀胱术行皮肤造口的患者要进行健康指导，应学会自我护理，保持造口的清洁，定期更换尿袋。

(三)健康指导

注意休息,适度地进行身体锻炼,加强体质和营养;禁止吸烟;多吃水果蔬菜。术后1个月复查。膀胱癌复发率或再发率很高,患者需定期复查B超、CT和血尿常规,有利于及时发现复发或转移。

(窦晓庆)

第十一节 睾丸肿瘤

睾丸肿瘤占男性恶性肿瘤的1‰~2‰,分为原发性和继发性两类。绝大多数为原发性,分为生殖细胞肿瘤和非生殖细胞肿瘤两大类。生殖细胞肿瘤发生于曲细精管的生殖上皮,占睾丸肿瘤的90%~95%,睾丸癌的主要临床表现为睾丸呈不同程度肿大,有时睾丸完全被肿瘤取代,质地坚硬,正常的弹性消失。早期表面光滑,晚期表面可呈结节状,可与阴囊粘连,甚至破溃,阴囊皮肤可呈暗红色,表面常有血管迂曲。做透光试验检查时,不透光。若为隐睾发生肿瘤多于腹部、腹股沟等处扪及肿块,而同侧阴囊是空虚的,部分睾丸肿瘤患者同时伴有鞘膜积液。有的尚属正常或稍大,故很少自己发觉,往往在体检或治疗其他疾病时被发现,部分患者因睾丸肿大引起下坠感而就诊。晚期出现转移者可出现相应转移灶症状。

一、护理诊断

(一)焦虑
与疾病有关。

(二)知识缺乏
与缺乏相关疾病知识来源有关。

二、护理措施

(一)术前护理。

1.饮食护理

患者久病后导致体质衰弱,热量和蛋白质消耗较多,可通过补充饮食营养和水分来调理。睾丸癌患者每餐应适当配备富有高热量、高蛋白、高维生素的食物,绝对戒烟和禁止酗酒,避免食用刺激之物。

2.心理护理

由于患者发病年龄轻,患者的精神负担之重可想而知,容易悲观、厌世。一方面,患者自身应坚强面对疾病,树立战胜癌症的坚定信念,避免出现消极情绪;另一方面,患者的好友亲属应多给予鼓励,家人要随时观察并与患者沟通思想,重视其心理活动,时时关心、安慰患者,要耐心倾听患者的诉说,使患者感到亲人的温暖,避免情绪波动,消除顾虑,保持心情舒畅,合理安排生活起居,维持患者生存的希望。

3.肠道准备

睾丸切除术肠道准备:术前一天口服酚酞片2片,术晨开塞露1支置肛。根治性睾丸切除术行腹腔镜腹膜后淋巴结清扫术者,术前三天开始禁食、补液。术前两天开始肠道准备,予导泻药(和爽)口服,2次/天,直至解出无渣便。术前一天禁水。

(二)术后护理

1.心理护理

如行腹膜后淋巴结清扫,因手术较大,并发症较多,应加强巡视患者,多关心患者,鼓励患者早日战胜疾病,增加信心。

2.观察伤口情况

术后注意观察伤口有无渗血,如有异常,及时通知医师给予换药。

3.导尿管护理

保持导尿管通畅,观察尿液的量与颜色。

(三)健康指导

(1)增强体质,加强身体锻炼。

(2)多进食高蛋白、高维生素、营养丰富的食物,促进身体康复。

(3)定期复查。根据医嘱术后进行复查,早期发现转移灶症状。

(窦晓庆)

第十二节 尿 道 下 裂

尿道下裂是男性泌尿系统生殖系最常见的先天畸形。正常情况下,当胚胎第7周后尿道皱襞自尿道近段逐渐向龟头端融合成一管形即尿道,当尿道皱襞形成管形发生障碍时即导致尿道下裂。临床上按尿道开口位置分四型:阴茎头型、阴茎体型、阴囊型、会阴型。其主要临床症状:排尿异常为尿线细,自下无射程,排尿时打湿衣裤;阴茎勃起时明显向下弯曲。手术一般分为两期:第一期阴茎矫正术,第二期尿道成形术。

一、护理诊断

(一)疼痛

与手术伤口有关(或与阴茎头肿胀有关)。

(二)生活自理能力部分缺陷

与术后卧位有关。

(三)潜在并发症

感染,与手术有关。

二、护理措施

(一)术前护理

(1)更换内裤,避免漏尿引起尿疹和皮肤溃烂。

(2)术前3天开始,每天用肥皂水清洁阴茎冠状沟、阴囊皮肤各一次,并用聚维酮碘棉球局部擦拭。

(3)观察患者有无尿频、尿急等症状,如有应用抗生素积极治疗,防止泌尿系统感染。

(4)心理指导:尽早手术,可促进生殖器正常发育,也可正常排尿。

(二)术后护理

1.导尿管固定

妥善固定导尿管,保持通畅;导尿管同时起到支架作用,操作时注意保护导尿管,防止活动时牵拉脱出。

2.观察血运,保持局部清洁

密切观察阴茎局部情况,阴茎头充血、水肿、颜色发绀等提示血运不佳,及时通知医师给予处理。

3.观察排尿情况

观察引流尿液的性质、颜色及量,保持膀胱造瘘管通畅,避免从尿道排尿,保持伤口敷料干燥完整。活动时防止膀胱造瘘管脱出。术后10~12天拔除导尿管,鼓励患者自行站立排尿,观察排尿出口和尿线。若排尿正常可于1~2天后拔除膀胱造瘘管,若排尿困难,通知医师尽早行尿道扩张术。

4.饮食护理

嘱患者多饮水,每天1 500~2 000 mL,可起到自然冲洗作用。肛门排气后进流食,减少粪便形成,以防污染伤口;给予高蛋白、高热量、高维生素、易消化的食物,多进粗纤维食物,多吃新鲜蔬菜和水果,保持大便通畅,预防便秘,必要时给予缓泻剂。

5.减轻疼痛

用支被架支起棉被,避免直接接触伤口,减轻疼痛及污染伤口的机会。尿道下裂修补术后,因膀胱造瘘管、尿道支架管、血块等刺激,可引起膀胱痉挛或尿道肌肉痉挛而致疼痛,尤其术后1~3天症状最明显,以后逐渐减轻。术后给予雌激素治疗,7天每晚口服己烯雌酚1 mg,防止阴茎勃起而造成伤口疼痛和出血,影响伤口愈合,必要时给予止痛剂。

6.预防感染

伤口感染是造成尿道成形术失败的主要原因,应积极预防;保持伤口敷料清洁、干燥,应用抗生素预防感染。

7.心理护理

护士应尊重患者,保护其隐私,取得患者的信任,使其能够主动配合治疗、护理工作,并给患者讲解,如果配合好治疗、护理的工作能够尽快康复,拔除导尿管后,就能像正常人一样站立排尿,树立患者战胜疾病的信心,并在其治疗、护理后给予鼓励及表扬。

(三)健康指导

(1)注意休息,术后1~2个月限制剧烈活动,防止伤口裂开。

(2)加强营养,多食高蛋白(鱼、肉类)、富含维生素(蔬菜水果等)的食物。

(3)保持会阴部清洁,注意患者的排尿情况,多喝水,保持大小便通畅。

(4)术后1个月后复诊,行预防性尿道扩张1次,有尿道狭窄者定期行尿道扩张,有尿瘘者于术后半年修补。

(5)如有异常(尿线变细、尿漏等),及时就诊,以免造成尿道狭窄。

(窦晓庆)

第十章

骨 科 护 理

第一节 脊 柱 骨 折

一、疾病概述

(一)概念

脊柱骨折又称脊椎骨折,占全身各类骨折的 5%～6%。脊柱骨折可以并发脊髓或马尾神经损伤,特别是颈椎骨折-脱位合并有脊髓损伤时能严重致残甚至丧失生命。

(二)相关病理生理

脊柱分为前、中、后 3 柱。中柱和后柱包裹了脊髓和马尾神经,该区的损伤可以累及神经系统,特别是中柱损伤,碎骨片和髓核组织可以突入椎管的前半部而损伤脊髓。胸腰段脊柱($T_{10}～L_2$)处于两个生理弧度的交汇处,是应力集中之处,也是常见骨折之处。

(三)病因与诱因

主要原因是暴力,多数由间接暴力引起,少数因直接暴力所致。当从高处坠落时,头、肩、臀部或足部着地,地面对身体的阻挡,使身体猛烈屈曲,所产生的垂直分力可导致椎体压缩性骨折,水平分力较大时则可同时发生脊椎脱位。直接暴力所致的脊椎骨折,多见于战伤、爆炸伤、直接撞伤等。

1.病理和分类

暴力的方向可以通过 X、Y、Z 轴,牵拉和旋转;在 X 轴上有屈、伸和侧方移动;在 Z 轴上则有侧屈和前后方向移动。因此,胸腰椎骨折和颈椎骨折分别可以有六种类型损伤。

2.胸、腰椎骨折的分类

(1)单纯性楔形压缩性骨折:脊柱前柱损伤,椎体成楔形,脊柱仍保持稳定。

(2)稳定性爆破型:前柱、中柱损伤。通常是高处坠落时,脊柱保持正直,胸腰段脊柱的椎体因受力、挤压而破碎;后柱不损伤,脊柱稳定。但破碎的椎体与椎间盘可突出于椎管前方,损伤脊髓而产生神经症状。

(3)不稳定性爆破型:前柱、中柱、后柱同时损伤。由于脊柱不稳定,可出现创作后脊柱后突和进行性神经症状。

(4)Chance 骨折:椎体水平状撕裂性损伤。如从高空仰面落下,背部被物体阻挡,脊柱过伸,椎体横形裂开;脊柱不稳定。

(5)屈曲-牵拉型:前柱部分因受压缩力而损伤,而中柱、后柱同时因牵拉的引力而损伤,造成后纵韧带断裂,脊椎关节囊破裂,关节突脱位,半脱位或骨折;是潜在性不稳定型骨折。

(6)脊柱骨折-脱位:又名移动性损伤。脊柱沿横面移位,脱位程度重于骨折。此类损伤较严重,伴脊髓损伤,预后差。

3.颈椎骨折的分类

(1)屈曲型损伤:前柱因受压缩力而损伤,而后柱因牵拉的张力而损伤。①前方半脱位(过屈型扭伤):后柱韧带完全或不完全性破裂。完全性者可有棘突上韧带、棘间韧带、脊椎关节囊破裂和横韧带撕裂。不完全性者仅有棘上韧带和部分棘间韧带撕裂。②双侧脊椎间关节脱位:因过度屈曲,中后柱韧带断裂,脱位的关节突超越至下一个节段小关节的前方与上方。大多数患者伴有脊髓损伤。③单纯椎体楔形(压缩性)骨折:较常见,除椎体压缩性骨折外,还不同程度的后方韧带结构破裂。

(2)垂直压缩损伤:多数发生在高空坠落或高台跳水者。①第一颈椎双侧前、后弓骨折:也称Jefferson 骨折。②爆破型骨折:颈椎椎体粉碎骨折,多见于第 5、6 颈椎椎体。破碎的骨折片可凸向椎管内,瘫痪发生率高达 80%。

(3)过伸损伤。①过伸性脱位:前纵韧带破裂,椎体横行裂开,椎体向后脱位。②损伤性枢椎椎弓骨折:暴力来自颏部,使颈椎过度仰伸,枢椎椎弓垂直状骨折。

(4)齿状突骨折:机制不清,暴力可能来自水平方向,从前向后经颅骨至齿状突。

(四)临床表现

有严重的外伤史,如高空坠落、重物撞击腰背部、塌方事件被泥土、矿石掩埋等。

胸腰椎损伤后,主要症状为局部疼痛,站立及翻身困难。腹膜后血肿刺激了腹腔神经节,合并肠蠕动减慢,常出现腹痛、腹胀甚至肠麻痹症状。

检查时要详细询问病史、受伤方式、受伤时姿势、伤后有无感觉及运动障碍。

注意多发伤:多发伤患者往往合并有颅脑、胸、腹脏器的损伤。要先处理紧急情况,抢救生命。

检查脊柱时暴露面应足够,必须用手指从上至下逐个按压棘突,如发现位于中线部位局部肿胀和明显的局部压痛,提示后柱已有损伤;胸腰段脊柱骨折常可摸到后凸畸形。

(五)辅助检查

1.影像学检查

(1)X 线检查:有助于明确脊椎骨折的部位、类型和移位情况。

(2)CT 检查:用于检查椎体的骨折情况,椎管内有无出血及碎骨片。

(3)MRI 检查:有助于观察及确定脊髓损伤的程度和范围。

2.肌电图

测量肌的电传导情况,鉴别脊髓完整性的水平。

3.实验室检查

除常规检查外,血气分析检查可判断有通气不足危险患者的呼吸状况。

(六)治疗原则

1.抢救生命

脊柱损伤患者伴有颅脑、胸、腹脏器损伤或并发休克时,首先处理紧急问题,抢救生命。

2.卧硬板床

胸腰椎骨折和脱位,单纯压缩骨折椎体压缩不超过 1/3 者,可仰卧于木板床,在骨折部加枕垫,使脊柱过伸。

3.复位固定

较轻的颈椎骨折和脱位者用枕颌带做卧位牵引复位;明显压缩移位者做持续颅骨牵引复位。牵引重量 3~5 kg,复位后用头颈胸支具固定 3 个月。胸腰椎复位后用腰围支具固定。也可用两桌法或双踝悬吊法复位,复位后不稳定或关节交锁者,可手术治疗,做植骨和内固定。

4.腰背肌锻炼

胸腰椎单纯压缩骨折,椎体压缩不超过 1/3 者,在受伤后 1~2 天开始进行,利用背伸肌的肌力及背伸姿势,使脊柱过伸,借椎体前方的前纵韧带和椎间盘纤维环的张力,使压缩的椎体自行复位,恢复原形状。严重的胸、腰椎骨折和骨折脱位,可通过腰背肌功能锻炼,使骨折获一定程度的复位。

二、护理评估

(一)一般评估

1.健康史

(1)一般情况:了解患者的年龄、职业特点、运动爱好、日常饮食结构、有无酗酒等。

(2)受伤情况:了解患者受伤的原因、部位和时间,受伤时的体位、症状和体征,搬运方式、现场及急诊室急救情况,有无昏迷史和其他部位复合伤等。

(3)既往史与服药史:有无脊柱受伤或手术史。

2.生命体征(T、P、R、BP)与意识

评估患者的呼吸、血压、脉搏、体温及意识情况。其包括呼吸型态、节律、频率、深浅、呼吸道是否通畅、患者能否有效咳嗽和排除分泌物;有无心动过缓和低血压;有无出汗,患者皮肤的颜色、温度;有无体温调节障碍。对伴有颅脑损伤的患者,可用格拉斯昏迷量表评估患者的意识情况。排尿和排便情况:患者有无尿潴留或充盈性尿失禁;尿液颜色、量和比重;有无便秘或大便失禁。

3.患者主诉

受伤的时间、原因和部位,受伤时的体位、症状和体征,搬运方式、现场及急诊室急救的情况,有无昏迷史和其他部位的合并伤。患者既往健康情况,有无脊柱受伤或手术史,近期有无因其他疾病而服用药物,应用剂量、时间和疗程。

4.相关记录

疼痛评分、全身皮肤及其他外伤情况。

(二)身体评估

1.视诊

受伤部位有无皮肤组织破损,局部肤色和温度,有无活动性出血及其他复合性损伤的迹象。

2.触诊

评估感觉和运动情况:患者的痛、温、触及位置觉的丧失平面及程度。

3.叩诊

患肢神经反射是否正常。

4.动诊

肢体感觉,活动和肌力的变化,双侧有无差异,有无腹胀和麻痹性肠梗阻征象。

(三)心理-社会评估

评估患者有无恐惧、紧张心理;评估患者和亲属对疾病的心理承受能力和对相关康复知识的认知程度,家庭及社会支持情况。

(四)辅助检查阳性结果评估

评估患者的影像学检查和实验室检查结果有无异常,以帮助判断病情和预后。

(五)治疗效果的评估

手术治疗评估要点。

1.术前评估要点

(1)术前实验室检查结果评估:血常规及血生化、腰椎片、心电图等。

(2)术前术区皮肤、饮食、肠道、用药准备情况。

(3)患者准备:评估患者对手术过程的了解程度,有无过度焦虑或者担忧;对预后的期望值等。

2.术后评估要点

(1)生命体征的评估:术后 24 小时内,密切观察生命体征的变化,进行床边心电监护,每30 分钟到 1 小时记录 1 次,观察有无因术中出血、麻醉等引起血压下降。

(2)体位评估:是否采取正确的体位,以保持脊柱功能位及舒适为标准。

(3)术后感觉,运动和各项功能恢复情况。

(4)功能锻炼情况,如患者是否按计划进行功能锻炼及有无活动障碍引起的并发症出现。

三、护理诊断

(一)有皮肤完整性受损的危险

这与活动障碍和长期卧床有关。

(二)潜在并发症

脊髓损伤。

(三)有失用综合征的危险

这与脊柱骨折长期卧床有关。

四、主要护理措施

(一)病情观察与并发症预防

1.脊髓损伤的观察和预防

观察患者肢体感觉、运动、反射和括约肌功能是否随着病情发展而变化,及时发现脊髓损伤征象,报告医师并协助处理。尽量减少搬动患者,搬运时保持患者的脊柱中立位,以免造成或加重脊髓损伤。对已发生脊髓损伤者做好相应护理。

2.疼痛护理

及时评估患者疼痛程度,遵医嘱给予止痛药物。

3.预防压疮

(1)定时翻身:间歇性解除压迫是有效预防压疮的关键,故在卧床期间应每2～3小时翻身1次。翻身时采用轴线翻身法:胸腰段骨折者双臂交叉放于胸前,两护士分别托扶患者肩背部和腰腿部翻至侧卧位;颈段骨折者还需一人托扶头部,使其与肩同时翻动。患者自行翻身时,应先挺直腰背部再翻身,以利用绷紧的躯干肌肉形成天然内固定夹板。侧卧时,患者背后从肩到臀用枕头抵住以免腰胸部脊柱扭转,上腿屈髋屈膝而下腿伸直。两腿间垫枕以防髋内收。颈椎骨折患者不可随意低头、抬头或转动颈部,遵医嘱决定是否垫枕及枕头放置位置。避免在床上拖拽患者,以减少局部皮肤剪切力。

(2)合适的床铺:床单清洁干燥和舒适,有条件的可使用特制翻身床、明胶床垫、充气床垫、波纹气垫等。注意保护骨突出部位,使用气垫或棉圈等使骨突部位悬空,定时对受压的骨突部位进行按摩。保持个人清洁卫生和床单清洁干燥。

(3)增加营养:保证足够的营养素摄入,提高机体抵抗力。

4.牵引护理

(1)颅骨牵引时,每班检查牵引,并拧紧螺母,防止牵引弓脱落。

(2)牵引重锤保持悬空,不可随意增减或移去牵引重量,定期测量下肢的长度和力线,以免造成过度牵引和骨端旋转。

(3)注意牵引针是否有移位,若有移位应消毒后调整。

(4)保持对抗牵引力:颅骨牵引时,应抬高床头,若身体移位,抵住了床头,及时调整,以免失去反牵引作用。

(5)告知患者和家属牵引期间牵引方向与肢体方向应成直线,以达到有效牵引。

(二)饮食

给予患者高热量、高蛋白、高纤维素、高钙、富含维生素及果胶成分饮食。如牛奶、鸡蛋、海米、虾皮、鱼汤、骨头汤、新鲜蔬菜和水果等。

(三)用药护理

了解药物不良反应,对症处理用药时观察其用药后效果。根据疼痛程度使用止痛药,并评估不良反应。

(四)心理护理

向患者和家属解释骨折的愈合是一个循序渐进的过程,充分固定能为骨折断端连接提供良好的条件。正确的功能锻炼可以促进断端生长愈合和患肢功能恢复。鼓励患者表达自己的思想,减轻患者及其家属的心理负担。

(五)健康教育

1.指导功能锻炼

脊柱损伤后长期卧床可导致失用综合征,故应根据骨折部位、程度和康复治疗计划,指导和鼓励患者早期活动和功能锻炼。单纯压缩骨折患者卧床3天后开始腰背部肌肉锻炼,开始臀部左右活动,然后要求做背伸动作,使臀部离开床面,随着腰背肌力量的增加,臀部离开床面的高度也逐渐增高。2个月后骨折基本愈合,第3个月可以下地少量活动,但仍以卧床休息为主。3个月后逐渐增加下地活动时间。除了腰背肌锻炼,还应定时进行全身各个关节的全范围被动或主动活动,每天数次,以促进血液循环,预防关节僵硬和肌萎缩。鼓励患者适当进行日常活动能力的训练,以满足其生活需要。

2.复查

告知患者及家属局部疼痛明显加重,或不能活动,应立即到医院复查并评估功能恢复情况。

3.安全指导

指导患者及家属评估家庭环境的安全性,妥善放置可能影响患者活动的障碍物。

五、护理效果评估

(1)患者是否主诉骨折部位疼痛减轻或消失,感觉舒适。

(2)患者皮肤是否保持完整,能否避免压疮发生。

(3)能否避免脊髓损伤等并发症的发生,一旦发生,能否及时发现和处理。

(4)患者在指导下能否按计划进行有效的功能锻炼,能否避免失用综合征的发生。

(李　莉)

第二节　骨盆骨折

一、疾病概述

(一)概念

骨盆骨折多由直接暴力挤压骨盆所致,多伴有合并症和多发伤。

(二)相关病理生理

骨盆的血管及静脉丛丰富,内有重要脏器和血管,骨折常合并静脉丛、动脉出血及盆腔内脏器损伤并导致相应的病理生理变化。

(三)病因

常见原因有交通事故、意外摔倒或高处坠落等。年轻人骨盆骨折主要是由于交通事故和高处坠落引起。老年人骨盆骨折最常见的原因是摔倒。

(四)分类

目前国际上常用的骨盆骨折分类为 Young&Burgess 分类,共 4 种类型。

1.分离型(APC)

由前后挤压伤所致,常见耻骨联合分离,严重时造成骶髂前后韧带损伤;根据骨折严重程度不同又分为Ⅰ、Ⅱ、Ⅲ 3 个亚型。

2.压缩型(LC)

由侧方挤压伤所致,常造成骶骨骨折(侧后方挤压)及半侧骨盆内旋(侧前方挤压);也根据骨折严重程度不同又分为Ⅰ、Ⅱ、Ⅲ 3 个亚型。

3.垂直型(VS)

剪切外力损伤,由垂直或斜行外力所致,常导致垂直或旋转方向不稳定。

4.混合外力(CM)

侧方挤压伤及剪切外力损伤,导致骨盆前环及前后韧带的损伤占骨盆骨折的 14%。

该分类的优点是有助于损伤程度的判断及对合并损伤的估计可以指导抢救判断预后,根据文献统计,分离型骨折合并损伤最严重,死亡率也最高,压缩型次之,垂直型较低;而在出血量上的排序依次是分离型、垂直型、混合型、压缩型。

Tile's/AO 分类。

A 型:稳定,轻度移位。

B 型:纵向稳定,旋转不稳定,后方及盆底结构完整。

B$_1$:前后挤压伤,外旋,耻骨联合>2.5 cm,骶髂前韧带和骶棘韧带损伤。

B$_2$:侧方挤压伤,内旋。

B$_{2.1}$:侧方挤压伤,同侧型。

B$_{2.2}$:侧方挤压伤,对侧型。

B$_3$:双侧 B 型损伤。

C 型:旋转及纵向均不稳定(纵向剪力伤)。

C$_1$:单侧骨盆。

C$_{1.1}$:髂骨骨折。

C$_{1.2}$:骶髂关节脱位。

C$_{1.3}$:骶骨骨折。

C$_2$:双侧骨盆。

C$_3$:合并髋臼骨折。

(五)临床表现

1.症状

患者髋部肿胀、疼痛,不敢坐起或站立。有畸形、疼痛、肿胀、瘀斑、活动障碍、休克、后腹膜后血肿、直肠肛管及女性生殖道损伤、尿道膀胱损伤、神经损伤、脏器损伤。

2.体征

(1)骨盆分离试验与挤压试验阳性:检查者双手交叉撑开患者的两髂嵴,使两骶髂关节的关节面更紧贴,而骨折的骨盆前环产生分离,如出现疼痛即为骨盆分离试验阳性。双手挤压患者的两髂嵴,伤处仍出现疼痛为骨盆挤压试验阳性。

(2)肢体长度不对称:用皮尺测量胸骨剑突与两髂前上棘之间的距离,骨盆骨折向上移位的一侧长度较短。也可测量脐孔与两侧内踝尖端的距离。

(3)会阴部瘀斑:是耻骨和坐骨骨折的特有体征。

(六)辅助检查

X 线和 CT 检查能直接反映是否存在骨盆骨折及其类型。

1.X 线检查

(1)骨盆正位片:常规、必须的基本检查,90%的骨盆骨折可经正位片检查发现。

(2)骨盆入口位片:拍摄时球管向头端倾斜 40°,可以更好地观察骶骨翼骨折、骶髂关节脱位、骨盆前后及旋转移位、耻骨支骨折、耻骨联合分离等。

(3)骨盆出口位片:拍摄时球管向尾端倾斜 40°,可以观察骶骨、骶孔是否有骨折,骨盆是否有垂直移位。

2.CT 是对于骨盆骨折最准确的检查方法

一旦患者的病情平稳,应尽早行 CT 检查。对于骨盆后方的损伤尤其是骶骨骨折及骶髂关节损伤,CT 检查更为准确,伴有髋臼骨折时也应行 CT 检查,CT 三维重建可以更真实的显示骨盆的解剖结构及骨折之间的位置关系,形成清晰逼真的三维立体图像,对于判断骨盆骨折的类型和决定治疗方案均有较高价值。CT还可以同时显示腹膜后及腹腔内出血的情况。

(七)治疗原则

首先处理休克和各种危及生命的合并症,再处理骨折。

1.非手术治疗

(1)卧床休息:骨盆边缘性骨折、骶尾骨骨折应根据损伤程度卧硬板床休息3～4周,以保持骨盆的稳定。髂前上棘骨折患者置于屈髋位;坐骨结节骨折置于伸髋位。

(2)复位与固定:不稳定骨折可用骨盆兜带悬吊牵引、髋人字石膏、骨牵引等方法达到复位与固定的目的。

2.手术治疗

(1)骨外固定架固定术:适用于骨盆环双处骨折患者。

(2)切开复位钢板内固定术:适用于骨盆环两处以上骨折患者,以保持骨盆的稳定。

二、护理评估

(一)一般评估

1.健康史

(1)一般情况:了解患者的年龄、职业特点、运动爱好、日常饮食结构、有无酗酒等。

(2)受伤情况:了解患者受伤的原因、部位和时间,受伤时的体位和环境,外力作用的方式、方向与性质等。

(3)既往史:有无药物滥用、服用特殊药物及药物过敏史,有无手术史等。

2.生命体征(T、P、R、BP)

每1小时监测体温、脉搏、呼吸、血压1次,详细记录,特别是血压情况,以防发生低血容量休克,为抢救提供有力的依据。

3.患者主诉

有无疼痛、排尿、排便等情况。

4.相关记录

皮肤完整性、排尿及排便情况、双下肢感觉、运动、末梢血运、肿胀、畸形等情况。

(二)身体评估

1.术前评估

(1)视诊:有无活动受限。会阴部、腹股沟、臀部有无瘀血、瘀斑。有无骨盆变形、肢体不等长等现象。

(2)触诊:有无按压痛。有无异常活动及骨擦音等。

(3)叩诊:有无叩击痛。

(4)动诊:骨盆分离试验与挤压试验。

(5)量诊:肢体长度是否对称。用皮尺测量胸骨剑突与两髂前上棘之间的距离。向上移位的一侧长度较短。也可测量脐孔与两侧内踝尖端之间的距离。

2.术后评估

(1)视诊:观察患者神志,局部伤口有无红肿热痛、有无渗血、渗液情况,引流液的颜色、量、性质。

（2）触诊：足背及股动脉搏动情况、肢端皮温、颜色、毛细血管充盈情况。

（3）动诊：进行相应的感觉运动检查,有无麻木异样感、部位、程度;观察踝关节及足趾的活动情况。

（4）量诊：肢体长度是否对称。

（三）心理-社会评估

患者在疾病治疗过程中的心理反应与需求,家庭及社会支持情况,引导患者正确配合疾病的治疗与护理。

（四）辅助检查阳性结果评估

（1）骨盆 X 片、CT 等可显示骨折的损伤机制。

（2）血常规检验提示有无血容量不足、肝肾功能、电解质等。

（五）治疗效果的评估

1.非手术治疗评估要点

复位固定好,疼痛减轻,骨折端愈合良好。

2.手术治疗评估要点

对旋转不稳定骨折提供足够的稳定,以促使骨折愈合,并为早期负重提供所需的稳定。

三、护理诊断

（一）组织灌注量不足

这与骨盆损伤、出血等有关。

（三）排尿和排便形态异常

这与膀胱、尿道、腹内脏器或直肠损伤有关。

（三）有皮肤完整性受损的危险

这与骨盆骨折和活动障碍有关。

（四）躯体活动障碍

这与骨盆骨折有关。

（五）疼痛

这与骨折、软组织创伤等有关。

（六）潜在并发症

（1）术后感染:与损伤机制及手术有关。

（2）深静脉血栓:与盆腔静脉的损伤及制动有关。

（3）神经损伤:与骶髂关节脱位时的骶神经受牵拉和骶骨骨折时嵌压损伤有关。

（4）肺部感染:与长期卧床、无法改变体位有关。

（5）泌尿系统感染:与长期卧床、泌尿系统损伤有关。

四、护理措施

（一）术前护理

1.急救护理

有危及生命时应先抢救生命,对休克患者进行抗休克治疗,然后处理骨折。

（1）观察生命体征:骨盆骨折常合并静脉丛及动脉出血,出现低血容量休克。应注意观察患者的意识、脉搏、血压和尿量,及时发现和处理血容量不足。

(2)建立静脉输液通路:及时按医嘱输血和补液,纠正血容量不足。

(3)及时止血和处理腹腔内脏器官损伤:若经抗休克治疗和护理仍不能维持血压,应及时通知医师,并协助做好手术准备。

2.维持排尿、排便通畅

(1)观察:患者有无排尿困难、尿量及色泽;有无腹胀和便秘。

(2)导尿护理:对于尿道损伤致排尿困难者,予以导尿或留置导尿管,并加强尿道口和导尿管的护理;保持导尿管通畅。

3.饮食护理

术前加强饮食营养,宜高蛋白、高维生素、高钙、高铁、粗纤维食物,以补充失血过多导致的营养失调。食物应易消化,且根据受伤程度决定膳食种类,若合并直肠损伤或有腹胀腹痛,则应酌情禁食。必要时静脉高营养治疗。

4.卧位

不影响骨盆环完整的骨折,可取仰卧与侧卧交替,侧卧时健侧在下,严禁坐立,伤后应平卧硬板床,且应减少搬动。必须搬动时则由多人平托,以免引起疼痛,增加出血。

(二)术后护理

1.病情观察

(1)生命体征:术后严密观察生命体征及神志,与麻醉科医师交班,了解患者术中情况,心电监护;留置导尿管,准确记录尿量。

(2)切口护理:观察切口敷料情况及切口愈合情况,有无红肿热痛、渗液。若切口感染者,协助做好分泌物培养,加强换药。

(3)切口引流管护理:妥善固定,变换体位时注意牵拉,保持通畅;观察引流液的量、色、性质。及时记录。

(4)导尿管的护理:观察尿液的量、色、性状。如无膀胱尿道损伤应间歇夹尿管,训练膀胱功能,尽早停尿管。如有膀胱尿道损伤,术后需持续开放尿管,根据医嘱停尿管。留置导尿管者一天 2 次会阴护理,鼓励患者每天饮水 1500 mL 以上。

2.皮肤护理

(1)保持个人卫生清洁:注意卧床患者的皮肤护理,保持皮肤清洁、健康和床单平整干燥;按时按摩受压部位;防止发生压疮。

(2)体位:协助患者更换体位,绝对卧床,根据医嘱决定是否可以抬高床头或下床。可适当翻身,骨折愈合后方可向患侧卧位。

3.协助指导患者合理活动

根据骨折的稳定性和治疗方案,与患者一起制订适宜的锻炼计划并指导其实施。部分患者在手术后几天内即可完全负重,行牵引的患者需 12 周以后才能负重。长时间卧床的患者须练习深呼吸、进行肢体肌的等长舒缩;每天多次,每次 5～20 分钟。允许下床后,可使用助行器或拐杖,以使上下肢共同分担体重。

4.疼痛护理

(1)有效控制疼痛,保证足够的睡眠。

(2)宣教疼痛的评分方法,疼痛引起的原因及减轻疼痛的方法,如正确翻身、放松疗法、转移注意力、药物控制,提高患者疼痛阈值,减轻心理负担。

(3)疼痛＞5分,分析疼痛原因,针对疼痛引起的原因,给予相应的处理。如调整体位,解除局部皮肤卡压。

(4)疼痛原因明确按医嘱尽早给予止痛药,30分钟后观察止痛效果。

5.饮食护理

术后6小时可进食,多饮水、多吃水果、蔬菜;高蛋白饮食,保持大便通畅。

6.功能锻炼

(1)不影响骨盆环完整的骨折:①单纯一处骨折,无合并伤,又不需复位者,卧床休息,仰卧与侧卧交替(健侧在下)。早期在床上做上肢伸展运动、下肢肌肉收缩以及足踝活动。②伤后1周后半卧及坐位练习,并作髋关节、膝关节的伸屈运动。③伤后2～3周,如全身情况尚好,可下床站立并缓慢行走,逐渐加大活动量。④伤后3～4周,不限制活动,练习正常行走及下蹲。

(2)影响骨盆环完整的骨折:①伤后无合并症者,卧硬板床休息,并进行上肢活动。②伤后第2周开始半坐位,进行下肢肌肉收缩锻炼,如股四头肌收缩、踝关节背伸和跖屈、足趾伸屈等活动。③伤后第3周在床上进行髋、膝关节的活动,先被动,后主动。④伤后第6～8周(即骨折临床愈合),拆除牵引固定,扶拐行走。⑤伤后第12周逐渐锻炼,并弃拐负重步行。

(三)术后并发症的观察及护理

1.神经损伤

了解有无神经损伤,并观察各神经支配的感觉运动的进展情况。骶骨管骨折脱位可损伤支配括约肌及会阴部的马尾神经。骶骨孔部骨折可损伤坐骨神经根,骶1侧翼骨折可损伤腰5神经,坐骨大切迹部或坐骨骨折可伤及坐骨神经,耻骨支骨折偶可损伤闭孔神经或股神经。髂前上棘撕脱骨折可伤及骨外皮神经。

2.感染

观察生命体征、血象,观察创面有无红肿热痛、渗液,有局部引流时,观察引流液的量、色、性状,保持局部引流通畅。及早发现处理合并伤,合理适用抗生素。直肠肛管损伤常常是盆腔感染的主要来源,可形成化脓性骨髓炎、骨盆周围脓肿、包括髋关节在内的一侧骨盆、臀部、腹股沟的严重化脓感染;阴道破裂与骨折相同,可引起深部感染。

3.肺栓塞

观察神志、生命体征、氧饱和度、胸闷、胸痛情况。其典型表现为咳嗽、胸痛、呼吸困难、低氧血症、意识改变。但大部分患者缺乏典型症状或以一种症状为主或无症状,不注意时易被忽略。小心搬运,患肢抬高放置,预防感染和防治休克,纠正酸中毒,给氧。如有严重骨折创伤、明显低血氧,又不能用其他原因解释者,有明显的诊断次要指标(如贫血、血小板计数减少等)可以初步诊断,应及时通知医师,密切观察,立即展开治疗。

4.下肢静脉血栓形成

观察下肢有无疼痛、肿胀、静脉扩张、腓肠肌压痛等。加强小腿肌肉静态收缩和踝关节的活动、理疗、预防性抗凝治疗。血栓形成后,避免患肢活动,忌做按摩、理疗等,按医嘱予抗凝溶栓治疗,注意观察抗凝药的不良反应。

5.肌肉萎缩、关节僵硬

早期进行肌肉收缩锻炼。根据患者的活动能力,尽早进行股四头肌收缩和踝关节伸屈等活动。

6.压疮

观察患者疼痛的部位,皮牵引或石膏支具对皮肤的卡压情况,注意牵引部位或边缘皮肤有无破损或出现水疱。注意尾骶部皮肤情况。卧床患者定时翻身、抬臀,及时调整皮牵引,皮牵引时可在足跟部预防性贴水胶体敷料。

7.便秘

评估患者的饮食结构、排便习惯、目前的排便情况、活动情况。很多患者不习惯床上排便,怕造成别人麻烦,应消除患者的心理顾虑,宣教便秘及便秘防治的相关知识,宣教保持大便通畅的重要性;多吃含粗纤维多的蔬菜、水果,多饮水;予手法按摩腹部;必要时给予药物治疗。

(四)心理护理

(1)术前了解患者家庭支持情况,心理、社会、精神状况;患者对疾病的认知程度;患者伤势较重,易产生恐惧心理。应以娴熟的抢救技术控制病情发展,减少患者的恐惧。病情稳定后,可让患者和家属与同种手术成功的患者交谈,从心理上认清接受手术治疗的必要性,对手术要达到的目的及可能发生的并发症与意外事项,有一定的心理准备。

(2)术后心理支持,鼓励患者保持良好的心态,正确对待疾病。

(五)健康教育

(1)体位与活动:卧床,按医嘱循序渐进功能锻炼。不同部位的骨折,愈合时间不同,须严格按医嘱,不能自行过早负重。

(2)饮食:鼓励进高热量、高蛋白、富含维生素易消化的饮食。

(3)心理支持:鼓励患者保持良好精神状态。

(4)劝导戒烟。

(5)介绍药物的名称、剂量、用法、作用和不良反应。

(6)出院后继续功能锻炼。

(7)指导患者定时门诊复查,并说明复查的重要性。如出现病情变化,及时来医院就诊。

五、护理效果评估

(1)生命体征平稳,疼痛缓解。

(2)牵引复位或手术固定有效。

(3)合并腹膜后血肿和腹内脏器损伤得到有效处理,无相关并发症出现。

(4)根据指导适当有效的功能锻炼。

(李　莉)

第三节　尺桡骨干双骨折

一、疾病概述

(一)概念

尺桡骨干双骨折(fracture of the ulan and radius)较多见,占各类骨折的 6% 左右,以青少年多见。因骨折后常导致复杂的移位,使复位十分困难,易发生骨筋膜室综合征。

(二)相关病理生理

骨筋膜室综合征:骨筋膜室是由骨、骨间膜、肌间膜和深筋膜形成的密闭腔隙。骨折时,骨折部位骨筋膜室内的压力增高,导致肌肉和神经因急性缺血而产生一系列早期综合征,主要表现为"5P"征:疼痛(pain)、苍白(pallor)、感觉异常(paresthesia)、麻痹(paralysis)及脉搏消失(pulseless)。

(三)病因与诱因

尺桡骨干双骨折多由于直接暴力、间接暴力和扭转暴力致伤。

1.直接暴力

多由于重物直接打击、挤压或刀伤引起。特点为两骨同一平面的横形或粉碎性骨折,多伴有不同程度的软组织损伤,包括肌肉、肌腱断裂、神经血管损伤等,整复对位不稳定。

2.间接暴力

常为跌倒时手掌着地,由于桡骨负重较多,暴力作用向上传到后首先使桡骨骨折,继而残余暴力通过骨间膜向内下方传导,引起低位尺骨斜形骨折。

3.扭转暴力

跌倒时手掌着地,同时前臂发生旋转,导致不同平面的尺桡骨螺旋形骨折或斜形骨折,尺骨的骨折线多高于桡骨的骨折线。

(四)临床表现

1.症状

受伤后,患侧前臂出现疼痛、肿胀、畸形及功能障碍。

2.体征

可发现畸形、反常活动、骨摩擦感。尺骨上 1/3 骨干骨折可合并桡骨小头脱位,称为孟氏(Monteggia)骨折。桡骨干下 1/3 骨干骨折合并尺骨小头脱位,称为盖氏(Galeazzi)骨折。

(五)辅助检查

X 线拍片检查应包括肘关节或腕关节,可发现骨折部位、类型、移位方向以及是否合并有桡骨头脱位或尺骨小头脱位。

(六)治疗原则

1.手法复位外固定

手法复位成功后采用石膏固定,即用上肢前、后石膏夹板固定,待肿胀消退后改为上肢管型石膏固定,一般 8～12 周可达到骨性愈合。也可以采用小夹板固定,即在前臂掌侧、背侧、尺侧和桡侧分别放置四块小夹板并捆扎,将前臂放在防旋板上固定,再用三角巾悬吊患肢。

2.切开复位内固定

在骨折部位选择切口,在直视下准确对位,用加压钢板螺钉固定或髓内针固定。

二、护理评估

(一)一般评估

1.健康史

(1)一般情况:了解患者的年龄、职业特点、运动爱好、日常饮食结构、有无酗酒等。

(2)受伤情况:了解患者受伤的原因、部位和时间,受伤时的体位和环境,外力作用的方式、方向与性质,骨折轻重程度,急救处理的过程等。

(3)既往史:重点了解与骨折愈合有关的因素,如患者有无骨折史,有无药物滥用、服用特殊药物及药物过敏史,有无手术史等。

2.生命体征(T、P、R、BP)

按护理常规监测生命体征。

3.患者主诉

受伤的原因、时间、外力方式与性质,骨折轻重程度及有无合并桡神经损伤、受伤时的体位和环境、急救处理的过程等。

4.相关记录

外伤情况及既往史;X线拍片及实验室检查等结果记录。

(二)身体评估

1.术前评估

(1)视诊:患侧前臂出现肿胀、皮下瘀斑。

(2)触诊:患肢有触痛、骨摩擦音或骨擦感。

(3)动诊:可见反常活动。

(4)量诊:患肢有无短缩、双侧上肢周径大小、关节活动度。

2.术后评估

(1)视诊:患侧前臂出现肿胀、皮下瘀斑减轻或消退;外固定清洁、干燥,保持有效固定。

(2)触诊:患侧触痛减轻或消退;骨摩擦音或骨擦感消失。

(3)动诊:反常活动消失。

(4)量诊:患肢无短缩,双侧上肢周径大小相等、关节活动度无差异。

(三)心理-社会评估

患者突然受伤骨折,患侧肢体活动障碍,生活自理能力下降,疼痛刺激以及外固定的使用,易产生焦虑、紧张及自身形象紊乱等心理变化。

(四)辅助检查阳性结果评估

肘关节或腕关节X线拍片结果确定骨折类型、移位方向以及是否合并有桡骨头脱位或尺骨小头脱位。

(五)治疗效果的评估

(1)局部无压痛及纵向叩击痛。

(2)局部无反常活动。

(3)X线拍片显示骨折处有连续骨痂通过,骨折线已模糊。

(4)拆除外固定后,成人上肢能平举1 kg重物持续达1分钟。

(5)连续观察2周骨折处不变形。

三、护理诊断

(一)疼痛

疼痛与骨折、软组织损伤、肌痉挛和水肿有关。

(二)外周神经血管功能障碍的危险

外周神经血管功能障碍的危险与骨和软组织损伤、外固定不当有关。

(三)潜在并发症

肌萎缩、关节僵硬。

四、护理措施

(一)病情观察与体位护理

1.疼痛护理

及时评估患者疼痛程度,遵医嘱给予止痛药物。

2.体位

用吊带或三角巾将患肢托起,以促进静脉回流,减轻肢体肿胀疼痛。

3.患肢缺血护理

观察石膏绷带或夹板固定的松紧度,必要时及时调整,以免神经、血管受压,影响有效组织灌注。观察前臂肿胀程度及手的感觉运动功能,如出现高张力肿胀、手指发凉、感觉异常、手指主动活动障碍、被动伸直剧痛、桡动脉搏动减弱或消失,即可确定骨筋膜室高压存在,须立即通知医师,并做好手术准备。如已出现 5P 征,及时手术也难以避免缺血性肌挛缩,从而遗留爪形手畸形。

4.局部制动

支持并保护患肢在复位后体位,防止腕关节旋前或旋后。

(二)饮食护理

指导患者进食高蛋白、高维生素、高热量、高钙和高铁的食物。

(三)生活护理

指导患者进行力所能及的活动,必要时提供帮助。

(四)心理护理

向患者和家属解释骨折的愈合是一个循序渐进的过程,充分固定能为骨折断端连接提供良好的条件。正确的功能锻炼可以促进断端生长愈合和患肢功能恢复。

(五)健康教育

1.指导功能锻炼

复位固定后尽早开始手指伸屈和用力握拳活动,并进行上臂和前臂肌肉的主动舒缩运动。2 周后局部肿胀消退,开始练习腕关节活动。4 周以后开始练习肘关节和肩关节活动。8～10 周后拍片证实骨折已愈合,才可进行前臂旋转活动。

2.复查

告知患者及家属若骨折远端肢体肿胀或疼痛明显加重,肢体感觉麻木、肢端发凉,夹板或外固定松动,应立即到医院复查并评估功能恢复情况。

3.安全指导

指导患者及家属评估家庭环境的安全性,妥善放置可能影响患者活动的障碍物。

五、护理效果评估

(1)患者是否主诉骨折部位疼痛减轻或消失,感觉舒适。

(2)患侧肢端能否维持正常的组织灌注,皮肤温度和颜色正常,末梢动脉搏动有力。

(3)能否避免因缺血性肌挛缩导致爪形手畸形的发生。一旦发生骨筋膜室综合征,能否及时发现和处理。

（4）患者在指导下能否按计划进行有效的功能锻炼，患肢功能恢复情况及有无活动障碍。

（李　莉）

第四节　桡骨远端骨折

一、疾病概述

（一）概念

桡骨远端骨折（fracture of the distal radius）是指距桡骨远端关节面 3 cm 以内的骨折，常见于有骨质疏松的中老年妇女。

（二）病因与分类

多为间接暴力引起。根据受伤的机制不同，可发生伸直型骨折和屈曲型骨折。

（三）临床表现

1.症状

伤后腕关节局部疼痛和皮下瘀斑、肿胀、功能障碍。

2.体征

患侧腕部压痛明显，腕关节活动受限。伸直型骨折由于远折端向背侧移位，从侧面看腕关节呈"银叉"畸形；又由于其远折端向桡侧移位，从正面看呈"枪刺样"畸形。屈曲型骨折者受伤后腕部出现下垂畸形。

（四）辅助检查

X 线拍片可见典型移位。

（五）治疗原则

1.手法复位外固定

对伸直型骨折者，手法复位后在旋前、屈腕、尺偏位用超腕关节石膏绷带固定或小夹板固定 2 周。水肿消退后，在腕关节中立位改用前臂管型石膏或继续用小夹板固定。屈曲型骨折处理原则基本相同，复位手法相反。

2.切开复位内固定

严重粉碎性骨折移位明显、手法复位失败或复位后外固定不能维持复位者，可行切开复位，用松质骨螺钉、T 形钢板或钢针固定。

二、护理评估

（一）一般评估

1.健康史

（1）一般情况：了解患者的年龄、职业特点、运动爱好、日常饮食结构、有无酗酒等。

（2）受伤情况：了解患者受伤的原因、部位和时间，受伤时的体位和环境，外力作用的方式、方向与性质，骨折轻重程度，急救处理的过程等。

(3)既往史:重点了解与骨折愈合有关的因素,如患者有无骨折史,有无药物滥用、服用特殊药物及药物过敏史,有无手术史等。

2.生命体征(T、P、R、BP)

按护理常规监测生命体征。

3.患者主诉

受伤的原因、时间、外力方式与性质,骨折轻重程度及有无合并桡神经损伤、受伤时的体位和环境、急救处理的过程等。

4.相关记录

外伤情况及既往史;X线拍片及实验室检查等结果记录。

(二)身体评估

1.术前评估

(1)视诊:患侧腕关节出现肿胀、皮下瘀斑;伸直型骨折从侧面看腕关节呈"银叉"畸形,从正面看呈"枪刺样"畸形;屈曲型骨折者受伤后腕部出现下垂畸形。

(2)触诊:患侧腕关节压痛明显。

(3)动诊:患侧腕关节活动受限。

(4)量诊:患肢有无短缩、双侧上肢周径大小、关节活动度。

2.术后评估

(1)视诊:患侧腕关节出现肿胀、皮下瘀斑减轻或消退;外固定清洁、干燥,保持有效固定。

(2)触诊:患侧腕关节压痛减轻或消退。

(3)动诊:患侧腕关节活动改善或恢复正常。

(4)量诊:患肢无短缩,双侧上肢周径大小相等、关节活动度无差异。

(三)心理-社会评估

患者突然受伤骨折,患侧肢体活动障碍,生活自理能力下降,疼痛刺激以及外固定的使用,易产生焦虑、紧张及自身形象紊乱等心理变化。

(四)辅助检查阳性结果评估

肘腕关节 X 线拍片结果确定骨折类型、移位方向。

(五)治疗效果的评估

(1)局部无压痛。

(2)局部无反常活动。

(3)X线拍片显示骨折处有连续骨痂通过,骨折线已模糊。

(4)拆除外固定后,成人上肢能胸前平举 1 kg 重物持续达 1 分钟。

(5)连续观察 2 周骨折处不变形。

三、护理诊断

(一)疼痛

疼痛与骨折、软组织损伤、肌痉挛和水肿有关。

(二)外周神经血管功能障碍的危险

外周神经血管功能障碍的危险与骨和软组织损伤、外固定不当有关。

四、护理措施

(一)病情观察与体位护理

1.疼痛护理

及时评估患者疼痛程度,遵医嘱给予止痛药物。

2.体位

用吊带或三角巾将患肢托起,以促进静脉回流,减轻肢体肿胀疼痛。

3.患肢缺血护理

观察石膏绷带或夹板固定的松紧度,必要时及时调整,以免神经、血管受压,影响有效组织灌注。观察前臂肿胀程度及手的感觉运动功能,如出现高张力肿胀、手指发凉、感觉异常、手指主动活动障碍、被动伸直剧痛、桡动脉搏动减弱或消失,即可确定骨筋膜室高压存在,须立即通知医师,并做好手术准备。

4.局部制动

支持并保护患肢在复位后体位,防止腕关节旋前或旋后。

(二)饮食护理

指导患者进食高蛋白、高维生素、高热量、高钙和高铁的食物。

(三)生活护理

指导患者进行力所能及的活动,必要时提供帮助。

(四)心理护理

向患者和家属解释骨折的愈合是一个循序渐进的过程,充分固定能为骨折断端连接提供良好的条件。正确的功能锻炼可以促进断端生长愈合和患肢功能恢复。

(五)健康教育

1.指导功能锻炼

复位固定后尽早开始手指伸屈和用力握拳活动,并进行前臂肌肉的主动舒缩运动。4～6周后可去除外固定,逐渐开始关节活动。

2.复查

告知患者及家属若骨折远端肢体肿胀或疼痛明显加重,肢体感觉麻木、肢端发凉,夹板或外固定松动,应立即到医院复查并评估功能恢复情况。

3.安全指导

指导患者及家属评估家庭环境的安全性,妥善放置可能影响患者活动的障碍物。

五、护理效果评估

(1)患者是否主诉骨折部位疼痛减轻或消失,感觉舒适。

(2)患侧肢端能否维持正常的组织灌注,皮肤温度和颜色正常,末梢动脉搏动有力。

(3)能否避免因缺血性肌挛缩的发生。一旦发生,能否及时发现和处理。

(4)患者在指导下能否按计划进行有效的功能锻炼,患肢功能恢复情况及有无活动障碍。

(李　莉)

第五节 股骨颈骨折

一、疾病概述

(一)概念

股骨颈骨折(fracture of the femoral neck)多发生在中老年人,以女性多见。常出现骨折不愈合(占15%)和股骨头缺血性坏死(占20%～30%)。

(二)相关病理生理

股骨颈骨折的发生常与骨质疏松导致骨质量下降有关,使患者在遭受轻微扭转暴力时即发生骨折。

(三)病因与分类

患者多在走路时滑倒,身体发生扭转倒地,间接暴力传导致股骨颈发生骨折。青少年股骨颈骨折较少见,常需较大暴力才会引起,且多为不稳定型。

(1)按骨折线部位分类:股骨头下骨折、经股骨颈骨折和股骨颈基底骨折。

(2)按X线表现分类:内收骨折、外展骨折。

(3)按移位程度分类:常采用Garden分型,可分为不完全骨折、完全骨折但不移位、完全骨折部分移位且股骨头与股骨颈有接触、完全移位的骨折。

(四)临床表现

1.症状

中老年人有摔倒受伤史,伤后感髋部疼痛,下肢活动受限,不能站立和行走。嵌插骨折患者受伤后仍能行走,但是数日后髋部疼痛逐渐加强,活动后更痛,甚至完全不能行走,提示可能由受伤时的稳定骨折发展为不稳定骨折。

2.体征

患肢缩短,出现外旋畸形,一般在45°～60°角。患侧大转子突出,局部压痛和轴向叩击痛。患者较少出现髋部肿胀和瘀斑。

(五)辅助检查

髋部正侧位X线拍片可见明确骨折的部位、类型、移位情况,是选择治疗方法的重要依据。

(六)治疗原则

1.非手术治疗

无明显移位的骨折、外展型或嵌插型等稳定性骨折者,年龄过大、全身情况差。或合并有严重心、肺、肾、肝等功能障碍者,可选择非手术治疗。患者可穿防旋鞋,下肢30°角外展中立位皮肤牵引,卧床6～8周。对全身情况很差的高龄患者应以挽救生命和治疗并发症为主,骨折可不进行特殊治疗。尽管可能发生骨折不愈合,但患者仍能扶拐行走。

2.手术治疗

对内收型骨折和有移位的骨折,65岁以上老年人的股骨头下型骨折、青少年股骨颈骨折、股骨陈旧骨折不愈合以及影响功能的畸形愈合等,应采用手术治疗。

(1)闭合复位内固定:对所有类型股骨颈骨折患者均可进行闭合复位内固定术。闭合复位成功后,在股骨外侧打入多根空心加压螺钉内固定或动力髋钉板固定。

(2)切开复位内固定:对闭合复位困难或复位失败者可行切开复位内固定术。经切口在直视下复位,用加压螺钉。

(3)人工关节置换术:对全身情况尚好的高龄患者股骨头下骨折,已合并骨关节炎或股骨头坏死者,可选择单纯人工股骨头置换术或全髋关节置换术。

二、护理评估

(一)一般评估

1.健康史

(1)一般情况:了解患者的年龄、职业特点、运动爱好、日常饮食结构、有无酗酒等。

(2)受伤史:有摔倒受伤后感髋部疼痛,下肢活动受限,不能站立和行走。

(3)既往史:重点了解与骨折愈合有关的因素,如患者有无骨折史,有无药物滥用、服用特殊药物及药物过敏史,有无手术史等。

2.生命体征(T、P、R、BP)

根据病情定时监测生命体征。

3.患者主诉

受伤的原因、时间、外力方式与性质,骨折轻重程度及有无合并桡神经损伤、受伤时的体位和环境、急救处理的过程等。

4.相关记录

外伤情况及既往史;X线拍片及实验室检查等结果记录。

(二)身体评估

1.术前评估

(1)视诊:患肢出现外旋畸形,股骨大转子突出。

(2)触诊:患肢局部压痛。

(3)叩诊:患肢局部纵向压痛。

(4)动诊:患肢活动受限。

(5)量诊:患肢有无短缩、双侧下肢周径大小、关节活动度。

2.术后评估

(1)视诊:患肢保持外展中立位;外固定清洁、干燥,保持有效固定。

(2)触诊:患肢局部压痛减轻或消退。

(3)叩诊:患肢局部纵向压痛减轻或消退。

(4)动诊:患肢根据愈合情况进行相应活动。

(5)量诊:患肢无短缩,双侧下肢周径大小相等、关节活动度无差异。

(三)心理-社会评估

患者受伤骨折,患侧肢体活动障碍,生活自理能力下降,疼痛刺激以及外固定的使用,易产生焦虑、紧张及自身形象紊乱等心理变化。

(四)辅助检查阳性结果评估

髋部正侧位X线拍片结果确定骨折的部位、类型、移位方向。

(五)治疗效果的评估

(1)局部无压痛及叩击痛。

(2)局部无反常活动。

(3)内固定治疗者,X线拍片显示骨折处有连续骨痂通过,骨折线已模糊。

(4)X线拍片证实骨折愈合后可正常行走或负重行走。

三、护理诊断

(一)躯体活动障碍

躯体活动障碍与骨折、牵引或石膏固定有关。

(二)失用综合征的危险

失用综合征的危险与骨折、软组织损伤或长期卧床有关。

(三)潜在并发症

下肢静脉血栓、肺部感染、压疮、股骨头缺血坏死、骨折不愈合、关节脱位、关节感染等。

四、护理措施

(一)病情观察与并发症预防

1.搬运与移动

尽量避免搬运和移动患者。搬运时将髋关节与患肢整体托起,防止关节脱位或骨折断端移位造成新的损伤。在病情允许的情况下,指导患者借助吊架或床栏更换体位、坐起、转移到轮椅上以及使用助行器、拐杖行走的方法。

2.疼痛护理

及时评估患者疼痛程度,遵医嘱给予止痛药物。人工关节置换术后患者有中度至重度疼痛,术后用患者自控性止痛治疗、静脉或硬膜外止痛治疗可以控制疼痛。疼痛将逐渐减轻,到术后第3天,口服止痛药就可以充分缓解疼痛。口服止痛药在运动或体位改变前1.5小时服用为宜。

3.下肢静脉血栓的预防

指导患者卧床时多做踝关节运动,鼓励患者术后早期运动和行走。人工关节置换术后患者要穿抗血栓长袜或充气压力长袜,术后第1天鼓励患者下床取坐位。

4.压疮的预防

保持床单的清洁、干燥,定时翻身并按摩受压的骨突部位,避免剪切力、摩擦力等损伤。

5.肺部感染的预防

鼓励患者进行主动咳嗽,可指导患者使用刺激性肺活量测定器(一种显示一次呼吸气量多少的塑料装置)来逐步增加患者的呼吸深度,调节深呼吸和咳嗽过程,防止肺炎。

6.关节感染的预防

保持关节腔内有效的负压吸引,引流管留置不应超过72小时,24小时引流量少于20 mL后才可拔管。若手术后关节持续肿胀疼痛、伤口有异常体液溢出、皮肤发红、局部皮温较高,应警惕是否为关节感染。关节感染虽然少见,但是最严重的并发症。

(二)饮食护理

指导患者进食高蛋白、高维生素、高热量、高钙和高铁的食物。对于手术或进食困难者,予以静脉营养支持。

（三）生活护理

指导患者进行力所能及的活动，必要时为其帮助，如协助进食、进水、排便和翻身等。

（四）心理护理

向患者和家属解释骨折的愈合是一个循序渐进的过程，充分固定能为骨折断端连接提供良好的条件。正确的功能锻炼可以促进断端生长愈合和患肢功能恢复。对可能遗留残疾的患者，应鼓励其表达自己的思想，减轻患者及其家属的心理负担。

（五）健康教育

1.非手术治疗

卧床期间保持患肢外展中立位，即平卧时两腿分开 30°角，腿间放枕头，脚尖向上或穿"丁"字鞋。不可使患肢内收或外旋，坐起时不能交叉盘腿，以免发生骨折移位。翻身过程应由护士或家属协助，使患肢在上且始终保持外展中立位，然后在两大腿之间放 1 个枕头以防内收。指导患肢股四头肌等长收缩、踝关节和足趾屈伸旋转运动，在非睡眠状态下每小时练习 1 次，每次 5～20 分钟，以防止下肢静脉血栓、肌萎缩和关节僵硬。在锻炼患肢的同时，指导患者进行双上肢及健侧下肢全范围关节活动和功能锻炼。

一般 8 周后复查 X 线片，若无异常可去除牵引后在床上坐起；3 个月后骨折基本愈合，可先双扶拐患肢不负重活动，后逐渐单拐部分负重活动；6 个月后复查 X 线检查显示骨折愈合牢固后，可完全负重行走。

2.内固定治疗

卧床期间不可使患肢内收，坐起不能交叉盘腿。若骨折复位良好，术后早期即可扶双拐下床活动，逐渐增加负重重量，X 线检查证实骨折愈合后可弃拐负重行走。

3.人工关节置换术

卧床期间两腿间垫枕，保持患肢外展中立位，同时进行患肢股四头肌等长收缩、踝关节和足趾屈伸旋转运动。骨水泥型假体置换术后第 1 天后，即可遵医嘱进行床旁坐、站及扶双拐行走练习。生物型假体置换者一般于术后 1 周开始逐步进行行走练习。根据患者个体情况不同，制订具体康复计划，如果活动后感觉到关节持续疼痛和肿胀，说明练习强度过大。

在术后 3 个月内，关节周围软组织没有充分愈合，为避免关节脱位，应尽量避免屈髋大于 90°角和下肢内收超过身体中线。因此，避免下蹲、坐矮凳、坐沙发、跪姿、盘腿、过度内收或外旋、交叉腿站立、跷二郎腿或过度弯腰拾物等动作；侧卧时应健侧在下，患肢在上，两腿间夹枕头；排便时使用坐便器。可以坐高椅、散步、骑车、跳舞和游泳等，上楼时健肢先上，下楼时患肢先下。另外，嘱患者尽量不做或少做有损人工关节的活动，如爬山、爬楼梯和跑步等；避免在负重状态下反复做髋关节屈伸运动，或做剧烈跳跃和急转急停运动。肥胖患者应控制体重，预防骨质疏松，避免过多负重。

警惕术后关节感染的发生。人工关节置换多年后关节松动或磨损，可在活动时出现关节疼痛、跛行、髋关节功能减退。患者摔倒或髋关节扭伤后髋部不能活动，伴有疼痛，双下肢不等长，可能出现了关节脱位。嘱患者出现以上情况应尽快就诊。

严格定期随诊，术后 1 个、2 个、3 个、6 个、12 个月以及以后每年，以便指导锻炼和了解康复情况。

4.安全指导

指导患者及家属评估家庭环境的安全性，妥善放置可能影响患者活动的障碍物。指导患者安全使用步行辅助器械或轮椅。行走练习时需有人陪伴，以防摔倒。

五、护理效果评估

(1)患者是否主诉骨折部位疼痛减轻或消失,感觉舒适。

(2)患侧肢端能否维持正常的组织灌注,皮肤温度和颜色正常,末梢动脉搏动有力。

(3)能否避免下肢静脉血栓、肺部感染、压疮、股骨头缺血坏死、骨折不愈合、关节脱位、关节感染等并发症的发生。一旦发生,能否及时发现和处理。

(4)患者在指导下能否按计划进行有效的功能锻炼,患肢功能恢复情况及有无活动障碍。

(李　莉)

第六节　股骨干骨折

一、疾病概述

(一)概念

股骨干骨折(fracture of shaft of the femur)是至股骨转子以下、股骨髁以上部位的骨折,包括粗隆下 2～5 cm 至股骨髁上 2～5 cm 的骨干。约占全身骨折6%。

(二)相关病理生理

股骨是人体最粗、最长、承受应力最大的管状骨,股骨干血运丰富,一旦骨折,常有大量失血。股骨干为 3 组肌肉所包围,其中伸肌群最大,由股神经支配;屈肌群次之,由坐骨神经支配;内收肌群最小,由闭孔神经支配,由于大腿的肌肉发达,骨折后多有错位及重叠。股骨干周围的外展肌群,与其他肌群相比其肌力稍弱,外展肌群位于臀部附着在大粗隆上,由于内收肌的作用,骨折远端常有向内收移位的倾向,已对位的骨折,常有向外弓的倾向,这种移位和成角倾向,在骨折治疗中应注意纠正和防止。

一般股骨上 1/3 骨折时,其移位方向比较规律,骨折近端因受外展、外旋肌群和髂腰肌的作用而出现外展、外旋和屈曲等向前、外成角突起移位,骨折远端则向内、向后、向上重叠移位。股骨中 1/3 骨折时,除原骨折端向上重叠外,移位多随暴力方向而异,一般远折端多向后向内移位。股骨下 1/3 骨折时,近折端因受内收肌的牵拉而向后倾斜成角突起移位,有损伤腘窝部动、静脉及神经的危险。

(三)病因与分类

多数骨折由强大的直接暴力所致,如撞击、挤压等;一部分骨折由间接暴力所致,如杠杆作用、扭转作用、由高处跌落等。正常股骨干在遭受强大外力才发生骨折。多数原因是车祸、行人相撞、摩托车车祸、坠落伤与枪弹伤等高能量损伤。

股骨干骨折由于部位不同可分为上 1/3 骨折,中 1/3 骨折和下 1/3 骨折,以中下 1/3 交界处骨折最为多见。

(四)临床表现

1.症状

受伤后患肢疼痛、肿胀,远端肢体异常扭曲,不能站立和行走。

2.体征

患肢明显畸形,可出现反常活动、骨擦音。单一股骨干骨折因失血较多者,可能出现休克前期表现;若合并多处骨折,或双侧股骨干骨折,发生休克的可能性很大,甚至可以出现休克表现。若骨折损伤腘动脉、腘静脉、胫神经或腓总神经,可出现远端肢体相应的血液循环、感觉和运动障碍。

(五)辅助检查

X线正、侧位拍片可明确骨折部位、类型和移位情况。

(六)治疗原则

1.非手术治疗

(1)牵引法。①皮牵引:适用于3岁以下儿童。②骨牵引:适于成人各类型股骨骨折。由于需长期卧床、住院时间长、并发症多,目前已逐渐少用。牵引现在更多的是作为常规的术前准备或其他治疗前使用。

(2)石膏支具:离床治疗和防止髋人字石膏引起膝关节、髋关节挛缩导致石膏支具的发展。石膏支具在理论上有许多特点,它允许逐渐负重,可以改善肌肉和关节的功能,增加骨骼的应力刺激,促进骨折愈合。

2.手术治疗

采用切开复位内固定。由于内固定器械的改进,手术技术的提高以及人们对骨折治疗观念的改变,股骨干骨折多趋向于手术治疗。内固定的选择应考虑到患者的全身情况、软组织情况及骨折损伤类型。内固定材料包括钢板螺钉固定和髓内钉固定。

二、护理评估

(一)一般评估

1.健康史

(1)一般情况:了解患者的年龄、职业特点、运动爱好、日常饮食结构、有无酗酒等。

(2)受伤情况:了解患者受伤的原因、部位和时间,受伤时的体位和环境,外力作用的方式、方向与性质,骨折轻重程度,急救处理的过程等。

(3)既往史:重点了解与骨折愈合有关的因素,如患者有无骨折史,有无药物滥用、服用特殊药物及药物过敏史,有无手术史等。

2.生命体征(T、P、R、BP)

密切观察患者的生命体征及神志,警惕休克发生。

3.患者主诉

受伤的原因、时间、外力方式与性质,骨折轻重程度及有无合并血管神经损伤、受伤时的体位和环境、急救处理的过程等。

4.相关记录

外伤情况及既往史;X线拍片及实验室检查等结果记录。

(二)身体评估

1.术前评估

(1)视诊:肢体肿胀,缩短,由于肌肉痉挛,常有明显的扭曲畸形。

(2)触诊:局部皮温可偏高,明显压痛。完全骨折有骨擦音。触诊患肢足背动脉、腘窝动脉搏动情况。

（3）动诊：可见反常活动,膝、髋关节活动受限,不能站立和行走。

（4）量诊：患肢有无短缩、双侧下肢周径大小、关节活动度。

2.术后评估

（1）视诊：牵引患者患肢保持外展中立位;外固定清洁、干燥,保持有效固定。

（2）触诊：患肢局部压痛减轻或消退。

（3）动诊：患肢根据愈合情况进行如活动足部、踝关节及小腿。

（4）量诊：患肢无短缩,双侧上肢周径大小相等、关节活动度无差异。

（三）心理-社会评估

评估心理状态,了解患者社会背景,致伤经过及家庭支持系统,对疾病的接受程度,是否承受心理负担,能否有效调节角色转换。

（四）辅助检查阳性结果评估

X线拍片结果明确骨折具体部位、类型、稳定性及损伤程度。

（五）治疗效果的评估

1.非手术治疗评估要点

（1）消肿处理效果的评估：观察患肢肿胀变化;使用冷疗技术后效果;末梢感觉异常者避免冻伤。联合药物静脉使用时密切观察穿刺部位,谨防药物外渗引起局部组织损害。

（2）保持有效牵引效果评估：骨牵引穿刺的针眼有无出现感染征,注意观察患者有无足下垂情况,并注意膝关节外侧腓总神经有无受压。小儿悬吊牵引时无故哭闹时仔细查找原因,调整牵引带,经常检查双足的血液循环和感觉有无异常,皮肤有无破损、溃疡。

（3）观察石膏松紧情况,有无松脱、过紧、污染、断裂。长期固定有无出现关节僵硬、肌肉萎缩、肺炎、压疮、泌尿系统感染等并发症。

2.手术治疗评估要点

（1）评估术区伤口敷料有无渗血、渗液,评估早期功能锻炼的掌握情况。

（2）观察患肢末梢血液循环、活动、感觉,及早发现术后并发症。

三、护理诊断

（一）疼痛

疼痛与骨折有关。

（二）躯体移动障碍

躯体移动障碍与骨折或牵引有关。

（三）潜在并发症

低血容量休克。

四、护理措施

（一）病情观察与并发症预防

1.病情观察

由于股骨干骨折失血量较大,观察患者有无脉搏增快、皮肤湿冷、血压下降等低血容量性休克表现。因骨折可损伤下肢重要神经或血管,观察患肢血液供应,如足背动脉搏动和毛细血管充盈情况,并与健肢比较,同时观察患肢是否出现感觉和运动障碍等。一旦发生异常,及时报告医师并协助处理。

2.疼痛护理

及时评估患者疼痛程度,遵医嘱给予止痛药物。

3.牵引护理

(1)保持有效牵引,定期测量下肢的长度和力线,以免造成过度牵引和骨端旋转。

(2)注意牵引针是否有移位,若有移位应消毒后调整。

(3)预防腓总神经损伤,在膝外侧腓骨头处垫纱布或棉垫,防止腓总神经受压,经常检查足部背伸运动,询问是否有感觉异常等情况。

(4)长期卧床者,骶尾处皮肤受压易发生压疮,给予睡气垫床,定时按摩受压处皮肤,足跟悬空。

(二)饮食

给予患者高热量、高蛋白、高纤维素、高钙、富含维生素及果胶成分饮食。如牛奶、鸡蛋、海米、虾皮、鱼汤、骨头汤、新鲜蔬菜和水果等。

(三)用药护理

了解药物不良反应,对症处理用药时观察其用药后效果。根据疼痛程度使用止痛药,并评估不良反应。

(四)心理护理

向患者和家属解释骨折的愈合是一个循序渐进的过程,充分固定能为骨折断端连接提供良好的条件。正确的功能锻炼可以促进断端生长愈合和患肢功能恢复。鼓励患者表达自己的思想,减轻患者及其家属的心理负担。

(五)健康教育

1.指导功能锻炼

患肢固定后,可在持续牵引下做股四头肌等长舒缩运动,并活动足部、踝关节和小腿。卧床期间鼓励患者利用牵引架拉手环或使用双肘、健侧下肢三点支撑抬起身体使局部减轻压力。在 X 线拍片证实有牢固的骨折愈合后,才能取消牵引,进行较大范围的运动。有条件时,也可在8~10周后,有外固定架保护,早起不负重活动,以后逐渐增加负重。股骨中段以上骨折,下床活动时始终应注意保持患肢的外展体位,以免因负重和内收肌的作用而发生继发性向外成角突起畸形。

2.复查

告知患者及家属若骨折远端肢体肿胀或疼痛明显加重,肢体感觉麻木、肢端发凉,应立即到医院复查并评估功能恢复情况。

3.安全指导

指导患者及家属评估家庭环境的安全性,妥善放置可能影响患者活动的障碍物。

五、护理效果评估

(1)患者是否主诉骨折部位疼痛减轻或消失,感觉舒适。

(2)患侧肢端能否维持正常的组织灌注,皮肤温度和颜色正常,末梢动脉搏动有力。

(3)能否避免低血容量休克等并发症的发生。一旦发生,能否及时发现和处理。

(4)患者在指导下能否按计划进行有效的功能锻炼,患肢功能恢复情况及有无活动障碍。

(李　莉)

第七节 胫腓骨干骨折

一、疾病概述

(一)概念

胫腓骨干骨折(fracture of the tibia and fibula)指胫骨平台以下至踝以上部分发生的骨折。占全身骨折的 13%～17%。

(二)相关病理生理

胫腓骨是长管状骨中最常发生骨折的部位,10 岁以下儿童尤为多见,其中以胫腓骨双骨折最多,胫骨骨折次之,单纯腓骨骨折最少。胫腓骨由于部位的关系,遭受直接暴力打击、压轧的机会较多,又因胫骨前内侧紧贴皮肤,所以开放性骨折较多见。严重外伤、创口面积大、骨折粉碎、污染严重、组织遭受挫裂伤为本病的特点。

(三)病因与分类

1.病因

(1)直接暴力:多为重物撞击伤、车轮碾轧等直接暴力损伤,可引起胫腓骨同一平面的横形、短斜形或粉碎性骨折。

(2)间接暴力:多为高处坠落后足着地,身体发生扭转所致。可引起胫骨、腓骨螺旋形或斜形骨折,软组织损伤较小,腓骨的骨折线高于胫骨骨折线。儿童胫腓骨干骨折常为青枝骨折。

2.分类

胫腓骨干骨折可分为:①胫腓骨干双骨折;②单纯胫骨干骨折;③单纯腓骨骨折。

(四)临床表现

1.症状

患肢局部疼痛、肿胀,不敢站立和行走。

2.体征

患肢可有反常活动和明显畸形。由于胫腓骨表浅,骨折常合并软组织损伤,形成开放性骨折,可见骨折端外露。胫骨上 1/3 骨折可致胫后动脉损伤,引起下肢严重缺血甚至坏死。胫骨中 1/3 骨折可引起骨筋膜室压力升高,胫前区和腓肠肌区可有张力增加。胫骨下 1/3 骨折由于血运差,软组织覆盖少,容易发生延迟愈合或不愈合。腓骨颈有移位的骨折可损伤腓总神经,可出现相应感觉和运动功能障碍。骨折后期,若骨折对位对线不良,使关节面失去平行,改变了关节的受力面,易发生创伤性关节。小儿青枝骨折表现为不敢负重和局部压痛。

(五)辅助检查

X 线检查应包括膝关节和踝关节,可确定骨折的部位、类型和移位情况。

(六)治疗原则

1.非手术治疗

(1)手法复位外固定:稳定的胫腓骨骨干横形骨折或短斜形骨折可在手法复位后用小夹板或长腿石膏固定,6～8 周可扶拐负重行走。单纯胫骨干骨折由于有完整腓骨的支撑,石膏固定 6～

8周后可下地活动。单纯胫骨干骨折若不伴有胫腓上、下关节分离,也无须特殊治疗。为减少下地活动时疼痛,用石膏固定3～4周。

(2)牵引复位:不稳定的胫腓骨干双骨折可采用腿骨结节牵引,纠正缩短畸形后手法复位,小夹板固定。6周后去除牵引,改用小腿功能支架固定,或行长腿石膏固定,可下地负重行走。

2.手术治疗

手法复位失败、损伤严重或开放性骨折者应切开复位,选择钢板螺钉或髓内针固定。若固定牢固,手术4～6周后可负重行走。

二、护理评估

(一)一般评估

1.健康史

(1)一般情况:了解患者的年龄、职业特点、运动爱好、日常饮食结构、有无酗酒等。

(2)受伤情况:了解患者受伤的原因、部位和时间,受伤时的体位和环境,外力作用的方式、方向与性质,骨折轻重程度,急救处理的过程等。

(3)既往史:重点了解与骨折愈合有关的因素,如患者有无骨折史,有无药物滥用、服用特殊药物及药物过敏史,有无手术史等。

2.生命体征(T、P、R、BP)

(1)发热:骨折患者体温一般在正常范围。损伤严重或因血肿吸收,可出现低热但一般不超过38 ℃。开放性骨折出现高热,多由感染引起。

(2)休克:因骨折部位大量出血、剧烈疼痛或合并内脏损伤引起失血性或创伤性休克,多见于严重的开放性骨折。

3.患者主诉

受伤的原因、时间、外力方式与性质,骨折轻重程度及有无合并血管神经损伤、受伤时的体位和环境、急救处理的过程等。

4.相关记录

外伤情况及既往史;X线拍片及实验室检查等结果记录。

(二)身体评估

1.术前评估

(1)视诊:肢体肿胀,有明显畸形。

(2)触诊:局部皮温可偏高,明显压痛;有骨擦音。

(3)动诊:可见反常活动,不能站立和行走。

(4)量诊:患肢有无短缩、双侧下肢周径大小、关节活动度。

2.术后评估

(1)视诊:牵引患者患肢保持外展中立位;外固定清洁、干燥,保持有效固定。

(2)触诊:患肢局部压痛减轻或消退。

(3)动诊:患肢根据愈合情况进行如活动足部、踝关节及小腿。

(4)量诊:患肢无短缩,双侧上肢周径大小相等、关节活动度无差异。

(三)心理-社会评估

评估心理状态,了解患者社会背景,致伤经过及家庭支持系统,对疾病的接受程度,是否承受心理负担,能否有效调节角色转换。

(四)辅助检查阳性结果评估

X线拍片结果明确骨折具体部位、类型、稳定性及损伤程度。

(五)治疗效果的评估

(1)局部无压痛及叩击痛。

(2)局部无反常活动。

(3)内固定治疗者,X线拍片显示骨折处有连续骨痂通过,骨折线已模糊。

(4)X线拍片证实骨折愈合后可正常行走或负重行走。

(5)连续观察2周骨折处不变形。

三、护理诊断

(一)疼痛

疼痛与骨折、软组织损伤、肌痉挛和水肿有关。

(二)外周神经血管功能障碍的危险

外周神经血管功能障碍的危险与骨和软组织损伤、外固定不当有关。

(三)潜在并发症

肌萎缩、关节僵硬。

四、护理措施

(一)病情观察与并发症预防

1.病情观察

因骨折可损伤下肢重要神经或血管,观察患肢血液供应,如足背动脉搏动和毛细血管充盈情况,并与健肢比较,同时观察患肢是否出现感觉和运动障碍等。一旦发生异常,及时报告医师并协助处理。

2.疼痛护理

及时评估患者疼痛程度,遵医嘱给予止痛药物。

3.牵引护理

(1)保持有效牵引,定期测量下肢的长度和力线,以免造成过度牵引和骨端旋转。

(2)注意牵引针是否有移位,若有移位应消毒后调整。

(3)预防腓总神经损伤,经常检查足部背伸运动,询问是否有感觉异常等情况。

(4)长期卧床者,骶尾处皮肤受压易发生压疮,给予睡气垫床,定时按摩受压处皮肤,足跟悬空。

(二)饮食

给予患者高热量、高蛋白、高纤维素、高钙、富含维生素及果胶成分饮食。如牛奶、鸡蛋、海米、虾皮、鱼汤、骨头汤、新鲜蔬菜和水果等。

(三)用药护理

了解药物不良反应,对症处理用药时观察其用药后效果。根据疼痛程度使用止痛药,并评估不良反应。

（四）心理护理

向患者和家属解释骨折的愈合是一个循序渐进的过程，充分固定能为骨折断端连接提供良好的条件。正确的功能锻炼可以促进断端生长愈合和患肢功能恢复。鼓励患者表达自己的思想，减轻患者及其家属的心理负担。

（五）健康教育

1.指导功能锻炼

复位固定后尽早开始趾间和足部关节的屈伸活动，做四头肌等长舒缩运动以及髌骨的被动运动。有夹板外固定者可进行踝关节和膝关节活动，但禁止在膝关节伸直情况下旋转大腿，以防发生骨不连。去除牵引或外固定后遵医嘱进行膝关节和踝关节的屈伸练习和髋关节各种运动，逐渐下地行走。

2.复查

告知患者及家属若骨折远端肢体肿胀或疼痛明显加重，肢体感觉麻木、肢端发凉，应立即到医院复查并评估功能恢复情况。

3.安全指导

指导患者及家属评估家庭环境的安全性，妥善放置可能影响患者活动的障碍物。

五、护理效果评估

（1）患者是否主诉骨折部位疼痛减轻或消失，感觉舒适。

（2）患侧肢端能否维持正常的组织灌注，皮肤温度和颜色正常，末梢动脉搏动有力。

（3）能否避免低血容量休克等并发症的发生。一旦发生，能否及时发现和处理。

（4）患者在指导下能否按计划进行有效的功能锻炼，患肢功能恢复情况及有无活动障碍。

（李　莉）

第十一章

急诊科护理

第一节 急性中毒

一、一氧化碳中毒

在生产和生活中,含碳的物质不完全燃烧产生一氧化碳(CO),人吸入过量CO后可发生急性一氧化碳中毒。

(一)病因和发病机制

1.病因

CO为无色、无味的气体,气体相对密度0.967,几乎不溶于水。在工业生产中,合成光气、甲醇等需CO作原料;炼钢、炼焦、矿井爆破、瓦斯爆炸等可产生大量CO,若发生泄漏或通风不良极易发生急性一氧化碳中毒。在失火现场、室内启动内燃机车或内燃机车通过隧道时排出的尾气,均可使空气中的CO达到有害的浓度。在日常生活中,因使用煤炉、燃气热水器及煤气泄漏所发生的急性一氧化碳中毒,是生活性中毒最常见的原因。

2.发病机制

CO经呼吸道吸入后,迅速经肺弥散入血,与Hb结合成稳定的碳氧血红蛋白(HbCO)。Hb与CO的亲和力较O_2大$200\sim300$倍,HbCO的解离度仅为氧合血红蛋白(HbO_2)的1/3 600。HbCO不能携带O_2致低氧血症,还能使HbO_2的解离曲线左移,阻碍O_2在组织中的释放造成组织缺氧。另外,CO可与肌球蛋白结合,影响细胞内氧的弥散,损害线粒体功能;还可与线粒体中的细胞色素结合,抑制细胞呼吸。总之,一氧化碳中毒时阻断了氧的吸收、运输和利用,使机体处于严重缺氧状态。

(二)临床表现

1.急性中毒

急性一氧化碳中毒的临床表现与血液中HbCO浓度有密切关系,同时也与患者的健康状态如有无心脑血管疾病,以及中毒时体力活动等有关。发病多突然,按中毒的程度分为三级。

(1)轻度中毒:患者有剧烈头痛、头晕、心悸、乏力、恶心、呕吐、视物不清、感觉迟钝、嗜睡、意识模糊、幻觉、谵妄、惊厥等,口唇黏膜呈樱桃红色。若脱离中毒环境吸入新鲜空气或氧疗,症状很快消失。

(2)中度中毒:患者出现呼吸困难、昏迷,瞳孔对光反射和角膜反射迟钝,腱反射减弱,生命体征可有轻度变化。经氧疗后可以恢复正常且无明显迟发性脑病。

(3)重度中毒:患者呈深昏迷状态或呈去大脑皮质状态。受压部位的皮肤可出现大水疱和红肿;受压肢体肌肉可出现压迫性肌肉坏死(横纹肌溶解症),常有脑水肿、肺水肿、呼吸衰竭、心肌损害、心律失常、休克、急性肾衰竭等并发症。病死率高,幸存者可有不同程度的迟发性脑病。

2.迟发性脑病

重度中毒患者在意识障碍恢复后,有 3%~30%经 2~60 天的"假愈期",出现迟发性脑病症状。表现为下列之一。①精神意识障碍:痴呆木僵、谵妄状态或去大脑皮质状态等。②锥体外系症状:震颤麻痹综合征等。③锥体系症状:偏瘫等。④大脑局灶性功能障碍:失语、失明或继发性癫痫等。⑤周围神经症状:感觉或运动功能障碍。

(三)辅助检查

血液 HbCO 测定是诊断急性一氧化碳中毒的标志物,但采血要早,因脱离现场数小时后血液 HbCO 即可降至正常。最好用分光镜检查法,不仅有确诊价值,对临床分型亦有重要参考价值。正常血液 HbCO 含量可达 5%~10%,一般轻度中毒为 10%~20%,中度中毒为 30%~40%,重度中毒为 50%以上。紧急时或条件不具备时亦可用加碱法(简易法):取患者 1~2 滴血液,用3~4 mL蒸馏水稀释后加 10%氢氧化钠1~2滴混匀,观察颜色变化,正常血液呈绿色;若HbCO 浓度达 50%以上时,颜色无变化仍呈淡红色。

(四)诊断和鉴别诊断

1.诊断

根据 CO 接触史,突然出现的中枢神经系统症状如头痛、头晕、意识障碍,皮肤黏膜呈樱桃红色等即可作出诊断。职业性中毒多为意外事故,群体性发病,接触史比较明确;疑生活性中毒者应询问发病时的周围环境,如炉火烟囱有无通风不良及同室其他人员的情况等。血液 HbCO 测定可助确诊。

2.鉴别诊断

急性一氧化碳中毒需与脑血管意外、脑外伤及其他毒物中毒所致的意识障碍相鉴别。根据接触史、皮肤黏膜呈樱桃红色等鉴别不难。必要时测定血液 HbCO。

(五)治疗

在中毒现场要立即将患者转移至空气新鲜处,保持呼吸道通畅。临床上治疗急性一氧化碳中毒,主要措施是积极纠正缺氧和防治脑水肿。

1.纠正缺氧

氧疗是抢救一氧化碳中毒最主要的措施。吸氧能促进血液 HbCO 的解离,加速 CO 的排出;亦可增加血液中的物理溶解氧。对昏迷或有昏迷史,以及 HbCO>25%、出现明显心血管系统症状的患者,应给予高压氧治疗。高压氧治疗不仅可缩短病程,降低病死率,而且可减少或防止迟发性脑病的发生。

2.防治脑水肿

急性一氧化碳中毒后 2~4 小时即可出现脑水肿,24~48 小时达高峰。应及早应用脱水剂、利尿剂和糖皮质激素等,以防治脑水肿,促进脑血液循环。一般 2~3 天后,可逐渐减量至停药。

3.对症支持治疗

有惊厥者,应积极应用抗惊厥药,如地西泮等,防止惊厥加重缺氧导致病情恶化。高热者应进行物理降温或采用冬眠疗法,注意寻找高热的原因并采取相应的治疗措施。应用改善脑组织代谢的药物,如能量合剂、脑活素等,促进脑细胞的恢复。急性一氧化碳中毒昏迷者。经抢救苏醒后,应绝对卧床休息,加强护理,并密切观察2周,及时发现并治疗迟发性脑病。

(六)护理要点

1.一般护理

(1)将患者放至空气流通处,高流量吸氧或行高压氧治疗。昏迷或烦躁患者应加强保护措施,以免发生坠床、骨折等。

(2)昏迷患者取侧卧位或平卧头偏向一侧,及时清除口腔内分泌物,保持呼吸道通畅,加强皮肤护理,定时翻身、按摩,预防褥疮的发生。

(3)昏迷者暂禁饮食,通过静脉补充营养,必要时鼻饲。神志清醒后鼓励患者进食,多饮水。

2.病情观察与护理

(1)严密观察患者的体温、脉搏、呼吸、血压、尿量,并填写特别记录单,以便及时采取救治措施。高热者可采用物理降温。

(2)发现昏迷的患者,可按昏迷进行护理,注意安全及保持呼吸道的通畅,防止坠床、窒息及吸入性肺炎。昏迷患者清醒后仍需注意观察,以便及时发现再度出现昏迷的先兆症状,予以及早防治。

(3)注意神经系统的表现及皮肤、肢体受压部位损害情况,如有无急性痴呆性木僵、癫痫、失语、肢体瘫痪、惊厥、震颤麻痹、皮肤水泡、筋膜间隔综合征等。

3.对症护理

(1)重度中毒患者伴有抽搐、呕吐时,应将患者头偏向一侧,及时清除口腔内呕吐物,防止吸入气管。抽搐发作时,应将缠有纱布的压舌板放于上、下白齿之间,防止舌咬伤,并记录抽搐发作的次数、下白齿之间,防止舌咬伤,并记录抽搐发作的次数、持续时间、间隔时间等,遵医嘱给予镇静剂,并观察疗效。

(2)由于缺氧患者表现有呼吸困难、胸闷,严重者可出现呼吸衰竭。应严密观察呼吸速率、节律、深浅度的变化,保持呼吸道通畅,正确给氧,必要时行气管插管、呼吸机辅助呼吸,遵医嘱应用呼吸兴奋剂。

(七)健康教育

大力加强一氧化碳的基本知识和防护措施的宣传。工矿车间应认真执行安全操作规程,注意个人防护,普及急救知识。车间定期测定空气中一氧化碳的浓度,检修煤气管道。冬季,及时向居民宣传取暖时不能将煤炉或炭火放在密闭的卧室中;厨房的烟囱必须通畅;装有煤气管道的房间不能做卧室;用煤气热水器者,切勿安装在浴室内,不要用燃烧煤气来取暖。接触一氧化碳的人若有头晕、头痛,要立即离开所在环境,以免中毒加深。

二、百草枯中毒

(一)定义

百草枯(paraquat,PQ)又名克芜踪,属于吡啶类除草剂,国内商品为20%的百草枯溶液,是目前我国农村使用比较广泛的、毒性最大的除草剂之一,国外报道中毒病死率为64%,国内有报道病死率高达95％。

百草枯可经皮肤、呼吸道、消化道吸收,吸收后通过血液循环几乎分布于所有的组织器官,肺中浓度最高,肺纤维化常在第5～9天发生,2～3周达到高峰,最终因肺纤维化呼吸窘迫综合征死亡。中毒机制与超氧离子的产生有关,急性中毒主要以肺水肿、肺出血、肺纤维化和肝、肾损害为主要表现。吸收后主要蓄积于肺组织,被肺泡Ⅰ、Ⅱ型细胞主动摄取和转运,经线粒体还原酶Ⅱ、细胞色素C还原酶催化,产生超氧化物阴离子(O_2)、羟自由基(OH－)过氧化氢(H_2O_2)等,引起细胞膜脂质过氧化,造成细胞破坏,导致多系统损害。

(二)护理评估

(1)评估神志、面色、呼吸、氧饱和度。

(2)询问服用毒物名称、剂量、时间,服毒前后是否饮酒,是否在当地医院洗胃或采取其他抢救措施。

(3)了解患者的生活史、过去史、近期精神状况等。

(4)查看药液是否溅在皮肤上或双眼上。

(5)局部皮肤有否擦伤。

(6)评估患者有无洗胃的禁忌证。

(7)体位、饮食、活动、睡眠状况。

(8)皮肤颜色,尿量、尿色。

(9)心理状况:有无紧张、焦虑等心理反应。

(10)家庭支持和经济状况。

(11)实验室检查:血常规、电解质、肝肾功能。

(12)辅助检查:胸片、CT。

(13)用药的效果及不良反应。

(三)护理诊断

舌、口及咽部烧灼疼痛;咳嗽;进行性呼吸困难;发绀;少尿;黄疸;恐惧。

(四)护理措施

(1)无心跳呼吸立即给予心肺脑复苏及进一步生命支持;有心跳呼吸,清除口鼻分泌物,保持呼吸道通畅;昏迷患者去枕平卧位,头偏向一侧,并给予持续心电监护、血压、氧饱和度监测。

(2)立即洗胃:患者来院后立即洗胃,洗胃时洗胃液体温度要适宜,适宜温度即可避免促进毒物吸收,又可避免因温度低而使患者发生寒战等不良反应,每次注入量以200～300 mL为宜,若大于500 mL,会促进胃内容物进入肠道,影响洗胃效果。

(3)清除体内尚未吸收的毒物,在尽早洗胃的基础上,口服20％甘露醇导泻,口服活性炭吸附毒物。

(4)开通静脉通路,根据患者情况给予胃黏膜保护剂、保肝药物,给予抗氧化剂(维生素C)及抗生素等。尽早应用激素、抗自由基药物,尽早应用大剂量激素可预防肺纤维化的形成。激素应早期、足量、全程。

(5)密切观察病情变化:百草枯中毒后密切观察患者意识状态、瞳孔、心率、心律、血压、脉搏、呼吸、血氧饱和度等情况,发现异常及时报告医师,积极抢救。准确记录尿量,必要时留置尿管,观察尿液性状、颜色,有无肉眼血尿、茶色尿,有无少尿、无尿症状出现。观察呕吐物及大便颜色、性状及量,以判断有无消化道出血,还要防止呕吐物误吸入呼吸道引起窒息。特别注意有无肺损害现象,因百草枯对机体各个组织器官有严重损害,尤以肺损害为主。应密切观察呼吸的频率、节律,有无胸闷、咳嗽及进行性呼吸困难,有无呼吸道梗阻及咯血等。

(6)口腔护理:百草枯具有腐蚀性,口服2～3天可出现口腔黏膜、咽喉部糜烂溃疡,舌体、扁桃体肿大疼痛,黏膜脱落易继发感染。在护理过程中要特别注意保持口腔清洁,可用生理盐水及利多卡因溶液交替含漱,随时保持口腔清洁,减少因分泌物渗出引起的粘连、出血、感染。出现腹部疼痛、消化道出血,给予止血药物,并仔细观察大便的颜色、次数和量。

(7)呼吸道护理:由于肺是百草枯毒性作用的靶器官,进入人体的百草枯被组织细胞摄取后在肺内产生氧自由基,造成细胞膜脂质氧化,破坏细胞结构,引起细胞肿胀、变性、坏死,进而导致肺内出血、肺水肿、透明膜变性或纤维细胞增生。肺纤维化多在中毒后5～9天内发生,2周或3周达高峰。因此,应保持呼吸道通畅,鼓励患者深呼吸,用力咳嗽,积极进行肺功能锻炼,定期进行胸部X线检查,发现异常及时处理。

(8)肾功能的监测:百草枯中毒可造成肾小管急性坏死,导致不同程度的肾功能损害。百草枯中毒1～3天即可出现肾功能损害,在中毒12小时,患者即可出现蛋白尿及血尿,甚至出现肾衰竭。尿量是反映肾功能情况最直接的指标,严格记录24小时尿量,观察尿量及有无尿频、尿急、尿痛等膀胱刺激症状;根据尿量调整输液量及输液速度,发现少尿或多尿,要及时报告医师,定期做生化、肾功能、尿常规化验。

(9)饮食护理:禁食期过后鼓励患者饮食,早期如牛奶、米汤等,逐渐加入鸡蛋、瘦肉等高蛋白、高维生素、高碳水化合物类食品,如因咽喉部疼痛不能进食时,可于进食前给予利多卡因稀释后含漱,以减轻疼痛,必要时给予鼻饲,以保证营养供给。

(10)基础护理:患者入院后立即脱去污染衣物并清洗皮肤,有呕吐者,随时更换衣服及床单,给患者创造一个整洁、舒适的环境;同时加强营养支持,按医嘱要求完成当日补液量及输入各种药物。

(11)心理护理:服药中毒后给患者造成的身心痛苦及预后的担忧使之产生焦虑、恐惧心理,护理人员应同情、理解患者,给患者讲解治疗措施对抢救生命的重要性,加强心理疏导、安慰。多给予劝导、鼓励,尽可能满足患者的合理要求,帮助患者渡过情绪的低谷,使其能积极配合治疗与护理。

(五)健康教育

(1)向患者和家属讲解此病的疗程,让患者和家属积极配合治。

(2)普及防毒知识,讲解口服百草枯的毒性和危害性。

(3)定期随访,了解患者的活动能力和生存质量。

(六)护理效果评估

(1)患者生命体征稳定。

(2)洗胃彻底。

(3)患者无并发症发生。

三、有机磷农药中毒

有机磷杀虫药(OPI)仍是当今农业生产使用最多的农药,品种达百余种,广泛用于杀灭农作物害虫,对人畜均有毒性。大多呈油状或结晶状,通常在酸性环境中稳定,遇碱则易分解,色泽由淡黄至棕色,稍具挥发性且有蒜味。一般难溶于水,也不易溶于多种有机溶剂。但敌百虫例外,不仅溶于水,且在碱性溶液中变为毒性更大的敌敌畏。

(一)病因和发病机制

1.病因

(1)生产性中毒:在生产过程中发生泄漏、在产品出料和包装或在事故的抢修过程中,有机磷污染口罩、衣服或破损的手套等,被吸入或经皮肤吸收发生中毒。

(2)使用性中毒:在使用过程中发生的中毒主要是喷施有机磷时,操作不当致药液污染皮肤或被吸入而发生中毒;亦可因在配制过程中用手直接接触原液发生中毒。

(3)生活性中毒:日常生活中发生的中毒主要是由于误服、自服;亦可见于饮用被污染的水或食入被污染的食品;偶见于滥用有机磷治疗头虱等皮肤病者。

2.毒物的吸收和代谢

有机磷经胃肠道、呼吸道和肺、皮肤和黏膜吸收。吸收后迅速分布于全身各组织器官,在脂肪组织中储存。代谢主要在肝脏内进行,一般过程为先氧化后水解,氧化后的产物毒性大多增强,水解后则多被解毒,如对硫磷经肝细胞微粒体的氧化酶系统氧化为对氧磷后,对胆碱酯酶的抑制能力增加 300 倍,然后经水解降低毒性。有机磷排泄较快,一般吸收后 6~12 小时血浓度达高峰,经肾由尿排出,48 小时完全排出体外,体内无蓄积。

3.发病机制

有机磷在机体内通过抑制很多酶的活性而发生毒性作用,但主要是通过亲电子性的磷与胆碱酯酶结合,形成磷酰化胆碱酯酶,抑制 ChE 活性,特别是乙酰胆碱酯酶(AChE)的活性,使 AChE 失去分解乙酰胆碱的能力,乙酰胆碱在生理效应部位积蓄,产生一系列胆碱能神经过度兴奋的表现。

(二)临床表现

1.胆碱能危象

有机磷中毒的潜伏期视毒物的品种、摄入途径和吸收剂量而异,口服中毒最短,可在 10 分钟左右发病;经皮肤和呼吸道摄入者较长,一般 2~6 小时。

(1)毒蕈碱样症状:毒蕈碱样症状是因 M-受体兴奋性增高引起的平滑肌痉挛和腺体分泌增加,类似于毒蕈碱中毒。表现为恶心、呕吐、腹痛、腹泻、大小便失禁、多汗、流涎、瞳孔缩小、心率减慢、支气管痉挛和分泌物增多等,严重者出现肺水肿。

(2)烟碱样症状:烟碱样症状是因 N-受体兴奋性增高引起的横纹肌过度兴奋,类似烟碱中毒。表现为包括面、眼睑、舌在内的全身横纹肌肌张力增强、肌纤维震颤、肌束颤动,甚至全身抽搐。而后发生肌力减退和瘫痪,甚至呼吸肌麻痹致呼吸衰竭死亡。

(3)中枢神经系统症状:主要是因中枢神经系统乙酰胆碱蓄积导致中枢神经系统功能紊乱。表现有头晕、头痛、软弱无力、共济失调、意识模糊甚至昏迷等。

有机磷中毒的病情分级以临床表现为主。①轻度中毒:出现轻度中枢神经系统和毒蕈碱样症状。②中度中毒:除有轻度中毒表现外,伴有肌颤、大汗淋漓。③重度中毒:有昏迷、抽搐、肺水肿、呼吸肌麻痹等发生者。

2.局部损害

敌敌畏、敌百虫、对硫磷、内吸磷等接触皮肤可引起过敏性皮炎,并可出现水疱和剥脱性皮炎。有机磷滴入眼部可引起结膜充血和瞳孔缩小。

3.中间肌无力综合征

因发生在胆碱能危象控制之后,迟发性神经病变发生之前而命名,多发生在急性中毒后24～96小时,发生率在7％左右。表现为在神志清醒的情况下出现颈、上肢和呼吸肌麻痹,可有眼睑下垂、面瘫、声音嘶哑等脑神经受累的表现。常迅速发展为呼吸衰竭致死。

4.迟发性周围神经病变

少数患者在胆碱能危象控制后2～4周,出现肢体麻木、刺痛、对称性手套或袜套样感觉异常,伴肢体萎缩无力,重者出现轻瘫或全瘫,一般下肢重于上肢。多在6～12个月恢复。

(三)辅助检查

全血 ChE 活力测定是诊断有机磷中毒的特异性指标,对病情判断、疗效判断和预后估计均有重要价值。以正常人全血 ChE 活力值作为100％,全血 ChE 活力值在70％～50％为轻度中毒;50％～30％为中度中毒;30％以下为重度中毒。但此酶的活力下降程度并不与病情轻重完全平行,对有机磷中毒的分级应以临床表现为主,全血 ChE 的活力测定作为参考。

(四)诊断和鉴别诊断

1.诊断

根据接触史,临床典型表现如呼出气中有蒜味、大汗淋漓、肌纤维颤动、瞳孔针尖样缩小等,一般即可作出诊断。如测定全血 ChE 活力降低,更可确诊。

2.鉴别诊断

有机磷中毒需与拟除虫菊类及杀虫脒等其他的常用农药中毒相鉴别,除有机磷外,其他常用的农药中毒呼出气和口腔中无蒜味、全血 ChE 活力正常等可资鉴别。其他如中暑、急性胃肠炎、脑炎等疾病,与有机磷中毒鉴别一般不困难。

(五)治疗

1.迅速清除毒物

在生产和使用中发生的中毒要立即离开现场,脱去污染的衣服,用肥皂水或清水彻底清洗污染的皮肤、毛发和指甲,注意不要用温水或乙醇擦洗,以免促进毒物的吸收。眼内被污染者要用清水冲洗干净。口服中毒者用清水、2％碳酸氢钠溶液(敌百虫中毒禁用)或1：5 000高锰酸钾溶液(对硫磷禁用)反复洗胃,直至洗清为止,然后再用硫酸钠20～40 g溶于20 mL水中一次口服导泻,亦可用甘露醇或硫酸镁导泻。

2.促进已吸收毒物的排出

在积极补充液体和电解质的同时,使用利尿剂(如呋塞米)以促进有机磷的排泄。血液净化技术在治疗重度有机磷中毒中具有显著疗效。可选用血液灌流加血液透析,早期反复应用可有效清除血液中和蓄积于组织内释放入血的有机磷,提高治愈率。

3.特效解毒药的应用

(1)抗胆碱药:即阿托品和莨菪碱类药,能与胆碱争夺胆碱能受体,有效阻断毒蕈碱作用和解除呼吸中枢抑制,但对烟碱样症状无效。阿托品的用法见表11-1,用药至毒蕈碱样症状缓解,或临床出现瞳孔较前明显扩大、皮肤干燥、颜面潮红、心率加快等"阿托品化"时,再逐渐延长用药间隔时间或减少用药剂量,直至停药;若用药过程中出现瞳孔扩大、神志模糊、烦躁不安、抽搐、昏迷等,则提示阿托品中毒,应停用。山莨菪碱在解除平滑肌痉挛、减少分泌物等方面优于阿托品且无大脑兴奋作用,推荐使用。

(2)胆碱酯酶复活剂:即肟类化合物,能使被抑制的 ChE 恢复活性,对减轻或消除烟碱样作用较为明显,但不能使老化的 ChE 恢复活性。中毒 24 小时后,磷酰化的 ChE 老化率达 97%,故宜早用;已复活的 ChE 可被组织释放的有机磷再次抑制,故宜重复使用。常用的 ChE 复活剂有氯解磷定(PAM-Cl)、碘解磷定(PAM-I)及解磷注射液等,用法见表 11-1。

表 11-1 有机磷杀虫剂中毒解毒剂的用法

药名	轻度中毒	中度中毒	重度中毒
阿托品	1.0～2.0 mg 肌内注射,必要时 1～2 小时后重复 1 次	2.0～4.0 mg 肌内注射或静脉注射,10～20 分钟重复 1 次	5～10 mg 肌内注射或静脉注射,以后每 5～10 分钟 3～5 mg
PAM-Cl	0.25～0.5 g 肌内注射必要时 2 小时后重复 1 次	0.5～0.75 g 肌内注射或静脉注射,1～2 小时后重复 1 次,以后每 2 小时重复 1 次	0.75～1.0 g 肌内注射或静脉滴注,0.5 小时可重复 1 次,以后每 2 小时重复 1 次
PAM-I	0.5 g 缓慢静脉注射,必要时 2 小时重复 1 次	0.5～1.0 g 缓慢静脉注射,1～2 小时后重复或静脉滴注维持	1.0～2.0 g 缓慢静脉注射,0.5 小时后可重复 1 次,以后 0.5 s/h 静脉注射或静脉滴注
解磷注射液	0.5～1 支肌内注射	1～2 支肌内注射或静脉注射,1 小时后重复 1 次	2～3 支肌内注射或静脉注射,1 小时后重复 1～2 支

4.对症治疗

有机磷中毒的主要死亡原因是肺水肿、呼吸肌麻痹、呼吸中枢衰竭、脑水肿等。对症治疗应以维持心肺功能为重点,保持呼吸道通畅,做好心电监护,一旦出现呼吸衰竭,应予以辅助呼吸,直至自主呼吸稳定;脑水肿者,及时应用脱水剂和糖皮质激素。对重度中毒者,症状消失后至少要观察 3～7 天。

(六)护理措施

1.一般护理

(1)立即脱去患者污染的衣服并保存。

(2)大量清水或肥皂水冲洗污染皮肤,特别注意毛发、指甲部位。禁用热水或乙醇擦洗。腿部污染可用 2% 碳酸氢钠溶液、生理盐水或清水连续冲洗。

(3)口服中毒者要立即用清水、2% 碳酸氢钠(敌百虫忌用)或 1∶5 000 高锰酸钾(硫酸忌用)反复洗胃,直至清洗后无大蒜气味为止。

(4)患者躁动不安,精神运动兴奋时,要及时安好床栏,或用束带等安全保护措施。患者尿失禁时,应留置导尿管,按时排放尿液,冲洗膀胱,以防止尿路感染。

(5)对大小便失禁者,要及时更换污染物,保持患者清洁和床铺清洁干燥。

(6)为患者及时更换体位,按时翻身,按摩受压部位。

(7)及时为患者清除呼吸道分泌物,防止患者发生误吸。

(8)患者情绪稳定后,选择适当时机讲解有机磷类农药的作用,鼓励患者树立信心,认识再发生的危害性,使患者提高自身认识。

2.病情观察与护理

(1)密切观察呼吸情况,及时纠正缺氧。有机磷中毒所致呼吸困难较常见,在抢救过程中应严密观察呼吸情况,若发现痰量增多,应及时吸痰。若发现辅助呼吸肌收缩、呼吸不规则、呼吸表浅等呼吸衰竭先兆征象;患者出现咳嗽、胸闷、咳大量泡沫样痰时,提示有急性肺水肿。均应立即报告医师并按医嘱做好抢救准备,协助医师进行气管内插管或气管切开,用正压人工辅助呼吸,有条件的可选用同步压力控制型呼吸器维持有效呼吸。使用呼吸器进行人工辅助呼吸时,必须有专人在床旁监护,以保持高流量氧气吸入,纠正缺氧。

(2)注意观察血压变化,中毒早期,患者血压多有升高;而到中毒晚期血压则下降,甚至发生休克。恢复期患者血压升高是反跳的先兆。重度中毒患者血压下降是危险征象。因此,应密切观察血压的变化,发现异常,应通知医师,并按医嘱采取相应的措施。

(3)注意观察有无喷射样呕吐、头痛、惊厥、抽搐等脑水肿征象,发现后及时报告医师,并按医嘱用 20%甘露醇液 200~400 mL 快速静脉滴注或呋塞米 40~60 mg 溶于 25%葡萄糖液中静脉推注。必要时可重复使用。

(4)注意观察瞳孔变化,多数患者中毒后即出现意识障碍,瞳孔缩小为其特征之一。因此,应注意如瞳孔扩大表示阿托品用量已足,瞳孔再度缩小是病情反复的征象,应通知医师并按医嘱采取治疗措施。

(5)及时测量体温,注意观察体温变化。有机磷农药中毒患者,由于中毒后肌肉震颤和强力收缩而致产热增加,大量使用阿托品可引起散热障碍及可能继发感染,体温升高是常见的。当体温高达 38.5 ℃以上时,应给予物理降温,同时应检查瞳孔、肺部啰音、皮肤、神志等变化,以了解是否阿托品化。如已阿托品化,则应报告医师按医嘱减少阿托品用量。若有感染征象,则应按医嘱给予抗感染治疗。

(6)应注意观察有无尿潴留,若有尿潴留则需安置保留导尿管,到患者清醒后即刻拔除。注意呕吐物、粪便的性质和量,必要时留取标本,若发现有出血征象,应报告医师并按医嘱采取相应措施。若出现昏迷,则应按昏迷患者进行护理。

(7)要注意观察药物不良反应及"反跳"现象,使用阿托品过程中应及时、准确记录,用药时间、剂量及效果。严格交接班,严密观察有机磷反跳现象,及时处理。

(8)详细记录出入量,对频繁呕吐或腹泻引起脱水及电解质紊乱者,应及时送验血标本,按医嘱给予补液,严重者应做好输血准备。

(9)对恢复期患者的护理绝对不能放松,尤其是病情观察更应细致。如发现流涎增多、胸闷、冷汗、呼吸困难、瞳孔缩小等"反跳"的早期征象,应立即通知医师并做好抢救准备。对易发生反跳的乐果、氧化乐果、久效磷、敌敌畏等农药中毒的恢复期护理,不能少于 7 天。最近有人认为恢复期观察应以流涎情况为重点,这可避免有的患者瞳孔变化不准确和正常出汗误诊为反跳的弊端。

3.对症护理

除按中毒的一般护理外,还需针对以下临床表现进行护理。

(1)急性有机磷中毒一旦发生呼吸肌麻痹,多在较短时间内发生呼吸停止,故依病情在继续解毒治疗的基础上,早期气管插管或气管切开,给予呼吸机辅助通气,有助于改善患者的预后。机械通气后应加强呼吸道管理,防止痰栓窒息,定时监测血气分析,保证呼吸机正常运转。加强气道湿化,补充足够的血容量,及时吸痰,按时翻身、拍背,以助排痰。

(2)重度中毒患者会出现休克、脑水肿,甚至心搏骤停,应连接生命体征监护仪密切观察,如有异常及时通知医师作相应处理。

(3)达到阿托品化后患者表现为烦躁、谵语,应加强保护措施,专人看护,固定好各管道,保证其通畅,防止滑脱,禁止用力约束患者的肢体,以免造成骨折。

（七）健康教育

（1）普及预防有机磷农药中毒的有关知识，向生产者、使用者特别是农民要广泛宣传各类有机磷农药都可通过皮肤、呼吸道、胃肠道吸收体内，进入体内可致中毒。喷洒农药时应遵守操作规程，加强个人防护，穿长袖衣裤及鞋袜，戴口罩、帽子及手套，下工后用碱水或肥皂洗净手和脸，方能进食、抽烟，污染衣物及时洗净。农药盛具要专用，严禁装食品、牲口饲料等。

生产和加工有机磷化合物的工厂，生产设备应密闭化，并经常进行检修，防止外溢有机磷化合物。工人应定期体检，测定血胆碱酯酶活力，慢性中毒者，全血胆碱酯酶活力尚在 60% 以下，不宜恢复工作。

（2）患者出院时应向家属交代，患者需要在家休息 2～3 周，按时服药不可单独外出，以防发生迟发性神经症。急性中毒除个别出现迟发性神经症外，一般无后遗症。

（3）因自杀致中毒者出院时，患者应学会如何应对应激原的方法，争取社会支持。

四、急性酒精中毒

急性酒精中毒是由于服用过量的乙醇或酒类饮料引起的中枢神经系统兴奋及抑制状态。绝大多数乙醇在胃、十二指肠和空肠的第一段吸收，十二指肠和空肠为最主要的吸收部位。乙醇进入空胃，通常 30～90 分钟内能完全被吸收入血。乙醇吸收入血后迅速分布于全身各组织和体液，并通过血-脑屏障进入大脑。进入体内的乙醇 90% 以上都是经肝氧化脱氢分解，最终变成二氧化碳和水。肝代谢主要是依靠肝内的乙醇代谢酶，不同个体酶的水平及活性不同。

（一）中毒机制

乙醇的主要毒理作用是抑制中枢神经系统。首先从大脑皮质开始，选择性抑制网状结构上行激动系统，使较低功能失去控制，而呈现一时性兴奋状态，在短时间内自我控制能力减退；然后，皮质下中枢、脊髓和小脑功能受到抑制，出现共济失调等运动障碍，分辨力、记忆力、洞察力、注意力减退甚至消失，视觉、语言、判断力失常；最后抑制延髓血管运动中枢和呼吸中枢，呼吸中枢麻痹是重度酒精中毒者死亡的主要原因。

（二）护理评估

1.病史

有大量饮酒或摄入含乙醇的饮料史。

2.临床表现

与乙醇的浓度、饮酒量、饮酒速度和是否空腹有关。急性中毒的主要症状和体征是中枢神经系统抑制、循环系统和呼吸系统功能紊乱。临床大致可分为以下 3 期。

（1）兴奋期：血乙醇含量在 200～990 mg/L，患者出现眩晕和欣快，易感情用事，说话滔滔不绝，言辞动作常粗鲁无理、喜怒无常，不承认自己饮酒过量，自制力很差，有时则寂静入睡。

（2）共济失调期：血乙醇含量达 1 000～2 999 mg/L。患者动作笨拙、步态不稳、言语含糊不清、语无伦次，似精神错落。

（3）昏迷期：血乙醇含量达 3 000 mg/L 以上。患者由兴奋转为抑制，常昏睡不醒、呼吸慢并带鼾声、体温偏低、面色苍白、皮肤发绀、口唇微紫、脉搏细速，常呈休克状态，瞳孔正常或散大，严重者昏迷、抽搐和大小便失禁，最后发生呼吸麻痹致死。

3.辅助检查

（1）乙醇检测：呼气中乙醇浓度与血清乙醇浓度相当。

（2）动脉血气分析：可有轻度代谢性酸中毒。

（3）血清电解质检测：可见低钾血症、低镁血症、低钙血症。

（4）血清葡萄糖检测：可有低血糖症。

（5）心电图检查：可见心律失常和心肌损害。

（三）病情诊断

根据患者大量饮酒或摄入含乙醇的饮料史,临床表现为急性中毒的中枢神经抑制症状、呼气中有酒味,参考实验室检查,可作出急性酒精中毒的诊断。

（四）急救护理

1.紧急救护

（1）清除毒物：轻度醉酒一般不需作驱毒处理。饮酒量过大者,如神志尚清可予以催吐,但应严防误吸；如神志已模糊者应考虑洗胃。对来诊时已处于严重状态者,应早期进行血液透析治疗。

（2）解除中枢抑制作用：可用内啡肽拮抗药纳洛酮 0.4～0.8 mg,静脉注射,可每半小时左右重复注射,多数患者数次应用后可清醒。同时可用 10％高渗葡萄糖液 500 mL 加胰岛素 8～16 U静脉滴注,加维生素 C、B 族维生素,促进乙醇氧化。

2.一般护理

（1）卧床休息：采取侧卧位,以防呕吐致窒息和吸入性肺炎,同时要注意保暖。

（2）加强病情观察：如患者出现昏迷、呼吸慢而不规则、脉搏细弱、皮肤湿冷、大小便失禁、抽搐等异常情况,要及时进行处理。

（3）加强饮食指导：鼓励多饮水,绿豆汤、西瓜汁等都有较好的解酒作用,也可给予浓茶醒酒。

（4）加强药物应用的护理：注意观察用药效果,如吗啡、氯丙嗪等中枢抑制剂,同时做好液体出入量记录。

（5）对症治疗：保持呼吸道通畅、给氧；呼吸中枢抑制时,及时插管,机械辅助呼吸,慎用呼吸兴奋剂；及时解痉镇静,发生抽搐可用地西泮 5～10 mg 肌内注射或静脉注射,忌用巴比妥类；防止脑水肿、水电解质紊乱和酸碱平衡失调；纠正低血糖；注意防治呼吸道感染和吸入性肺炎。

（6）生活指导：加强酒精中毒引起不良后果的宣传,倡导适量饮酒,严禁嗜酒的生活习惯。

（7）健康指导：加强宣传和教育,尤其是注意防止意外伤害及意外事故的发生。①意外伤害,如醉酒后可因落水、高坠、吸入呕吐物窒息而死；若冬季昏睡倒在室外,则易被冻伤甚则冻死,应予预防并避免。②意外事故,如酒后驾车肇事、打架斗殴、伤人毁物、工伤事故及其他暴力犯罪等,而且必须承担相关法律责任,应予以预防并及时制止。

五、强酸、强碱中毒

（一）疾病概论

1.病因及发病机制

强酸、强碱为腐蚀性化学物。强酸主要指硫酸、硝酸及盐酸等。急性中毒多为经口误服或意外吸入,皮肤接触或被溅洒,引起局部腐蚀性烧伤,组织蛋白凝固和全身症状。强碱是指氢氧化钠、氢氧化钾、氧化钠和氧化钾等。急性中毒多为误服或意外接触,引起局部组织碱烧伤,与组织蛋白结合形成碱性蛋白盐,使脂肪组织皂化出现全身症状。

2.临床表现

口服中毒者发生口咽、喉头、食管及胃黏膜烧伤,从而出现剧烈灼痛,呕吐血性内容物,并可出现喉头水肿、痉挛、吞咽困难,严重者出现胃穿孔。幸存患者可遗留食管及胃部瘢痕收缩引起的狭窄等。吸入中毒者出现呛咳、咳痰、喉及支气管痉挛,呼吸困难、肺炎及肺水肿等。

3.救治原则

(1)对强酸口服中毒者立即服用氢氧化铝凝胶或 7.5% 氢氧化镁混悬液,并可服用生蛋清或牛奶,同时加服植物油,严禁洗胃、催吐。对强碱口服中毒者立即用食醋、3%~5%醋酸或 5% 稀盐酸,大量橘汁或柠檬汁等中和,同时禁用催吐与洗胃。

(2)对强酸吸入中毒者,用 2% 碳酸氢钠溶液雾化吸入,大量肾上腺皮质激素预防肺水肿,抗生素预防感染。

(3)皮肤接触首先脱掉污染衣物,用大量清水冲洗,对强酸者可用 2% 碳酸氢钠溶液反复冲洗;对强碱者用 2% 醋酸溶液湿敷。皮肤损伤时,按烧伤处理。

(二)护理评估

1.病史

有强酸强碱类毒物接触史或误服史。

2.症状及体征

皮肤接触强酸强碱类毒物后即发生灼伤、腐蚀、坏死和溃疡形成。严重碱灼伤可引起体液丢失而发生休克。眼部接触强酸强碱类烟雾或蒸气后,可发生眼睑水肿、结膜炎症和水肿、角膜混浊甚至穿孔,严重时可发生全眼炎以致失明。口服强酸强碱后患者口、咽、喉头、食管、胃均有剧烈灼痛,腐蚀性炎症,严重者可发生穿孔。强酸强碱烟雾吸入后,患者发生呛咳、胸闷、呼吸加快。如短时间内吸入高浓度烟雾,可引起肺水肿和喉头痉挛,可迅速因呼吸困难和窒息而死亡。

3.心理-社会评估

尤其对于自杀者应评估自杀原因。

(三)护理诊断

1.有窒息的危险

窒息与吸入中毒引起的肺水肿和喉头痉挛有关。

2.有休克的危险

休克与患者碱灼伤引起的体液大量丢失有关。

3.绝望

与导致患者自杀的诱因有关。

4.有感染的危险

感染与患者皮肤灼伤后屏障破坏有关。

5.有再次自杀的危险

再次自杀与导致患者自杀的诱因未解除有关。

(四)护理目标

(1)患者未发生窒息或发生窒息能被及时发现并得到妥善处理。

(2)患者发生休克的临床指标得到重点监测,液体补充及时有效。

(3)患者愿意表达内心的感受,再次自杀的危险性减小。

(4)患者未发生感染。

（五）护理措施

（1）对强酸、强碱类毒物中毒的患者，清洗毒物时首先以清水为宜，并要求冲洗时间稍长，然后选用合适的中和剂继续冲洗。强酸中毒可用 2%～5% 碳酸氢钠、1% 氨水、肥皂水、石灰水等中和；强碱中毒用 1% 醋酸、3% 硼酸、5% 氯化钠、10% 枸橼酸钠等中和。

（2）口服强酸、强碱的患者禁止洗胃，可给予胃黏膜保护剂缓慢注入胃内，注意用力不要过大，速度不要过快，防止造成穿孔。

（3）严密观察生命体征的变化，准确记录出入液量，谨防休克的发生。

（4）保持呼吸道畅通，防止窒息的发生。

（5）耐心听取患者的诉说，在患者需要时陪伴患者，充分利用患者的社会及家庭支持系统。

（六）护理效果评估

（1）患者是否发生窒息或发生窒息能否被及时发现并得到妥善处理。

（2）患者发生休克的临床指标是否得到重点监测，液体补充是否及时有效。

（3）患者是否愿意表达内心的感受，再次自杀的危险性是否减小。

（4）患者是否发生感染。

（秦　莉）

第二节　急性冠状动脉综合征

急性冠状动脉综合征（acute coronary syndrome，ACS）是冠状动脉在原有病变的基础上，由于血栓形成或痉挛而极度狭窄甚至完全闭塞，冠脉血流急剧减少，心肌严重缺血，而导致的一组综合征。在临床上主要包括不稳定心绞痛（unstable angina pectoris，UAP）、急性 ST 段升高性心肌梗死、急性非 ST 段升高性心肌梗死（non-ST elevation myocardial infarction，NSTEMI）这3类疾病。由于急性 ST 段升高性心肌梗死已在相关章节进行了阐述，本节将侧重于另外两组疾病。急性冠脉综合征具有发病急、病情变化快、病死率高的特点，所以患者来诊后均需进行监护，以达到最大限度降低患者住院病死率，这对急诊护理抢救工作提出了新的挑战。

一、概述

（一）概念

急性冠状动脉综合征（Acute Coronary Syndrome，ACS）是指急性心肌缺血引起的一组临床症状。ACS 根据心电图表现可以分为无 ST 段抬高和 ST 段抬高型两类。无 ST 段抬高的 ACS 包括不稳定性心绞痛（UA）和无 ST 段抬高的心肌梗死（NSTEMI）。冠状动脉造影和血管镜研究的结果揭示，UA/NSTEMI常常是由于粥样硬化块破裂，进而引发一系列导致冠状动脉血流减少的病理过程所致。许多试验表明溶栓治疗有益于 ST 段抬高型 ACS，而无 ST 段抬高者溶栓治疗则未见益处。因此区别两者并不像以前那样重要了，而将两者一并讨论。

UA 主要由 3 种表现形式，即静息时发生的心绞痛、新发生的心绞痛和近期加重的心绞痛。新发生的心绞痛疼痛程度必须达加拿大心脏学会（CCS）心绞痛分级至少Ⅲ级方能定义为 UA，新发生的慢性心绞痛疼痛程度仅达 CCS 心绞痛分级Ⅰ～Ⅱ者并不属于 UA 的范畴。在临床上经常使用 Braunwald 对 UA 的分类,它有助于进行危险度分层和指导临床治疗,具体见表 11-2。

表 11-2　Braunwald **不稳定心绞痛的临床分型**

	A.有加重心肌缺血的心外因素(继发性不稳定心绞痛)	B.无加重心肌缺血的心外因素(原发性不稳定心绞痛)	C.急性心肌梗死后两周内发生(心肌梗死后不稳定心绞痛)
Ⅰ.初发严重心绞痛或恶化型心绞痛,无静息痛	ⅠA	ⅠB	ⅠC
Ⅱ.过去 1 月内发生静息痛,但 48 小时内无发作(亚急性静息痛)	ⅡA	ⅡB	ⅡC
Ⅲ.48 小时内的静息痛(急性静息痛)	ⅢA	ⅢB	ⅢC

另外变异性心绞痛是由冠状动脉痉挛所致,是 UAP 的一种特殊表现形式。

(二)病理生理

ACS 的病理生理基础是由于心肌需氧和供氧的失衡而导致的心肌相对供血不足,主要由 5 个方面的原因所导致。

(1)不稳定粥样硬化斑块破溃后继发的血栓形成造成相应冠脉的不完全性阻塞,是 ACS 最常见的原因,由血小板聚集和斑块破裂碎片产生的微栓塞是导致 ACS 中心肌标志物释放的主要原因。

(2)冠脉存在动力性的梗阻,如变异性心绞痛,这种冠脉局部的痉挛是由于血管平滑肌和/或内皮细胞的功能障碍引起,动力性的血管梗阻还可以由室壁内的阻力小血管收缩导致;另外一种少见的情况是心肌桥的存在,即冠脉有一段走行于心肌内,当心肌收缩时,会产生"挤奶效应"导致心脏收缩期冠脉受挤压而产生管腔狭窄。

(3)由内膜增生而非冠脉痉挛或血栓形成而导致的严重冠脉狭窄,这种情况多见于进展期的动脉粥样硬化或经皮穿刺冠脉介入治疗(PCI)后的再狭窄。

(4)冠脉的炎症反应(某些可能与感染有关,如肺炎衣原体和幽门螺杆菌),与冠脉的狭窄、斑块的不稳定以及血栓形成密切相关,特别是位于粥样硬化斑块肩部被激活的巨噬细胞和 T 细胞可分泌基质金属蛋白酶(MMP),可导致斑块变薄和易于破裂。

(5)继发性 UAP,这类患者有着冠脉粥样硬化导致的潜在狭窄,日常多表现为慢性稳定型心绞痛,但一些外来的因素可导致心肌耗氧量的增加而发生 UAP,如发热、心动过速、甲亢、低血压、贫血等情况。

冠状动脉粥样斑块破裂、崩溃是 ACS 的主要原因。斑块破裂后,血管内皮下基质暴露,血小板聚集、激活,继而激活凝血系统形成血栓,阻塞冠状动脉;此外,粥样斑块在致炎因子作用下,可发生炎细胞的聚集和激活,被激活的炎细胞释放细胞因子,激活凝血系统,并刺激血管痉挛,其结果是使冠状血流减少,心肌因缺血、缺氧而损伤,甚至坏死。心肌损伤坏死后,一方面心脏的收缩、舒张功能受损,心脏的射血能力降低,易发生心力衰竭;另一方面,缺血部位心肌细胞静息电位和动作电位均发生改变,与正常心肌细胞之间出现电位差,同时因心肌梗死时患者交感神经兴奋性增高,心肌组织应激性增强,极易出现各种期前收缩、传导阻滞甚至室颤等心律失常。

二、临床表现

(一)症状

UAP 引起的胸痛的性质与典型的稳定型心绞痛相似,但程度更为剧烈,持续时间长达 20 分钟以上,严重者可伴有血流动力学障碍,出现晕厥或晕厥前状态。原有稳定型心绞痛出现疼痛诱发阈值的突然降低;心绞痛发作频率的增加;疼痛放射部位的改变;出现静息痛或夜间痛;疼痛发作时出现新的伴随症状如恶心、呕吐、呼吸困难等;原来可以使疼痛缓解的方法(如舌下含化硝酸甘油)失效,以上皆提示不稳定心绞痛的发生。

老年患者以及伴有糖尿病的患者可不表现为典型的心绞痛症状而表现为恶心、出汗和呼吸困难,还有一部分患者无胸部的不适而仅表现为下颌、耳部、颈部、上臂或上腹部的不适,孤立新出现的或恶化的呼吸困难是 UAP 中心绞痛等同发作最常见的症状,特别是在老年患者。

(二)体征

UAP 发作或发作后片刻,可以发现一过性的第三心音或第四心音以及乳头肌功能不全所导致的收缩期杂音,还可能出现左室功能异常的体征,如双侧肺底的湿啰音、室性奔马律,严重左室功能异常的患者可以出现低血压和外周低灌注的表现,此外,体格检查还有助于发现一些导致继发性心绞痛的因素,如肺炎、甲亢等。

(三)心电图

在怀疑 UAP 发作的患者,ECG 是首先要做的检查,ECG 正常并不排除 UAP 的可能,但UAP 发作时 ECG 无异常改变的患者预后相对较好。如果胸痛伴有两个以上的相邻导联出现ST 的抬高$\geqslant 1$ mm,则为 STEMI,宜尽早行心肌再灌注治疗。胸痛时 ECG 出现 ST 段压低$\geqslant 1$ mm,症状消失时 ST 的改变恢复是一过性心肌缺血的客观表现,持续性的 ST 段压低伴或不伴胸痛相对特异性差。

相应导联上的 T 波持续倒置是 UAP 的一种常见 ECG 表现,这多反映受累的冠脉病变严重,胸前导联上广泛的 T 波深倒($\geqslant 2$ mm)多提示 LAD 的近端严重病变。因陈旧心肌梗死 ECG上遗有 Q 波的患者,Q 波面向区域的心肌缺血较少引起 ST 的变化,如果有变化常表现为 ST 段的升高。

胸痛发作时 ECG 上 ST 的偏移(抬高或压低)和/或 T 波倒置通常随着症状的缓解而消失,如果以上 ECG 变化持续 12 小时以上,常提示发生非 Q 波心肌梗死。心绞痛发作时非特异性的ECG 表现有 ST 段的偏移$\leqslant 0.5$ mm 或 T 波倒置$\leqslant 2$ mm。孤立的 III 导联 Q 波可能是一正常发现,特别是在下壁导联复极正常的情况下。

在怀疑缺血性胸痛的患者,要特别注意排除其他一些引起 ST 段和 T 波变化的情况,在 ST段抬高的患者,应注意是否存在左室室壁瘤、心包炎、变异性心绞痛、早期复极、预激综合征等情况。中枢神经系统事件以及三环类抗抑郁药或吩噻嗪可引起 T 波的深倒。

在怀疑心肌缺血的患者,动态的心电图检查或连续的心电监护至为重要,因为 Holter 显示$85\% \sim 90\%$的心肌缺血不伴有心绞痛症状,此外,还有助于检出 AMI,特别是在联合连续测定血液中的心脏标志物的情况下。

(四)生化标志物

既往心脏酶学检查特别是 CK 和 CK-MB 是区分 UAP 和 AMI 的手段,对于 CK 和 CK-MB轻度升高不够 AMI 诊断标准的仍属于 UAP 的范畴。新的心脏标志物 TnI 和 TnT 对于判断心肌的损伤,较 CK 和 CK-MB 更为敏感和特异,时间窗口更长,既往诊为 UAP 的患者,有 1/5~1/4 TnI或 TnT 的升高,这部分患者目前属于 NSTEMI 的范畴,预后较真正的 UAP 患者(TnI/TnT 不升高者)要差。肌红蛋白检查也有助于发现早期的心肌梗死,敏感性高而特异性低,阴性结果有助于排除 AMI 的诊断。

(五)核素心肌灌注显像

在怀疑 UAP 的患者,在症状持续期 MIBI 注射行心肌核素静息显像发现心肌缺血的敏感性及特异性均高,表现为受累心肌区域的核素充盈缺损,发作期过后核素检查发现心肌缺血的敏感性降低。症状发作期间行核素心肌显像的阴性预测值很高,但是急性静息显像容易遗漏一部分 ACS 患者(大约占 5%),因此不能仅凭一次核素检查即作出处理决定。

三、诊断

(一)危险分层

1.高危患者

其包括以下几种。

(1)心绞痛的类型和发作方式:静息性胸痛,尤其既往 48 小时内有发作者。

(2)胸痛持续时间:持续胸痛 20 分钟以上。

(3)发作时硝酸甘油缓解情况:含硝酸甘油后胸痛不缓解。

(4)发作时的心电图:发作时动态性的 ST 段压低≥1 mm。

(5)心脏功能:心脏射血分数<40%。

(6)既往患心肌梗死,但心绞痛是由非梗死相关血管所致。

(7)心绞痛发作时并发心功能不全(新出现的 S_3 音、肺底啰音)、二尖瓣反流(新出现的收缩期杂音)或血压下降。

(8)心脏 TnT(TnI)升高。

(9)其他影响危险因素分层的因素还有高龄(>75 岁)、糖尿病、CRP 等炎性标志物或冠状动脉造影发现是三支病变或者左主干病变。

2.低危患者

特征有:①没有静息性胸痛或夜间胸痛。②症状发作时心电图正常或者没有变化。③肌钙蛋白不增高。

(二)UAP 诊断

UAP 诊断依据:①有不稳定性缺血性胸痛,程度在 CCSⅢ级或以上。②明确的冠心病证据:心肌梗死、PTCA、冠脉搭桥、运动试验或冠脉造影阳性的病史;陈旧心肌梗死心电图表现;与胸痛相关的 ST-T 改变。③除外急性心肌梗死。

四、治疗

(一)基本原则

首先对 UAP/NSTEMI 患者进行危险度分层。低危患者通常不需要做冠状动脉造影,合适的药物治疗以及危险因素的控制效果良好。治疗药物主要包括阿司匹林、肝素(或低分子肝素)、硝酸甘油和 β-受体阻滞剂,所有的患者都应使用阿司匹林。血小板糖蛋白Ⅱb/Ⅲa 受体拮抗剂(GBⅡb/Ⅲa 受体拮抗剂)不适用于低危患者。低危患者的预后一般良好,出院后继续服用阿司匹林和抗心绞痛药物。

高危患者通常最终都要进入导管室,虽然冠脉造影的最佳时机还未统一。目前针对 UAP/NSTEMI,存在两种不同的治疗策略,一种为早期侵入策略,即对冠脉血管重建术无禁忌证的患者在可能的情况下尽早行冠脉造影和据此指导的冠脉血管重建治疗;另一种为早期保守治疗策略,在充分的药物治疗的基础上,仅对有再发心肌缺血者或心脏负荷试验显示为高危的患者(不管其对药物治疗的反应如何)进行冠脉造影和相应的冠脉血管重建治疗。

近来多数学者倾向于早期侵入策略,其理由是该策略可以迅速确立诊断,低危者可以早期出院,高危者则可以得到有效的冠脉血管重建治疗。没有条件进行介入治疗的社区医院,早期临床症状稳定的患者保守治疗可以作为 UAP/NSTEMI 的首选治疗,但对于最初保守治疗效果不佳的患者应该考虑适时地进行急诊冠状动脉造影,必要时需介入治疗。在有条件的医院,高危 UAP/NSTEMI 患者可早期进行冠状动脉造影,必要时行 PCI/CABG。在早期冠状动脉造影和 PCI/CABG 之后,静脉应用血小板 GP Ⅱ b/Ⅲ a 受体拮抗剂可能会使患者进一步获益,并且不增加颅内出血的并发症。

(二)一般处理

所有患者都应卧床休息开放静脉通道并进行心电、血压、呼吸的连续监测,床旁应配备除颤器。对于有发绀、呼吸困难或其他高危表现的患者应该给予吸氧。并通过直接或间接监测血氧水平确保有足够的血氧饱和度。若动脉血氧饱和度降低至<90%时,应予间歇高流量吸氧。手指脉搏血氧测定是持续监测血氧饱和度的有效手段,但对于无低氧危险的患者可不进行监测。应定期记录 18 导联心电图以判断心肌缺血程度、范围的动态变化。酌情使用镇静剂。

(三)抗血栓治疗

抗血小板和抗凝治疗是 UAP/NSTEMI 治疗中的重要一环,它有助于改变病情的进展和减少心肌梗死、心肌梗死复发和死亡。联合应用阿司匹林、肝素和一种血小板 Ⅱ b/Ⅲ a 受体拮抗剂代表着最高强度的治疗,适用于有持续性心肌缺血表现和其他一些具有高危特征的患者以及采用早期侵入措施治疗的患者。

抗血小板治疗应尽早,目前首选药物仍为阿司匹林。在不稳定性心绞痛患者症状出现后尽快给予服用,并且应长期坚持。对因过敏或严重的胃肠反应而不能使用阿司匹林的患者,可以使用噻吩吡啶类药物(氯比格雷或噻氯吡啶)作为替代。在阿司匹林或噻吩吡啶药物抗血小板治疗的基础上应该加用普通肝素或皮下注射低分子肝素。有持续性缺血或其他高危的患者,以及计划行经皮冠状动脉介入(PCI)的患者,除阿司匹林和普通肝素外还应加用一种血小板 GP Ⅱ b/Ⅲ a 受体拮抗剂。对于在其后 24 小时内计划做 PCI 的不稳定心绞痛患者,也可使用阿昔单抗治疗 12～24 小时。

(四)抗缺血治疗

1.硝酸酯类药物

本类药物可扩张静脉血管、降低心脏前负荷和减少左心室舒张末容积,从而降低心肌氧耗。另外,硝酸酯类扩张正常的和硬化的冠状动脉血管,且抑制血小板的聚集。对于 UAP 患者,在无禁忌证的情况下均应给予静脉途径的硝酸酯类药物。根据反应逐步调整剂量。应使用避光的装置以 10 μg/min 的速率开始持续静脉点滴,每 3～5 分钟递增 10 μg/min,出现头痛症状或低血压反应时应减量或停药。

硝酸酯类血流动力学效应的耐受性呈剂量和时间依赖性,无论何种制剂在持续 24 小时治疗后都会出现耐药性。对于需要持续使用静脉硝酸甘油 24 小时以上者,可能需要定期增加滴注速率以维持疗效。或使用不产生耐受的硝酸酯类给药方法(较小剂量和间歇给药)。当症状已经控制后,可改用口服剂型治疗。静脉滴注硝酸甘油的耐药问题与使用剂量和时间有关,使用小剂量间歇给药的方案可最大程度地减少耐药的发生。对需要 24 小时静脉滴注硝酸甘油的患者应周期性的增加滴速维持最大的疗效。一旦患者症状缓解且在12～24 小时内无胸痛以及其他缺血的表现,应减少静脉滴注的速度而转向口服硝酸酯类药物或使用皮肤贴剂。在症状完全控制达数小时的患者,应试图给予患者一个无硝酸甘油期以避免耐药的产生,对于症状稳定的患者,不宜持续 24 小时静脉滴注硝酸甘油,可换用口服或经皮吸收型硝酸酯类制剂。另一种减少耐药发生的方法是联用一种巯基提供剂如卡托普利或 N-乙酰半胱氨酸。

2.β 受体阻滞剂

β 受体阻滞剂的作用可因交感神经张力、左室壁应力、心脏的变力性和变时性的不同而不同。β 受体阻滞剂通过抑制交感神经张力、减少斑块张力达到减少斑块破裂的目的。因此 β 受体阻滞剂不仅可在 AMI 后减少梗死范围,而且可有效地降低 UAP 演变成为 AMI 的危险性。

3.钙通道阻滞剂

钙通道阻滞剂并不是 UAP 治疗中的一线药物,随机临床试验显示,钙通道阻滞剂在 UAP 治疗中的主要作用是控制症状,钙通道阻滞剂对复发的心肌缺血和远期病死率的影响,目前认为短效的二氢吡啶类药物如硝苯地平单独用于急性心肌缺血反而会增加病死率。

4.血管紧张素转换酶抑制剂(ACEI)

ACEI 可以减少急性冠状动脉综合征患者、近期心肌梗死或左心室收缩功能失调患者、有左心室功能障碍的糖尿病患者,以及高危慢性冠心病患者的病死率。因此 ACS 患者以及用 β 受体阻滞剂与硝酸酯类不能控制的高血压患者如无低血压均应联合使用 ACEI。

(五)介入性治疗

UAP/NSTEMI 中的高危患者早期(24 小时以内)干预与保守治疗基础上加必要时紧急干预比较,前者明显减少心肌梗死和死亡的发生,但早期干预一般应该建立在使用血小板糖蛋白Ⅱb/Ⅲa 受体拮抗剂和/或口服氯吡格雷的基础之上。

冠状动脉造影和介入治疗(PCI)的适应证:①顽固性心绞痛,尽管充分的药物治疗,仍反复发作胸痛。②尽管充分的药物治疗,心电图仍有反复的缺血发作。③休息时心电图 ST 段压低,心脏标志物(肌钙蛋白)升高。④临床已趋稳定的患者出院前负荷试验有严重缺血征象:如最大运动耐量降低,不能以其他原因解释者;低做功负荷下几个导联出现较大幅度的 ST 段压低;运动中血压下降;运动中出现严重心律失常或运动负荷同位素心肌显像示广泛或者多个可逆的灌注缺损。⑤超声心动图示左心室功能低下。⑥既往患过心肌梗死,现有较长时间的心绞痛发作者。

五、护理措施

患者到达急诊科,护士是第 1 个接待者,护士必须在获得检查数据和医师做出诊断之前,选择必要的紧急处置措施。急诊护士尤其应在 ACS 综合征患者给予适时、有效的治疗方面发挥作用。护士需要在医疗资源有限的环境下,在患者床边判定紧急情况,减少延误。作为急诊护士还要具备心脏病护理技术,能处置 AMI,用电子微量注射泵进行输液,识别心律失常和准确处理严重心脏危象。

（一）病情观察

（1）ACS 患者病情危重、变化迅速、随时都可能出现严重的并发症。

（2）要认真细致地观察患者的精神状况、面色、意识、呼吸，注意有无出冷汗、四肢末梢发凉等。

（3）经常询问患者有无胸痛、胸闷，并注意伴随的症状和程度，尤其是夜间。

（4）常规持续心电、血压监护严密观察心率（律）、心电图示波形态变化，对各种心律失常及时识别，并报告医师及时处理。

（5）有低血压者给予血压监护直到血压波动在正常范围。

（6）有心力衰竭者给血氧饱和度监测，以保证血氧饱和度在 95%～99%。

（7）急性心肌梗死患者还要定时进行心电图检查和心肌酶的检测，了解急性心肌梗死的演变情况。

（8）在监护期间，应注意患者有无出血倾向。观察患者的皮肤、黏膜、牙龈有无出血。观察尿的颜色。询问有无腹痛、腰痛、头痛现象。对行尿激酶溶栓治疗的急性心肌梗死患者，更应严密观察。

（二）病情评估

ACS 的患者常需急诊入院，将患者送入监护室后，急诊科护士迅速地评估患者是否有高度危险性或低度危险性非常重要。根据评估情况严格按照急诊护理路径，迅速采取相应措施。

1.危险评估

迅速地评估患者是否有高度或低度危险的 ACS，这是当今对护士的最大挑战。

（1）有研究表明约 33% 的 AMI 的患者在发病初期无胸痛的表现，然而这些被延迟送入医院的患者有更高的危险性，因为无典型胸痛的患者很少能及时得到溶栓、血管成形术或阿司匹林、β 受体阻滞剂、肝素等药物治疗。

（2）在美国每年大约 460 万具有急性冠脉局部缺血症状的患者来到急诊科，其中只有大约 25% 的患者确诊后被允许入院。

（3）在急诊科疑为 ACS 的患者中，只有约 1/3 有"真的病变"。

急诊护理决定性的作用在于快速完成对患者的评估，并且在早期对 ACS 高危人群提供及时的紧急看护照顾，使病情缓解。据统计，在美国每年有 100 万人发生 AMI，约 25% 的患者在到达急诊科前死亡。那些到达医院的患者仍有死亡可能。

2.Antman 危险评分量表

2002 年 Antman 等建立了早期危险评估的 7 分危险评分量表。

（1）年龄＞65 岁。

（2）存在 3 个以上冠心病危险因素。

（3）既往血管造影证实有冠状动脉阻塞。

（4）胸痛发作时心电图有 ST 段改变。

（5）24 小时内有 2 次以上心绞痛发作。

（6）7 天内应用了阿司匹林。

（7）心肌坏死标志物升高。

具有上述危险因素的患者出现死亡、心肌梗死或需血管重建的负性心脏事件的可能性增高。评分越高危险性越大，且这些患者从低分子肝素、血小板 GPⅡb/Ⅲa 受体拮抗剂和心脏介入等治疗中获益也越大。这一评分系统简单易行,使早期对患者进行客观的危险分层成为可能,有利于指导临床对患者进行及时正确的治疗。

(三)急救护理

1.早期干预原则

在急诊情况下,一旦胸痛患者明确了 ACS 的诊断,快速和有效的干预即迅速开始。1999 年在美国心脏病学会(ACC)和美国心脏联合会(AHA)制定的《ACS 治疗指南》中曾推荐:患者应在发病10 分钟内到达急诊科,对所有不稳定心绞痛患者给予吸氧、静脉输液、连续的心电图(ECG)监护。并依据临床表现将患者分为高度危险、中度危险和低度危险。高度危险患者严格管理,低度危险患者必须按监护程序治疗,并定期随访,急诊护士和医师必须精确地估定患者的危险层次。

2.干预时间分期

近来国外有学者将早期干预分为 4 个节段,称为 4Ds。

时间 0(症状,Symptom):症状开始时间点,它代表着冠状动脉闭塞的时间,虽然它是个比较好的指标,但不是完美的时间点。

时间 1(门口,Door):患者入急诊科的时间点。

时间 2(资料,Data):患者进行初步检查及心电图等材料的时间点。

时间 3(决定,Decision):决定是否进行溶栓治疗或进一步检查。

时间 4(药物,Drug):开始用药物或治疗的时间点。

其中时间 1~2:6~11 分钟;2~3:20~22 分钟;3~4:20~37 分钟。

GISSI-2 研究中,不足 30% 的患者在症状发生后 3 小时才得到治疗。平均耽搁时间在 3~5 小时,其主要原因是以下几点。

(1)患者本身的耽搁:患者在就医问题上耽搁时间是延误时间的一个主要因素,其原因多在患者发病之初期症状较轻、未意识到病情的严重性,或地处偏僻,交通不便。

(2)运送患者的过程:患者发病后运送至医院途中,也要耽搁一些时间,据估计一般约为 30 分钟到数小时。

(3)医院内耽搁:患者到达医院以后耽搁时间是相当普遍的。在多数研究中,从患者到达医院至实施溶栓治疗,平均耽搁45~90 分钟。

在症状发作不到 1 小时内接受治疗的患者 6 周病死率为 3.2%;在症状发作 4 小时接受治疗的患者6 周病死率为 6.2%。事实上非常早期的综合治疗(包括市区及郊区)可减少 50% 心肌梗死的发病率。"4Ds"在减少从发病到处理的时间延误方面发挥了积极作用。

3.急诊过程耽搁

ACS 患者急诊就诊耽搁主要在:①患者到医院接受医师检查时;②对患者胸痛评估时,因为这需要仔细观察;③做 ECG 时;④在当诊断技师不能及时识别 ST 变化,ECG 报告延迟传递到内科医师时。

为避免这些急诊耽搁,有些医院尝试由急诊科护士做 ECG,并直接由医师快速阅读 ECG。还可自行设计护理观察记录文书,既节省了护士书写的时间,又提高了护理质量标准。

4.一般急救措施

(1)立即让患者采取舒适体位,合并心力衰竭者给半卧位。

(2)常规给予吸氧,3~5 L/min。

（3）连接好心电监护电极和测血压的袖带（注意电极位置应避开除颤区域和心电图胸前导联位置）。开启心电监护和无创血压监护。必要时给予血氧饱和度监护。

（4）协助给患者做全导联心电图作为基础心电图，以便对照。

（5）在左上肢和左下肢建立静脉通路，均留置 Y 形静脉套管针（以备抢救和急诊介入手术中方便用药）。

（6）备好急救药品和除颤器。

（7）抗凝疗法：给予嚼服肠溶阿司匹林 100～300 mg，或加用氯吡格雷片 75 mg，1 次/日，皮下注射低分子肝素等。

（8）介入疗法：对于 ACS 患者的治疗尤其是急性心肌梗死，尽快重建血运极为重要，对行急诊 PCI 的患者应迅速做好术前各项准备。

5.急诊冠状动脉介入治疗（PCI）的术前准备

（1）首先向患者及家属介绍介入诊断和治疗的目的、方法、优点。

（2）急查血常规，血凝全套，心肌酶谱，甲、乙、丙肝抗体，抗 HIV 等，术区备皮，做碘过敏皮试。

（3）让患者排空膀胱，必要时留置导尿管。

（4）嚼服肠溶阿司匹林 0.3 g，口服氯吡格雷片 300 mg，备好砂袋，氧气袋，全程监护，护送患者到导管室。

6.急诊 PCI 术后监护

（1）患者返回病房后，护士立即进行心电、血压的监护，注意心率（律）变化。

（2）急诊 PCI 患者术后常规留置动脉鞘管 6～12 小时。嘱患者术侧肢体伸直制动，防止鞘管脱出、折断和术侧肢体的血栓形成。观察术区有无渗血，触摸双侧足背动脉搏动情况，皮肤颜色和肢体温度的变化。协助按摩术侧肢体。

（3）动脉鞘管拔管前向患者说明拔管的简要过程，消除紧张心理。医师拔管时，护士应准备好急救药品：如阿托品、多巴胺等，观察患者心电监护和血压。拔管后，穿刺部位进行加压包扎，观察有无渗血，保持局部清洁无菌，严格交接班并作好记录。

（四）心肌耗氧量与护理

在 ACS 发病的极早期患者心肌脆弱，电活动极不稳定，心脏供血和耗氧量之间的矛盾非常突出，因此在发病早期，尤其是 24 小时以内，限制患者活动，降低心肌耗氧量，缓解心肌供血和需求之间的矛盾，对保证患者平稳度过危险期，促进心肌恢复，具有非常重要的意义。

1.心肌耗氧量

影响心肌耗氧量的主要因素有心脏收缩功、室壁张力、心肌体积。Katz 提出以二项乘积（double-product，D-P）作为心肌耗氧量的指标，其公式为最大血压乘以心率。由于该指标计算方法简单，可重复性好，临床研究证实其与心肌耗氧量的真实情况相关性好，已被广泛应用于临床。

2.排便动作

各种干预因素都可以引起 D-P 的增加，排便时患者需要屏住呼吸，使膈肌下沉，收缩腹肌，增加腹压，这一使力的动作，加上卧位排便造成的紧张、不习惯等因素，会导致血压升高和心率加快，从而加重心脏负担，使心脏的氧供和氧耗之间失衡，增加心律失常的发生危险。因此在护理中：①必须确实保证 ACS 患者大便通畅，给予缓泻剂、开塞露等。②另有研究表明坐位排便的运动强度低于卧位排便,故对无法适应卧位排便的患者在监护的情况下试行坐位排便,以缓解其焦虑情绪。③在患者排便期间还必须加强监护,要有护士在场,以应付可能出现的意外情况。

3.接受探视

患者接受探视时 D-P 增加明显。亲友的来访使患者情绪激动,交感神经兴奋,心脏兴奋性增强,心肌耗氧量增加,尤其是来访者表现的过度紧张和不安时更是如此。因此在护理中:①应尽可能地减少探视的次数。②对来访者应事先进行教育,说明避免患者情绪波动对患者康复的意义。③对经济有困难的患者,应劝其家属暂不谈及经费问题。

4.音乐疗法

曾有研究表明对心肌梗死及不稳定心绞痛患者进行音乐疗法,可使其情绪稳定,交感神经活动减少,副交感神经活动增强,从而使心肌耗氧量减少。但有些研究没有得出类似的结果,其原因可能是对象和乐曲的选择有问题,很难想象一个乐盲和一个音乐家对同一首曲子会有同样的反映,也很难想象一个人在听到音乐和听到哀乐时会有一样的心情。因此在进行音乐疗法时应加强针对性。

(秦　莉)

第三节　心源性休克

心源性休克是指由于严重的心脏泵功能衰竭或心功能不全导致心排血量减少,各重要器官和周围组织灌注不足而发生的一系列代谢和功能障碍综合征。

一、临床表现

多数心源性休克患者,在出现休克之前有相应心脏病史和原发病的各种表现,如急性肌梗死患者可表现严重心肌缺血症状,心电图可能提示急性冠状动脉供血不足,尤其是广泛前壁心肌梗死;急性心肌炎者则可有相应感染史,并有发热、心悸、气短及全身症状,心电图可有严重心律失常;心脏手术后所致的心源性休克,多发生于手术 1 周内。

心源性休克目前国内外比较一致的诊断标准如下。

(1)收缩压低于 12 kPa(90 mmHg)或原有基础血压降低 4 kPa(30 mmHg),非原发性高血压患者一般收缩压小于 10.7 kPa(80 mmHg)。

(2)循环血量减少:①尿量减少,常少于 20 mL/h。②神志障碍、意识模糊、嗜睡、昏迷等。③周围血管收缩,伴四肢厥冷、冷汗、皮肤湿凉、脉搏细弱快速、颜面苍白或发绀等末梢循环衰竭表现。

(3)纠正引起低血压和低心排血量的心外因素(低血容量、心律失常、低氧血症、酸中毒等)后,休克依然存在。

二、诊断

(1)有急性心肌梗死、急性心肌炎、原发或继发性心肌病、严重的恶性心律失常、具有心肌毒性的药物中毒、急性心脏压塞以及心脏手术等病史。

(2)早期患者烦躁不安、面色苍白、诉口干、出汗,但神志尚清;后逐渐表情淡漠、意识模糊、神志不清直至昏迷。

（3）体检心率逐渐增快,常＞120次/分。收缩压＜10.64 kPa(80 mmHg),脉压＜2.67 kPa(20 mmHg)严重时血压测不出。脉搏细弱,四肢厥冷,肢端发绀,皮肤出现花斑样改变。心音低纯,严重者呈单音律。尿量＜17 mL/h,甚至无尿。休克晚期出现广泛性皮肤、黏膜及内脏出血,即弥散性血管内凝血,以及多器官衰竭。

（4）血流动力学监测提示心脏指数降低、左室舒张末压升高等相应的血流动力学异常。

三、检查

（1）血气分析。

（2）弥散性血管内凝血的有关检查。血小板计数及功能检测,出凝血时间,凝血酶原时间,凝血因子Ⅰ,各种凝血因子和纤维蛋白降解产物(FDP)。

（3）必要时做微循环灌注情况检查。

（4）血流动力学监测。

（5）胸部X线片,心电图,必要时做动态心电图检查,条件允许时行床旁超声心动图检查。

四、治疗

（一）一般治疗

（1）绝对卧床休息,有效止痛,由急性心肌梗死所致者吗啡3～5 mg或哌替啶50 mg,静脉注射或皮下注射,同时予地西泮(安定)、苯巴比妥(鲁米那)。

（2）建立有效的静脉通道,必要时行深静脉插管。留置导尿管监测尿量。持续心电、血压、血氧饱和度监测。

（3）氧疗:持续吸氧,氧流量一般为4～6 L/min,必要时气管插管或气管切开,人工呼吸机辅助呼吸。

（二）补充血容量

首选右旋糖酐-40 250～500 mL静脉滴注,或0.9％氯化钠液、平衡液500 mL静脉滴注,最好在血流动力学监护下补液严格控制滴速,前20分钟内快速补液100 mL,如中心静脉压上升不超过0.2 kPa(1.5 mmHg),可继续补液直至休克改善,或输液总量达500～750 mL。无血流动力学监护条件者可参照以下指标进行判断:诉口渴,外周静脉充盈不良,尿量＜30 mL/h,尿比重＞1.02,中心静脉压＜0.8 kPa(6 mmHg),则表明血容量不足。

（三）血管活性药物的应用

首选多巴胺或与间羟胺(阿拉明)联用,从2～5 $\mu g/(kg \cdot min)$开始渐增剂量,在此基础上根据血流动力学资料选择血管扩张剂:①肺充血而心排血量正常,肺毛细血管嵌顿压＞2.4 kPa(18 mmHg),而心脏指数＞2.2 L/(min·m²)时,宜选用静脉扩张剂,如硝酸甘油15～30 $\mu g/min$静脉滴注或泵入,并可适当利尿。②心排血量低且周围灌注不足,但无肺充血,即心脏指数＜2.2 L/(min·m²),肺毛细血管嵌顿压＜2.4 kPa(18 mmHg)而肢端湿冷时,宜选用动脉扩张剂,如酚妥拉明100～300 $\mu g/min$静脉滴注或泵入,必要时增至1 000～2 000 $\mu g/min$。③心排血量低且有肺充血及外周血管痉挛,即心脏指数＜2.2 L/(min·m²),肺毛细血管嵌顿压＜2.4 kPa(18 mmHg)而肢端湿冷时,宜选用硝普钠,10 $\mu g/min$开始,每5分钟增加5～10 $\mu g/min$,常用量为40～160 $\mu g/min$,也有高达430 $\mu g/min$才有效。

(四)正性肌力药物的应用

1.洋地黄制剂

一般在急性心肌梗死的 24 小时内,尤其是 6 小时内应尽量避免使用洋地黄制剂,在经上述处理休克无改善时可酌情使用毛花苷 C 0.2～0.4 mg,静脉注射。

2.拟交感胺类药物

对心排血量低,肺毛细血管嵌顿压不高,体循环阻力正常或低下,合并低血压时选用多巴胺,用量同前;而心排血量低,肺毛细血管嵌顿压高,体循环血管阻力和动脉压在正常范围者,宜选用多巴酚丁胺5～10 μg/(kg·min),亦可选用多培沙明 0.25～1.0 μg/(kg·min)。

3.双异吡啶类药物

常用氨力农 0.5～2 mg/kg,稀释后静脉注射或静脉滴注,或米力农 2～8 mg,静脉滴注。

(五)其他治疗

1.纠正酸中毒

常用 5%碳酸氢钠或摩尔乳酸钠,根据血气分析结果计算补碱量。

2.激素应用

早期(休克 4～6 小时内)可尽早使用糖皮质激素,如地塞米松(氟美松)10～20 mg 或氢化可的松100～200 mg,必要时每 4～6 小时重复 1 次,共用 1～3 天,病情改善后迅速停药。

3.纳洛酮

首剂 0.4～0.8 mg,静脉注射,必要时在 2～4 小时后重复 0.4 mg,继以 1.2 mg 置于 500 mL 液体内静脉滴注。

4.机械性辅助循环

经上述处理后休克无法纠正者,可考虑主动脉内气囊反搏(IABP)、体外反搏、左室辅助泵等机械性辅助循环。

5.原发疾病治疗

如急性心肌梗死患者应尽早进行再灌注治疗,溶栓失败或有禁忌证者应在 IABP 支持下进行急诊冠状动脉成形术;急性心包填塞者应立即心包穿刺减压;乳头肌断裂或室间隔穿孔者应尽早进行外科手术修补等。

6.心肌保护

1,6-二磷酸果糖 5～10 g/d,或磷酸肌酸(护心通)2～4 g/d,酌情使用血管紧张素转换酶抑制剂等。

(六)防治并发症

1.呼吸衰竭

包括持续氧疗,必要时呼气末正压给氧,适当应用呼吸兴奋剂,如尼可刹米(可拉明)0.375 g 或洛贝林(山梗菜碱)3～6 mg 静脉注射;保持呼吸道通畅,定期吸痰,预防感染等。

2.急性肾衰竭

注意纠正水、电解质紊乱及酸碱失衡,及时补充血容量,酌情使用利尿剂如呋塞米(速尿)20～40 mg 静脉注射。必要时可进行血液透析、血液滤过或腹膜透析。

3.保护脑功能

使用脱水剂及糖皮质激素,合理使用兴奋剂及镇静剂,适当补充促进脑细胞代谢药,如脑活素、胞磷胆碱、三磷酸腺苷等。

4.防治弥散性血管内凝血（DIC）

休克早期应积极应用右旋糖酐-40、阿司匹林（乙酰水杨酸）、双嘧达莫（潘生丁）等抗血小板及改善微循环药物，有 DIC 早期指征时应尽早使用肝素抗凝，首剂 3 000～6 000 U 静脉注射，后续以500～1 000 U/h静脉滴注，监测凝血时间调整用量，后期适当补充消耗的凝血因子，对有栓塞表现者可酌情使用溶栓药如小剂量尿激酶[(2.5～5)×10⁵ U]或链激酶。

五、护理

（一）急救护理

（1）护理人员熟练掌握常用仪器、抢救器材及药品。

（2）各抢救用物定点放置、定人保管、定量供应、定时核对，定期消毒，使其保持完好备用状态。

（3）患者一旦发生晕厥，应立即就地抢救并通知医师。

（4）应及时给予吸氧，建立静脉通道。

（5）按医嘱准、稳、快地使用各类药物。

（6）若患者出现心搏骤停，立即进行心、肺、脑复苏。

（二）护理要点

1.给氧用面罩或鼻导管给氧

面罩要严密，鼻导管吸氧时，导管插入要适宜，调节氧流量 4～6 L/分，每天更换鼻导管一次，以保持导管通畅。如发生急性肺水肿时，立即给患者端坐位，两腿下垂，以减少静脉回流，同时加用 30%乙醇吸氧，降低肺泡表面张力，特别是患者咳大量粉红色泡沫样痰时，应及时用吸引器吸引，保持呼吸道通畅，以免发生窒息。

2.建立静脉输液通道

迅速建立静脉通道。护士应建立静脉通道1～2 条。在输液时，输液速度应控制，应当根据心率、血压等情况，随时调整输液速度，特别是当液体内有血管活性药物时，更应注意输液通畅，避免管道滑脱、输液外渗。

3.尿量观察

记录单位时间内尿量的观察，是对休克病情变化及治疗有十分重要意义的指标。如果患者 6 小时无尿或每小时少于 20～30 mL，说明肾小球滤过量不足，如无肾实质变说明血容量不足。相反，每小时尿量大于 30 mL，表示微循环功能良好，肾血灌注好，是休克缓解的可靠指标。如果血压回升，而尿量仍很少，考虑发生急性肾衰竭，应及时处理。

4.血压、脉搏、末梢循环的观察

血压变化直接标志着休克的病情变化及预后，因此，在发病几小时内应严密观察血压，15～30 分钟一次，待病情稳定后1～2 小时观察一次。若收缩压下降到 10.7 kPa(80 mmHg)以下，脉压小于 2.7 kPa(20 mmHg)或患者原有高血压，血压的数值较原血压下降 2.7～4.0 kPa(20～30 mmHg)以上，要立即通知医师迅速给予处理。

脉搏的快慢取决于心率，其节律是否整齐，也与心搏节律有关，脉搏强弱与心肌收缩力及输出量有关。所以休克时脉搏在某种程度上反映心脏功能，同时，临床上脉搏的变化，往往早于血压变化。

心源性休克由于心排血量减少，末梢循环灌注量减少，血流留滞，末梢发生发绀，尤其以口唇、黏膜及甲床最明显,四肢也因血运障碍而冰冷,皮肤潮湿。这时,即使血压不低,也应按休克处理。当休克逐步好转时,末梢循环得到改善,发绀减轻,四肢转温。所以末梢的变化也是休克病情变化的一个标志。

5.心电监护的护理患者入院后

立即建立心电监护,通过心电监护可及时发现致命的室速或室颤。当患者入院后一般监测24～48小时,有条件可直到休克缓解或心律失常纠正。常用标准Ⅱ导进行监测,必要时描记心电记录。在监测过程中,要严密观察心律、心率的变化。对于频发室早(每分钟5个以上)、多源性室早,室早呈二联律、三联律,室性心动过速、R-on-T、R-on-P(室早落在前一个P波或T波上)立即报告医师,积极配合抢救,准备各种抗心律失常药,随时做好除颤和起搏的准备,分秒必争,以挽救患者的生命。

最后,还必须做好患者的保温工作,防止呼吸道并发症和预防压疮等方面的基础护理工作。

(秦　莉)

第四节　急性阑尾炎

急性阑尾炎是外科最常见的急腹症之一,多发生于青年人,男性发病率高于女性。

一、病因、病理

(一)病因

1.阑尾管腔梗阻

阑尾管腔梗阻是引起急性阑尾炎最常见的病因。阑尾管腔细长,开口较小,容易被食物残渣、粪石、蛔虫等阻塞而引起管腔梗阻。

2.细菌入侵

阑尾内存有大量大肠埃希菌和厌氧菌,当阑尾管腔阻塞后,细菌繁殖并产生毒素,损伤黏膜上皮,细菌经溃疡面侵入阑尾引起感染。

3.胃肠道疾病的影响

急性肠炎、血吸虫病等可直接蔓延至阑尾或引起阑尾管壁肌肉痉挛,使管壁血运障碍而致炎症。

(二)病理

根据急性阑尾炎发病过程的病理解剖学变化,可分为急性单纯性阑尾炎、急性化脓性阑尾炎、坏疽性及穿孔性阑尾炎、阑尾周围脓肿四种病理类型。

急性阑尾炎的转归取决于机体的抵抗力和治疗是否及时,可有炎症消退、炎症局限化、炎症扩散三种转归。

二、临床表现

(一)症状

1.腹痛

典型症状是转移性右下腹痛。因初期炎症仅限于阑尾黏膜或黏膜下层,由内脏神经反射引起上腹或脐部周围疼痛,范围较弥散。当炎症波及浆膜层和壁腹膜时,刺激了躯体神经,疼痛固定于右下腹。单纯性阑尾炎的腹痛程度较轻,化脓性及坏疽性阑尾炎的腹痛程度较重。当阑尾穿孔时,腹痛可减轻,因阑尾管腔内的压力骤减,但随着腹膜炎的出现,腹痛可继续加重。

2.胃肠道症状

早期可有轻度恶心、呕吐,部分患者可发生腹泻或便秘。盆腔阑尾炎时,炎症刺激直肠和膀胱,引起里急后重和排尿痛。

3.全身症状

早期有乏力、头痛,炎症发展时,可出现脉快、发热等,体温多在 38 ℃内。坏疽性阑尾炎时,出现寒战、体温明显升高。若发生门静脉炎,可出现寒战、高热和轻度黄疸。

(二)体征

1.右下腹固定压痛

右下腹固定压痛是急性阑尾炎最重要的体征。腹部压痛点常位于麦氏点。

2.反跳痛和腹肌紧张

提示阑尾已化脓、坏死或即将穿孔。

三、辅助检查

(一)腰大肌试验

若为阳性,提示阑尾位于盲肠后位贴近腰大肌。

(二)结肠充气试验

若为阳性,表示阑尾已有急性炎症。

(三)闭孔内肌试验

若为阳性,提示阑尾位置靠近闭孔内肌。

(四)直肠指诊

直肠右前方有触痛者,提示盆腔位置阑尾炎。若触及痛性肿块,提示盆腔脓肿。

四、治疗原则

急性阑尾炎诊断明确后应尽早行阑尾切除术。部分急性单纯性阑尾炎,可经非手术治疗而获得痊愈;阑尾周围脓肿,先行非手术治疗,待肿块缩小局限、体温正常,3 个月后再行阑尾切除术。

五、护理诊断

(一)疼痛

与阑尾炎症、手术创伤有关。

(二)体温过高

与化脓性感染有关。

(三)潜在并发症

急性腹膜炎、感染性休克、腹腔脓肿、门静脉炎。

(四)潜在术后并发症

腹腔出血、切口感染、腹腔脓肿、粘连性肠梗阻。

六、护理措施

(一)非手术治疗的护理

（1）取半卧位。

（2）饮食和输液：流质饮食或禁食，禁食期间做好静脉输液的护理。

（3）控制感染：应用抗生素。

（4）严密观察病情：观察患者的生命体征、精神状态、腹部症状和体征、白细胞计数及中性粒细胞比例的变化。

(二)术后护理

1.体位

血压平稳后取半卧位。

2.饮食

术后1~2天胃肠蠕动恢复、肛门排气后可进流食，如无不适可改半流食，术后3~4天可进软质普食。

3.早期活动

轻症患者术后当天麻醉反应消失后，即可下床活动，以促进肠蠕动的恢复，防止肠粘连的发生。重症患者应在床上多翻身、活动四肢，待病情稳定后，及早下床活动。

4.并发症的观察和护理。

（1）腹腔内出血：常发生在术后24小时内，表现为腹痛、腹胀、面色苍白、脉搏细速、血压下降等内出血表现或腹腔引流管有血性液引出。应嘱患者立即平卧，快速静脉输液、输血，并做好紧急手术止血的准备。

（2）切口感染：是术后最常见的并发症，表现为术后2~3天体温升高，切口胀痛、红肿、压痛等。可给予抗生素、理疗等，如已化脓应拆线引流脓液。

（3）腹腔脓肿：多见于化脓性或坏疽性阑尾炎术后。表现为术后5~7天体温升高或下降后又升高，有腹痛、腹胀、腹部压痛、腹肌紧张或腹部包块，常发生于盆腔、膈下、肠间隙等处，可出现直肠膀胱刺激症状及全身中毒症状。

（4）粘连性肠梗阻：常为不完全性肠梗阻，以非手术治疗为主，完全性肠梗阻者应手术治疗。

（5）粪瘘：少见；一般经非手术治疗后粪瘘可自行闭合。

七、特殊类型阑尾炎

(一)小儿急性阑尾炎

小儿大网膜发育不全，难以包裹发炎的阑尾。其临床特点：①病情发展快且重，早期出现高热、呕吐等胃肠道症状。②右下腹体征不明显。③小儿阑尾管壁薄，极易发生穿孔，并发症和死亡率较高。处理原则：及早手术。

(二)妊娠期急性阑尾炎

较常见，发病多在妊娠前6个月。临床特点：①妊娠期盲肠和阑尾被增大的子宫推压上移，压痛点也随之上移。②腹膜刺激征不明显。③大网膜不易包裹炎症的阑尾，炎症易扩散。④炎症刺激子宫收缩，易引起流产或早产，威胁母子安全。处理原则：及早手术。

(三)老年人急性阑尾炎

老年人对疼痛反应迟钝,防御功能减退,其临床特点为:①主诉不强烈,体征不典型,易延误诊断和治疗。②阑尾动脉多硬化,易致阑尾缺血坏死或穿孔。③常伴有心血管病、糖尿病等,使病情复杂严重。处理原则:及早手术。

(秦　莉)

第五节　急性肠梗阻

肠腔内容物不能正常运行或通过肠道发生障碍时,称为肠梗阻,是外科常见的急腹症之一。

一、疾病概要

(一)病因和分类

1.按梗阻发生的原因分类

(1)机械性肠梗阻:最常见,是由各种原因引起的肠腔变窄、肠内容物通过障碍。主要原因:①肠腔堵塞,如寄生虫、粪块、异物等。②肠管受压,如粘连带压迫、肠扭转、嵌顿性疝等。③肠壁病变,如先天性肠道闭锁、狭窄、肿瘤等。

(2)动力性肠梗阻:较机械性肠梗阻少见。肠管本身无病变,梗阻原因是神经反射和毒素刺激引起肠壁功能紊乱,致肠内容物不能正常运行。可分为:①麻痹性肠梗阻,常见于急性弥散性腹膜炎、腹部大手术、腹膜后血肿或感染等。②痉挛性肠梗阻,由于肠壁肌肉异常收缩所致,常见于急性肠炎或慢性铅中毒。

(3)血运性肠梗阻:较少见。由于肠系膜血管栓塞或血栓形成,使肠管血运障碍,继而发生肠麻痹,肠内容物不能通过。

2.按肠管血运有无障碍分类

(1)单纯性肠梗阻:无肠管血运障碍。

(2)绞窄性肠梗阻:有肠管血运障碍。

3.按梗阻发生的部位分类

高位性肠梗阻(空肠上段)和低位性肠梗阻(回肠末段和结肠)。

4.按梗阻的程度分类

完全性肠梗阻(肠内容物完全不能通过)和不完全性肠梗阻(肠内容物部分可通过)。

5.按梗阻病情的缓急分类

急性肠梗阻和慢性肠梗阻。

(二)病理生理

1.肠管局部的病理生理变化

(1)肠蠕动增强:单纯性机械性肠梗阻,梗阻以上的肠蠕动增强,以克服肠内容物通过的障碍。

(2)肠管膨胀:肠腔内积气、积液所致。

(3)肠壁充血水肿、血运障碍,严重时可导致坏死和穿孔。

2.全身性病理生理变化

(1)体液丢失和电解质、酸碱平衡失调。

(2)全身性感染和毒血症,甚至发生感染中毒性休克。

(3)呼吸和循环功能障碍。

(三)临床表现

1.症状

(1)腹痛:单纯性机械性肠梗阻的特点是阵发性腹部绞痛;绞窄性肠梗阻表现为持续性剧烈腹痛伴阵发性加剧;麻痹性肠梗阻呈持续性胀痛。

(2)呕吐:早期常为反射性,呕吐胃内容物,随后因梗阻部位不同,呕吐的性质各异。高位肠梗阻呕吐出现早且频繁,呕吐物主要为胃液、十二指肠液、胆汁;低位肠梗阻呕吐出现晚,呕吐物常为粪样物;若呕吐物为血性或棕褐色,常提示肠管有血运障碍;麻痹性肠梗阻呕吐多为溢出性。

(3)腹胀:高位肠梗阻,腹胀不明显;低位肠梗阻及麻痹性肠梗阻则腹胀明显。

(4)停止肛门排气排便:完全性肠梗阻时,患者多停止排气、排便,但在梗阻早期,梗阻以下肠管内尚存的气体或粪便仍可排出。

2.体征

(1)腹部:视诊,单纯性机械性肠梗阻可见腹胀、肠型和异常蠕动波,肠扭转时腹胀多不对称;触诊,单纯性肠梗阻可有轻度压痛但无腹膜刺激征,绞窄性肠梗阻可有固定压痛和腹膜刺激征;叩诊,绞窄性肠梗阻时腹腔有渗液,可有移动性浊音;听诊,机械性肠梗阻肠鸣音亢进,可闻及气过水声或金属音,麻痹性肠梗阻肠鸣音减弱或消失。

(2)全身:单纯性肠梗阻早期多无明显全身性改变,梗阻晚期可有口唇干燥、眼窝凹陷、皮肤弹性差、尿少等脱水征。严重脱水或绞窄性肠梗阻时,可出现脉搏细速、血压下降、面色苍白、四肢发冷等中毒和休克征象。

3.辅助检查

(1)实验室检查:肠梗阻晚期,血红蛋白和血细胞比容升高,并有水、电解质及酸碱平衡失调。绞窄性肠梗阻时,白细胞计数和中性粒细胞比例明显升高。

(2)X线检查:一般在肠梗阻发生4~6小时后,立位或侧卧位 X 线平片可见肠胀气及多个液气平面。

(四)治疗原则

1.一般治疗

(1)禁食。

(2)胃肠减压:是治疗肠梗阻的重要措施之一。通过胃肠减压,吸出胃肠道内的气体和液体,从而减轻腹胀、降低肠腔内压力,改善肠壁血运,减少肠腔内的细菌和毒素。

(3)纠正水、电解质及酸碱平衡失调。

(4)防治感染和中毒。

(5)其他:对症治疗。

2.解除梗阻

解除梗阻分为非手术治疗和手术治疗两大类。

（五）常见几种肠梗阻

1. 粘连性肠梗阻

粘连性肠梗阻是肠粘连或肠管被粘连带压迫所致的肠梗阻,较为常见。主要由于腹部手术、炎症、创伤、出血、异物等所致。以小肠梗阻为多见,多为单纯性不完全性梗阻。粘连性肠梗阻多采取非手术治疗,如无效或发生绞窄性肠梗阻时应及时手术治疗。

2. 肠扭转

肠扭转指一段肠管沿其系膜长轴旋转而形成的闭襻性肠梗阻,常发生于小肠,其次是乙状结肠。

（1）小肠扭转:多见于青壮年,常在饱餐后立即进行剧烈活动时发病。表现为突发腹部绞痛,呈持续性伴阵发性加剧,呕吐频繁,腹胀不明显。

（2）乙状结肠扭转:多见于老年人,常有便秘习惯,表现为腹部绞痛,明显腹胀,呕吐不明显。肠扭转是较严重的机械性肠梗阻,可在短时间内发生肠绞窄、坏死,一经诊断,应急症手术治疗。

3. 肠套叠

指一段肠管套入与其相连的肠管内,以回结肠型（回肠末端套入结肠）最多见。肠套叠多见于 2 岁以下婴幼儿。典型表现为阵发性腹痛、果酱样血便和腊肠样肿块（多位于右上腹）,右下腹触诊有空虚感。X 线空气或钡剂灌肠显示空气或钡剂在结肠内受阻,梗阻端的钡剂影像呈"杯口状"或"弹簧状"阴影。早期肠套叠可试行空气灌肠复位,无效者或病期超过 48 小时,怀疑有肠坏死或肠穿孔者,应行手术治疗。

4. 蛔虫性肠梗阻

由于蛔虫聚集成团并刺激肠管痉挛致肠腔堵塞,多见于 2～10 岁儿童,驱虫不当常为诱因。主要表现为阵发性脐部周围腹痛,伴呕吐,腹胀不明显。部分患者腹部可触及变形、变位的条索状团块。少数患者可并发肠扭转或肠壁坏死穿孔,蛔虫进入腹腔引起腹膜炎。单纯性蛔虫堵塞多采用非手术治疗,包括解痉止痛、禁食、酌情胃肠减压、输液、口服植物油驱虫等,若无效或并发肠扭转、腹膜炎时,应行手术取虫。

二、护理诊断

（一）疼痛

疼痛与肠内容物不能正常运行或通过障碍有关。

（二）体液不足

体液不足与呕吐、禁食、胃肠减压、肠腔积液有关。

（三）潜在并发症

肠坏死、腹腔感染、休克。

三、护理措施

（一）非手术治疗的护理

（1）饮食:禁食,梗阻缓解 12 小时后可进少量流质饮食,忌甜食和牛奶;48 小时后可进半流食。

（2）胃肠减压,做好相关护理。

(3)体位:生命体征稳定者可取半卧位。

(4)解痉挛、止痛:若无肠绞窄或肠麻痹,可用阿托品解除痉挛、缓解疼痛,禁用吗啡类止痛药,以免掩盖病情。

(5)输液:纠正水、电解质和酸碱失衡,记录24小时出入液量。

(6)防治感染和中毒:遵照医嘱应用抗生素。

(7)严密观察病情变化:出现下列情况时应考虑有绞窄性肠梗阻的可能,应及早采取手术治疗。①腹痛发作急骤,为持续性剧烈疼痛,或在阵发性加重之间仍有持续性腹痛,肠鸣音可不亢进。②早期出现休克。③呕吐早、剧烈而频繁。④腹胀不对称,腹部有局部隆起或触及有压痛的包块。⑤明显的腹膜刺激征,体温升高、脉快、白细胞计数和中性粒细胞比例增高。⑥呕吐物、胃肠减压抽出液、肛门排出物为血性或腹腔穿刺抽出血性液。⑦腹部X线检查可见孤立、固定的肠襻。⑧经积极非手术治疗后症状、体征无明显改善者。

(二)手术前后的护理

1.术前准备

除上述非手术护理措施外,按腹部外科常规行术前准备。

2.术后护理

(1)病情观察,观察患者生命体征、腹部症状和体征的变化,伤口敷料及引流情况,及早发现术后并发症。

(2)卧位,麻醉清醒、血压平稳后取半卧位。

(3)禁食、胃肠减压,待排气后,逐步恢复饮食。

(4)防止感染,遵照医嘱应用抗生素。

(5)鼓励患者早期活动。

（秦　莉）

第六节　急性上消化道出血

一、概论

上消化道出血是指屈氏韧带以上的消化道包括食管、胃、十二指肠、胆管及胰管的出血,胃空肠吻合术后的空肠上段出血也包括在内。大量出血是指短时间内出血量超过1 000 mL或达血容量20%的出血。上消化道出血为临床常见急症,以呕血、黑便为主要症状,常伴有血容量不足的临床表现。

(一)病因

上消化道疾病和全身性疾病均可引起上消化道出血,临床上最常见的病因是消化性溃疡、食管胃底静脉曲张破裂、急性胃黏膜损害及胃癌。糜烂性食管炎、食管贲门黏膜撕裂综合征引起的出血也不少见。其他原因见表11-3。

表 11-3　上消化道出血的常见病因

食管疾病	食管静脉曲张、食管贲门黏膜撕裂症（Mallory-Weiss综合征）、糜烂性食管炎、食管癌
胃部疾病	胃溃疡、急性胃黏膜损害、胃底静脉曲张、门脉高压性胃黏膜损害、胃癌、胃息肉
十二指肠疾病	溃疡、十二指肠炎、憩室
邻近器官疾病	胆管出血（胆石症、肝胆肿瘤等）、胰腺疾病（假性囊肿、胰腺癌等）、主动脉瘤破裂入上消化道
全身性疾病	血液病（白血病、血小板减少性紫癜等）、尿毒症、血管性疾病（遗传性出血性毛细血管扩张症等）

（二）诊断

1.临床表现特点

（1）呕血与黑便：上消化道出血的直接证据。幽门以上出血且出血量大者常表现为呕血。呕出鲜红色血液或血块者表明出血量大、速度快，血液在胃内停留时间短。若出血速度较慢，血液在胃内经胃酸作用后变性，则呕吐物可呈咖啡样。幽门以下出血表现为黑便，但如出血量大而迅速，幽门以下出血也可以反流到胃腔而引起恶心、呕吐，表现为呕血。黑便的颜色取决于出血的速度与肠道蠕动的快慢。粪便在肠道内停留的时间短，可排出暗红色的粪便。反之，空肠、回肠，甚至右半结肠出血，如在肠道中停留时间长，也可表现为黑便。

（2）失血性周围循环衰竭：急性周围循环衰竭是急性失血的后果，其程度的轻重与出血量及速度有关。少量出血可因机体的代偿机制而不出现临床症状。中等量以上出血常表现为头晕、心悸、口渴、冷汗、烦躁及昏厥。体检可发现面色苍白、皮肤湿冷、心率加快、血压下降。大量出血者可在黑便排出前出现晕厥与休克，应与其他原因引起的休克鉴别。老年人大量出血可引起心、脑方面的并发症，应引起重视。

（3）氮质血症：上消化道出血后常出现血中尿素氮浓度升高，24～28 小时达高峰，一般不超过 14.3 mmol/L（40 mg/dL），3～4 天降至正常。若出血前肾功能正常，出血后尿素氮浓度持续升高或下降后又再升高，应警惕继续出血或止血后再出血的可能。

（4）发热：上消化道出血后，多数患者在 24 小时内出现低热，但一般不超过 38 ℃，持续 3～4 天降至正常。引起发热的原因尚不清楚，可能与出血后循环血容量减少，周围循环障碍，导致体温调节中枢的功能紊乱，再加以贫血的影响等因素有关。

2.实验室及其他辅助检查特点

（1）血常规：红细胞及血红蛋白在急性出血后 3～4 小时开始下降，血细胞比容也下降。白细胞稍有反应性升高。

（2）隐血试验：呕吐物或黑便隐血反应呈强阳性。

（3）血尿素氮：出血后数小时内开始升高，24～28 小时内达高峰，3～4 天降至正常。

3.诊断与鉴别诊断

根据呕血、黑便和血容量不足的临床表现，以及呕吐物、黑便隐血反应呈强阳性，红细胞计数和血红蛋白浓度下降的实验室证据，可做出消化道出血的诊断。下面几点在临床工作中值得注意。

（1）上消化道出血的早期识别：呕血及黑便是上消化道出血的特征性表现，但应注意部分患者在呕血及黑便前即出现急性周围循环衰竭的征象，应与其他原因引起的休克或内出血鉴别。及时进行直肠指检可较早发现尚未排出体外的血液，有助于早期诊断。

呕血和黑便应和鼻出血、拔牙或扁桃体切除术后吞下血液鉴别，通过询问发病过程与手术史不难加以排除。进食动物血液、口服铁剂、铋剂及某些中药,也可引起黑色粪便,但均无血容量不足的表现与红细胞、血红蛋白降低的证据,可以借此加以区别。呕血有时尚需与咯血鉴别,支持咯血的要点是:①患者有肺结核、支气管扩张、肺癌、二尖瓣狭窄等病史。②出血方式为咯出,咯出物呈鲜红色,有气泡与痰液,呈碱性。③咯血前有咳嗽、喉痒、胸闷、气促等呼吸道症状。④咯血后通常不伴黑便,但仍有血丝痰。⑤胸部X线片通常可发现肺部病灶。

(2)出血严重程度的估计:由于出血大部分积存于胃肠道,单凭呕出或排出量估计实际出血量是不准确的。根据临床实践经验,下列指标有助于估计出血量。出血量每天超过5 mL时,粪便隐血试验则可呈阳性;当出血量超过60 mL,可表现为黑便;呕血则表示出血量较大或出血速度快。若出血量在500 mL以内,由于周围血管及内脏血管的代偿性收缩,可使重要器官获得足够的血液供应,因而症状轻微或者不引起症状。若出血量超过500 mL,可出现全身症状,如头晕、心悸、乏力、出冷汗等。若短时间内出血量>1 000 mL,或达全身血容量的20%时,可出现循环衰竭表现,如四肢厥冷、少尿、晕厥等,此时收缩压可<12.0 kPa(90 mmHg)或较基础血压下降25%,心率>120次/分,血红蛋白<70 g/L。事实上,当患者体位改变时出现血压下降及心率加快,说明患者血容量明显不足、出血量较大。因此,仔细测量患者卧位与直立位的血压与心率,对估计出血量很有帮助。另外,应注意不同年龄与体质的患者对出血后血容量不足的代偿功能相差很大,因而相同出血量在不同患者引起的症状也有很大差别。

(3)出血是否停止的判断:上消化道出血经过恰当的治疗,可于短时间内停止出血。但由于肠道内积血需经数天(3天)才能排尽,因此不能以黑便作为判断继续出血的指征。临床上出现以下情况应考虑继续出血的可能:①反复呕血,或黑便次数增多,粪质转为稀烂或暗红。②周围循环衰竭经积极补液输血后未见明显改善。③红细胞计数、血红蛋白测定与血细胞比容继续下降,网织红细胞持续增高。④在补液与尿量足够的情况下,血尿素氮持续或再次增高。

一般来讲,一次出血后48小时以上未再出血,再出血的可能性较小。而过去有多次出血史,本次出血量大或伴呕血,24小时内反复大出血,出血原因为食管胃底静脉曲张破裂、有高血压病史或有明显动脉硬化者,再出血的可能性较大。

(4)出血的病因诊断:过去病史、症状与体征可为出血的病因诊断提供重要线索,但确诊出血原因与部位需靠器械检查。①内镜检查:诊断上消化道出血最常用与准确的方法。出血后24~48小时内的紧急内镜检查价值更大,可发现十二指肠降部以上的出血灶,尤其对急性胃黏膜损害的诊断更具意义,因为该类损害可在几日内愈合而不留下痕迹。有报道,紧急内镜检查可发现90%的出血原因。在紧急内镜检查前需先补充血容量,纠正休克。一般认为,患者收缩压>12.0 kPa(90 mmHg)、心率<110次/分、血红蛋白浓度≥70 g/L时,进行内镜检查较为安全。若有活动性出血,内镜检查前应先插鼻胃管,抽吸胃内积血,并用生理盐水灌洗至抽吸物清亮,然后拔管行胃镜检查,以免积血影响观察。②X线钡餐检查:上消化道出血患者何时行钡餐检查较合适,各家有争论。早期活动性出血期间胃内积血或血块影响观察,且患者处于危急状态,需要进行输血、补液等抢救措施而难以配合检查。早期行X线钡餐检查还有引起再出血之虞,因此目前主张X线钡餐检查最好的出血停止和病情稳定数天后进行。③选择性腹腔动脉造影:若上述检查未能发现出血部位与原因,可行选择性肠系膜上动脉造影。若有活动性出血,且出血速度>0.5 mL/min时,可发现出血病灶。可同时行栓塞治疗而达到止血的目的。④胶囊内镜:用于常规胃、肠镜检查无法找到出血灶的原因未明消化道出血患者,是近年来主要用于小肠疾病检查的新技术。国内外已有较多胶囊内镜用于不明原因消化道出血检查的报道,病灶检出率为

50％～75％,显性出血者病变检出率高于隐性出血者。胶囊内镜检查的优点是无创、患者容易接受,可提示活动性出血的部位。缺点是胶囊内镜不能操控,对病灶的暴露有时不理想,也不能取病理活检。⑤小肠镜:推进式小肠镜可窥见 Treitz 韧带远端约 100 cm 的空肠,对不明原因消化道出血的病因诊断率可达 40％～65％。该检查需用专用外套管,患者较痛苦,有一定的并发症发生率。近年应用于临床的双气囊小肠镜可检查全小肠,大大提高了不明原因消化道出血的病因诊断率。据国内外报道,双气囊全小肠镜对不明原因消化道出血的病因诊断率在 60％～77％。双气囊全小肠镜的优势在于能够对可疑病灶进行仔细观察、取活检,且可进行内镜下止血治疗,如氩离子凝固术、注射止血术或息肉切除术等。对原因未明的消化道出血患者有条件的医院应尽早行全小肠镜检查。⑥放射性核素^{99m}Tc:标记红细胞扫描注射^{99m}Tc标记红细胞后,连续扫描 10～60 分钟,如发现腹腔内异常放射性浓聚区则视为阳性。可依据放射性浓聚区所在部位及其在胃肠道的移动来判断消化道出血的可能部位,适用于怀疑小肠出血的患者,也可作为选择性腹腔动脉造影的初筛方法,为选择性动脉造影提供依据。

(三)治疗

上消化道出血病情急,变化快,严重时可危及患者生命,应采取积极措施进行抢救。这里叙述各种病因引起的上消化道出血的治疗的共同原则,其不同点在随后各节中分别叙述。

1.抗休克

上消化道出血的初步诊断一经确立,则抗休克、迅速补充血容量应放在一切医疗措施的首位,不应忙于进行各种检查。可选用生理盐水、林格液、右旋糖酐或其他血浆代用品。出血量较大者,特别是出现循环衰竭者,应尽快输入足量同型浓缩红细胞或全血。出现下列情况时有紧急输血指征:①患者改变体位时出现晕厥。②收缩压＜12.0 kPa(90 mmHg)。③血红蛋白浓度＜70 g/L。对于肝硬化食管胃底静脉曲张破裂出血者应尽量输入新鲜血,且输血量适中,以免门静脉压力增高导致再出血。

2.迅速提高胃内酸碱度(pH)

当胃内 pH 提高至 5 时,胃内胃蛋白酶原的激活明显减少,活性降低。而 pH 升高至 7 时,则胃内的消化酶活性基本消失,对出血部位凝血块的消化作用消失,起到协助止血的作用。自身消化作用的减弱或消失,对溃疡或破损部位的修复也起促进作用,有利于出血病灶的愈合。

3.止血

根据不同的病因与具体情况,因地制宜选用最有效的止血措施。

4.监护

严密监测病情变化,患者应卧床休息,保持安静,保持呼吸道通畅,避免呕血时血阻塞呼吸道而引起窒息。严密监测患者的生命体征,如血压、脉搏、呼吸、尿量及神志变化。观察呕血及黑便情况,定期复查红细胞数、血红蛋白浓度、血细胞比容。必要时行中心静脉压测定。对老年患者根据具体情况进行心电监护。

留置鼻胃管可根据抽吸物颜色监测胃内出血情况,也可通过胃管注入局部止血药物,有助于止血。

二、消化性溃疡出血

胃及十二指肠溃疡出血占全部上消化道出血病因的 50％左右。

（一）诊断

（1）根据本病的慢性过程、周期性发作及节律性上腹痛，一般可做出初步诊断。出血前上腹部疼痛常加重，出血后可减轻或缓解。应注意15％患者可无上腹痛病史，而以上消化道出血为首发症状。也有部分患者虽有上腹部疼痛症状，但规律性并不明显。

（2）胃镜检查常可发现溃疡灶。对无明显病史、诊断疑难或有助于治疗时，应争取行紧急胃镜检查。若有胃镜检查禁忌证或无条件行胃镜检查，可于出血停止后数天行 X 线钡餐检查。

（二）治疗

治疗原则与上述相同。一般少量出血经适当内科治疗后可于短期内止血，大量出血则应引起高度重视，宜采取综合治疗措施。

1.饮食

目前不主张过分严格的禁食。若患者无呕血或明显活动性出血的征象，可予流质饮食，并逐渐过渡到半流质饮食。但若患者有频繁呕血或解稀烂黑便，甚至暗红色血便，则主张暂时禁食，直至活动性出血停止才予进食。

2.提高胃内 pH 的措施

主要措施是静脉内使用抑制胃酸分泌的药物。静脉使用质子泵抑制剂如奥美拉唑首剂80 mg，然后每 12 小时 40 mg 维持。国外有报道首剂注射 80 mg 后以每小时 8 mg 的速度持续静脉滴注，认为可稳定提高胃内 pH，提高止血效果。当活动性出血停止后，可改口服治疗。

3.内镜下止血

内镜下止血是溃疡出血止血的首选方法，疗效肯定。常用方法包括注射疗法，在出血部位附近注射1：10 000肾上腺素溶液，热凝固方法（电极、热探头、氩离子凝固术等）。目前主张首选热凝固疗法或联合治疗，即注射疗法加热凝固方法，或止血类加注射疗法。可根据条件及医师经验选用。

4.手术治疗

经积极内科治疗仍有活动性出血者，应及时邀请外科医师会诊。手术治疗仍是消化性溃疡出血治疗的有效手段，其指征为：①严重出血经内科积极治疗仍不止血，血压难以维持正常，或血压虽已正常，但又再次大出血的。②以往曾有多次严重出血，间隔时间较短后又再次出血的。③合并幽门梗阻、穿孔，或疑有癌患者。

三、食管胃底静脉曲张破裂出血

此为上消化道出血常见病因，出血量往往较大，病情凶险，病死率较高。

（一）诊断

（1）起病急，出血量往往较大，常有呕血。

（2）有慢性肝病史。若发现黄疸、蜘蛛痣、肝掌、腹壁静脉曲张、脾脏肿大、腹水等有助于诊断。

（3）实验室检查可发现肝功能异常，特别是白/球蛋白比例倒置、凝血酶原时间延长、血清胆红素增高。血常规检查有红细胞、白细胞及血小板减少等脾功能亢进表现。

（4）胃镜检查或食管吞钡检查发现食管静脉曲张。

值得注意的是，有不少的肝硬化消化道出血原因不是食管胃底静脉曲张破裂出血所致，而是急性胃黏膜糜烂或消化性溃疡。急诊胃镜检查对出血原因部位的诊断具有重要意义。

（二）治疗

除按前述紧急治疗、输液及输血抗休克、使用抑制胃酸分泌药物外，下列方法可根据具体情况选用。

1.药物治疗

药物治疗是各种止血治疗措施的基础，在建立静脉通路后即可使用，为后续的各种治疗措施创造条件。

（1）生长抑素及其类似品：可降低门静脉压力。国内外临床试验表明，该类药物对控制食管胃底曲张静脉出血有效，止血有效率在 70%～90%，与气囊压迫相似。目前供应临床使用的有 14 肽生长抑素，用法是首剂 250 μg 静脉注射，继而 3 mg 加入 5% 葡萄糖液 500 mL 中，250 μg/h 连续静脉滴注，连用 3～4 天。因该药半减期短，若输液中断超过 3 分钟，需追加 250 μg 静脉注射，以维持有效的血药浓度。奥曲肽是一种合成的 8 肽生长抑素类似物，具有与 14 肽相似的生物学活性，半减期较长。其用法是奥曲肽首剂 100 μg 静脉注射，继而 600 μg，加入 5% 葡萄糖液 500 mL 中，以 25～50 μg/h 速度静脉滴注，连用 3～4 天。生长抑素治疗食管静脉曲张破裂出血止血率与气囊压迫相似，其最大的优点是无明显的不良反应。在硬化治疗前使用有利于减少活动性出血，使视野清晰，便于治疗。硬化治疗后再静脉滴注一段时间可减少再出血的机会。

（2）血管升压素：作用机制是通过对内脏血管的收缩作用，减少门静脉血流量，降低门静脉及其侧支的压力，从而控制食管、胃底静脉曲张破裂出血。目前推荐的疗法是 0.2 U/min，持续静脉滴注，视治疗反应，可逐渐增加剂量，至 0.4 U/min。如出血得到控制，应继续用药 8～12 小时，然后停药。如果治疗 4～6 小时后仍不能控制出血，或出血一度中止而后又复发，应及时改用其他疗法。由于血管升压素具有收缩全身血管的作用，其不良反应包括血压升高、心动过缓、心律失常、心绞痛、心肌梗死、缺血性腹痛等。

目前主张在使用血管升压素同时使用硝酸甘油，以减少前者引起的全身不良反应，取得良好效果，尤以有冠心病、高血压病史者效果更好。具体用法是在应用血管升压素后，舌下含服硝酸甘油 0.6 mg，每 30 分钟 1 次。也有主张使用硝酸甘油 40～400 μg/min 静脉滴注，根据患者血压调整剂量。

2.内镜治疗

（1）硬化栓塞疗法（EVS）：在有条件的医疗单位，EVS 为当今控制食管静脉曲张破裂出血的首选疗法。多数报道，EVS 紧急止血成功率超过 90%，EVS 治疗组出血致死率较其他疗法明显降低。

1）适应证：一般来说，不论什么原因引起的食管静脉曲张破裂出血，均可考虑行 EVS，下列情况下更是 EVS 的指征：重度肝功能不全、储备功能低下如 Child C 级、低血浆蛋白质、血清胆红素升高的患者；合并有心、肺、脑、肾等重要器官疾病而不宜手术者；合并预后不良或无法切除之恶性肿瘤者，尤以肝癌为常见；已行手术治疗而再度出血，不可再次手术治疗，而常规治疗无效者；经保守治疗（包括三腔二囊管压迫）无效者。

2）禁忌证：有效血容量不足，血循环状态尚不稳定者；正在不断大量呕血者，因为行 EVS 可造成呼吸道误吸，加上视野不清也无法进行治疗操作；已濒临呼吸衰竭者，由于插管可加重呼吸困难，甚至呼吸停止；肝性脑病或其他原因意识不清无法合作者；严重心律失常或新近发生心肌梗死者；出血倾向严重，虽然内科纠正治疗，但仍远未接近正常者；长期用三腔二囊管压迫，可能造成较广泛的溃疡及坏死者，EVS 疗效常不满意。

3)硬化剂的选择:常用的硬化剂有下列几种。①乙氧硬化醇(AS):主要成分为表面麻醉剂polidocanol与乙醇,AS的特点是对组织损伤作用小,有较强的致组织纤维作用,黏度低,可用较细的注射针注入,是一种比较安全的硬化剂。AS可用于血管旁与血管内注射,血管旁每点 2～3 mL,每条静脉内4～5 mL,每次总量不超过 30 mL。②乙醇胺油酸酯(EO):以血管内注射为主,因可引起较明显的组织损害,每条静脉内不超过5 mL,血管旁每点不超过 3 mL,每次总量不超过20 mL。③十四羟基硫酸钠(TSS):据报道硬化作用较强,止血效果好,用于血管内注射。④纯乙醇:以血管内注射为主,每条静脉不超过 1 mL,血管外每点不超过 0.6 mL。⑤鱼肝油酸钠:以血管内注射为主,每条静脉 2～5 mL,总量不超过 20 mL。

4)术前准备:补充血容量,纠正休克;配血备用;带静脉补液进入操作室;注射针充分消毒,检查内镜、注射针、吸引器性能良好;最好使用药物先控制出血,使视野清晰,便于选择注射点。

5)操作方法:按常规插入胃镜,观察曲张静脉情况,确定注射部位。在齿状线上 2～3 cm 穿刺出血征象和出血最明显的血管,注入适量(根据不同硬化剂决定注射量)硬化剂。每次可同时注射 1～3 条血管,但应在不同平面注射(相隔 3 cm),以免引起术后吞咽困难。也有人同时在出血静脉或曲张最明显的静脉旁注射硬化剂,以达到直接压迫作用,继而化学性炎症、血管旁纤维结缔组织增生,使曲张静脉硬化。每次静脉注射完毕后退出注射针,用附在镜身弯曲部的止血气囊或直接用镜头压迫穿刺点 1 分钟,以达到止血的目的。若有渗血,可局部喷洒凝血酶或 25%孟氏液,仔细观察无活动性出血后出镜。

6)术后治疗:术后应继续卧床休息,密切注意出血情况,监测血压等生命指征,禁食 24 小时,补液,酌情使用抗生素,根据病情继续使用降低门静脉压力的药物(后述)。首次治疗止血成功后,应在 1～2 周后进行重复治疗,直至曲张静脉完全消失或只留白色硬索状血管,多数患者施行 3～5 次治疗后可达到此目的。

7)并发症。①出血:在穿刺部位出现渗血或喷血,可在出血处再补注 1～2 针,可达到止血作用。②胸痛、胸腔积液和发热:可能与硬化剂引起曲张静脉周围炎症、管溃疡、纵隔炎、胸膜炎的发生有关。③食管溃疡和狭窄。④胃溃疡及出血性胃炎:可能与 EVS 后胃血流淤滞加重、应激、从穿刺点溢出的硬化剂对胃黏膜的直接损害有关。

(2)食管静脉曲张套扎术(EVL):适应证、禁忌证与 EVS 大致相同。其操作要点是在内镜直视下把曲张静脉用负压吸引入附加在内镜前端特制的内套管中,然后通过牵拉引线,使内套管沿外套管回缩,把原放置在内套管上的特制橡皮圈套入已被吸入内套管内的静脉上,阻断曲张静脉的血流,起到与硬化剂栓塞相同的效果。每次可套扎 5～10 个部位。和 EVS 相比,两者止血率相近,可达 90%左右。其优点是 EVL 不引起注射部位出血和系统并发症,值得进一步推广。

3.三腔二囊管

三腔二囊管压迫是传统的有效止血方法,其止血成功率在 44%～90%,由于存在一定的并发症,目前大医院已较少使用。主要用于药物效果不佳,暂时无法进行内镜治疗者,也适用于基层单位不具备内镜治疗的技术或条件者。

(1)插管前准备:①向患者说明插管的必要性与重要性,取得其合作。②仔细检查三腔管各通道是否通畅,气囊充气后作水下检查有无漏气,同时测量气囊充气量,一般胃囊注气 200～300 mL[用血压计测定内压,以 5.3～6.7 kPa(40～50 mmHg)为宜],食管囊注气 150～200 mL[压力以 4.0～5.3 kPa(30～40 mmHg)为宜],同时要求注气后气囊膨胀均匀,大小、张力适中,并做好各管刻度标记。③插管时若患者能忍受,最好不用咽部麻醉剂,以保存喉头反射,防止吸入性肺炎。

（2）正确的气囊压迫：插管前先测知胃囊上端至管前端的距离，然后将气囊完全抽空，气囊与导管均外涂液状石蜡，通过鼻孔或口腔缓缓插入。当至 50～60 cm 刻度时，套上 50 mL 注射器从胃管作回抽。如抽出血性液体，表示已到达胃腔，并有活动性出血。先将胃内积血抽空，用生理盐水冲洗。然后用注射器注气，将胃气囊充气 200～300 mL，再将管轻轻提拉，直到感到管子有弹性阻力时，表示胃气囊已压于胃底贲门部，此时可用宽胶布将管子固定于上唇一侧，并用滑车加重量 500 g（如 500 mL 生理盐水瓶加水 250 mL）牵引止血。定时抽吸胃管，若不再抽出血性液体，说明压迫有效，此时可继续观察，不用再向食管囊注气。否则应向食管囊充气 150～200 mL，使压力维持在 4.0～5.3 kPa（30～40 mmHg），压迫出血的食管曲张静脉。

（3）气囊压迫时间：第一个 24 小时可持续压迫，定时监测气囊压力，及时补充气体。每 1～2 小时从胃管抽吸胃内容物，观察出血情况，并可同时监测胃内 pH。压迫 24 小时后每间隔 6 小时放气 1 次，放气前宜让患者吞入液状石蜡 15 mL，润滑食管黏膜，以防止囊壁与黏膜黏附。先解除牵拉的重力，抽出食管囊气体，再放胃囊气体，也有人主张可不放胃囊气体，只需把三腔管向胃腔内推入少许则可解除胃底黏膜压迫。每次放气观察 15～30 分钟后再注气压迫。间歇放气的目的在于改善局部血循环，避免发生黏膜坏死糜烂。出血停止 24 小时后可完全放气，但仍将三腔管保留于胃内，再观察 24 小时，如仍无再出血方可拔出。一般三腔二囊管放置时间以不超过 72 小时为宜，也有报告长达 7 天而未见黏膜糜烂者。

（4）拔管前后注意事项：拔管前先给患者服用液状石蜡 15～30 mL，然后抽空 2 个气囊中的气体，慢慢拔出三腔二囊管。拔管后仍需禁食 1 天，然后给予温流质饮食，视具体情况再逐渐过渡到半流质和软食。

三腔二囊管如使用不当，可出现以下并发症：①曲张静脉糜烂破裂。②气囊脱出阻塞呼吸道引起窒息。③胃气囊进入食管导致食管破裂。④食管和/或胃底黏膜因受压发生糜烂。⑤呕吐反流引起吸入性肺炎。⑥气囊漏气使止血失败，若不注意观察可继续出血引起休克。

4.经皮经颈静脉肝穿刺肝内门体分流术（TIPS）

TIPS 是影像学 X 线监视下的介入治疗技术。通过颈静脉插管到达肝静脉，用特制穿刺针穿过肝实质，进入门静脉。放置导线后反复扩张，最后在这个人工隧道内置入 1 个可扩张的金属支架，建立人工瘘管，实施门体分流，降低门静脉压力，达到治疗食管胃底曲张静脉破裂出血的目的。TIPS 要求有相当的设备与技术，费用昂贵，推广普及尚有困难。

5.手术治疗

大出血时有效循环血量骤降，肝供血量减少，可导致肝功能进一步的恶化，患者对手术的耐受性低，急症分流术死亡率达 15％～30％，断流术死亡率达 7.7％～43.3％。因此，在大出血期间应尽量采用各种非手术治疗，若不能止血才考虑行外科手术治疗。急症手术原则上采取并发症少、止血效果确切及简易的方法，如食管胃底曲张静脉缝扎术、门-奇静脉断流术等。待出血控制后再行择期手术，如远端脾-肾静脉分流术等，以解决门静脉高压问题，预防再出血。

四、其他原因引起的上消化道出血

（一）急性胃黏膜损害

本病是以一组胃黏膜糜烂或急性溃疡为特征的急性胃黏膜表浅性损害，常引起急性出血。主要包括急性出血性糜烂性胃炎和应激性溃疡，是上消化道出血的常见病因。

1.病因

(1)服用非甾体抗炎药(阿司匹林、吲哚美辛等)。

(2)大量酗烈性酒。

(3)应激状态(大面积烧伤、严重创伤、脑血管意外、休克、败血症、心肺功能不全等)。

2.诊断

(1)具备上述病因之一者。

(2)出血后 24～48 小时内急诊胃镜检查发现胃黏膜(以胃体为主)多发性糜烂或急性浅表小溃疡;有时可见活动性出血。

3.治疗

本病以内科治疗为主。一般急救措施及补充血容量、抗休克与前述相同。本病的治疗要点如下。

(1)迅速提高胃内 pH,以减少 H^+ 反弥散,降低胃蛋白酶活力,防止胃黏膜自身消化,帮助凝血。可选用质子泵抑制剂如奥美拉唑或潘妥拉唑。

(2)内镜下直视止血:包括出血部位的注射疗法、电凝止血或局部喷洒止血药(凝血酶或去甲肾上腺素溶液等)。

(3)手术治疗:应慎重考虑,因本病病变范围广泛,加上手术本身也是一种应激。对经内科积极治疗无效、出血量大者可考虑手术治疗。

(二)胃癌出血

胃癌一般为持续小量出血,急性大量出血者占 20％～25％,对中年以上男性患者,近期内出现上腹部疼痛或原有疼痛规律消失,食欲下降,消瘦,贫血程度与出血量不符者,应警惕胃癌出血的可能。内镜、活检或 X 线钡餐检查可明确诊断。治疗方法是补充血容量后及早手术治疗。

(三)食管贲门黏膜撕裂综合征

由于剧烈干呕、呕吐或可致腹腔内压力骤增的其他原因,造成食管贲门部黏膜及黏膜下层撕裂并出血。本病为上消化道出血的常见病因之一,约占上消化道出血病因的 10％,部分患者可致严重出血。急诊内镜检查是确诊的最重要方法,镜下可见纵形撕裂,长 3～20 mm,宽 2～3 mm,大多为单个裂伤,以右侧壁最多,左侧壁次之,可见到病灶渗血或有血痂附着。

治疗上除按一般上消化道出血原则治疗外,可在内镜下使用钛夹、电凝、注射疗法等。使用抑制胃酸分泌药物可减少胃酸反流,促进止血与损伤组织的修复。

(四)胆管出血

本病是指胆管或流入胆管的出血,可分为肝内型和肝外型出血。肝内型出血多为肝外伤、肝脏活检、PTC、感染和中毒后肝坏死、血管瘤、恶性肿瘤、肝动脉栓塞等病因所致。肝外型出血多为胆结石、胆管蛔虫、胆管感染、胆管肿瘤、经内镜胆管逆行造影下十二指肠乳头括约肌切开术后、T 管引流等引起。

1.诊断

(1)有上述致病因素存在,临床上出现三大症状:消化道出血、胆绞痛及黄疸。

(2)经内镜检查未发现食管和胃内的出血病变,而十二指肠乳头部有血液或血块排出,即可确认胆管出血。必要时可行 ERCP、PTC、选择性动脉造影、腹部探查中的胆管造影、术中胆管镜直视检查等,均有助于确诊。

2.治疗

首先要查明原发疾病,只有原发病查明后才能制定正确的治疗方案。轻度的胆管出血,一般可用保守疗法止血,急性胆管大出血则应及时手术治疗。除按上述一般紧急治疗、输液及输血、止血药物使用外,以下措施应着重进行。

(1)病因治疗。①控制感染:由于肝内或胆管内化脓性感染所引起的出血,控制感染至关重要,可选用肝胆管系统内浓度较高的抗生素,如头孢菌素类、喹诺酮类等抗生素静脉滴注,可联合两种以上抗生素。②驱蛔治疗:由胆管蛔虫引起者,主要措施是驱蛔、防治感染、解痉镇痛。在内镜直视下钳取嵌顿在壶腹内的蛔虫是一种有效措施。

(2)手术治疗。有下列情况可考虑手术治疗:①持续胆管大出血,经各种治疗仍血压不稳,休克未能有效控制者。②反复的胆管出血,经内科积极治疗无效者。③肝内或肝外有需要外科手术治疗的病变存在者。

五、急救护理

(一)护理目标

(1)保持呼吸道通畅,防止窒息。

(2)保障快速补充血容量,维护血流动力学稳定,抢救生命。

(3)保障及时应用止血药物。

(4)保障三腔二囊管压迫止血安全、有效。

(5)维护患者舒适。

(二)护理措施

1.保持呼吸道通畅,防止窒息

发现卧床患者发生大呕血时,立即帮助其取头高侧卧位,患者取俯卧位呕吐时用手托扶其前额,防止大量血液涌入鼻腔或气道导致窒息。必要时用吸引器及时清除呼吸道、口、鼻咽部的呕吐物和血液。

2.维护血流动力学和生命体征稳定

(1)建立有效的静脉通道立即穿刺体表大静脉,开通 2 条静脉通道,连接三通接头。根据医嘱输注晶体液生理盐水、林格液等来进行最初的容量补充,同时送血标本检验血型、交叉配血等。待静脉充盈后在近端行留置针穿刺,多条通路补液,有休克者中心静脉置管,尽快补充血容量,纠正低血压休克。输液、输血速度开始要快,待血压回升后,根据血压、中心静脉压、尿量和患者心肺功能而定。大量输血前应加温使低温库存血接近体温时再输入,防止快速大量输入导致患者寒战等不良反应。输液、输血时保持通畅,管道连接处连接紧密,防止脱落。意识不清躁动者应安全约束,防止拔管。

(2)呕血暂停后,嘱患者绝对安静卧床休息,严禁自行下床以防晕厥。给予吸氧,禁饮食。休克患者平卧位,下肢抬高 30°。

(3)监测患者血压、心率、呼吸等生命体征,老年或休克患者进行心电监护、中心静脉压测定。密切观察患者表情、意识、皮肤色泽、温度与湿度。留置导尿管,记录 24 小时出入量和每小时出入量。遵医嘱定期抽取标本检测血红蛋白、红细胞、白细胞、血小板计数、肝肾功能、电解质及血氨分析等。

(4)正确估计和记录出血量(呕血及便血):一般出现临床症状时失血已超过 500 mL;超过

1000 mL 的失血导致血压下降和脉速,如由仰卧位到直立位时,收缩压可下降 1.3~2.7 kPa (10~20 mmHg),脉搏增加 20 次/分或更多;超过 2000 mL 的急性出血常表现为临床休克,患者烦躁不安、面色苍白、脉搏细速,冷汗,收缩压低于 12.0 kPa(90 mmHg)。

3.三腔两囊管(下称三腔管)压迫止血的护理

对出血病因明确,肝硬化门脉高压致食管-胃底静脉曲张破裂出血者,护士要做好三腔管压迫止血的物品准备,加强护理与观察,保障疗效,杜绝因护理不当而造成的危害和意外。

(1)检查气囊是否完好,有无漏气、偏心。置管后妥善固定,导管贴近鼻翼处要以脱脂棉衬垫,避免压伤局部皮肤。标记刻度,注意检查胃囊及食管囊压力,一般胃囊压力 4.9~6.0 kPa (37~45 mmHg),食管囊压力 3.0~4.0 kPa(22.5~30 mmHg)。每 12 小时放气 10 分钟,防止黏膜压迫坏死。抢救车上备剪刀,以备在胃囊意外滑出时迅速剪断胃管放气,防止堵塞咽喉引起窒息或造成急性食管损伤等意外危险。

(2)观察止血效果。置管后定时抽胃内容物,必要时用生理盐水加止血药灌洗,观察抽出液的颜色,判断止血效果。连续抽出鲜血者,表明止血效果不好,应及时报告医师处理,可增加气囊气量。

(3)保持口腔清洁,每天口腔护理 3 次。及时吸尽咽喉分泌物,防止吸入性肺炎。三腔管放置时间不宜超过 48 小时,否则食管、胃底受压迫时间过长发生溃烂、坏死。患者翻身、大小便等活动后注意检查三腔管有无脱出或移位。

(4)如出血已停止,可先排空食管气囊,后排空胃气囊,再观察 12~16 小时,如再出血可随时再次压迫止血。拔管前,先给患者口服液状石蜡 15~20 mL,然后缓慢慢将管拔出,擦拭面部,帮助患者漱口。

4.止血药物的应用及护理

(1)静脉用药制酸剂应现配现用,保证疗效,使胃内 pH>6 为最佳止血效果;垂体后叶素常用于食管-胃底静脉曲张破裂出血,应用时应逐步调整剂量,剂量过大可导致头痛、腹痛、排便次数增加,也可引起心肌缺血诱发心肌梗死等。输液时要加强巡视,并严防药液外渗导致皮肤坏死,一旦发生渗出,立即给予局部封闭治疗;常用降门静脉压的药物善宁、生长抑素,因半衰期短,中断 5 分钟后即需要再次给予冲击量,因此需用输液泵匀速泵入,防止中断,以免影响疗效和增加患者费用。该类药物用药速度过快、浓度过大可引起恶心、呕吐,诱发再次出血。

(2)胃管用药冰盐水洗胃或注入孟氏液、凝血酶等止血药物,注意防止呛咳、误吸和窒息。

5.药物治疗无效时,配合医师做好急诊内镜治疗和手术准备

(1)术前向患者及家属做好解释工作,讲明胃镜下止血的必要性及可能出现的问题。询问患者药物过敏史。舌咽部黏膜麻醉,用丁卡因喷咽喉部 2~3 次。

(2)术中配合准备冰生理盐水 50~60 mL 加去甲肾上腺素 6 mg、凝血酶 2 000 U 加冰生理盐水 20 mL,用于经内镜注入胃内。介入治疗过程中,随时严密观察病情,注意生命体征变化。

(3)术后护理术后应继续观察出血情况。用生理盐水漱口,清洁口腔,去除口腔内积血及麻醉药,防止误吸入气管。禁食、禁饮 2 小时,防止因口咽部感觉迟钝导致呛咳。2 小时后若病情平稳,可进温凉流质饮食。若病情严重则禁食 24~72 小时。

6.预防感染并发症

严格无菌技术操作,中心静脉置管处每天用碘伏消毒、更换无菌敷料,观察局部有无红肿、渗液等。每天更换输液器和三通接头;意识不清者,每2小时翻身1次,防止皮肤损伤,翻身时注意防止胃管等脱出。

7.维护患者舒适

呕血后帮助患者漱口或做口腔护理,擦净皮肤、地面的血迹,更换被服,及时倾倒容器内的污物,病室通风,保持空气清洁、无异味。帮助患者取舒适的治疗体位。抢救过程中要保持安静,操作准确、轻巧,尽量减少患者痛苦。

8.心理护理

消化道大出血患者见到排出大量鲜血会产生紧张、恐惧心理,不利于止血和休克的治疗。护士要陪伴、安抚和支持患者。尽快清除血迹,避免不良刺激。实施检查治疗前,向患者说明目的、过程、配合要点等,尽量减轻因强烈的不确定感带来的恐惧。

（秦　莉）

第十二章

门诊手术室护理

第一节 门诊手术室的基本要求

一、门诊手术室的条件

(一)手术室的基本要求

手术室的位置应在空气及环境洁净的地方,一般不设置在楼房的底层或顶层。建筑通常向东西方向延展,主要手术间应建在北侧,以避免阳光直射。手术室的位置应方便患者的接送。为保持手术室的洁净度,在设计上一般把手术室分为 3 个区,即限制区(洁净区)、半限制区(亚洁净区)、非限制区(非洁净区)。限制区在手术室的内围,包括手术间、洗手间、消毒物品储藏间等;半限制区位于中间,包括办公室、敷料准备间,以及连接手术间的走廊等;非限制区设在外围,包括走廊、接待患者处、更衣休息室、弃置物品存放区、物品清洗区等。

(二)手术间的设计与要求

一般应有 25~40 m² 的大小,以长方、正方形为宜。应设有无菌手术间,相对无菌手术间和有菌手术间。二级甲等以上的医院及有条件的基层医院应设置一定数量的层流手术间,以供不同类型的手术使用,减少感染机会。

(三)附属工作间

(1)接待处:患者被送到此处,手术室护士核对患者无误后,换乘手术室推车,将患者送进相应的手术间,以防止车轮从外面带入细菌,工作人员在此处换鞋后进入更衣室。

(2)更衣室:更换手术衣等。

(3)护士站:手术室护士办公室处。

(4)麻醉办公室:麻醉师讨论麻醉方案学习等。

(5)物品准备间及洗刷手间。

(6)麻醉复苏室:手术结束后,将患者护送到复苏室监护,待患者麻醉恢复后,即送回病房或回观察室。

二、手术器械和物品的消毒与灭菌

手术物品的清洁、消毒、灭菌是预防和控制医源性感染的一个重要环节。手术器械和物品的无菌处理方法,目前首选真空压力蒸汽灭菌器、快速压力蒸汽灭菌器等热力灭菌法,或者应用环氧乙烷、戊二醛、过氧乙酸等高效力化学灭菌法。本节只对基层及条件有限的手术室范围的有关消毒灭菌法做简要介绍。

(一)去污清洁法

去污清洁法是将要消毒灭菌的物品进行彻底清洗干净,即通过物理或化学洗涤的方法使物品清洁,如管腔及表面不光滑的物品上所附的无机物、有机物和微生物降低到最低程度。

1.常用的去污清洁方法

(1)自来水清洁法。

(2)洗涤剂或加酶洗涤剂洗涤法。

(3)自动清洗器或超声波清洗机等。

2.去污清洁的过程

(1)对将要进行洗涤的物品和器械进行分类。

(2)用清水或洗涤剂溶液浸泡。

(3)用手工法做器械的清洗。

(4)流水漂洗。

(5)干燥过程,如晾干、擦干、烘干等。

(二)热力消毒灭菌法

高温能使微生物的蛋白质和酶变性或凝固,新陈代谢受到障碍而死亡,从而达到消毒与灭菌的目的。热可分为温热与干热两大类。

1.干热消毒灭菌

干热是指相对湿度在20%以下的高热。干热消毒灭菌由空气导热,传热效果较慢。繁殖体在干热80～100 ℃中经1小时可杀死,而细菌芽孢需160～170 ℃经2小时方才杀死。燃烧法是一种简单、迅速、彻底的灭菌方法,因对物品的破坏性大,故应用范围有限。干烤法是利用烤箱的热空气消毒灭菌,灭菌后待烤箱内温度降至50～40 ℃以下才能开启柜门,以防炸裂。

2.湿热消毒灭菌

湿热灭菌是由空气和水蒸气导热,传热快、穿透力强,湿热灭菌法比干热灭菌法所需的温度低,时间短。煮沸法是将水煮沸至100 ℃,并保持15～20分钟可杀灭一般细菌;至少保持1小时可杀灭带芽孢的细菌。如能在水中加入碳酸氢钠至1%～2%的浓度时,煮沸点可达105 ℃,能增强杀菌作用,并缩短灭菌时间至10分钟,还可去污防锈。高压蒸汽灭菌法是利用高压蒸汽灭菌器,其装置严密,输入蒸汽不外逸,温度随着蒸汽压力增高而升高,当压力增高至103～206 kPa时,温度可达121.3～132.0 ℃。高压蒸汽灭菌法是利用高压和高热释放的潜热进行灭菌,是目前可靠而有效的灭菌方法。

(三)化学消毒灭菌法

利用化学药物渗透细菌的体内,使菌体蛋白凝固变性,干扰细菌的活性,抑制细菌的代谢和生长或损害细胞膜的结构,改变其渗透性,破坏其生理功能等,从而起到消毒灭菌的作用。其所用的药物称为化学消毒剂。有的药物杀灭微生物的能力较强,可以达到灭菌的作用,又称为灭菌剂。

1.环氧乙烷气体熏蒸灭菌

环氧乙烷是广谱、强力灭菌剂,其穿透力很强,又不会损害灭菌物品,是目前主要的冷灭菌之一。

2.甲醛气体熏蒸法

可用蒸格的密闭容器,蒸格下放一量杯,按比例高锰酸钾及 40%甲醛(福尔马林)溶液,在蒸格上置放要被消毒物品,熏蒸 1 小时可达消毒目的,灭菌需要 6~12 小时。

3.2%戊二醛溶液浸泡灭菌

戊二醛是广谱、强力灭菌剂,常用于浸泡不耐热的物品和仪器,如锐利器械、橡胶管及塑料制品。

4.过氧乙酸溶液浸泡灭菌

过氧乙酸溶液浸泡灭菌是毒性低、广谱和强力的灭菌剂,适合橡胶手套等非金属耐腐蚀物品的消毒与灭菌。

5.苯扎溴铵溶液浸泡消毒

苯扎溴铵又名新洁尔灭,是低效消毒剂,具有毒性小,稳定性好,对皮肤黏膜无刺激性,对消毒物品无损害的优点。

6.乙醇溶液浸泡消毒

乙醇无毒,是中效消毒剂。对皮肤黏膜有刺激性,对金属无腐蚀性,适合浸泡锐利器械、橡皮片、肠线等。

应用化学消毒灭菌法时,必须严格掌握药物的性质、有效浓度及消毒的时间,否则会影响效果。

(四)特殊感染手术后物品的处理

如破伤风、气性坏疽、乙型肝炎、艾滋病、铜绿假单胞菌等感染的患者手术后物品要特殊处理。术后将所有器械关节打开浸泡于 2%戊二醛溶液或 0.2%过氧乙酸溶液中 24 小时后,清水冲洗后高压蒸汽灭菌,再清洗后高压灭菌后备用。手术中尽量使用一次性物品,术后集中放入标记明确的袋内及注明特殊感染的标记,做焚烧或无害化处理。

三、手术人员的无菌准备

手术人员在手术前要进行必要的准备才能进入手术室。术前准备通常包括洗手前准备,洗手、泡手,然后进入手术间,再穿手术衣和戴手套。

(一)洗手前准备

手术人员首先在更衣室更换手术室专用的清洁短袖衣、裤子、鞋和帽子、戴口罩。注意将衣袖卷至肘上 15 cm 的上臂便于洗手,头发尽可能被帽子盖住。口罩必须盖住鼻孔(图 12-1)。术中尽量少说话,注意口罩湿透要更换。术者过度疲劳、情绪不佳等不宜参加手术。

(二)洗手

手术人员洗手时,一般都在专用洗手间进行。通过机械刷洗及化学消毒,能够清除手及前臂皮肤表面的细菌,减少患者感染的机会,目前多数医疗单位已改用灭菌王或其他的复合洗手液,可以省去刷手、泡手的步骤,故已较少使用或不使用肥皂刷手法。

1.碘伏刷手法

目前基层医院手术室常用的方法之一。先用肥皂和流动水做一般的洗手,洗手擦干后应保持拱手姿势,手臂不应下垂(图 12-2),也不可再接触未经消毒的物品,否则应重新洗手。用无菌毛刷蘸0.5%～1.0%碘伏刷手和前臂,从指尖到肘上 10 cm。注意甲缘、甲沟和指蹼需刷洗 3 分钟,流动水冲洗后,再用无菌刷蘸碘伏刷洗 3 分钟,备穿手术衣。

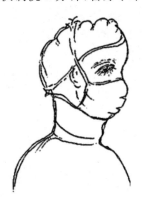

图 12-1　洗手前的准备

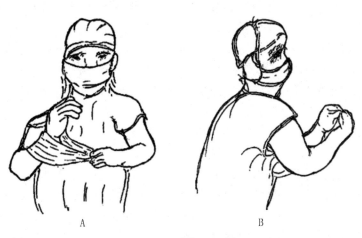

图 12-2　碘伏刷手法

A.擦手法;B.抬高双手

2.灭菌王洗手法

灭菌王是一种新型的洗手消毒剂。目前国内均有不少医院使用。其方法用流水沾湿手臂,挤压出3～5 mL于手上,按常规洗手法用灭菌毛刷刷手 1～2 遍或双手交替搓洗,全程约5分钟。用流水冲净手背上的泡沫,再用无菌巾擦净手背,再取 3 mL 灭菌王于手心,均匀地涂抹双手及前臂,等待穿手术衣及戴手套。此法的优点是作用迅速,杀菌力强,对皮肤无损害作用。

(三)穿手术衣和戴无菌手套

1.穿普通无菌手术衣

从无菌衣物包中取出一件手术衣,注意不要触及未消毒的物品,提取衣领两角,面向器械台,轻轻地抖开手术衣,随即将手术衣向空中轻抛(不能超过头部),双手就势插入衣袖内,两臂前伸,由巡回护士在背后协助拉好衣服,稍前倾使腰带向前垂,双手交叉提起对侧腰带、直立,由巡回护士在身后系好(图 12-3)。

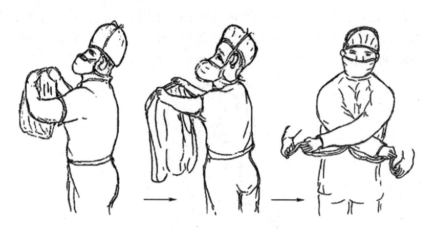

图 12-3　穿无菌手术衣法

2.穿遮盖式手术衣

取手术衣,轻抛起手术衣,双手伸入袖内,展开手术衣,巡回护士协助拉衣领并结扎衣领带及内片腰带。戴无菌手套后,递右手腰带上纸卡片的一端给器械护士,或将腰带递给巡回护士,用无菌持物钳夹持。将腰带绕过背后使手术衣的外片遮盖上内片,将腰带递给术者,同时取下纸卡片遮盖上内片,术者结扎腰带,穿衣完毕(图 12-4)。穿手术衣的过程中容易犯的错误:衣服抛得太高、双手外展、没有前倾、没有交叉手去提腰带,要引以为戒。

3.戴手套

手术人员洗手后各种手臂的消毒方法,都不能保证手臂的绝对无菌。因此,必须戴无菌手套进行手术。双手捏住手套夹内边并提起,用左手自手套袋内捏住手套袖口翻折处,将两手套取出,先用右手插入右手手套内,再用已戴上手套的右手插入左手套的翻折处,不可触及左手皮肤,帮助左手插入左手套内,再将手套翻折处上翻包住手术衣的袖口(图 12-5),冲去手套上的滑石粉。戴手套时容易犯的错误:手未干戴不进,手指接触了手套外面,手套腕部没有覆盖手术衣袖,戴手套时举手过高或过低,均应引起注意。

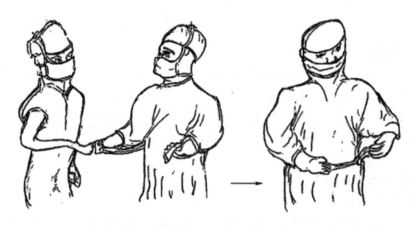

图 12-4　穿手术衣

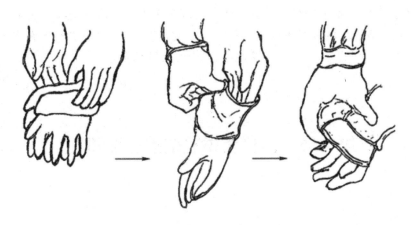

图 12-5　戴无菌手套

四、手术室的清洁与消毒

(一)日常清洁与消毒工作

1.手术结束后的清理

先开门窗通风,清除手术间内污染物和杂物。手术间内物体表面和地面必须湿拭清扫,选用二溴海因等含溴消毒液、三氯异氰尿酸等含氯消毒液或 0.2%～0.5%过氧乙酸溶液进行喷洒、擦洗或拖地,30～50 分钟即可达到消毒的目的。然后关闭门窗,可选用以下消毒设备。

(1)循环风紫外线空气消毒器:能有效地滤除空气中的尘埃,并将进入消毒器的微生物杀死。

(2)静电吸附式空气消毒器:能过滤、吸附空气中的尘埃和微生物,一般消毒 30 分钟可达到消毒标准的要求。

(3)紫外线灯管:直接照射消毒。每平方米地表面积使用紫外线电工率 1～2 W,照射有效距离不超过 2 m,照射时间 2 小时。

2.每周大清洁和消毒工作

按手术室的要求标准进行完善。要做细菌培养,检测空气和物体表面的细菌,应符合国家的标准要求。

(二)严重感染手术后的消毒方法

1.破伤风、气性坏疽等特殊感染患者术后消毒

(1)立即行手术室空气熏蒸消毒。

(2)随后开窗通风,彻底打扫。

(3)最后用紫外线空气消毒器或紫外线灯管直接照射,必要时再次用过氧乙酸熏蒸。

(4)室内物体表面和空气监测,符合消毒灭菌要求。注意在手术中所用器械应行"消毒－清洗－灭菌"的特殊处理,手术尽量用一次性的物品,并于术后装袋集中焚毁。

2.肝炎病毒、结核分枝杆菌等污染的手术室消毒

可选用含有效溴或有效氯 2 000 mg/L 的消毒剂,或选用 0.5%过氧乙酸溶液湿拭室内物体表面,地面可用 100～200 mL/m² 的药量进行喷洒,持续时间 30～60 分钟。

(三)手术室的无菌原则

手术室要严格遵循无菌原则,防止已经消毒和灭菌的手术物品被污染,始终保持手术操作的

无菌环境。要严守手术室的一般规则、手术中无菌要求和手术器械合理应用。无菌原则是手术成败的第一关口。参观手术的人员不能靠近手术人员或站得过高,也不可经常在室内走动。有关手术室巡回护士要严加监控,以确保无菌原则,减少污染的机会。

(郑　英)

第二节　门诊手术室的护士职责

一、工作概述

在门诊护士长的领导下,对门诊手术患者做好术前术后宣教,协助医师完成手术。对手术室轮转人员及进修的护理人员给予护理工作培训及指导考核,参与对下一级护理人员的培训工作。做好手术室所有医疗物品的准备和保养。

二、工作职责

(一)负责门诊手术的各项护理工作

(1)完成手术的各项准备工作,严格遵守无菌操作原则,协助医师完成手术。

(2)在手术过程中进行各项配合。

(3)对手术患者进行术前、术后的宣教。

(4)确保手术室所有护理物品的准备充分,保持无菌物品的有效使用。

(5)确保手术室所有医疗设备处于完好备用状态。

(6)监督医师无菌技术原则的执行及手术室消毒隔离的相关管理要求。

(二)负责患者的病情观察

对手术中、手术后患者的病情进行观察,发现异常及时报告医师,并配合处理。

(三)负责手术中相关用物的补充

根据医嘱要求完成手术患者的手术配合及治疗护理。

(四)每周 2 次大消毒和器械保养

承担门诊手术室的消毒和器械保养工作,确保手术室消毒彻底,器械完好。

(五)健康宣教

对术后患者进行康复指导,包括饮食、卧位、活动等指导。提供护理相关的健康指导(包括用药、伤口情况及术后复查等情况)。

(六)心理护理

与患者沟通交流,有针对性地进行心理疏导,建立良好的社会心理支持。

(七)其他职责

(1)负责与下一阶段护士交接,交代患者病情及注意事项。

(2)与医师沟通,了解患者的情况及手术的方法,确保手术能顺利配合和完成。

(3)完成护士长布置的临时性及突发性任务。

三、工作责任

(一)质量责任
协助医师完成手术,预防感染。

(1)基础及专科护理方面:执行消毒隔离制度及无菌操作原则,防止院内交叉感染。

(2)病情观察方面:对及时发现患者术中、术后病情变化及配合医师采取急救措施负有责任。

(3)用药方面:对按医嘱正确给予术前、术中用药负有责任。

(4)康复方面:对及时为患者进行康复指导负有责任。

(5)健康宣教方面:对按时完成患者的健康宣教并达到标准负有责任。

(6)心理护理方面:对及时发现患者心理变化,给予干预措施负有责任。

(二)安全责任
对保证患者手术期间的安全负有责任。

(三)合作责任
(1)向医师了解手术过程,便于更好地配合手术。

(2)对及时提醒医师无菌原则及手术室要求负有责任。

(3)对下一级护士、护生、进修护士、新护士等治疗护理工作负有监督责任。

(四)其他责任
在本护理单元内,对完成护士长下达的临时性及突发性任务并达到标准负有责任,如科研教学、质控等工作。

四、工作标准

(一)基础及专科护理方面
全面履行护理职责,准确完成门诊手术过程中的护理工作内容。基础护理及专科护理符合护理服务规范要求。

(二)病情观察方面
密切观察患者病情,掌握患者病情,并能够及时与医师沟通。

(三)用药及治疗方面
准确执行医嘱,正确给予术前、术中用药,正确指导患者术后用药,指导患者按要求进行术后换药及复查。

(四)康复方面
能提供慢性消化系统疾病患者准确、及时的康复指导,促进患者康复。

(五)健康宣教方面
全面落实患者的健康宣教,听取患者的健康宣教需求并及时给予反馈,使患者掌握健康宣教内容。

(六)心理护理方面
能及时对患者进行有针对性地心理疏导,减轻患者的心理负担。

(七)其他方面
及时完成护士长下达的临时性及突发性任务并达到标准,如科研教学、质控等工作。

五、工作流程

根据各区门诊特点制订相应的工作流程。

六、技术

(1)基础护理操作技术:具备多项基础护理操作技术。
(2)专科护理操作技术:手术的准备及配合,各种手术仪器设备的使用。
(3)办公技术:医疗、医技收费。

七、工作关系

(1)汇报关系:门诊护士长。
(2)协作关系:医师、供应室、洗衣房及病理科。
(3)外部关系:患者及其家属。
(4)晋升阶梯:护士长、科护士长、护理部副主任、护理部主任。
(5)横向平移岗位:分诊护士、巡回护士、治疗护士、急诊夜班护士。

八、能力要求

(一)知识要求

熟悉掌握基础护理知识、手术室专科护理知识;应了解掌握沟通等管理知识及常见疾病知识,手术室工作常识。

(二)技能要求

熟练掌握基础护理操作技能和手术室专科护理技术操作技能。掌握沟通技能,协调工作人员之间、患者与工作人员之间关系的技能,手术室工作管理技能。

(三)能力要求

(1)必备能力:团队协作能力、应变能力、计划能力、动手能力、人际交往与沟通能力、学习能力。
(2)具有最好的能力:协调能力、时间管理能力、语言表达能力、解决问题的能力。
(3)逐步培养的能力:创新能力、批判性思维的能力。

(四)个人素质

(1)身体素质:身体健康。
(2)心理素质:自信、沉着、乐观、正直与诚实、人格完整、进取心、善解人意。
(3)职业素质:热爱护理事业、有责任心、对患者有同情心、服从科室安排、有大局意识。

(郑 英)

第三节 门诊手术物品的清点

一、目的

为手术医务人员提供手术物品清点的操作规范,以防止手术物品遗留,保障手术患者的安全。

二、术语

(一)手术清点物品
手术清点物品,包括手术敷料、手术器械、手术特殊物品。

(二)手术敷料
手术敷料指用于吸收液体、保护组织,压迫止血或牵引组织的纺织物品。手术敷料包括纱布、纱垫、纱条、宫纱、消毒垫、脑棉片、棉签等。

(三)手术器械
手术器械指用于执行切割、剥离、抓取、牵拉、缝合等特定功能的手术工具或器械,如血管钳、组织剪、牵开器、持针器等。

(四)杂项物品
杂项物品指无菌区域内所需要清点的各种物品,包括一切有可能遗留在手术切口内的物品,如阻断带、悬吊带、尿管等。

(五)体腔
体腔指人体内容纳组织及脏器的腔隙。通常包括颅腔(含鼻腔)、胸腔、腹腔(含盆腔)及关节腔。

(六)手术物品遗留
手术物品遗留指手术结束后手术物品意外地遗留在患者体内。

三、物品清点要求和原则

(一)手术物品清点时机
(1)第一次清点,即手术开始前。
(2)第二次清点,即关闭体腔前。
(3)第三次清点,即关闭体腔后。
(4)第四次清点,即缝合皮肤后。
(5)增加清点次数时机:如术中需交接班、手术切口涉及两个及以上部位或腔隙,关闭每个部位或腔隙时均应清点,如关闭膈肌、子宫、心包、后腹膜等。

(二)不同类型手术需清点的物品
(1)体腔或深部组织手术应包括手术台上所有物品,如手术器械、缝针、手术敷料及杂项物品等。
(2)浅表组织手术应包括但不仅限于手术敷料、缝针、刀片、针头等杂项物品。
(3)经尿道、阴道、鼻腔等内镜手术应包括但不仅限于敷料、缝针,并检查器械的完整性。

(三)手术物品清点原则
1.双人逐项清点原则
清点物品时洗手护士与巡回护士应遵循一定的规律,共同按顺序逐项清点。没有洗手护士时由巡回护士与手术医师负责清点。
2.同步唱点原则
洗手护士与巡回护士应同时清晰说出清点物品的名称、数目及完整性。

3.逐项即刻记录原则

每清点一项物品,巡回护士应即刻将物品的名称和数目准确记录于物品清点记录单上。

4.原位清点原则

第一次清点及术中追加需清点的无菌物品时,洗手护士应与巡回护士即刻清点,无误后方可使用。

(四)注意事项

(1)医疗机构应有物品清点制度和相关的应急预案,明确规定清点的责任人、要求、方法及注意事项等,所有相关医务人员应遵照执行。

(2)手术室应规范器械台上物品摆放的位置,保持器械台的整洁有序。

四、各节点要求

(一)手术前

(1)巡回护士需检查手术间环境,不得遗留上一台手术患者的任何物品。

(2)洗手护士应提前15~30分钟洗手,保证有充足的时间进行物品的检查和清点。在手术的全过程中,应始终知晓各项物品的数目、位置及使用情况。

(3)清点时,洗手护士与巡回护士须双人查对手术物品的数目及完整性。巡回护士进行记录并复述,洗手护士确认。

(二)手术中

(1)应减少交接环节,手术进行期间若患者病情不稳定、抢救或手术处于紧急时刻物品交接不清时,不得交接班。

(2)严禁用器械或敷料等物品作他用,术中送冰冻切片、病理标本时,严禁用纱布等包裹标本。

(3)手术物品未经巡回护士允许,任何人不应拿进或拿出手术间。

(4)医师不应自行拿取台上用物,暂不用的物品应及时交还洗手护士,不得乱丢或堆在手术区。

(5)洗手护士应及时收回暂时不用的器械;监督术者及时将钢丝、克氏针等残端、剪出的引流管碎片等物品归还,丢弃时应与巡回护士确认。

(6)台上人员发现物品从手术区域掉落或被污染,应立刻告知巡回护士妥善处理。

(7)关闭体腔前,手术医师应配合洗手护士进行清点,确认清点无误后方可关闭体腔。

(8)每台手术结束后应将清点物品清理出手术间,更换垃圾袋。

(9)术前怀疑或术中发现患者体内有手术遗留异物,取出的物品应由主刀医师、洗手护士和巡回护士共同清点,详细记录,按医院规定上报。

五、手术敷料清点

(1)手术切口内应使用带显影标记的敷料。

(2)清点纱布、纱条、纱垫时应展开,并检查完整性及显影标记。

(3)手术中所使用的敷料应保留其原始规格,不得切割或做其他任何改型。特殊情况必须剪开时,应及时准确记录。

(4)体腔或深部组织手术中使用有带子的敷料时,带子应暴露在切口外面。

（5）当切口内需要填充治疗性敷料并带离手术室时，主刀医师、洗手护士、巡回护士应共同确认置入敷料的名称和数目，并记录在病历中。

六、清点意外情况的处理

（1）物品数目及完整性清点有误时，立即告知手术医师共同寻找缺失的部分或物品，必要时根据物品的性质采取相应辅助手段查找，确保不遗留于患者体内。

（2）若找到缺失的部分和物品时，洗手护士与巡回护士应确认其完整性，并放于指定位置，妥善保存，以备清点时核查。

（3）如采取各种手段仍未找到，应立即报告主刀医师及护士长，X线辅助确认物品不在患者体内，需主刀医师、巡回护士和洗手护士签字、存档，按清点意外处理流程报告，填写清点意外报告表，并向上级领导汇报。

（郑　英）

第四节　眼科门诊手术室的护理

一、睑板腺囊肿（霰粒肿）切除手术的护理

睑板腺囊肿（霰粒肿）是因睑板腺出口阻塞，腺体分泌物潴留在睑板内，并对其周围组织慢性刺激所产生的炎性肉芽组织。如经3～4周适当治疗后睑板腺囊肿仍未消失，并且患者要求去除睑板腺囊肿，可行睑板腺囊肿切除术，目的在于去除炎性肉芽组织。对于中老年患者，若出现复发性睑板腺囊肿，应高度怀疑睑板腺癌的可能，在切除后送病理检查以进一步明确诊断。

（一）手术流程及配合要点

1.术前准备

（1）医护人员仪表要求：①着手术室专用刷手衣，手术室专用拖鞋。②头戴一次性帽子（头发全部遮挡），面部戴一次性口罩（口、鼻全部遮挡）。③双手不能佩戴任何首饰及手表，指甲不能过长，不能涂指甲油。

（2）患者准备：①进手术室脱掉外衣，穿一次性鞋套和一次性手术衣。②对于意识清楚的患者，洗眼护士可以询问的方式，核对患者的资料（姓名、性别、眼别、手术名称），根据其叙述的情况与手术条核对是否相符。对于智力不足、意识不清的患者，应查看病历手册，并与手术医师及家属进行核对，为患者佩戴具有身份识别功能的腕带标记。③查看术前各项常规检查结果是否正常，患者或家属是否已签字同意手术。④询问患者有无药物过敏史，如有在病历手册首页注明。询问患者有无不适及前三天是否滴用抗生素眼药水，女性患者询问是否月经期。⑤查看患者术眼有无炎症，滴爱尔卡因表面麻醉剂1～2滴，清洁术眼后，用棉签蘸甲紫溶液标记术眼。⑥评估患者心理状态，对手术的了解及耐受情况、配合程度，对患者进行心理疏导，做好宣教工作，指导患者放松的方法。

（3）器械、敷料与物品准备：①外眼无菌手术台、弯剪、尖刀、有齿镊、睑板腺囊肿夹、刮匙、弯止血钳、2 mL注射器、适量棉球、棉签、纱布，如需缝合给予持针器、5-0丝线。②表面麻醉剂、

0.9％生理盐水、2％利多卡因、盐酸肾上腺素、红霉素眼膏。③全麻手术同小儿全麻手术的护理配合。

（4）手术间及设备的准备：①做好手术间的清洁卫生，空气消毒后待用。②检查手术灯是否处于正常运转状态，备好灯光照明。③全麻手术同小儿全麻手术的护理配合。

2.手术过程及配合要点

（1）巡回护士根据手术条与患者或腕带标记核对姓名、性别、眼别和手术名称，协助患者摆好手术体位，用治疗巾包好头部，术眼滴表面麻醉剂1～2滴，调节手术床头部，以患者感到舒适为宜。

（2）协助手术医师穿手术衣、戴手套，给生理盐水，抽取麻醉药，调节手术灯光。手术开始前，巡回护士再次与手术医师一起核对患者姓名、性别、眼别和手术名称。

（3）手术进行时，密切注意手术程序和所需用物，及时供给术中需要的物品。

（4）注意观察患者呼吸、脉搏等全身情况。

（5）手术完毕，协助手术医师涂红霉素眼膏，术眼覆盖双层无菌敷料，指导患者立即用手掌根部按压手术部位，防止术眼出血。协助患者到观察室。

（6）对于需要进行病理检查的标本，巡回护士协助手术医师，将标本放入装有10％甲醛溶液的标本袋内固定保存，核对医师填写的病理单、登记本。

（7）全麻手术同小儿全麻手术的护理配合。

3.术后观察与护理

（1）患者到观察室进行观察，无出血或其他不适，更换无菌敷料后方可离院。

（2）术眼无缝线患者无须换药及再检查，次日将敷料去除，自用抗生素滴眼液3～5日，每天4次，护士要指导点眼药方法及注意事项。以预防感染和促进创口愈合。术眼有缝线患者隔天到医院进行外眼换药处理，皮肤缝线于手术后7天拆除，在此期间滴用抗生素眼药水，每天4次。

（3）嘱患者生活要规律，禁偏食、饮食单调，多吃蔬菜、水果及蛋白质丰富的饮食，多饮水，少吃辛辣刺激性食物。

（4）注意保持眼周清洁，前两日每天用干净、潮湿的毛巾擦拭面部，洗脸、洗澡时勿使洗发剂、洗面奶及污水进入眼内。

（5）告知患者如再次出现局部红、肿、胀、疼痛或术眼仍有渗血，应尽早就医进行治疗，使疾病在早期得到根治。

（6）全麻手术同小儿全麻手术的护理配合。

（二）护士配合关键环节提示

（1）睑板腺囊肿属外眼手术，不可与内眼手术同时进行，以避免交叉感染。

（2）在手术的各个环节，严格执行三方安全核查制度。除特殊情况外，巡回护士不得擅离手术间，必须离开时应另有护士代替，并做好交接工作。

（3）严格执行无菌操作原则，并监督手术人员无菌操作，如有违反者及时指出并改正。

（4）巡回护士告知协助患者摆好手术体位后，指导患者思想放松，尽量不要紧张，如有不适或任何要求及时告知医护人员但不得用手触摸眼部和手术台。

（5）器械护士应备齐不同型号的睑板腺囊肿夹和刮匙，以适应手术的需要。

（6）需要送病理检查时，严格按照标本留取、送检制度进行。

（7）全麻手术同小儿全麻手术的护理配合。

二、睑内翻矫正手术的护理

睑内翻指眼睑、特别是睑缘向眼球方向卷曲的位置异常。当睑内翻达一定程度时,睫毛倒向眼球。需行睑内翻矫正术,目的在于矫正内翻眼睑避免睫毛长期刺激眼球。

(一)手术流程及配合要点

1.术前准备

(1)医护人员仪表要求:①着手术室专用刷手衣,手术室专用拖鞋。②头戴一次性帽子(头发全部遮挡),面部戴一次性口罩(口、鼻全部遮挡)。③双手不能佩戴任何首饰及手表,指甲不能过长,不能涂指甲油。

(2)患者准备:①进手术室脱掉外衣,穿一次性鞋套和一次性手术衣。②洗眼护士与病历医嘱核对患者的姓名、性别、眼别、手术名称。③检查术前各项常规检查是否正常;术眼结膜、角膜有无炎症;家属或患者是否已签字同意手术。④询问患者有无不适及前三天是否滴用抗生素眼药水。⑤为患者进行眼部准备工作即清洗术眼。⑥评估患者的心理状态,对手术的了解及耐受情况、配合程度,为患者做好心理疏导,做好宣教工作,指导患者放松的方法。

(3)器械准备:外眼无菌手术台、2 mL 注射器和 TB 针头、棉球、棉签、眼垫、眼用弯剪、尖刀、有齿直镊、针持、Hozz 板、成型夹、弯止血钳,5-0 丝线。

(4)手术间的准备:做好手术间的清洁卫生及消毒,备好手术照明灯。

2.手术过程

(1)巡回护士协助患者摆好手术体位,由手术医师主持核对三方核对单,术前及麻醉前内容并记录,以治疗巾包好头部,术眼滴表面麻醉剂1~2滴。

(2)协助手术医师穿手术衣、戴手套;给生理盐水,抽取麻醉药;调节手术灯光。手术开始前,巡回护士再次与手术医师一起核对患者姓名、性别、眼别和手术名称。

(3)手术进行时,密切注意手术程序和所需用物,及时供给术中需要的物品。

(4)随时巡视患者精神及全身情况。

(5)手术完毕前由手术医师主持核对三方核对单术后内容并记录,协助手术医师涂红霉素眼膏,术眼用无菌敷料覆盖,协助患者到准备间。

3.术后护理

(1)已有缝线患者,嘱其隔天到医院进行外眼换药处理,7 天拆除缝线,在此期间患者或家属自己滴用抗生素眼药水,每天 4 次,护士要指导点眼药方法及注意事项。

(2)嘱患者生活要规律,禁偏食、饮食单调,多吃蔬菜、水果及蛋白质丰富的饮食,多饮水,少吃辛辣刺激性食物。

(3)注意保持眼周清洁,前两日每天用干净、潮湿的毛巾擦拭面部,洗脸、洗澡时勿使洗发剂、洗面奶及污水进入眼内。

(4)如再次出现局部红、肿、胀、疼痛,应尽早就医进行治疗,使疾病在早期得到根治。

(二)护士配合关键环节提示

(1)睑内翻属于外眼手术,不可与内眼手术同时进行,避免交叉感染。

(2)巡回护士协助患者摆好手术体位后,告知患者思想放松,尽量不要紧张,双手放于身体两侧有任何不适及时告知医护人员但不得用手触摸眼部和手术台。

(3)器械护士准备手术台时应多备眼垫,以应手术需要。

三、翼状胬肉切除手术的护理

它是一种很常见的结膜变性疾患。为睑裂部球结膜与角膜上一种赘生组织,侵犯角膜后日渐增大,甚至可覆盖至瞳孔区而严重影响视力,需行翼状胬肉切除术。

(一)手术流程及配合要点

1.术前准备

(1)医护人员仪表要求:①着手术室专用刷手衣,手术室专用拖鞋。②头戴一次性帽子(头发全部遮挡),面部戴一次性口罩(口、鼻全部遮挡)。③双手不能佩戴任何首饰及手表,指甲不能过长,不能涂指甲油。

(2)患者准备:①进手术室脱掉外衣,穿一次性鞋套和一次性手术衣。②洗眼护士与病历医嘱核对患者的姓名、性别、眼别、手术名称。③检查术前各项常规检查是否正常;术眼结膜、角膜有无炎症;家属或患者是否已签字同意手术。④询问患者有无不适及前三天是否滴用抗生素眼药水。⑤为患者进行眼部准备工作即清洗术眼。⑥评估患者的心理状态,对手术的了解及耐受情况、配合程度,为患者做好心理疏导,做好宣教工作,指导患者放松的方法。

(3)器械准备:外眼无菌手术台、2 mL 注射器和 TB 针头、棉球、棉签、眼垫、尖刀、针持、显微牙镊、显微虹膜复位器、显微弯剪、开睑器、烧灼器、备圆刀、显微针持、10-0 线和乙醇灯。

(4)手术间的准备:做好手术间的清洁卫生及消毒,备好显微镜。

2.手术过程

(1)巡回护士协助患者摆好手术体位,由手术医师主持核对三方核对单术前及麻醉前内容并记录,以治疗巾包好头部,术眼滴爱尔卡因表面麻醉剂 1～2 滴。

(2)协助手术医师穿手术衣、戴手套;给生理盐水,抽取麻醉药;调试显微镜。手术开始前,巡回护士再次与手术医师一起核对患者姓名、性别、眼别和手术名称。

(3)手术进行时,密切注意手术程序和所需用物,及时供给术中需要的物品。

(4)随时巡视患者精神及全身情况。

(5)手术完毕前由手术医师主持核对三方核对单术后内容并记录,协助手术医师涂红霉素眼膏,术眼用无菌敷料覆盖,协助患者到准备间。

3.术后护理

(1)观察有无出血 10 分钟,如无出血方可离院。

(2)如患者术眼无缝线则次日换药后将敷料去除,继续滴抗生素眼药水 3～5 天,每天 4 次,护士要指导点眼药方法及注意事项,以预防感染和促进创口愈合。有缝线患者次日到医院进行内眼换药处理,10 天拆除缝线,在此期间滴用抗生素眼药水,每天 4 次。

(3)嘱患者生活要规律,禁偏食、饮食单调,多吃蔬菜、水果及蛋白质丰富的饮食,多饮水,少吃辛辣刺激性食物。

(4)注意保持眼周清洁,前两日每天用干净、潮湿的毛巾擦拭面部,洗脸、洗澡时勿使洗发剂、洗面奶及污水进入眼内。

(5)如再次出现局部红、肿、胀、疼痛及出血渗血等不适,应尽早就医进行治疗,使疾病在早期得到根治。

(二)护士配合关键环节提示

(1)翼状胬肉切除属于外眼手术,不可与内眼手术同时进行,避免交叉感染。

(2)巡回护士协助患者摆好手术体位后,告知患者思想放松,尽量不要紧张,双手放于身体两侧有任何不适及时告知医护人员,但不得用手触摸眼部和手术台。

(3)器械护士准备好转位所用的器械以备术中使用。

四、泪囊摘除手术的护理

泪囊摘除术的指征为患慢性泪囊炎后已发生角膜感染,或患者年老体弱、泪囊萎缩,或鼻腔疾病不适合用泪囊鼻腔吻合的患者。

(一)手术流程及配合要点

1.术前准备

(1)医护人员仪表要求:①着手术室专用刷手衣,手术室专用拖鞋。②头戴一次性帽子(头发全部遮挡),面部戴一次性口罩(口、鼻全部遮挡)。③双手不能佩戴任何首饰及手表,指甲不能过长,不能涂指甲油。

(2)患者准备:①进手术室脱掉外衣,穿一次性鞋套和一次性手术衣。②洗眼护士与病历医嘱核对患者的姓名、性别、眼别、手术名称。③检查术前各项常规检查是否正常;术眼结膜、角膜有无炎症;家属或患者是否已签字同意手术。④询问患者有无不适及前三天是否滴用抗生素眼药水。⑤为患者进行眼部准备工作即清洗术眼,冲洗泪道。⑥评估患者的心理状态,对手术的了解及耐受情况、配合程度,为患者做好心理疏导,做好宣教工作,指导患者放松的方法。

(3)器械准备:内眼包、尖刀、圆刀、弯剪、直剪、泪囊扩张器、泪小点扩张器、靶子、剥离子、牙镊、针持、弯针头、小碗、探针、烧灼球、直血管钳、弯血管钳、2 mL、5 mL、5-0 线、乙醇灯。

(4)手术间的准备:做好手术间的清洁卫生及消毒,备好手术照明灯。

2.手术过程

(1)巡回护士协助患者摆好手术体位,由手术医师主持核对三方核对单术前及麻醉前内容并记录,以治疗巾包好头部,术眼滴爱尔卡因表面麻醉剂1~2滴。鼻内喷麻药。

(2)协助手术医师穿手术衣、戴手套;给生理盐水,抽取麻醉药;调节手术灯光。手术开始前,巡回护士再次与手术医师一起核对患者姓名、性别、眼别和手术名称。

(3)手术进行时,密切注意手术程序和所需用物,及时供给术中需要的物品。

(4)随时巡视患者精神及全身情况。

(5)手术完毕前由手术医师主持核对三方核对单术后内容并记录,协助手术医师涂红霉素眼膏,术眼用无菌敷料覆盖,协助患者到准备间。

3.术后护理

(1)术眼已有缝线嘱患者隔天到医院进行外眼换药处理,7天拆除缝线。

(2)嘱患者生活要规律,禁偏食、饮食单调,多吃蔬菜、水果及蛋白质丰富的饮食,多饮水,少吃辛辣刺激性食物。

(3)注意保持伤口清洁。

(4)如再次出现局部红、肿、胀、疼痛以及出血渗血等情况,应尽早就医进行治疗,使疾病在早期得到根治。

(二)护士配合关键环节提示

(1)泪囊摘除属于外眼手术,不可与内眼手术同时进行,避免交叉感染。

(2)巡回护士协助患者摆好手术体位后,告知患者思想放松,尽量不要紧张,双手放于身体两侧有任何不适及时告知医护人员但不得用手触摸眼部和手术台。

（3）巡回护士随时调节光线的方向，以便术者操作。

五、睫状体光凝手术的护理

晚期青光眼丧失视功能，有严重疼痛，大泡性角膜病变时，可选择睫状体光凝术。

（一）手术流程及配合要点

1.术前准备

（1）医护人员仪表要求：①着手术室专用刷手衣，手术室专用拖鞋。②头戴一次性帽子（头发全部遮挡），面部戴一次性口罩（口、鼻全部遮挡）。③双手不能佩戴任何首饰及手表，指甲不能过长，不能涂指甲油。

（2）患者准备：①进手术室脱掉外衣，穿一次性鞋套和一次性手术衣。②洗眼护士与病历医嘱核对患者的姓名、性别、眼别、手术名称。③检查术前各项常规检查是否正常；术眼结膜、角膜有无炎症；家属或患者是否已签字同意手术。④询问患者有无不适及前三天是否滴用抗生素眼药水。⑤为患者进行眼部准备工作即清洗术眼。⑥评估患者的心理状态，对手术的了解及耐受情况、配合程度，为患者做好心理疏导，做好宣教工作，指导患者放松的方法。

（3）器械准备：外眼包、固定镊、开睑器、弯血管钳、5 mL 球后针、G 探头。

（4）手术间的准备：做好手术间的清洁卫生及消毒，备好手术照明灯及半导体激光治疗仪。

2.手术过程

（1）巡回护士协助患者摆好手术体位，由手术医师主持核对三方核对单术前及麻醉前内容并记录，以治疗巾包好头部，术眼滴爱尔卡因表面麻醉剂 1～2 滴。

（2）协助手术医师穿手术衣、戴手套；抽取麻醉药；调节手术灯光。手术开始前，巡回护士再次与手术医师一起核对患者姓名、性别、眼别和手术名称。

（3）手术进行时，密切注意手术程序和所需用物，及时供给术中需要的物品。随时根据医嘱调试半导体激光治疗仪能量。

（4）随时巡视患者精神及全身情况。

（5）手术完毕前由手术医师主持核对三方核对单术后内容并记录，协助手术医师涂红霉素眼膏，术眼用无菌敷料覆盖，协助患者到准备间。

3.术后护理

（1）滴用抗生素眼药水，每天 4 次并指导用药的方法及注意事项。

（2）嘱患者生活要规律，禁偏食、饮食单调，多吃蔬菜、水果及蛋白质丰富的饮食，多饮水，少吃辛辣刺激性食物。

（3）注意保持眼周清洁，前两日每天用干净、潮湿的毛巾擦拭面部，洗脸、洗澡时勿使洗发剂、洗面奶及污水进入眼内。

（4）如出现局部红、疼痛等不适，应尽早就医进行治疗，使疾病在早期得到根治。

（二）护士配合关键环节提示

（1）睫状体光凝术属于外眼手术，不可与内眼手术同时进行，避免交叉感染。

（2）巡回护士协助患者摆好手术体位，告知患者思想放松，尽量不要紧张，双手放于身体两侧有任何不适及时与医护人员沟通但不得用手触摸眼部和手术台。必要时给予患者氧气吸入。

（3）巡回护士聚精会神根据医嘱迅速调试能量。

六、小儿全麻手术的护理

全身麻醉简称全麻,即通过吸入、静脉、肌内或直肠给予麻醉药物,使患者产生可逆性的意识消失,同时全身失去疼痛感觉。特点是作用快,苏醒迅速,对呼吸道无刺激,患儿舒适,不燃烧,不爆炸,无污染,无须复杂麻醉设备,操作简单。

(一)手术流程及配合要点

1.术前准备

(1)医护人员仪表要求:①着手术室专用刷手衣,手术室专用拖鞋。②头戴一次性帽子(头发全部遮挡),面部戴一次性口罩(口、鼻全部遮挡)。③双手不能佩戴任何首饰及手表,指甲不能过长,不能涂指甲油。

(2)患儿准备:①由一名家长陪同患儿进入手术室,脱掉外衣,穿一次性鞋套。②洗眼护士与家长核对患儿的资料(姓名、性别、眼别、手术名称),根据其叙述的情况与手术条核对是否相符,为患儿佩戴具有身份识别功能的腕带标记。③查看术前各项常规检查结果是否正常,家长是否已签字同意手术,患儿术眼有无炎症。④询问家长患儿有无药物过敏史,如有在病历手册首页注明。询问家长患儿有无上呼吸道感染、腹泻等其他小儿常见病,是否按要求已经禁食禁水6小时,前三天是否滴用抗生素眼药水。⑤为患儿测量体重,以便准确给予麻醉药量。⑥主动热情接近患儿,做好安抚工作,最大限度地减轻患儿心理伤害,避免因哭闹引起缺氧、发绀。同时耐心向家长解释相关情况,缓解家长紧张焦虑情绪,使之主动配合治疗。

(3)器械、敷料与物品准备:①按手术条准备相应的手术台及器械。②表面麻醉剂、0.9%生理盐水、2%利多卡因、盐酸肾上腺素、红霉素眼膏、氯胺酮、1%阿托品注射液及常用抢救药品。

(4)手术间及设备的准备:①做好手术间的清洁卫生,空气消毒后待用。②检查手术灯是否处于正常运转状态,备好灯光照明。如果是显微手术,调试准备好显微镜。③连接墙壁氧气、吸引器,准备麻醉呼吸机、血氧饱和度监测仪、开口器、气管插管、喉镜、吸痰管等各种急救设备。

2.手术过程及配合要点

(1)巡回护士根据手术条、腕带标记与家长核对患儿姓名、性别、眼别和手术名称,抱患儿上手术床,解开领扣。

(2)巡回护士与麻醉医师、手术医师一起核对患儿姓名、性别、眼别和手术名称。配合麻醉医师进行静脉穿刺,麻醉成功后,给予患儿低流量氧气吸入、肩下垫软枕,保持呼吸道通畅。

(3)用治疗巾包好患儿头部,术眼滴表面麻醉剂1~2滴,清洁术眼,用棉签蘸甲紫溶液标记术眼。

(4)协助手术医师穿手术衣、戴手套,给生理盐水,抽取麻醉药,调节显微镜、手术灯光。

(5)手术进行时,密切注意手术程序和所需用物,及时供给术中需要的物品。

(6)随时注意观察患儿呼吸、心率情况。

(7)手术完毕,协助手术医师涂红霉素眼膏,术眼覆盖无菌敷料。协助麻醉医师将患儿移至推床,护送至麻醉后恢复室,并与恢复室工作人员进行交接。

3.术后观察与护理

(1)患儿去枕平卧,头偏向健侧,口中如有分泌物及时清理,防止压迫术眼及呕吐物进入气管引起窒息。

(2)注意给患儿保暖,密切观察患儿意识、呼吸、面色、口唇、四肢皮温、口腔分泌物等情况,出现异常及时通知医师并协助处理。

（3）在保证患儿生命安全及不影响手术疗效与护理的前提下，尽量减少对患儿的束缚，并安排1名家长在恢复室陪护患儿，使患儿苏醒后能够第一眼看到自己的亲人，减少由于手术给患儿内心造成的恐惧与不安。

（4）加强对患儿的看护，防止患儿苏醒后哭闹，撕拽眼部敷料。

（5）患儿术后4小时可进水、6小时可进食，过早进食水可引起恶心呕吐。指导家长让患儿多进食蔬菜、水果和富含蛋白质的食物，保持大便通畅。

（6）麻醉作用可持续24小时，患儿离院后仍可能出现嗜睡或协调能力减弱，在此期间家长应让患儿尽量避免精细操作和需集中注意力的操作。

（7）注意保持眼周清洁，术后不要马上给患儿洗澡，以免引起眼部感染。

（8）遵医嘱正确、按时使用滴眼液及口服药，按规定时间换药、门诊复查，一旦出现剧烈疼痛、出血不止、恶性呕吐等症状应尽快到医院就诊。

（二）护士配合关键环节提示

（1）由于门诊手术室设备相对简单，患儿术前、术后没有住院，为手术意外抢救和病情观察增加了一定的困难，因此，2岁以下的患儿严禁在门诊手术室实施全麻手术。

（2）在手术的各个环节，严格执行三方安全核查制度。除特殊情况外，巡回护士不得擅离手术间，必须离开时应另有护士代替，并做好交接工作。

（3）严格执行无菌操作原则，并监督手术人员无菌操作，如有违反者及时指出并改正。

（4）为了缩短患儿与母亲分离时间，避免增加患儿心理伤害，预防患儿因哭闹而引起缺氧、发绀，应尽量在各项准备完成后再接患儿进入手术间。

（5）麻醉恢复期患儿可能出现幻觉与噩梦，表现为哭闹、躁动、精神激动，因此环境要安静，避免外界刺激。同时注意保护患儿，防止坠落、外伤，给予患儿爱抚及言语上的安慰。

七、白内障超声乳化摘除联合人工晶状体植入手术的护理

白内障是发生在眼球里面晶状体上的一种疾病，任何晶状体的混浊都可称为白内障。需行白内障超声乳化摘除人工晶状体植入手术。

（一）手术流程及配合要点

1.术前准备

（1）医护人员仪表要求：①着手术室专用刷手衣，手术室专用拖鞋。②头戴一次性帽子（头发全部遮挡），面部戴一次性口罩（口、鼻全部遮挡）。③双手不能佩戴任何首饰及手表，指甲不能过长，不能涂指甲油。

（2）患者准备：①进手术室脱掉外衣，穿一次性鞋套和一次性手术衣。②洗眼护士与病历医嘱核对患者的姓名、性别、眼别、手术名称。③检查术前各项常规检查是否正常；术眼结膜、角膜有无炎症；家属或患者是否已签字同意手术。④询问患者有无不适及前三天是否滴用抗生素眼药水。⑤为患者进行眼部准备工作：清洗术眼并点散瞳药三遍。⑥评估患者的心理状态，对手术的了解及耐受情况、配合程度，为患者做好心理疏导，做好宣教工作，指导患者放松的方法。

（3）器械准备：内眼包、白内障盒（穿刺刀15°、裂隙刀3.2、晶状体调位钩、劈核钩、显微牙镊、撕囊镊、晶状体植入镊、显微开睑器备显微针持、显微剪、囊膜剪、水助吸针、弯针头）白内障器械（大剪刀、直弯止血钳、超声乳化手柄、超声乳化手柄配套头、扳子、IA、推助器）、10 mL注射器。

（4）手术间的准备：做好手术间的清洁卫生及消毒，备好显微镜、白内障超声乳化机及一次性集液盒和平衡盐灌注液，连接好仪器电源，备氧气及心电监护仪，有全麻则做好全麻配合及准备。

2.手术过程

（1）巡回护士协助患者摆好手术体位，由手术医师主持核对三方核对单术前及麻醉前内容并记录，以治疗巾包好头部，术眼滴表面麻醉剂1～2滴共点3遍。

（2）协助手术医师穿手术衣、戴手套；给生理盐水；调试显微镜及白内障机。手术开始前，巡回护士再次与手术医师一起核对患者姓名、性别、眼别、晶状体度数和手术名称。

（3）手术进行时，密切注意手术程序和所需用物，及时供给术中需要的物品，注意医嘱调节白内障机程序及参数。

（4）随时巡视患者精神及全身情况。

（5）手术完毕前由手术医师主持核对三方核对单术后内容并记录，术眼用无菌敷料覆盖，及屈光专用塑料眼罩；协助患者到准备间。

3.术后护理

（1）观察患者10分钟，如无异常后方可离院。

（2）术眼次日换药后将敷料去除，继续滴抗生素眼药水3～5天，每天4次，以预防感染和促进创口愈合。

（3）嘱患者生活要规律，禁偏食、饮食单调，多吃蔬菜、水果及蛋白质丰富的饮食，多饮水，少吃辛辣刺激性食物。不吃坚硬的食物，保持大便通畅。

（4）注意保持眼周清洁，前两日每天用干净、潮湿的毛巾擦拭面部，洗脸、洗澡时勿使洗发剂、洗面奶及污水进入眼内。避免剧烈活动。

（5）如出现眼胀痛伴头痛、局部红、肿及严重畏光、流泪，应尽早就医进行治疗。

（二）护士配合关键环节提示

（1）白内障手术属于内眼手术，不可与外眼手术同时进行，避免交叉感染。

（2）巡回护士告知患者上手术床后，思想放松，尽量不要紧张，双手放于身体两侧有任何不适可以说话，不得用手触摸眼部和手术台。张开嘴呼吸勿憋气。

（3）术前散瞳、点表面麻醉药很关键，要点够次数，表面麻醉药要求术前5分钟开始点药，不可过早，以免损伤角膜上皮。如瞳孔散大不够理想及时查找原因并告知手术医师。

（4）护士应熟知常用晶状体A常数，与患者A超结果及医嘱认真核对无误后方可将人工晶状体打开在手术台上。

（5）手术进行中巡回护士负责灌注液的及时供给，灌注液不可走空，以确保手术连续顺利完成。

八、小梁切除手术的护理

药物和激光治疗不能阻止进行性视神经损伤和视野缺损的各类青光眼。由于手术技术的改进和抗代谢药物的应用，小梁切除术后的眼压水平可与全层巩膜穿通滤过术后的眼压水平相近，因此现在小梁切除术几乎可以适用于所有需要做眼外滤过术的青光眼。

（一）手术流程及配合要点

1.术前准备

（1）医护人员仪表要求：①着手术室专用刷手衣，手术室专用拖鞋。②头戴一次性帽子（头发全部遮挡),面部戴一次性口罩(口、鼻全部遮挡)。③双手不能佩戴任何首饰及手表,指甲不能过长,不能涂指甲油。

(2)患者准备:①进手术室脱掉外衣,穿一次性鞋套和一次性手术衣。②洗眼护士与病历医嘱核对患者的姓名、性别、眼别、手术名称。③检查术前各项常规检查是否正常;术眼结膜、角膜有无炎症;家属或患者是否已签字同意手术。④询问患者有无不适及前三天是否滴用抗生素眼药水。⑤为患者进行眼部准备工作:清洗术眼。⑥评估患者的心理状态,对手术的了解及耐受情况、配合程度,为患者做好心理疏导,做好宣教工作,指导患者放松的方法。

(3)器械准备:青光眼包(内眼包、直弯血管钳、巾钳、剪刀、尖刀、针持、开睑器)、穿刺刀、显微弯剪、显微针持、显微牙镊、显微平镊、显微线镊、小梁剪、小碗)、1 mL、2 mL、5 mL、10 mL、10-0 线 5-0 线,双极电凝。

(4)手术间的准备:做好手术间的清洁卫生及消毒,备好显微镜,连接好仪器各电源,备氧气及心电监护仪,有全麻则做好全麻配合及准备。

2.手术过程

(1)巡回护士协助患者摆好手术体位,由手术医师主持核对三方核对单术前及麻醉前内容并记录,以治疗巾包好头部,术眼滴表面麻醉剂1~2滴共点3遍。

(2)协助手术医师穿手术衣、戴手套;给生理盐水;调试显微镜及电凝机。手术开始前,巡回护十再次与手术医师一起核对患者姓名、性别、眼别和手术名称。

(3)手术进行时,密切注意手术程序和所需用物,及时供给术中需要的物品。

(4)随时巡视患者精神及全身情况。

(5)手术完毕前由手术医师主持核对三方核对单术后内容并记录,术眼点妥布霉素地塞米松药膏,用无菌敷料覆盖并单眼包扎绷带;协助患者到准备间。

3.术后护理

(1)观察患者 10 分钟,如无异常后方可离院。

(2)术眼次日换药后将敷料去除,继续滴抗生素眼药水 3~5 天,每天 4 次,以预防感染和促进创口愈合。

(3)嘱患者生活要规律,禁偏食、饮食单调,多吃蔬菜、水果及蛋白质丰富的饮食,多饮水,少吃辛辣刺激性食物。不吃坚硬的食物保持大便通畅。

(4)注意保持眼周清洁,前两日每天用干净、潮湿的毛巾擦拭面部,洗脸、洗澡时勿使洗发剂、洗面奶及污水进入眼内。不做剧烈活动。让眼睛尽量休息。

(5)如再次出现局部红、肿、胀、疼痛,应尽早就医进行治疗。

(二)护士配合关键环节提示

(1)青光眼手术属于内眼手术,不可与外眼手术同时进行,避免交叉感染。

(2)巡回护士告知患者上手术床后,思想放松,尽量不要紧张,双手放于身体两侧有任何不适可以说话,不得用手触摸眼部和手术台。张开嘴呼吸勿憋气。

(3)术前切勿点散瞳药。

九、角膜移植手术的护理

角膜移植就是用正常的眼角膜替换患者现有病变的角膜,使患眼复明或控制角膜病变,达到增进视力或治疗某些角膜疾患的眼科治疗方法。

(一)手术流程及配合要点

1.术前准备

(1)医护人员仪表要求:①着手术室专用刷手衣,手术室专用拖鞋。②头戴一次性帽子(头发全部遮挡),面部戴一次性口罩(口、鼻全部遮挡)。③双手不能佩戴任何首饰及手表,指甲不能过长,不能涂指甲油。

(2)患者准备:①进手术室脱掉外衣,穿一次性鞋套和一次性手术衣。②洗眼护士与病历医嘱核对患者的姓名、性别、眼别、手术名称。③检查术前各项常规检查是否正常;术眼结膜、角膜有无炎症;家属或患者是否已签字同意手术。④询问患者有无不适及前三天是否滴用抗生素眼药水。⑤为患者进行眼部准备工作:清洗术眼并点缩瞳药。⑥评估患者的心理状态,对手术的了解及耐受情况、配合程度,为患者做好心理疏导,做好宣教工作,指导患者放松的方法。

(3)器械准备:青光眼包(内眼包、直弯血管钳、巾钳、剪刀、尖刀、针持、开睑器、平镊、牙镊、烧灼器)、显微弯剪、显微针持、显微牙镊、显微平镊、显微开睑器、小碗、2 mL、5 mL、10 mL、10-0 线)。

(4)手术间的准备:做好手术间的清洁卫生及消毒,备好显微镜,备好乙醇灯。

2.手术过程

(1)巡回护士协助患者摆好手术体位,由手术医师主持核对三方核对单术前及麻醉前内容并记录,以治疗巾包好头部,术眼滴表面麻醉剂1~2滴。

(2)协助手术医师穿手术衣、戴手套;给生理盐水;调试显微镜及电凝机。手术开始前,巡回护士再次与手术医师一起核对患者姓名、性别、眼别和手术名称。

(3)手术进行时,密切注意手术程序和所需用物,及时供给术中需要的物品。

(4)随时巡视患者精神及全身情况。

(5)手术完毕前由手术医师主持核对三方核对单术后内容并记录,术眼点妥布霉素地塞米松药膏,用无菌敷料覆盖并单眼包扎绷带;协助患者到准备间。

3.术后护理

(1)观察患者10分钟,如无异常后方可离院。

(2)术眼次日换药后将敷料去除,继续滴抗生素眼药水3~5天,每天4次,以预防感染和促进创口愈合。

(3)嘱患者生活要规律,禁偏食、饮食单调,多吃蔬菜、水果及蛋白质丰富的饮食,多饮水,少吃辛辣刺激性食物。不吃坚硬的食物保持大便通畅。

(4)注意保持眼周清洁,前两日每天用干净、潮湿的毛巾擦拭面部,洗脸、洗澡时勿使洗发剂、洗面奶及污水进入眼内。不做剧烈活动。让眼睛尽量休息。

(5)如再次出现局部红、肿、胀、疼痛,应尽早就医进行治疗。

(二)护士配合关键环节提示

(1)角膜移植属于内眼手术,不可与外眼手术同时进行,避免交叉感染。

(2)巡回护士告知患者上手术床后,思想放松,尽量不要紧张,双手放于身体两侧有任何不适可以说话,不得用手触摸眼部和手术台。

(3)术前切勿点散瞳药。

(4)备好角膜材料。

(郑　英)

第五节　口腔科门诊手术室的护理

一、牙槽骨修整术的护理

牙缺失后,可能在牙槽骨上出现不利义齿修复的各种异常情况,为了便于义齿戴入及使牙槽骨均匀地承受咬合压力,因此要去除妨碍装戴义齿的牙槽骨突起部分,注意勿切除过多,以免影响牙槽突的高度和宽度,不利于义齿的固位。

（一）手术前的护理

（1）器械和用物准备：一次性检查盘一套(牙科镊子、探针、口镜各一个)；手术包一个内有3号刀柄、11号刀片、大小骨膜剥离器各一个、单面凿、骨锉、口角拉钩、咬骨钳、持针器、线剪、6×14号三角针带3-0黑丝线、麻药杯、纱布和纱球、孔巾；另备吸唾器、冲洗器、生理盐水、一次性橡皮手套、一次性注射器、1％碘酊和75％乙醇消毒口内黏膜和口周皮肤。

（2）根据患者全身情况按医嘱备好麻药,常用加肾上腺素的2％普鲁卡因,2％利多卡因等。

（二）术中护理

（1）切开翻瓣：护士用口角拉钩拉开患者的唇部或颊部,以充分暴露手术视野,随时协助医师止血。

（2）去骨：如用骨凿去骨时,护士在击锤时用力要轻,以免去骨过多影响义齿的固位。如大面积去骨,护士应用生理盐水协助医师冲洗骨面,去净骨碎片并吸净口内液体。

（3）缝合时护士要协助止血、穿针、剪线等。

（三）术后护理

（1）对术后咬纱球的患者,嘱半小时后吐掉。

（2）嘱患者当日不吃过硬和过热的食物,饭后漱口,保持口腔清洁。

（3）嘱患者最好在术后一周拆线,因牙槽突部位承担咀嚼摩擦力较多,过早拆线导致创口裂开。

二、颌面部小肿物切除及活体组织检查的护理

颌面部常见的小肿物有皮脂腺囊肿、乳头状瘤、黏液腺囊肿、痣等。为了明确诊断和治疗,需截取部分活体组织进行切片检查。

（一）术前护理

（1）器械及用物准备：用小手术包,根据需要备5×14号三角针和5-0黑丝线,皮肤和黏膜消毒剂,装有10％福尔马林的标本瓶,病理检查申请单,必要时备吸引器。

（2）按医嘱准备麻药。

（二）术中护理

（1）切开剥离时护士协助牵拉切口,用纱布止血。肿物或组织暴露时,护士用组织镊夹住肿物或组织,使手术顺利进行。

（2）缝合时护士根据情况备好针线。如切口在面部应用小针细线以减少术后瘢痕。

（3）手术部位在面部的用 75％乙醇小纱布覆盖切口,另在其上盖纱布包扎。

（4）如术中出血较多时,护士应协助医师结扎血管止血并吸引血液。

（5）术中切下的组织,如需作活体组织检查的,应立即放在标明患者的姓名、性别、年龄的标本瓶内,以防丢失。

（三）术后护理

（1）健康指导:面部伤口避免受压,回家每天用 75％乙醇清洗伤口 2～3 次,以免分泌物污染敷料而造成感染;若有肿胀、出血等不适,应即时就诊。嘱患者 5～7 天拆线。

（2）护士送活体组织标本时要核对检查单上的项目是否与标本瓶上的相符。

三、唇舌系带矫正术的护理

唇舌系带过短影响正常运动功能时均应矫正。

（一）术前护理

1.患儿的说服工作

可采用电视或周围的勇敢小朋友作榜样,鼓励说服患儿。

1.器械及用物的准备

小手术包一个、开口器、舌钳、牵舌用的粗线及大圆针。

3.体位与麻醉

合作的患儿取坐位,用浸润麻醉;过小不合作的患儿用基础麻醉,取仰卧位。

（二）术中护理

（1）为患儿取好体位,铺好孔巾,如是合作患儿孔巾不要遮盖患儿头部,以免患儿恐惧。

（2）护士协助医师将舌体提起或牵拉唇。在切开后护士同时要进行止血,协助缝合。整个手术过程中,医护配合要默契,动作要轻、迅速而准确。

（三）术后护理

（1）术后用纱球压迫伤口几分钟,若无出血方可让患儿离去。

（2）嘱进食温凉的流食或半流食,最好术后即食冷饮。

（3）术后可能有轻度肿胀,且因麻醉的原因,舌的感觉暂时丧失,注意勿使患儿咬伤舌部。

（4）术后 5～7 天拆线。

（5）术后若有出血、口底肿胀、呼吸困难应及时急复诊。

四、牙龈瘤切除术的护理

（一）术前护理

手术器械及用物的准备:小手术包一个,另备咬骨钳、调拌塞治剂的用物一套（调拌刀、调拌板、塞治剂、丁香油）,碘仿纱条、标本瓶、病理检查申请单。

（二）术中护理

（1）术中护士应协助医师止血,如需送病理检查,护士应保护好组织。

（2）护士应协助医师将牙槽创面尽量拉拢黏膜缝合。如创面较大可用碘仿纱条填塞,对既不能缝合又不能填塞的创面,可用牙周塞治剂覆盖,护士应立即调拌塞治剂,调的黏稠度要适宜,若太稀易被渗血冲掉,不宜粘牢,干燥创面,放置塞治剂。

（三）术后护理

（1）嘱患者进食温软的食物或半流质勿用患侧咀嚼，以免塞治剂早期脱落。

（2）如创口塞治剂脱掉，出血应随时就诊。

（3）饭后漱口，不要用力过大，以免冲掉塞治剂。

（4）术后 5～7 天拆线。

（5）如需送病理检查者，护士负责送组织标本。

五、颌骨囊肿刮治术和舌下腺及其囊肿摘除术的护理

颌骨囊肿有根尖周囊肿、含牙囊肿、始基囊肿、角化囊肿等，如囊肿伴有感染需先用抗生素控制炎症后再行手术治疗。舌下腺囊肿治疗时原则上在摘除囊肿的同时将舌下腺摘除。

（一）术前护理

（1）准备好已摄 X 线片，以便明确囊肿的范围与邻近组织的关系，确定切口的大小。

（2）对已包含在颌骨囊肿内要保留的牙，术前应作根管治疗。

（3）手术器械及用物：手术包一个，另备碘仿纱条、骨蜡、冲洗器、生理盐水、吸引器，舌下腺手术需备银探针、压舌板、引流条等。

（4）患者取坐位。

（二）术中护理

（1）连接好吸引器，并将 X 线片装在读片灯上，以供医师参考。

（2）协助止血。翻瓣时护士用吸引器吸净口内分泌物，同时协助医师暴露手术野。

（3）去骨暴露囊肿，护士在击锤时，用力适当，方向不能偏，注意勿损伤要保留的牙及邻近的骨组织。

（4）囊肿取出后清理伤口，护士用生理盐水彻底冲洗伤口，同时要充分止血，如压迫止血无效，可用骨蜡填塞止血。舌下腺手术医师在剥离腺体时，护士要注意止血使手术野清楚，保护好颌下腺导管、舌神经及舌动静脉。

（5）舌下腺及囊肿摘除后要充分止血，防止术后口底血肿。

（6）缝合时护士协助止血、剪线、备好碘仿纱条或引流条等。

（三）术后护理

（1）术毕护士用绷带于相应手术部位的口外做加压包扎，24 小时取下。

（2）嘱患者休息半小时再离去。

（3）嘱患者近日食温凉的半流质或饮食，勿咬硬物，以免造成继发性骨折。

（4）注意休息，置引流条者 24 小时取出，7 天后拆线，定期复查。

（5）舌下腺手术术后当日可含冰块，注意不要冻伤。

（6）患者术后有肿胀、出血、憋气等不适应立即就诊。

六、口腔颌面部损伤的护理

根据损伤的原因和伤情不同，其临床症状和处理各有其特点。护士根据情况作相应的准备和护理。

（一）颌面部软组织损伤的护理

（1）只伤及表面者首先是清洁创面，除去附着于创面的泥沙或异物，让其干燥结痂。护士应

协助医师先用 3％过氧化氢清洗,再用生理盐水清洗,最后消毒包扎。

(2)清创缝合:如创口需缝合时护士应准备缝合所需用品,协助医师清洗、消毒创口后缝合。在手术始终中应随时观察患者的生命体征。

(3)患者的健康指导:嘱患者保持创口清洁,每天可用 75％乙醇清洗创口两次。行清创缝合者 5～7 天拆线。

(二)牙损伤的护理

牙损伤可分为牙挫伤、牙脱位、牙折。

(1)牙损伤后应尽可能地保留牙,护士根据情况准备用物。

(2)如需松牙固定的应备好牙弓夹板或金属结扎丝、持针器、钢丝剪、钢丝钳、压器等。在作牙结扎固定时护士协助医师暴露视野,剪断钢丝等。

(3)患者的健康指导:①不要用患牙咀嚼食物,使患牙得到休息。②定期观察,每月复查 1 次。③做牙固定的患者 3～4 周拆除固定的结扎丝。

七、三叉神经痛治疗的护理

原发性三叉神经痛原因不明。治疗方法常用药物、封闭疗法和手术疗法。

(一)封闭疗法

用 0.5％盐酸丁哌卡因加维生素 B_{12} 做神经干和穴位封闭每天 1 次,10 次 1 个疗程。护士协助患者就座调节好椅位,并准备好药物。

(二)手术疗法

原发性三叉神经痛颌骨病变骨腔刮治术,是对患者采用扳机点追踪定位后,再行颌骨病变骨腔刮治。

1.术前护理

(1)定位准确后,作好患者的思想工作,消除紧张、恐惧心理。

(2)器械准备:手术刀、11 号尖刀片、大骨膜分离器、小骨膜分离器、单斜面骨凿、双头锐匙、巾钳、线剪、针持、缝针和 3-0 的黑线、冲洗弯针头、注射器、无菌孔巾。

(3)药物准备:0.9％生理盐水、3％过氧化氢、麻药、复合抗生素。

2.术中护理

(1)手术中医师在切开、翻瓣、搔刮骨腔时,护士协助止血。暴露骨腔凿骨时,护士用骨锤锤击时用力要适当,如是下颌骨,护士应用另一只手托护患者下颌骨。

(2)护士备好 3％过氧化氢和 0.9％生理盐水,用注射器反复冲洗骨腔。

(3)协助医师置入复合抗生素后,缝合伤口。

3.术后护理

(1)嘱患者 30 分钟后吐出压迫止血纱球。

(2)当日进食温凉的饮食。

(3)静脉注射抗生素 3 天,同时口服抗生素。

(4)术后 7～10 天拆线。

八、口腔颌面部感染的护理

（一）冠周炎的护理

（1）病情严重者可全身用药。

（2）局部治疗：保持口腔清洁每天进食后可用温热盐水，或 1/5 000 氯已定含漱，以清除口内食物残渣。

龈袋冲洗上药：用带弯钝头针的注射器抽吸 3% 过氧化氢或生理盐水后，将针头插入盲袋内反复冲洗，以清洗盲袋中的食物残屑、细菌及分泌物；然后干燥患处，用探针蘸一滴碘甘油或碘酚送入龈袋内，以烧灼水肿的牙龈组织，达到清洁、消肿、消炎、止痛的作用。冲洗时动作要轻柔缓慢，勿损伤软组织。放碘酚时要保护好周围组织，以免灼伤。

（3）理疗和针刺疗法。

（4）手术治疗：冠周脓肿形成后应行切开引流，待炎症消除后，尽早拔除阻生牙。对位置正常的阻生牙，炎症消后可作冠周龈瓣切除，以免炎症复发。慢性智齿冠周炎合并有颊瘘者，除拔除阻生牙外，还应搔刮瘘管。

（5）饮食护理：嘱患者多饮水，以稀释体内的毒素和补充体液，食高热量、高蛋白的流质或半流质，以增加抗病力，促进机体康复。必要时给予输液。

（二）颌面部间隙感染的护理

对病变范围广，高热、全身中毒症状重者应入院治疗。

门诊治疗时做好护理配合。

（1）测体温、脉搏、血压、呼吸，血常规化验。

（2）需手术切开引流时，护士准备好手术器械、用药，配合手术，观察患者。

（3）健康指导：①适当休息，减少局部活动。②遵医嘱口服或注射药物。③按时换药。④保持口腔清洁。⑤食用高热量、易消化富含 B 族维生素、维生素 C 的流质或半流质饮食。⑥嘱患者感染控制后及时处理病灶牙。

（三）颌骨骨髓炎的治疗护理

（1）急性颌骨骨髓炎以控制感染，缓解症状，增强机体抵抗力的全身治疗为主，配合排除脓液，拔除病灶牙的手术治疗。

（2）注意休息：保证患者休息好和有足够的睡眠时间。

（3）饮食护理：给以高热量、易消化的流质或半流质，高热患者应给予静脉补液。

（4）慢性颌骨骨髓炎应以手术治疗为主，配合药物治疗。

（5）手术后置引流条者，护士应观察引流物的量、性质，引流条可在术后 2 天抽出，也可根据伤口具体情况进行交换引流条。面部或口内的缝线及填塞的碘仿纱条，一般可在术后 5～7 天拆除。

（6）口腔护理：应随时保持口腔清洁，对口内行颌间拴丝者，可用漱口液加压冲洗口腔。

（7）防止窒息：若因颌骨体缺失而舌后坠，出现呼吸困难时，应行气管切开。

（8）为了加速创口的愈合，改善局部血运及张口度，术后可配合理疗或热敷。

（9）嘱患者结扎丝去除后，应逐渐练习张口动作，至功能恢复正常。练习时勿食坚硬食物及暴饮暴食。

(四)颌面部疖和痈的治疗护理

(1)治疗分为局部敷药和全身抗菌药物治疗。

(2)嘱患者注意休息,尽量减少说话、咀嚼、挤压等局部活动。

(3)嘱患者早期禁用热敷,以尽量避免感染扩散,引起并发症。

(4)如患者疖、痈脓头破溃或脓栓形成时,护士应准备无菌高渗盐水和抗生素液纱布为患者局部持续湿敷,以利引流。

(5)观察患者全身情况,了解病情变化,如有异常,及时处理。

(6)保持局部清洁,避免炎症扩散。

(7)饮食:给予高蛋白、高热量、易消化的流质和足够的水分,必要时静脉补充液体,加速毒素排除。

九、颞下颌关节紊乱症治疗的护理

颞下颌关节紊乱征的治疗方法有封闭疗法、针灸治疗、理疗。

(一)封闭疗法

(1)准备封闭治疗用药和注射器,协助医师消毒,注射。

(2)护士在治疗中或治疗后要做好患者的健康指导。患者应防止张口过大,避免关节损伤。嘱患者纠正不良习惯,如单侧咀嚼、紧咬牙习惯等。患者受寒冷后不能立即作突然大开口和咀嚼运动,以防肌肉扭伤。

(二)氯乙烷喷雾疗法的护理

1.用物准备

检查盘,纱球,棉球,有孔巾,小毛巾,凡士林,氯乙烷。

2.护理配合

(1)患者取半卧位,患侧关节面侧向正中位,以便进行操作。

(2)将患处涂凡士林,以免损伤皮肤。

(3)用棉球塞住治疗侧外耳孔,防止药物浸入耳内。

(4)用小毛巾遮盖患者面部,铺有孔巾,暴露治疗部位。

(5)喷射药物时应上下移动,皮肤发白即可停止。

(6)治疗完毕,取下孔巾及小毛巾及耳孔内的棉球,清洁用物,预约患者复诊时间。

3.注意事项

(1)对精神紧张的患者,应给予耐心的解释与关心,消除顾虑,增强治疗信心。

(2)进行氯乙烷治疗时,一定要注意眼、耳的保护,防止药物侵入。

(3)喷射药物适量,避免皮肤冻伤。

(三)颞颌关节镜检查

为了进一步明确关节是否有器质性破坏和治疗,可作关节镜检查,同时注入药物治疗。

(1)用物准备:颞颌关节镜一套、0.9%生理盐水、输液挂柱一个、输液网一个、输液器一个、5 mL注射器两个、盐酸利多卡因 10 mL、无菌孔巾、手术衣两件、无菌手套两付、缝合器一套等。

(2)护士协助医师消毒并穿手术衣。将输液器包装打开,由带好手套的医师取出,护士协助将输液器插如已消毒好瓶口的 0.9%生理盐水并挂于挂柱上待用。

(3)医师作检查时护士要巡视观察患者全身情况,如有异常立即报告医师作处理。

(4)检查结束后嘱患者休息 30 分钟后再离开,近日食软食。按时用抗生素,预防感染。5～7 天拆线。

(5)用物处理:关节镜用甲醛熏消毒。

十、拔牙术护理

拔牙是口腔颌面外科的最常见的基本手术。牙拔除术可导致不同程度的牙周软组织及牙槽骨的损伤;同时该手术多是在已感染的组织上进行,故能引起不同程度的全身反应,尤其对有心血管系统疾病、血液病的患者,如不注意,会造成严重后果,因此应严格掌握拔牙适应证和禁忌证。

(一)拔牙术前的护理

1.患者的健康指导

(1)热情接待患者,了解其就诊目的,一切治疗都应事先取得患者或家属的同意,向其说明拔牙目的以及拔牙后可能出现的不适和并发症,解除其恐惧心理,以最佳心理状态配合治疗,顺利完成手术。

(2)询问有关病史及药敏史,特别是过去有无拔牙史以及有无麻醉后晕厥,术后出血史,必要时做麻醉药皮试。对有高血压、心脏病患者应根据病情轻重决定能否拔牙,必要时心电监护拔牙。

(3)严格掌握拔牙适应证、禁忌证,协助医师认真仔细检查核对患者姓名,要拔的牙位、拔牙原因,必要时提供 X 线片,以供医师参考。

(4)除病员全身情况外,应做详细的局部检查如病牙有无叩痛,局部软组织有无红肿。然后根据全身和局部情况确定是否拔牙。

2.拔牙器械的准备

(1)一次性器械盘一套(口镜、探针、双弯镊子)。

(2)各种敷料盒(棉签、棉球、纱球)。

(3)拔牙包一个,内有牙挺、牙钳、双头刮匙、牙龈分离器。

(4)漱口水一杯。

(5)根据不同情况应准备如:增隙器、骨锤、双斜面凿、单斜面凿、刀状凿、宽圆凿、手术刀柄、刀片、大小骨膜分离器、剪刀、持针器、缝针、线、骨锉、根尖挺、三角挺及高速手机、钻针和吸引器。

3.椅位准备

(1)为了便于手术的进行,患者与术者均应有合适的体位,患者常取坐位,面对光源。

(2)拔除上颌牙时,患者头应稍后仰使上颌牙𬌗面约与地面成 45°角。患牙约与医师肩同高。

(3)拔除下颌牙时牙椅位稍降低应使患者下牙𬌗面与地面平行,患牙与医师肘关节同高。有的医师主张低位拔牙,即患者的体位较上述位更低。患者张口时应有充足的光线正对手术野。

(4)如患者不能坐位拔牙时,也可采取侧卧位。

(二)拔牙术中的护理

(1)拔牙术中的心理护理:护士在拔牙过程随时安慰患者,让其了解手术情况,使患者完全配合治疗。

（2）基本操作的护理：①护士为患者调好就座椅位，头靠、调灯光、围治疗巾。②请患者漱口，常用1/5 000氯已定。③医师一般在患者右前方，也可在患者右后方，护士配合应站立患者左侧以利传递器械、吸唾液或血液、协助医师操作或去骨。④协助医师消毒口周皮肤及口腔黏膜，准备好注射器及麻醉药，医师注射麻醉药后，注意观察患者有无不良反应，如面色苍白、出汗、精神恍惚等反应，若有上述症状应即时将牙椅放平，解开患者衣领扣，指压人中穴、合谷穴或给患者嗅氨，严重者给氧并及时报告医师，协助处理。⑤拔牙过程中根据需要为医师准备补充用物，如棉球、特殊用器械，协助牵拉口角、止血、劈牙、去骨、托护下颌骨，保护颞下颌关节不受损伤。

（三）拔牙术后的护理

1.拔牙结束后一般护理

为患者清洗口周血迹，解除胸围。清理用物并消毒。

2.对患者健康指导

（1）拔牙当天患者应适当休息，勿做过多体力活动，以免冲掉血块，影响伤口愈合。

（2）嘱患者咬纱球30分钟后吐出，若出血较多可延长到1小时，但不能留置时间过长，以免增加感染和出血的机会。

（3）拔牙后不要用舌舔吸或手触及伤口或反复吐唾液、吮吸，以免由于口腔负压增加，破坏牙槽窝内血凝块而致出血及感染。

（4）拔牙后24小时内，唾液为淡红色血性液体，属正常现象。

（5）拔牙1小时后可进温、凉、软食或流食。

（6）术后若有明显的大出血，疼痛、肿胀、发热、开口困难等症状，应及时复诊。

（7）伤口有缝线者，嘱术后4～5天拆线。

（四）各种拔牙方法的护理

（1）残根及断根的挺出和增隙法拔牙的护理

（2）残根一般容易拔除，但也有少数牢固的残根则必须使用牙挺。

（3）断根常发生于拔牙用力不当或因牙根异常，死髓牙、残冠等。断根的上端多在牙槽骨内比较牢固，必须用牙挺或增隙凿增隙或去骨，将牙根挺松或凿松后拔除。

增隙法是将增隙凿插入牙与牙槽骨之间，用骨锤击凿，楔进牙与牙槽骨之间，分离出缝隙后再下牙挺，将牙根撬出。护士击锤时用骨锤击凿柄，用力方向和凿的方向一致。用右手腕部力量，力要适中，有弹性，有节奏地连续叩击两下，再次重复。同时左手向上托护下颌骨处，保护颞下颌关节不受震伤。若掏取上颌前磨牙或磨牙牙根时，一定要轻击，以免使牙根进入上颌窦。

2.劈开拔牙法

对于多根不易取出牙或阻生牙，用锋利的双面宽凿将牙冠劈开，然后分别取出。劈开的击锤法为：医师将凿放于准确的部位，护士用闪击法，争取一锤劈开牙。击锤时，一般击两下，第一下很轻，为预备性警告，第二下用力快而干脆，同时必须托护下颌骨（在拔下牙或拔下颌阻生齿时）以免伤及颞下颌关节。

3.切开拔牙法

对于用牙钳、牙挺、增隙方法均难以拔出的牙齿，如根分叉过大、根端肥大、阻生牙及难拔的断根或骨性埋伏牙，可用切开拔牙的方法，即切开翻起粘骨膜瓣、去骨、拔牙、修整骨创缘，用生理盐水冲洗伤口，清除碎片，缝合，去骨时选用单斜面凿，护士击锤要轻，可连续叩击，也可多次重复，同时托护下颌骨。

4.乳牙拔除的护理

(1)热情接待患儿,耐心解释。

(2)对家长讲明应拔除的牙齿和不需陪伴的道理。

(3)患儿拔牙不能采取仰卧位,以防拔下的牙齿落入气管内。

(4)对于极不合作的患儿,可暂缓拔牙,因患儿在哭闹挣扎时,很容易拔错牙或将拔下的牙吸进气管内。

(五)下颌阻生齿拔除的护理

1.术前的护理

(1)了解患者的要求和全身健康情况。向患者交待手术过程中及手术后可能出现的反应。准备好已摄 X 线片。

(2)手术器械的准备同一般拔牙,另准备宽挺、双斜面劈开凿、单斜面骨凿和增隙凿、骨膜分离器、吸唾器或吸引器、高速涡轮钻机和手机、长裂钻、消毒孔巾、手套、针持、剪刀、缝针、线、口角拉钩等。

2.术中护理

(1)患者用 1/5 000 氯已定液漱口,以 0.2％氯已定消毒口周皮肤,铺无菌孔巾。

(2)在切开翻瓣过程中,护士应协助医师拉钩或止血,置吸唾器于患侧舌下,以吸净唾液或血液。

(3)若需劈开拔牙时,要根据医师放凿的位置,击锤前将左手置于拔牙侧胸围下托护下颌角的下缘,右手握锤击凿(击锤方法同劈开拔牙法)。

(4)操作过程中要严密观察患者的口唇、呼吸、脉搏、出汗等反应,如有异常立即通知医师,停止手术对症处理。

(5)医师在进行缝合时,协助拉开患者患侧口角,止血、剪线等。

(6)拔牙完毕,用湿棉球清洁患者口周血迹,同时对患者进行健康指导。

3.手术后的护理

(1)对于创伤大的复杂阻生齿拔除患者,应观察半小时,无不适方可离院,并嘱患者次日复诊。

(2)嘱患者注意休息,按时服药,吃温凉饮食。

(3)嘱患者,术后如出现吞咽困难、疼痛、张口受限、下颌肿胀,及时来院复诊;若有出血、感染或下唇麻木等并发症,要及早治疗。

(4)嘱患者 5～7 天拆线,其余同拔牙后护理。

(六)监护拔牙术的护理

(1)术中监护指麻醉中、拔牙前、拔牙中及拔牙后即刻的监护,包括心电图变化,血压、脉搏、呼吸、神志及患者主诉等。

(2)协助患者就座,调节好椅位,为患者测量血压、脉搏并记录,并做好心电图记录,做好患者的解释工作。

(3)术中随时观察心电图变化,及时准确测量血压、脉搏并记录,若有异常,应立即报告医师采取有效的处理措施。

(4)认真观察患者病情变化,如呼吸、神志、精神状态、面色、瞳孔等,特别应重视患者的主述,如头痛、头晕、恶心等自觉症状,发现异常及时报告医师处理。

（郑 英）

第十三章

手术室护理

第一节　手术前的准备

规范、严格的手术前准备是成功开展手术的基础与保障，每一名手术室护士都应加强操作练习，提高专科理论知识，以此确保和提高手术前准备质量。手术前的准备主要分为无菌手术器械台的准备、手术人员准备和手术患者准备，其中涵盖了许多手术室基础护理操作技能和手术室护理基本原则。

一、无菌手术器械台的准备

为保证手术全程所有手术物品的无菌状态，防止再污染，在手术开始前，洗手护士必须先建立无菌器械台，形成无菌区域。

(一)无菌手术器械台准备的基本原则

无菌手术器械台准备的基本原则包括：①在洁净、宽敞的环境中开启无菌器械包和敷料包，操作者穿着整洁，符合要求；②建立和整理无菌器械台过程中以及洗手护士和巡回护士交接一次性无菌物品时，均不可跨越已建无菌区；③无菌器械包和敷料包应在手术体位放置完成后打开；④无菌器械台应保持干燥，一旦敷料潮湿必须更换或重新覆盖无菌巾；⑤无菌手术器械台应为现用现备，若特殊情况下不能立即使用，则必须使用无菌巾覆盖，有效期为 4 小时。

(二)铺无菌器械台的步骤

1.无菌包开启前检查

无菌包开启前检查包括：①包外化学指示胶带变色情况；②包上灭菌有效期；③外包装是否破损、潮湿或污秽；④是否为所需的器械包或敷料包。

2.开启无菌包顺序

徒手打开无菌器械包或敷料包的最外层，注意手与未灭菌物品不能触及外层包布内面；内层包布应使用无菌镊子或无菌钳打开，注意顺序为先对侧，再左右两侧，最后近侧；或由洗手护士完成外科洗手，并戴上无菌手套后再打开。

3.建立无菌器械台

建立无菌器械台的方法包括：①直接利用无菌器械包或敷料包的包布打开后铺置于器械台上，建立无菌器械台；②利用无菌敷料包内的无菌敷料先建立无菌台面，然后打开无菌器械包将无菌器械移至无菌台面上；③铺无菌器械台时，台面敷料铺置至少应达到4层，台面要求平整，四周边缘下垂不少于30 cm；④手术托盘一般摆放正在使用或即将使用的器械和物品，可在铺置无菌巾的过程中使用无菌双层中单和大孔巾直接铺置其上，建立无菌手术托盘，也可用双层无菌托盘套铺置。

4.整理无菌器械台

洗手护士按照相同的既定顺序整理常规手术敷料和器械。特殊手术器械及物品，可按术中使用顺序、频率分类放置，以方便洗手护士在手术配合中及时拿取所需器械及物品。

5.清点器械及物品

手术开始前洗手护士与巡回护士必须完成所有手术纱布、器械及物品的清点，巡回护士逐项记录。

二、手术人员准备

手术前，每一名手术团队成员必须严格按规范进行手术前自身准备，包括外科手消毒、穿无菌手术衣和戴无菌手套，通过规范、严格的手术前手术人员自身准备，建立无菌屏障，预防手术部位感染。

(一)外科手消毒

外科手消毒是指外科手术前医务人员用肥皂(皂液)和流动水洗手，再用手外科消毒剂清除或者杀灭手部暂居菌和减少常居菌的过程。使用的手消毒剂应具有持续抗菌活性。

1.明确外科手消毒定义

外科手消毒与洗手、卫生手消毒统称为手卫生，其中洗手仅指肥皂或皂液和流动水洗手，去除手部皮肤污垢和暂住菌的过程。而卫生手消毒是指医务人员使用速干手消毒剂揉搓双手，减少手部暂住菌的过程，两者应与外科手消毒区分。

2.外科手消毒的设施准备

洗水池应设置在手术间附近，高矮合适，防溅喷，洗水池面应光滑无死角，每天清洁。水龙头应为非手接触式，数量不少于手术间数。清洁指甲用具指定容器存放，每天清洁与消毒。手刷等搓刷用品应指定放置，一人一用一灭菌或一次性无菌使用。外科手消毒剂应符合国家相关规定，并采用非手接触式出液器，宜使用一次性包装，重复使用的容器每次用完应清洁、消毒。

3.外科手消毒的原则

先洗手后消毒；不同手术患者之间、手套破损、手被污染时，应重新进行外科手消毒；在整个外科手消毒过程中应始终保持双手位于胸前，低于肩高于腰，使水由手指远端自然流向肘部。

4.洗手方法与要求

洗手方法与要求主要包括以下几个步骤：①洗手之前正确佩戴帽子、口罩及防护眼罩(图 13-1)，摘除戒指、人工指甲等手部饰物，并修剪指甲，长度应不超过指尖。②取适量的清洗剂清洗双手、前臂和上臂下 1/3，并认真揉搓。清洁双手时，可使用手刷等清洁指甲下的污垢和手部皮肤的皱褶处。③流动水冲洗双手、前臂和上臂下 1/3。④使用干手物品擦干双手、前臂和上臂下 1/3。

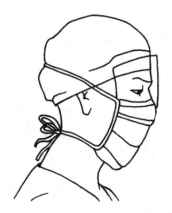

图 13-1　洗手之前戴帽子、口罩及防护眼罩

5.外科手消毒方法

外科手消毒方法主要分为以下两种方法。

(1)冲洗手消毒法:取足量的外科手消毒剂涂抹至双手的每个部位、前臂和上臂下 1/3,并认真揉搓 2～6 分钟,用流动水冲净双手、前臂和上臂下 1/3,使用无菌毛巾或一次性无菌纸巾彻底擦干。

(2)免冲洗手消毒法:取适量免冲洗手消毒剂涂抹至双手的每个部位、前臂和上臂下 1/3,并认真揉搓至消毒剂干燥。具体消毒剂的取液量、揉搓时间及使用方法遵循外科手消毒剂产品的使用说明。

我国卫计委关于手卫生的规范中明确规定了外科手消毒中手部揉搓的步骤,包括:(A)掌心相对揉搓;(B)手指交叉,掌心对手背揉搓;(C)手指交叉,掌心相对揉搓;(D)弯曲手指关节在掌心揉搓;(E)拇指在掌心中揉搓;(F)指尖在掌心中揉搓(图 13-2)。

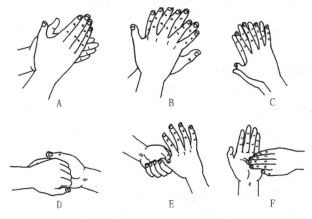

图 13-2　外科手消毒手部揉搓步骤

6.注意事项

冲洗手消毒法中,用无菌毛巾或一次性无菌纸巾彻底擦干是指将手、前臂和肘部依次擦干,先擦双手,然后将无菌毛巾或一次性无菌纸巾折成三角形,光边向心,搭在一侧前臂上,对侧手捏住无菌毛巾或一次性无菌纸巾的两个角,由手向肘部顺势移动,擦干水迹,不得回擦;擦对侧时,将无菌毛巾或一次性无菌纸巾翻转,方法同前。

（二）无菌手术衣穿着

常用的无菌手术衣有两种式样：一种是背部对开式手术衣，另一种是背部全遮式手术衣。

1.对开式无菌手术衣的穿着方法

对开式无菌手术衣的穿着方法见图13-3。

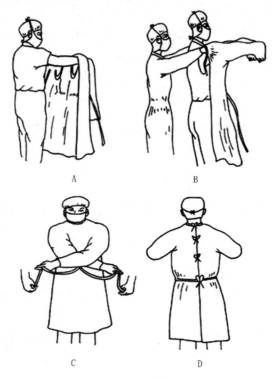

图13-3　对开式无菌手术衣的穿着方法

（1）洗手后，取手术衣，提起衣领轻轻抖开，将手术衣轻掷向上的同时，顺势将双手和前臂伸入衣袖内，并向前平行伸展（A）。

（2）巡回护士在其身后协助向后拉衣（B）。

（3）洗手护士双手交叉，腰带不交叉向后传递（C）。

（4）巡回护士在身后系带。

（5）手术衣无菌区域为：肩以下、腰以上、腋前线的胸前及双手（D）。

2.全遮式无菌手术衣的穿着方法

全遮式无菌手术衣的穿着方法见图13-4。

（1）洗手后，取手术衣，将衣领提起轻轻抖开（A）。

（2）将手术衣轻掷向上的同时，顺势将双手和前臂伸入衣袖内，并向前平行伸展，巡回护士在其身后将手伸直手术衣内侧，协助向后拉衣，手不得碰触手术衣外侧（B）。

（3）穿衣者戴无菌手套后将前襟的腰带递给已完成外科手消毒并戴好无菌手套的洗手护士（C）。

（4）洗手护士拉住腰带后嘱穿衣者原地缓慢转动一周，再将腰带还与穿衣者（D）。

（5）穿衣者将腰带系于胸前（E）。

（6）无菌区域为肩以下、腰以上的胸前、双手臂、侧胸及后背（F）。

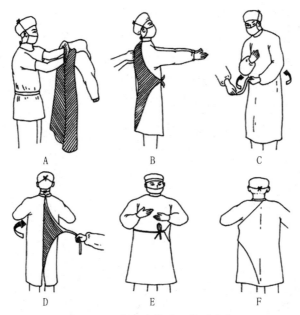

图 13-4　穿全遮蔽式无菌手术衣

3.注意事项

(1)穿手术衣必须在手术间进行,四周有足够的空间,穿衣者面向无菌区。穿衣时,手术衣不可触及任何非无菌物品,若不慎触及,应立即更换。

(2)巡回护士向后拉衣领、衣袖时,双手均不可触及手术衣外面。

(3)穿全遮式手术衣时,穿衣人员必须戴好手套,方可接取腰带。

(4)穿好手术衣、戴好手套,在等待手术开始前,应将双手放在手术衣胸前的夹层或双手互握置于胸前。双手不可高举过肩、垂于腰下或双手交叉放于腋下。

4.连台手术更换无菌手术衣的方法

需要进行连续手术时,连台的手术人员首先应洗净手套上的血迹,然后由巡回护士松解背部系带,先脱去手术衣,后脱去手套。脱手术衣时必须保持双手不被污染,否则必须重新进行外科手消毒。脱手术衣的方法有两种:①他人协助脱衣法:自己双手向前微屈肘,巡回护士面对脱衣者,握住衣领将手术衣向肘部、手的方向顺势翻转脱下,此时手套的腕部正好翻于手上(图 13-5)。②个人脱衣法:脱衣者左手抓住右肩手术衣外面,自前拉下,使手术衣的衣袖由里向外翻转;同样方法拉下左肩并脱下手术衣,保护手臂及洗手衣裤不触及手术衣的外面,以免受到污染(图 13-6)。

(三)戴无菌手套

由于外科手消毒仅能去除和杀灭皮肤表面的暂居菌,对皮肤深部常驻菌无效。在手术过程中,皮肤深部的细菌会随术者汗液带到手的表面。因此,参加手术人员必须戴无菌手套。需注意的是,戴无菌手套不能取代外科手消毒。

1.开放式戴无菌手套方法

(1)穿好手术衣,右手提起手套反折部,将拇指相对(A)。

(2)先戴左手:右手持住手套反折部,对准手套五指插入左手。再戴右手:左手指插入右手手套的反折部内面托住手套,插入右手(B)。

(3)将反折部分别翻上并包住手术衣袖口(C)(图 13-7)。

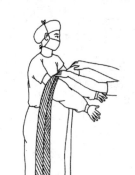

图 13-5　他人协助脱手术衣

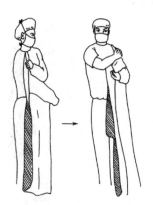

图 13-6　自行脱手术衣

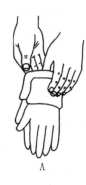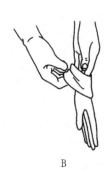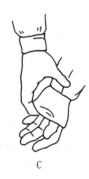

A　　　　　　　　B　　　　　　　　C

图 13-7　开放式戴手套

2.密闭式戴无菌手套方法

该方法与开放式戴手套法的区别是手术者的双手不直接暴露于无菌界面中,而是藏于无菌手术衣袖中,完成无菌手套的佩戴。

3.协助术者戴无菌手套方法

(1)洗手护士双手手指(拇指除外)插入手套反折口内面的两侧,手套拇指朝外上,小指朝内下,呈外八字形,四指用力稍向外拉开以扩大手套入口,有利术者戴手套。

(2)术者左手掌心朝向自己,对准手套,五指向下,护士向上提,同法戴右手。

(3)术者自行将手套反折翻转包住手术衣袖口(图 13-8)。

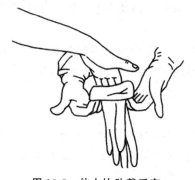

图 13-8　他人协助戴手套

4.注意事项

注意事项主要包括:①持手套时,手稍向前伸,不要紧贴手术衣;②戴开放式手套时,未戴手套的手不可触及手套外面,戴手套的手不可接触手套的内面;③戴好手套后,应将手套的反折处翻转过来包住袖口,不可将腕部裸露;翻转时,戴手套的手指不可触及皮肤;④戴有粉手套时,应用生理盐水冲净手套上的滑石粉再参与手术;⑤协助术者戴手套时,洗手护士戴好手套的手应避免触及术者皮肤。

5.连台手术的脱无菌手套法

(1)按连台手术脱手术衣法脱去手术衣,使手套边缘反折。

(2)将戴手套的右手插入左手手套外面的反折处脱去手套,然后左手拇指伸入右手手套内面的鱼际肌之间,向下脱去右手手套。

(3)注意戴手套的手不可触及双手的皮肤,脱去手套的手不可触及手套外面,以确保手不被手套外的细菌污染。

(4)脱去手套后,双手需重新外科手消毒后方可参加下一台手术。

三、手术患者准备

手术患者的皮肤表面存在大量微生物,包括暂住菌和常居菌,手术团队成员通过对手术患者进行清洁皮肤、有效备皮和消毒皮肤等术前准备工作,杀灭暂居菌,最大限度地杀灭或减少常居菌,以此避免手术部位感染。

(一)手术患者皮肤清洁

手术患者皮肤清洁的目的是清除患者皮肤残留污垢,根据患者的情况不同可采用以下方法。

1.活动自如的手术患者

术前一天用含抑菌成分(氯己定、醇类)的沐浴露进行淋浴,嘱手术患者清洗手术切口四周皮肤,清理皮肤皱褶内的污垢。

2.活动受限的手术患者

术前用含抑菌成分(氯己定、醇类)的沐浴露进行床上沐浴,条件许可的话床上沐浴最好2次以上(视患者身体状况和皮肤实际洁净度而定)。

(二)手术患者术前备皮

人体皮肤表面常有各种微生物,包括暂居菌群和常居菌群,特别是当术前备皮不慎损伤皮肤时,更易造成暂居菌寄居而繁殖,成为手术部位感染的因素之一。

1.备皮方法

应尽可能使用电动毛发去除器。应谨慎使用脱毛膏,使用前应严格按照生产商的说明进行操作,以及对手术患者进行相关的过敏试验;应尽量避免使用剃毛刀,防止手术患者手术区域毛囊受损,继发术后感染;如需使用,应在备皮前用温和型肥皂水对皮肤和毛发进行湿润。对于毛发稀疏的患者,不主张术前备皮,但必须做皮肤清洁。

2.备皮时间

手术当日,越接近手术时间越好。

3.备皮地点

建议在手术室的术前准备室内进行;不具备此条件的医院也可在病区治疗室内进行。

(三)手术患者皮肤消毒

手术患者皮肤消毒即手术前采用皮肤消毒剂杀灭手术区域皮肤上的暂居菌,最大限度地杀灭或减少常驻菌,避免手术部位感染的方法。严格进行手术区皮肤消毒是降低手术部位感染的重要环节。

1.常用皮肤消毒剂

手术患者皮肤消毒常用的药品、用途和特点,见表 13-1。

表 13-1　手术患者皮肤消毒常用的药品、用途和特点

药品	主要用途	特点
2%～3%碘酊	皮肤的消毒(需乙醇脱碘)临床上使用很少	杀菌广谱、作用力强、能杀灭芽孢
0.2%～0.5%碘伏	皮肤、黏膜的消毒	杀菌力较碘酊弱,不能杀灭芽孢,无须脱碘
0.02%～0.05%碘伏	黏膜、伤口的冲洗	杀菌力较弱,腐蚀性小
75%乙醇	颜面部、取皮区皮肤的消毒;使用碘酊后脱碘	杀灭细菌、病毒、真菌,对芽孢无效,对乙肝等病毒无效
0.1%～0.5%氯己定	皮肤消毒	杀灭细菌,对结核杆菌、芽孢有抑制作用

2.注意事项

进行手术患者皮肤消毒时,应注意:①采用碘伏皮肤消毒,应涂擦 2 遍,作用时间 3 分钟。②脐、腋下、会阴等皮肤皱褶处的消毒应注意加强。③在消毒过程中,操作者双手不可触碰手术区或其他物品。④遇术前有结肠造瘘口的手术患者,皮肤消毒前应先将造瘘部位用无菌纱布覆盖,使之与手术切口及周围区域相隔离,再进行常规皮肤消毒。⑤遇烧伤、腐蚀或皮肤受创伤的手术患者,应使用 0.9%的生理盐水进行术前皮肤冲洗准备。⑥皮肤消毒后,应使消毒剂与皮肤有充分时间接触后,再铺无菌巾,以使消毒剂发挥最大消毒效果。⑦实施头面部、颈后入路手术时,应在皮肤消毒前用防水眼贴(或眼保护垫)保护双眼,防止消毒液流入眼内,损伤角膜。⑧皮肤消毒时,避免消毒液流入手术患者身下、止血袖带下或电极板下,防止发生化学性烧伤或诱发压疮。消毒过程中一旦弄湿床单,应及时更换,以免术中患者皮肤长时间接触浸有消毒液的床单,造成皮肤灼伤(婴幼儿手术尤其应注意)。⑨遇糖尿病或有皮肤溃疡的手术患者,手术医师进行皮肤消毒时,动作应尽可能轻柔。⑩用于皮肤消毒的海绵钳使用后不可再放回无菌器械台。

3.皮肤消毒的方法和范围

以目前临床上使用较多的 0.2%～0.5%碘伏为例,介绍手术区域皮肤消毒的范围如下。

(1)头部手术:头部及前额(图 13-9)。

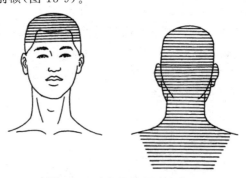

图 13-9　头部及前额消毒范围

（2）口、颊面部手术：面、唇及颈部（图 13-10）。

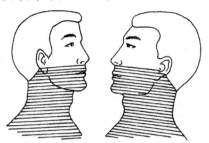

图 13-10　面、唇及颈部消毒范围

（3）耳部手术：术侧头、面颊及颈部（图 13-11）。

（4）颈部手术：①颈前部手术：上至下唇，下至乳头，两侧至斜方肌前缘；②颈椎手术：上至颅顶，下至两腋窝连线（图 13-12）。

（5）锁骨部手术：上至颈部上缘，下至上臂上 1/3 处和乳头上缘，两侧过腋中线（图 13-13）。

（6）胸部手术：①侧卧位：前后过腋中线，上至肩及上臂上 1/3，下过肋缘，包括同侧腋窝（图 13-14）。②仰卧位：前后过腋中线，上至锁骨及上臂，下过脐平行线（图 13-15）。

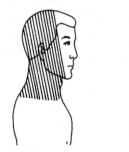

图 13-11　耳部手术消毒范围

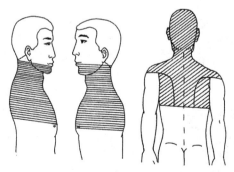

图 13-12　颈部手术消毒范围

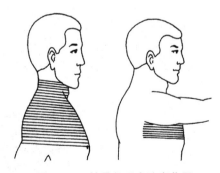

图 13-13　锁骨部手术消毒范围

（7）乳癌根治手术：前至对侧锁骨中线，后至腋后线，上过锁骨及上臂，下过脐平行线（图 13-16）。

（8）腹部手术：①上腹部手术：上至乳头，下至耻骨联合，两侧至腋中线；②下腹部手术：上至剑突，下至大腿上 1/3，两侧至腋中线（图 13-17）。

（9）脊柱手术：①胸椎手术：上至肩，下至髂嵴连线，两侧至腋中线；②腰椎手术：上至两腋窝连线，下过臀部，两侧至腋中线（图 13-18）。

(10)肾脏手术：前后过腋中线，上至腋窝，下至腹股沟（图 13-19）。

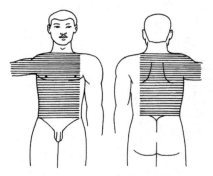

图 13-14　侧卧位胸部手术消毒范围

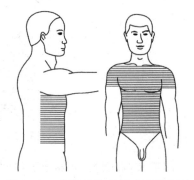

图 13-15　仰卧位胸部手术消毒范围

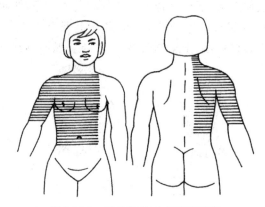

图 13-16　乳癌根治手术消毒范围

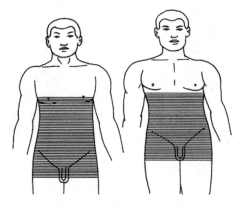

图 13-17　上腹部手术消毒范围和下腹部手术消毒范围

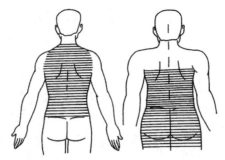

图 13-18 胸椎手术消毒范围和腰椎手术消毒范围

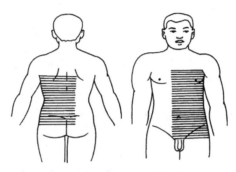

图 13-19 肾部手术消毒范围

(11)会阴部手术:耻骨联合、肛门周围及臀,大腿上 1/3 内侧(图 13-20)。

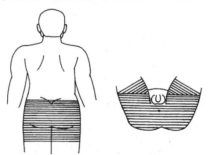

图 13-20 会阴部手术消毒范围

(12)髋部手术:前后过正中线,上至剑突,下过膝关节(图 13-21)。

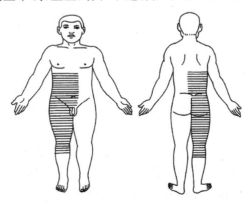

图 13-21 髋部手术消毒范围

(13)四肢手术:手术野周围消毒,上下各超过一个关节(图 13-22)。

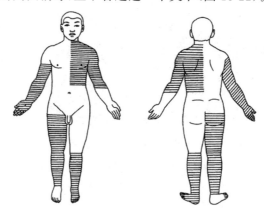

图 13-22　四肢手术消毒范围

(四)铺无菌巾

铺无菌巾即在手术切口周围按照规定铺盖无菌敷料,以建立无菌手术区域,同时保证暴露充分的手术区域。

1.铺无菌巾原则

(1)洗手护士应穿戴手术衣、手套后协助手术医师完成铺无菌巾。

(2)手术医师未穿手术衣、未戴手套,直接铺第 1 层切口单;双手臂重新消毒,再穿手术衣、戴手套,铺余下的无菌巾单。

(3)铺无菌巾至少 4 层,且距离切口 2~3 cm,悬垂至床沿下 30 cm,无菌巾一旦放下,不得移动。必须移动时,只能由内向外,不得由外向内。

(4)铺无菌巾顺序:先下后上,先对侧后同侧(未穿手术衣);先同侧后对侧(已穿手术衣)。

2.常见手术铺无菌巾方法

(1)腹部手术:①洗手护士递第 1~3 块治疗巾,折边开口向医师,铺切口的下方、对方、上方,第 4 块治疗巾,折边开口对向自己,铺切口同侧,布巾钳固定;②铺大单 2 块,分别遮盖上身及头架、遮盖下身及托盘,铺单时翻转保护双手不被污染;③铺大洞巾 1 块遮盖全身,对折中单铺托盘;④若肝、脾、胰、髂窝、肾移植等手术时,宜先在术侧身体下方铺对折中单 1 块。

(2)甲状腺手术:①对折中单铺于头、肩下方,巡回护士协助患者抬头,上托盘架;②中单 1 块横铺于胸前;③将治疗巾 2 块揉成团形,填塞颈部两侧空隙;④切口四周铺巾方法同腹部手术。

(3)胸部(侧卧位)、脊椎(胸段以上)、腰部手术:①对折 2 块中单,分别铺盖切口两侧身体的下方;②切口铺巾,同腹部手术。

(4)乳腺癌根治手术:①对折中单 4 层铺于胸壁下方及肩下;②中单 1 块包裹前臂,绷带包扎固定;③治疗巾 5 块,交叉铺盖切口周围,巾钳固定;④1 块大单铺于腋下及上肢;另一块铺身体上部、头架;⑤铺大洞巾覆盖全身;⑥中单横铺于术侧头架一方,巾钳固定于头架或输液架上,形成无菌障帘。

(5)会阴部手术:①中单四层铺于臀下,巡回护士协助抬高患者臀部;②治疗巾 4 块铺切口周围,大单铺上身至耻骨联合;③双腿套上腿套,注意不能触及脚套内层。

(6)四肢手术:①大单四层铺于术侧肢体下方;②对折治疗巾 1 块,由下至上围绕上臂或大腿根部及止血带,巾钳固定;③中单包术侧肢体末端,无菌绷带包扎,用大单铺身体及头架;④术侧肢体从大洞巾孔中穿出。

(7)髋关节手术:①对折中单铺于术侧髋部下方;②大单铺于术侧肢体下方;③治疗巾:第1块铺于患者会阴部,第2~5块铺于切口四周用布巾钳固定;④中单对折包裹术侧肢体末端,铺大单于上身及头架;⑤铺大洞巾方法同"四肢手术"。

(张燕霄)

第二节　手术中的护理配合

一、洗手护士配合

(一)洗手护士工作流程

洗手护士工作流程主要包括以下几个步骤:①准备术中所需物品;②外科手消毒;③准备无菌器械台;④清点物品;⑤协助铺手术巾;⑥传递器械物品配合手术;⑦清点物品;⑧关闭伤口;⑨清点物品;⑩手术结束器械送消毒供应中心处理。

(二)洗手护士职责

1.手术前准备职责

洗手护士应工作严谨、责任心强,严格落实查对制度和无菌技术操作规程;术前了解手术步骤、配合要点和特殊准备,熟练配合手术;按不同手术准备术中所需的手术器械,力求齐全。

2.手术中配合职责

洗手护士应提前15分钟洗手,进行准备。具体工作分器械准备、术中无菌管理和物品清点。

(1)器械准备包括:①整理器械台,物品定位放置;②检查器械零件是否齐全,关节性能是否良好;③正确、主动、迅速地传递所需器械和物品;④及时收回用过的器械,擦净血迹,保持器械干净。

(2)术中无菌管理包括:①协助医师铺无菌巾;②术中严格遵守无菌操作原则,保持无菌器械台及手术区整洁、干燥,无菌巾如有潮湿,应及时更换或重新加盖无菌巾。

(3)物品清点包括:①与巡回护士清点术中所需所有物品,术后确认并在物品清点单上签名;②术中病理标本要及时交予巡回护士管理,防止遗失;③关闭切口前与巡回护士共同核对术中所用的所有物品,正确无误后,告知主刀医师,才能缝合切口,关闭切口及缝合皮肤后再次清点所有物品。

3.手术后处置职责

术后擦净手术患者身上的血迹,协助包扎伤口;术后器械确认数量无误后,用多酶溶液浸泡15分钟,初步处理后送消毒供应中心按器械处理原则集中处理,不能正常使用的器械做好标识并通知及时更换。

二、巡回护士配合

(一)巡回护士工作流程

巡回护士工作流程主要包括以下几个步骤:①术前访视手术患者;②核对(患者身份、所带物品、手术部位);③检查(设备仪器、器械物品);④麻醉前实施安全核查(Time-Out);⑤放置体位;⑥开启无菌包,清点物品;⑦协助术者上台;⑧配合使用设备仪器,供应术中物品,加强术中巡视观察;⑨手术结束前清点物品,保管标本;⑩手术结束后与病房交接。

(二)巡回护士工作职责

1.术前准备职责

(1)术前实施术前访视,了解患者病情、身体、心理状况以及静脉充盈情况,必要时简单介绍手术流程,给予心理支持;了解患者手术名称、手术部位、术中要求及特殊准备等。

(2)术前了解器械、物品的要求并准备齐全;检查所需设备及手术室环境,处于备用状态。

(3)认真核对患者姓名、床号、住院号、手术名称、手术部位、血型、皮试、皮肤准备情况;按物品交接单核对所带物品;用药时认真做到"三查七对"。

(4)根据不同手术和医师要求放置体位,手术野暴露良好,使患者安全舒适。

2.术中配合职责

(1)与洗手护士共同清点所有物品,及时准确地填写物品清点单,并签全名。

(2)协助手术者上台,术中严格执行无菌操作,督查手术人员的无菌操作。

(3)严密观察病情变化,重大手术做好应急准备。

(4)严格执行清点查对制度,包括各种手术物品、输血和标本等,及时增添所需各种用物。

(5)保持手术间安静、有序。

3.手术后处置职责

(1)手术结束,协助医师包扎伤口。

(2)注意保暖,保护患者隐私。

(3)患者需带回病房的物品应详细登记,并与工勤人员共同清点。

(4)整理手术室内一切物品,物归原处,并保证所有仪器设备完好,呈备用状态。

(5)若为特殊感染手术,按有关要求处理。

三、预防术中低体温

低体温是手术过程中最常见的一种并发症,60%～90%的手术患者可发生术中低体温,而术中低体温可导致诸多并发症,由此增加的住院天数和诊疗措施,会导致额外医疗经费的支出。因此手术室护士应采取有效的护理措施来维持手术患者的正常体温,预防低体温的发生。

(一)低体温的定义和特点

通常当手术患者的核心体温低于 36 ℃时,将其定义为低体温。在手术过程中发生的低体温呈现出 3 个与麻醉时间相关的变化阶段:重新分布期、直线下降期和体温平台期。重新分布期,指发生在麻醉诱导后的 1 小时内,核心温度迅速向周围散布,可导致核心温度下降大约1.6 ℃;直线下降期,指发生在麻醉后的数个小时内,在这一时期,手术患者热量的流失超过新陈代谢所产热量。在这一时期给予患者升温能有效限制热量的流失;体温平台期,指在之后一段手术期间内,手术患者体温维持不变。

(二)与低体温相关的不良后果和并发症

手术过程中出现的低体温,除了给手术患者带来不适、寒冷的感觉外,在术中及术后可能导致一系列不良后果和并发症,包括术中出血增加,导致外源性输血、术后伤口感染率增加、术后复苏时间延长、麻醉复苏时颤抖、心肌缺血、心血管并发症、药物代谢功能受损、凝血功能障碍、创伤手术患者的死亡率增加、免疫功能受损、深静脉血栓发生率增加。

（三）与低体温发生相关的风险因素

1.新生儿和婴幼儿

由于新生儿和婴幼儿体积较小，体表面积相对较大，从而导致热量快速地通过皮肤流失；同时新生儿和婴幼儿的体温中枢不完善且体温调节能力较弱，容易受环境温度的影响，当手术房间室温过低时，其体温会急剧下降。

2.外伤性或创伤性手术患者

由于失血、休克、快速低温补液、急救被脱去衣服等多因素导致外伤性或创伤性手术患者极易在手术过程中发生低体温，而且研究显示术中低体温会增加创伤性手术患者的死亡率。

3.烧伤手术患者

被烧伤的组织引起的热辐射、暴露的组织与空气进行对流传导以及皮肤保护功能的损伤，都使烧伤手术患者成为发生低体温的高危人群。

4.麻醉

全麻和半身麻醉（包括硬膜外麻醉和脊髓麻醉）过程中使用的麻醉药物尤其是抑制血管收缩类药物，使手术患者血管扩张，导致核心温度向患者体表散布。因此当麻醉过程长于 1 小时，患者发生低体温的风险增加。

5.年龄

老年手术患者在生理上不可避免地出现生命器官功能减退，如脂肪肌肉组织的减少、新陈代谢率降低、对温度敏感性减弱等，以及对麻醉和手术的耐受性和代偿功能明显下降，因此更容易导致低体温。

6.其他与低体温发生相关的因素

其他与低体温发生相关的因素包括体重（消瘦患者）、代谢障碍（甲状腺功能减退、垂体功能减退）、抗精神病和抗抑郁症药物治疗的慢性疾病、使用电动空气止血仪、手术室室温过低、低温补液及血液制品输注、手术过程中开放的腔隙等。

（四）围术期体温监测

1.围术期体温监测的重要性

围术期常规监测体温，能够为手术室护士制订护理计划提供建议；将体温监测结果与风险因素的评估结合，有助于采取有效措施，预防和处理低体温。

2.体温监测方式

能准确监测核心体温的四种体温监测方式是鼓膜监测法、食管末梢监测法、鼻咽监测法和肺动脉监测法，其中尤以前三种在围术期可行性较高。此外常用的体温监测部位还包括肛门、腋窝、膀胱、口腔和体表等。

（五）围术期预防低体温的护理干预措施

1.术前预热手术患者

进行麻醉诱导前对手术患者进行至少 15 分钟的预热，能有效缩小患者核心温度和体表温度的温度梯度，同时能减小麻醉药物引起的血管扩张作用，预防低体温的发生，尤其是低体温发生第一阶段时核心温度的下降。

2.使用主动升温装置

（1）热空气加温保暖装置：临床循证学已证明热空气动力加温保暖装置能安全有效预防术中

低体温,对新生儿、婴幼儿、病态肥胖患者均有效果。

(2)循环水毯:将循环水毯铺于手术患者身下能有效将热量通过接触传导传递给患者,维持正常体温。

3.加温术中输液或输血

术中当手术患者需要大量输液或输血时,尤其当成年手术患者每小时的输液量大于 2 L 时,应该考虑使用加温器将补液或血液加温至 37 ℃,防止因过量低温补液输入引起的低体温。同时有研究表明热空气动力加温保暖装置与术中静脉补液加温联合使用,预防低体温的效果更佳。

4.加温术中灌洗液

在进行开放性手术的过程中,当需要进行腹腔、胸腔、盆腔灌洗时,手术室护士可加温灌洗液至 37 ℃左右或用事先放于恒温箱中的灌洗液进行术中灌洗。

5.控制手术房间温度

巡回护士应有效控制手术间温度,避免室温过低。在手术患者进手术间前 15 分钟开启空调,使手术间的室温在手术患者到达时已达到 22～24 ℃。

6.减少手术患者暴露

将大小适宜的棉上衣盖在非手术部位,保证非手术区域的四肢与肩部不裸露,起到保暖的作用。在运送手术患者至复苏室或病房的过程中,选用相应厚薄盖被,避免手术患者肢体或肩部裸露在外。

7.维持手术患者皮肤干燥

术前进行皮肤消毒时,须严格控制消毒液剂量,避免过剩的消毒液流至手术患者身下;术中洗手护士应及时协助手术医师维持手术区域的干燥,及时将血液、体液和冲洗液用吸引装置吸尽;手术结束时,应及时擦净擦干皮肤,更换床单保持干燥。

8.湿化加温麻醉气体

对麻醉吸入气体进行湿化加温这种护理预防措施对预防新生儿和儿童发生低体温尤其有效。

四、外科冲洗和术中用血、用药

(一)外科冲洗

外科冲洗即在外科手术过程中采用无菌液体或药液冲洗手术切口、腔隙及相关手术区域,达到减少感染、辅助治疗的目的。常用于以下两种情况。

1.肿瘤手术患者

肿瘤手术患者常采用 42 ℃低渗灭菌水 1 000～1 500 mL 冲洗腹腔,或化疗药物稀释液冲洗手术区域,并保留 3～5 分钟,可以有效防止肿瘤脱落细胞的种植。

2.感染手术患者

感染手术患者常采用 0.9%生理盐水 2 000～3 000 mL 冲洗,或低浓度消毒液体冲洗感染区域,尤其对于消化道穿孔的手术患者可以有效降低术后感染率。

(二)术中用血

1.术中用血的方式

根据患者的病情,可采用以下 3 种方式。

(1)静脉输血:经外周静脉、颈内静脉、锁骨下静脉进行输血。

（2）动脉输血：经左手桡动脉穿刺或切开置入导管，是抢救严重出血性休克的有效措施之一，该法不常用，可迅速补充血容量，并使输入的血液首先注入心脏冠状动脉，保证大脑和心脏的供血。

（3）自体血回输：使用自体血回输装置，将术中患者流出的血进行回收，经抗凝、过滤、离心后，将分离沉淀所得的红细胞加晶体液即可回输给患者。

2.术中用血的注意事项

手术中用血具有一定的特殊性，应注意以下几个方面：①巡回护士应将领血单、领取血量、手术房间号等交接清楚；输血前巡回护士应与麻醉医师实施双人核对；核对无误，双方签名后方可使用，以防输错血。②避免快速、大量地输入温度过低的血液，以防患者体温过低而加重休克症状。③输血过程中应做好记录，及时计算出血量和输血量，结合生命体征，为手术医师提供信息以准确判断病情。④手术结束而输血没有结束，血制品必须与病房护士当面交班，以防出错。⑤谨防输血并发症及变态反应，特别是在全麻状态下，许多症状可能不典型，必须严密观察。

（三）术中用药

手术室的药品除了常规管理外，还必须注意以下几点：①手术室应严格区分静脉用药与外用药品，统一贴上醒目标签，以防紧急情况下拿错；②麻醉药必须专柜上锁管理，对人体有损害的药品应妥善保管；建立严格的领取制度，使用须凭专用处方领取；③生物制品、血制品及需要低温储存的药品应置于冰箱内保存，定期清点。

五、手术物品清点

手术过程中物品的清点和记录非常重要，应遵循以下原则：①清点遵循"二人四遍清点法"原则，即洗手护士和巡回护士两人，在手术开始前、关闭腔隙前、关闭腔隙后、缝合皮肤后分别进行清点；②在清点过程中，洗手护士必须说出物品的名称、数量和总数，清点后由巡回护士唱读并记录；③清点过程必须"清点一项、记录一项"；④如果在清点手术用物时，发现清点有误，巡回护士必须立即通知手术医师，停止关闭腔隙或缝合皮肤，共同寻找物品去向，直至物品清点无误后再继续操作。物品清点单作为病史的组成部分具有法律效应，不可随意涂改。

六、手术室护理文书记录

护理文书是护理工作以书面记录保存的档案，是整个医疗文件的重要组成部分，护理文书与医疗记录均属于具有法律效力的证明文件。规范的手术室文书记录对提高手术室护理质量、确保手术安全、提高患者满意度起到了重要的辅助作用。

（一）手术室护理文书记录意义

手术护理文书指手术室护士记录手术患者接受专科护理治疗的情况，能客观反映事实。部分手术护理文书需保存在病历内，并且具有法律效力。特别是《医疗事故处理条例》引入了"举证责任倒置"这一处理原则，护理文书书写的规范及质量显得更为重要。手术室护士，应本着对手术患者负责、对自己负责的认真态度，根据卫计委 2010 年 3 月 1 日印发的《病历书写规范》要求及手术室护理相关规范制度，如实、准确地书写各类护理文书。

（二）手术室护理文书记录的主要内容

手术室护理文书一般包含四大部分：手术患者交接、手术安全核查、术中护理及手术患者情况和手术物品清点情况。

1.手术患者交接记录

记录的护理表单是《手术患者转运交接记录单》。手术患者入手术室后,巡回护士与病区护士进行交接,对手术患者的神志、皮肤情况、导管情况、带入手术室药物及其他物品等内容交接记录并签名;手术结束后,巡回护士对手术患者的神志、皮肤情况、导管情况、带回病区或监护室药物及其他物品等内容进行记录并签名。

2.手术安全核查

记录的护理表单是《手术安全核查表》。手术室巡回护士与手术医师、麻醉师应分别在麻醉实施前、手术划皮前和患者离开手术室前进行手术安全核查,核查步骤必须按照手术安全核查制度的内容和流程进行,每核对一项内容,并确保正确无误后,巡回护士依次在《手术安全核查表》相应核对内容前打钩表示核对通过。核对完毕无误后,三方在《手术安全核查表》上签名确认。巡回护士应负责督查手术团队成员正确执行手术安全核查制度和签名确认,不得提前填写《手术安全核查表》或提前签名。

3.术中护理及患者情况

记录的护理表单是《手术室护理记录单》。护理记录内容主要包括手术体位放置、消毒液使用、电外科设备及负压吸引使用、手术标本管理、术前及术中用药、术中止血带使用和植入物管理等内容。

4.物品清点情况

记录的护理表单是《器械、纱布、缝针等手术用品清点单》。手术室护士应记录手术中所使用的器械、纱布、缝针等手术用品名称和数目,确保所有物品不遗落在手术患者体腔或切口内。手术过程中如需增加用物,应及时清点并添加记录。手术结束,巡回护士与洗手护士应确认物品清点情况后,签名确认。

(三)手术室护理文书的书写要求

根据《病历书写基本规范》,填写手术护理记录单时,应符合以下的要求:①使用蓝黑墨水或碳素墨水填写各种记录单,要求各栏目齐全、卷面整洁,符合要求,并使用中文和医学术语,时间应具体到分钟,采用24小时制计时。②书写应当文字工整、字迹清晰、表述准确、语句通顺、标点正确;出现错字时用双划线在错字上,不得采用刮、粘、涂等方法掩盖或去除原来的字迹。③内容应客观、真实、准确、及时、完整,重点突出,简明扼要,并由注册护理人员签名;实习医务人员、试用期医务人员书写的病历应当经过本医疗机构合法执业的医务人员审阅、修改并签名。④护士长、高年资护士有审查修改下级护士书写的护理文件的责任。修改时,应当使用同色笔,必须注明修改日期、签名,并保持原记录清楚、可辨。⑤抢救患者必须在抢救结束后6小时内据实补记,并加以注明。

七、手术标本处理

(一)标本处理流程

1.病理标本

由手术医师在术中取下标本交给洗手护士,由洗手护士交予巡回护士;巡回护士将标本放入容器,并贴上标签,写明标本名称;术后与医师核对后,加入标本固定液,登记签名,交给专职人员送病理科,并由接受方核对签收。

2.术中冰冻标本

由手术医师在术中取下标本,交给洗手护士,由洗手护士交给巡回护士;巡回护士将标本放入容器,并贴上标签,写明标本名称,立即与手术医师核对,无误后登记签名,交给专职人员送病理科,并由接受方核对签收;病理科完成检查后电话通知手术室护士,同时传真书面报告;巡回护士接到检查结果后立即通知手术医师。

(二)注意事项

(1)术中取下的标本应及时交予巡回护士,装入标本容器,及时贴上标签,分类放置。

(2)术中标本应集中放置在既醒目又不易触及的地方妥善保管;传送的容器应密闭,以确保标本不易打翻。

(3)术后手术医师与巡回护士共同核对,确认无误后加入标本固定液,登记签名后将标本置于标本室的指定处。

(4)专职工勤人员清点标本总数,准确无误后送病理室,病理室核对无误后签收。

(张燕霄)

第三节　手术后的处置

一、保温、转运和交接患者

(一)手术患者离开手术室的保温与转运

1.转运前准备

确认患者生命体征平稳,适合转运;各管路的通畅和妥善固定;麻醉师、手术医师、护士以及工勤人员准备妥善;确认转运车处于功能状态。

2.转运中护理

在搬运患者时,应确认转运床位处于固定状态。在转运中,应注意以下几个问题。

(1)手术患者的保温:麻醉削弱中枢体温调节功能,在全麻药物或区域阻滞麻醉下,肌肉震颤受抑制,不能产生热量。同时,血管收缩反应由于挥发性麻醉剂的舒张血管作用而减弱,致使体热丢失,导致低体温。同时周围环境温度,尤其是冬天,可能会加剧这种低温状态。

(2)手术患者的呼吸:麻醉师陪同转运,注意观察呼吸的频率和深度,必要时携带监护仪器。转运过程中注意氧气供给,并保证手术患者转运过程中头部位置在没有特殊禁忌下偏向一侧。若置有气道导管的手术患者,确保气囊充盈,防止麻醉后反应以及搬运引起的恶心呕吐,造成误吸。

(3)手术患者的意识改变:评估患者的意识,如出现苏醒恢复期的躁动,可以遵医嘱适当使用镇静药物;如患者意识清醒但不能配合各项治疗措施,可以遵医嘱给予保护性约束,但要注意观察使用约束带处皮肤的情况;同时做好各类导管的固定,并尽量固定在患者不能接触的范围内;正确使用固定床栏。

(二)麻醉复苏室中手术患者的交接

麻醉复苏室亦称麻醉后监测治疗室(post-anesthetic care unit,PACU),用于为所有麻醉和镇静患者的苏醒提供密切的监测和良好的处理。人员配备包括麻醉医师和护士,物品配备除了常规处理装置(氧气、吸引装置、监测系统等)外,还需要高级生命支持设备(呼吸机、压力换能器、输液泵、心肺复苏抢救车等)以及各种药物(血管活性药、呼吸兴奋药、各种麻醉药和肌松药的拮抗药、抗心律失常药、强心药等)。PACU 应有层流系统,环境安静、清洁、光线充足,温度保持在20~25 ℃,湿度为 50%~60%。复苏室的床位数与手术台数的比有医院采用约为 1:(1.5~2);护士与一般复苏患者之比约为 1:3,高危患者为1:1。复苏室应紧邻手术室或手术室管辖区域,以便麻醉医师了解病情、处理患者,或患者出现紧急情况时能及时送回手术室进一步处理。手术结束后,患者需要转入 PACU,手术巡回护士应当先电话与 PACU 护士联系,告知患者到达的时间和所需准备的设备。当手术患者进入 PACU 后,手术医师、麻醉医师和手术护士应分别与 PACU 医师和护士进行交接班。

1.手术室护士交接的内容

手术患者姓名,性别,年龄,术前术后的诊断,手术方式,术后是否有引流管,引流管是否通畅,手术过程中是否存在植入物放置,手术中的体位和患者皮肤受压的情况等。

2.麻醉医师应交接的内容

麻醉方式,麻醉药的剂量,术前术中抗生素的使用,出入量,引流量等。

3.手术医师应交接的内容

术后立即执行的医嘱与特别体位,伤口处理情况等。

二、麻醉复苏患者的评估

当手术患者进入 PACU 后应立即吸氧或辅助呼吸,以对抗可能发生的通气不足、弥散性缺氧和缺氧性通气驱动降低,并同时监测和记录生命体征。麻醉医师应向 PACU 工作人员提供完整的记录单,并等到 PACU 工作人员完全接管患者后才能离开。

(一)基本评估

1.手术患者一般资料

手术患者一般资料姓名、性别、诊断、母语和生理缺陷(如聋、盲)。

2.手术

手术包括手术方式、手术者和手术可能的并发症。

3.麻醉

麻醉包括麻醉方法、麻醉药、剂量、药物拮抗、并发症、估计意识恢复的时间或者区域麻醉恢复的时间。

4.相关病史

相关病史包括术前和术中的特殊治疗、当前维持治疗药物,药物过敏史、过去疾病和住院史。

5.生命体征及其他

生命体征及其他包括基本的生命体征,以及液体的平衡(输液量和种类、尿量和失血量)、电解质和酸碱平衡情况等。

(二)监测内容

手术患者进入 PACU 后,应常规每隔至少 5 分钟监测一次生命体征,包括血压、脉搏、呼吸频率等,持续 15 分钟或至患者情况稳定;此后每隔 15 分钟监测一次。全身麻醉的患者应持续监测 ECG 和脉搏氧饱和度直至患者意识恢复,监测尿量及尿液的性状、水电解质平衡情况等。还应监测患者体温情况,及时保暖,有助于患者尽快复苏。

对于神经系统和意识的监测是麻醉复苏室的特殊监测项目,可应用神经刺激器监测肌肉功能的逆转情况;以及采用新一代的麻醉深度监测仪(双频谱指数-BIS),直接测定麻醉药和镇静药对脑部的影响,该仪器可提供一个从0(无脑皮层活动)到100(患者完全清醒)的可读指数,能客观地描述镇静、意识丧失和恢复的程度,对术后患者意识水平恢复的评估有参考价值。

除了以上标准监测内容,对于一些血流动力学不稳定、需要用血管活性药和采取血样的患者,应置动脉导管进行有创监测血压,必要时使用中心静脉和肺动脉导管监测 CVP 和 PCWP。如果需要加强监测和处理,应送至 ICU 继续治疗。

三、麻醉后并发症的护理

手术麻醉结束后,大多数患者都会在麻醉复苏室经历一个相对平稳的麻醉苏醒期,但术后突发的且危及生命的并发症随时可能发生,尤其在术后 24 小时内。其中循环系统和呼吸系统的并发症是麻醉后最为常见的。如手术后患者能得到适当的观察和监测,可以有效预防大多数手术后患者的死亡。

(一)循环系统并发症

在术后早期,低血压、心肌缺血、心律失常是最常见的并发症。

1.低血压

手术后进行性出血、补液量不足、渗透性多尿、液体在体内转移而造成患者低血容量是出现麻醉后低血压最为常见的原因,其他还包括静脉回流受阻、心功能不全引起的心排血量下降、椎管内麻醉以及残留的麻醉药物等都可导致低血压的发生。临床处理及护理措施包括准确评估患者术中及术后出血情况,监测出入量,积极采用对症治疗措施,给予吸氧,如患者需使用血管收缩药物,应严密监测血流动力学改变。

2.高血压

高血压指患者术后血压比手术前高 20%~30%。手术前原有高血压又未经系统药物治疗的患者,其术后发生高血压的概率大大增加。其他如颈内动脉手术、胸腔内手术、疼痛、血管收缩药物使用等诱因都可以导致高血压的发生。临床处理及护理措施包括止痛,给予吸氧,给予抗高血压药物,必要时可给予血管扩张剂。

3.心肌缺血及心律失常

心肌缺血及心律失常常见诱因包括低氧血症、电解质或酸碱失衡、交感神经兴奋、术中及术后低体温、特殊药物使用(一些麻醉药如阿片类药物和抗胆碱酯酶药)和恶性高热等,而术前原有循环系统疾病的患者,更容易在术后诱发心肌缺血或心律失常。对于患者出现的循环系统并发症,一定要在手术后密切观察病情,记录生命体征变化,按病因进行诊断和处理。

(二)呼吸系统并发症

呼吸系统并发症在 PACU 患者中的发生率为 2.2%,主要包括低氧血症、通气不足、上呼吸道梗阻、喉痉挛和误吸等。

1.低氧血症

术后常见的低氧原因包括肺不张、肺水肿、肺栓塞、误吸、支气管痉挛及低通气。临床表现为呼吸困难、发绀、意识障碍、躁动、迟钝、心动过速、高血压和心律失常。

2.通气不足

由于肌肉松弛剂的残余作用或麻醉性镇痛剂的使用、伤口疼痛、胸腹部手术的术后加压包扎、术前存在的呼吸系统疾病以及气胸都是术后导致通气不足的原因。

3.上呼吸道梗阻

上呼吸道梗阻原因包括舌后坠、喉痉挛、气道水肿、手术切口血肿、声带麻痹。临床表现为打鼾、吸气困难,可看见胸骨上、肋间由于肌肉收缩而凹陷,患者通常呈深睡状态,血氧饱和度明显降低。

术后出现上述并发症时,都应首先给予面罩吸氧,人工辅助通气,必要时可置入喉罩或重新气管内插管,根据病因对症处理。

(三)神经系统并发症

神经系统并发症主要包括苏醒延迟、谵妄、神经系统损伤、外周神经损伤。苏醒延迟最常见的原因是麻醉或镇静的残余作用;谵妄可发生于任何患者,更常见于老年患者,围术期应用的许多药物都可诱发谵妄。颅内手术、颈动脉内膜切除术和多发性外伤可能导致神经系统的损伤;而外周神经的损伤多和手术直接损伤和术中体位安置不当有关;最常见的损伤位置是腓外侧神经、肘部(尺神经)、腕部(正中神经和尺神经)、臂内侧(桡神经)、腋窝(臂丛)。因此,手术中应仔细操作,避免误伤;同时维持患者合理正确的体位并加强巡查。

(四)疼痛

手术本身是一种组织损伤,术后疼痛会引起机体一系列的复杂的生理、病理的反应。患者表现为不愉快的感觉和情绪体验。临床常用的方法有 BCS(Bruggrmann Comfort Scale)舒适评分。具体方法:0 分为持续疼痛;1 分为安静时无痛,深呼吸或咳嗽时疼痛严重;2 分为平卧安静时无痛,深呼吸或咳嗽时轻微疼痛;3 分为深呼吸时亦无痛;4 分为咳嗽时亦无痛。

阿片类药物是术后止痛的主要方法;目前临床应用范围较广的自控镇痛(patient controlled analgesia,PCA)得到了患者的满意和认可。PCA 是一种由手术患者自己调节的镇痛泵,当手术患者意识到疼痛时,通过控制器将镇痛药注入体内,从而达到止痛的目的。PCA 事先由医护人员根据手术患者的疼痛程度和身体状况,对镇痛泵进行编程,预先设置镇痛药物和剂量,实现个性化给药。PCA 也是一种安全的术后疼痛治疗手段,通过医护人员设定最小给药时间间隔和单位时间内药物最大剂量,可以避免用药过量。

其他镇痛方法如非甾体类药物的使用、区域神经阻滞、局部镇痛以及非药物性的干扰措施。具体包括舒适的体位、冷热刺激、按摩、经皮神经电刺激、放松技术、想象等,但非药物治疗只能作为药物治疗的辅助,而不能替代药物有效镇痛。

(五)肾脏并发症

由于局麻药或阿片类药物的干扰,可导致括约肌松弛、尿潴留。常见的并发症有少尿、多尿致电解质紊乱。术后处理的方法为保证导尿管通畅;正确测量和记录尿量,至少每小时记录一次,为医师提供参考;监测电解质变化,及时纠正电解质的紊乱。

(六)术后恶心呕吐

手术后恶心呕吐的发生率在 $14\% \sim 82\%$,小儿的发生率是成人的 2 倍,女性比男性发生率高,肥胖比消瘦发生率高。恶心和呕吐主要由手术和麻醉本身引起,一些药物如麻醉性镇痛药、氯胺酮等也被认为可增加术后恶心呕吐的发生。临床处理方法为,评估恶心呕吐的原因,对症处理;防止呕吐物吸入而引起吸入性肺炎。对易出现术后恶心呕吐的患者,要进行预防性处理,如在术前或术中使用抗呕吐药。

(七)体温变化

在麻醉状态下体温调节中枢受到麻醉药物的干扰,当环境温度降低时,核心温度(指内脏温度、直肠温度或食管温度)可降低 6 ℃或更低,小儿尤其如此。低温会导致心肌抑制、心律失常、心肌缺血、心排量降低,使组织供氧不足。低温重在预防,和护理工作息息相关。临床处理方法为,术中适当升高环境温度,暴露的体腔应该用棉垫加以覆盖;使用加热毯,静脉输液使用温热仪。术后患者应常规测量体温,必要时采取保温复温措施。术后高温则与感染、输液反应、恶性高热有关,可使用药物和降温毯进行对症处理。

四、医疗废弃物的处置

(一)手术室医疗废弃物的分类

1.医疗废弃物的概念

医疗废弃物的概念指医疗卫生机构在医疗、预防、保健以及其他相关活动中产生的具有直接或者间接感染性、毒性以及其他危害性的废物。

2.医疗废弃物的分类

医疗废弃物可以分为感染性废物、病理性废物、损伤性废物、药物性废物和化学性废物,共五类。

(二)医疗废弃物管理的基本原则

在 2003 年 6 月 4 日国务院总理温家宝亲自签署了《医疗废弃物管理条例》,从 2003 年 6 月 16 日起执行。基本原则:为了维护人的健康和安全,保护环境和自然资源对医疗废弃物管理实行全程控制。

(三)医疗废弃物收集包装袋及锐器容器警示标识和警示说明

按 2003 年 10 月 15 日开始施行的卫计委第 36 号令《医疗卫生机构医疗废物管理办法》,医疗废物应放于专用的黄色医疗废弃物包装袋(以下简称包装袋)及锐器容器内,其外包装上应有明显的警示标识和警示说明(图 13-23)。

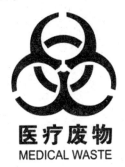

图 13-23　警示标识图

(四)手术室医疗废弃物处理的安全管理措施

手术室是医疗废弃物处置的特殊场所,必须做好以下几个方面的工作。

(1)不得将医疗废弃物混入生活垃圾中;应根据《医疗废物分类目录》五类要求,对医疗废弃物实施分类收集。

(2)医疗废物收集后,应当放置于有明显警示标识和警示说明的黄色袋内,损伤性废弃物放入专用锐器容器内;放入专用黄色袋内或者锐气容器内的废弃物不得取出;病理性废弃物由专职人员送医院规定的地方焚烧。

(3)盛装医疗废弃物的包装袋及专用锐器容器应密闭,无破损、渗漏及其他缺陷;盛装的废弃物不得超过整个容积的 3/4;使用后贴上标签,注明医疗废弃物产生的科室、日期、类别及特殊说明。专人定时回收,注意在手术室存放时间不得超过 24 小时。

(4)特殊感染(如气性坏疽、朊毒体、突发原因不明的传染性疾病)患者产生的医疗废弃物应使用双层包装袋并及时封口,尽量缩短在科室内存放时间。

(5)废弃物运输车及存放场所应按照规定用 2 000 mg/L 含氯消毒剂擦拭、喷洒消毒。

(五)一次性物品的使用和管理

一次性物品可以分为一次性使用卫生用品、一次性使用医疗用品、一次性医疗器械共三类。本节涉及的一次性物品指的是一次性使用医疗用品和一次性器械。一次性物品处置的原则为,先毁形,再处理。所有使用后的一次性使用医疗用品及一次性医疗器械视为感染性废弃物,必须应先毁形,后按手术室医疗废弃物处理的安全管理措施处置。

五、术后手术环境的处理

(一)各类物品的处理

洗手护士收回手术台上各类物品,初步整理后,放在包布内或密闭容器内。其中污染的布类敷料放入污敷料车内,送洗衣房消毒处理后清洗;一次性辅料装入黄色垃圾袋作医疗垃圾处理,封口扎紧,并在外包装作明显标记;金属手术器械密封后,送消毒供应中心清洗灭菌;术中切取下的病理标本,按照病理标本处理原则和流程处理。

(二)环境的处理

用 500 mg/L 的有效氯消毒液擦拭手术室物品表面,如有血渍污渍的地方用 2 000 mg/L 的有效氯消毒液擦拭;更换吸引装置、污物桶,并用 2 000 mg/L 的有效氯消毒液擦拭地面;及时更换手术床面敷料,为接台手术做准备;整理室内一切物品,物归原处;开启手术室层流或空气洁净设备,关闭手术室,以达到空气自净目的,并为下一台手术做好准备。

(张燕霄)

第十四章

血液透析室护理

第一节　血液透析的基础护理操作

血液透析护理技术的专业性、技术性很强,随着透析技术的不断扩大和发展,血液透析专业护理的技术培训日益受到重视。合理规范的护理操作将不断提高护士工作能力,降低职业风险,加强护患、医护之间的沟通,提高专业护理人员的临床能力。

一、血液透析机使用前准备

现代血液透析机主要包括透析液自动配比系统、血液和透析液监视系统。在血液透析过程中,各种监控装置(包括操作人员对血液、透析液和患者的监控)及传感软件联合对血液透析各个环节进行监控和连续记录,保证整个透析系统及透析过程安全、持续的进行。在血液透析治疗前必须对透析机进行消毒、冲洗和检测,以保证血液透析治疗的安全性和有效性。

(一)上机前冲洗

在接受患者血液透析前对血液透析机进行前冲洗,目的在于防止消毒液的残留,防止透析液输送管道和排出道的污染。方法:①打开总电源和总水源,连接水处理设备。②打开血液透析机电源。③打开血液透析机冲洗键,根据机器说明书提供前冲洗时间。

(二)透析机自检

血液透析前,必须对透析机进行自检,为可靠、安全的临床治疗提供良好的基础。自检过程包含透析液供给系统、血循环控制系统和超滤控制系统。透析液自检包括透析液的配比浓度和温度、透析液的流量、透析液的漏血探测、透析液的电导度等。血循环控制系统自检包括动脉和静脉压力监测器、空气探测器、静脉夹、肝素泵等。超滤控制系统自检包括跨膜压监测、超滤平衡腔监测、压力传感器监测等。

二、血液透析机使用后的清洁、消毒

血液透析结束后,为防止患者透析过程中排出的废液对机器管道系统的污染或透析液本身对机器的物理反应,每次血液透析后,需对机器进行内部和外部的清洁、消毒,选择合适的消毒液

和冲洗方法。

(1)机器的外部清洁、消毒:患者血液或体液污染透析机时,应立即用有效消毒剂对机器表面进行擦洗、消毒。

(2)机器的内部清洁、消毒:血液透析结束后,按照厂家提供的方法,先反渗水冲洗,然后用柠檬酸或冰醋酸进行脱钙,再用化学或物理方法进行消毒,最后用反渗水冲洗干净。消毒、脱钙、冲洗过程按各类型机器的标准在机器内设置。常用的消毒方法可参考厂家提供的消毒方法,如化学消毒和热消毒。

(3)同日两次透析之间,机器必须消毒、冲洗。

(4)血液透析过程中如发生破膜、传感器渗漏,透析结束时应立即消毒机器。

(5)透析机应定期保养,保养内容包括机器内的除尘、机器管道的清洗(除锈、除垢)、电导度测试、平衡腔检测、血液泵保养等,并建立档案。

(6)如血液透析机闲置 48 小时以上,应消毒后再用。

三、透析液的准备及配制

血液透析液是一种含有电解质的液体,其溶质成分及离子浓度取决于临床需要,根据临床需求可含或不含葡萄糖。

在血液透析治疗过程中,透析液流动于半透膜的外侧,即患者血液的对侧,通过对流及溶质弥散等物理过程,达到纠正电解质失衡、酸碱平衡紊乱、清除体内代谢产物或毒性物质的目的。血液透析浓缩液是将血液透析干粉用透析用水配制而成,使用时按照血液透析浓缩液特定比例用透析用水稀释后使用。血液透析浓缩液包括酸性浓缩液(A 液)和碳酸氢盐浓缩液(B 液)两种。

(一)透析液应具备的基本条件

(1)透析液内电解质成分和浓度应和正常血浆中的成分相似。

(2)透析液的渗透压应与血浆渗透压相近,即等渗,为 280～300 mmol/L。

(3)透析液应略偏碱性,pH 7～8,以纠正酸中毒。

(4)能充分地清除体内代谢废物,如尿素、肌酐等。

(5)对人体无毒、无害。

(6)容易配制和保存,不易发生沉淀。

(二)透析浓缩液的准备

1.环境和设施准备

(1)浓缩液配制室应位于血液透析室清洁区内的相对独立区域,周围无污染源,保持环境清洁,每班用紫外线消毒 1 次。

(2)配制 A 液或 B 液应有两个搅拌桶,并有明确标识;浓缩液配制桶须标明容量刻度,保持容器清洁,定期消毒。

(3)浓缩液配制桶每天用透析用水清洗 1 次;每周至少用消毒剂消毒 1 次,并用测试纸确认无残留消毒液。配制桶消毒时,须在桶外悬挂"消毒中"警示牌。

(4)浓缩液配制桶滤芯每周至少更换 1 次。

(5)浓缩液分装容器应符合中华人民共和国药典和国家/行业标准中对药用塑料容器的规定。用透析用水将容器内外冲洗干净,晾干,并在容器上标明更换日期,每周至少更换 1 次或消毒 1 次。

2.人员要求

用干粉配制浓缩液(A 液、B 液),应由经过培训的血液透析室护士或技术人员实施,做好配制记录,并有双人核对、登记。

(三)透析浓缩液的配制方法

1.单人份

取量杯一只,用透析用水将容器内外及量杯冲洗干净,按所购买的干粉产品说明的要求,将所需量的干粉倒入量杯内,加入所需量的透析用水,混匀后倒入容器内,加盖后左右、上下摇动容器,至容器内干粉完全融化即可。

2.多人份

根据患者人数准备所需量的干粉。将浓缩液配制桶用透析用水冲洗干净后,将透析用水加入浓缩液配制桶,同时将所需量的干粉倒入配制桶内。按所购买的干粉产品说明书,按比例加入相应的干粉和透析用水,开启搅拌开关,至干粉完全融化即可。将已配制的浓缩液分装在清洁容器内。

(四)透析浓缩液配制的注意事项

(1)浓缩 B 液应在配制后 24 小时内使用,建议现配现用。

(2)浓缩 B 液在配制装桶后应旋紧盖子,防止 HCO_3^- 挥发。

(3)浓缩 B 液在配制过程中不得加温,搅拌时间不得大于 30 分钟。

四、透析器与体外循环血液管路准备

透析器是血液透析中最重要的组成部分,它基本具备两大功能:溶质清除和水的超滤。透析膜是透析器的主要部分,它将血液和透析液分开。常用的透析膜有铜氨纤维素、醋酸纤维素、聚丙烯腈、聚碳酸酯、聚砜、聚醚砜膜。其中以聚碳酸酯、聚砜、聚醚砜膜的合成膜透析器是目前国际上最流行的透析器,它的特点是通透性高,对中、小分子物质的清除率高,生物相容性好而不发生补体激活。体外血液循环管路由动脉管路和静脉管路组成,它的主要功能是将患者的血液通路、透析器进行连接,达到排气、预冲、引血、循环、监测的目的。

透析器常用消毒方法为环氧乙烷、γ 射线、高压蒸汽和电子束消毒。蒸汽、γ 射线和电子束消毒对患者危害性小,透析管路常规用环氧乙烷消毒。新的透析器和透析管路使用前应用≥800 mL 的生理盐水进行预冲处理,以避免透析器中的"碎片"(可以进入身体的固体物质或可溶解复合物)进入体内,同时清除透析器生产过程中其他潜在的污染物和消毒剂。如怀疑患者过敏,增加预冲量,并上机循环。

(一)一次性透析器与体外循环血液管路的准备与预冲

1.物品准备与核对

(1)准备透析器、体外循环血液管路(含收液袋)、预冲液或生理盐水 1 000 mL、肝素液、输液器。

(2)检查物品使用型号是否正确,包装有无破损、潮湿,以及消毒方式、有效期等。

(3)操作前应仔细阅读透析器说明书,了解不同透析膜对冲洗的要求,并严格按要求操作。

2.透析器准备

(1)确认透析器已消毒、冲洗并通过自检。

(2)连接 A、B 液,透析器进入配制准备状态。

3.患者的核对

(1)体外循环血液管路安装前再次核对患者姓名,确定透析器型号。

(2)患者在血液透析过程中更换透析器型号时,应按照说明书选择厂方提供的预冲方法。

4.评估

操作前进行评估,内容包括患者姓名及透析器和体外循环血液管路的型号、有效期、包装情况、操作方法和物品准备。

5.操作方法

(1)确认透析器及体外循环血液管路的型号、有效期、包装有无破损,按照无菌原则进行操作。

(2)将透析器置于支架上。透析器的动脉端连接循环管路的动脉端(透析器动脉端向下),透析器的静脉端连接体外循环血液管路的静脉端。

(3)连接预冲液于动脉管路补液管处或动脉管路端口锁扣处,排尽泵前动脉管处的空气。

(4)启动血泵,流速≤100 mL/min(也可参照厂家提供的透析器说明书所建议的流速)。先后排出动脉管路、透析器膜内及静脉管路内的空气。液体从静脉管路排出至废液袋(膜内预冲),建议膜内预冲量≥600 mL。

(5)连接透析液,排出膜外空气(膜外预冲)。

(6)进行闭路循环,循环时间≥5 分钟(过敏的患者可延长时间)。闭路循环时流速为 250～300 mL/min,并设定超滤量为 200 mL 左右(跨膜预冲)。

(7)总预冲量也可按照厂家提供的说明书操作。

(8)停血泵,关闭补液管和输液器开关,透析器进入治疗状态,准备透析。

(9)注意不得逆向冲洗,密闭循环前应达到预冲量。建议闭路循环时从动脉端注入循环肝素。

(10)建议使用湿膜透析器时,先弃去透析器内保留的液体。

(二)重复使用透析器的准备与预冲

透析器重复使用(简称复用技术)始于 20 世纪 60 年代,20 世纪 70 年代后期有不少报道。透析器重复使用涉及医学、经济、伦理、工程技术等多方面理论。透析器的重复使用是指在同一患者身上使用,不可换人使用。

1.物品的准备与检查

(1)可复用透析器、生理盐水 1 000～1 500 mL、输液器、消毒液浓度测试纸和残余浓度测试纸。

(2)检查复用的透析器是否在消毒有效期内,检查透析器复用次数、有无破损,检查透析器内消毒液是否泄漏,测试消毒液的有效浓度。

(3)两人核对患者姓名及透析器型号。

(4)确认复用透析器的实际总血室容积(TVC/FBV)和破膜试验。

2.透析器准备

(1)确认透析器已消毒、冲洗。

(2)连接 A、B 液,并通过自检,透析器进入配置准备状态。

3.患者的核对

(1)核对患者的姓名与透析器上标注的姓名是否一致。

(2)核对透析器重复次数与记录是否一致。

4.冲洗方法

(1)再次检查透析器上姓名是否与所治疗患者一致。

(2)排空透析器内消毒液。

(3)将生理盐水 1 000 mL 接上输液器,连接于动脉管路补液管处。

(4)安装管路,启动血泵,流速≤150 mL/min,先后排出动脉管路、透析器及静脉管路内的空气,液体从静脉管路排出至收液袋。

(5)冲洗量 1 000 mL(膜内冲洗)。

(6)冲洗量 1 000 mL 后,连接透析液,排出膜外空气(膜外冲洗),形成闭路循环,调节流速 250 mL/min,超滤量 200～300 mL,循环时间 10～15 分钟。

(7)密闭循环时从动脉端注入肝素 10 mg(肝素 1 250 U),循环时间结束后,从动、静脉端管路的各侧支管逐个排出生理盐水 30～50 mL。

(8)检测消毒剂残余量,如不合格,则应加强冲洗和延长循环时间,直到合格。

(9)停血泵,关闭补液管和输液器开关,进入治疗状态,准备透析。

5.护理评估

连接患者前做好下列评估。

(1)确认患者姓名与透析器标识、型号、消毒有效期相同。

(2)确认透析器残余消毒液试验呈阴性。

(3)确认透析器无破膜,实际的总血室容积(TVC/FBV)和破膜试验在正常范围。

(4)确认循环血液管道内没有空气。

五、血液透析上、下机操作技术

以血液透析通路为动静脉内瘘为例,说明血液透析上机、下机操作技术。

(一)血液透析上机护理

患者在洗手、更衣后进入治疗室,由指定护士接诊,核对医嘱,评估后进行治疗。

1.物品准备

(1)透析器、体外循环血液管路、动静脉内瘘穿刺针、生理盐水、输液器、透析液、止血带等。

(2)治疗盘、皮肤消毒液。

(3)根据医嘱准备抗凝剂。

2.患者评估

(1)测量体温、脉搏、呼吸、血压,称体重并记录。

(2)了解患者的病史、病情,核对治疗处方。

(3)确认透析器的型号、治疗时间、血液流量、透析液流量、抗凝剂、治疗药物、化验结果等。

(4)血管通路评估:听诊及触诊患者动静脉内瘘有无震颤、血肿、感染或阻塞征象。

3.设备评估

(1)透析机运行正常,透析液连接准确。

(2)正确设定透析器报警范围。

(3)复用透析器使用前,消毒剂残留检测试验应为阴性。

4.操作方法

(1)血液透析机按常规准备并处于治疗前状态,透析器、体外循环血液管路预冲完毕,确认循环血液路内空气已被排去,动、静脉管路与透析器衔接正确,等待上机。

(2)根据医嘱设置治疗参数:超滤量、治疗时间、追加肝素用量、追加肝素泵停止时间、机器温度、电导度等。

(3)检查循环血液管路连接是否正确紧密,有无脱落、漏水,管路内有无气泡,不使用的血路管分支是否都已夹闭,动、静脉壶的液面是否调整好。

(4)检查透析液是否连接在透析器的动、静脉端,连接是否正确、紧密,有无脱落、漏水。

(5)建立血管通路。

(6)根据医嘱从血液透析通路的静脉端推注抗凝剂,应用常规肝素者,设定追加肝素。

(7)连接体外循环血液管路和血液透析通路的动脉端,打开夹子,妥善固定。

(8)调整血液流量<100 mL/min,开泵,放预冲液,引血(如患者有低血压等症时,根据病情保留预冲液)。

(9)引血至静脉壶,停泵,夹闭体外循环血液管路静脉端(注:停泵和夹闭体外循环管路同时进行,可减少小气泡残留),将其连接于血液透析通路的静脉端,打开夹子,妥善固定。

(10)再次检查循环血液管路连接是否紧密,有无脱落、漏水、漏血,管路内有无气泡。

(11)启动血泵,开始计时并进入治疗状态,打开肝素泵。

(12)准备500 mL生理盐水,并连接体外循环血液管路,以备急用。

(13)再次核对治疗参数,逐渐加大至治疗血液流量。

5.护理要点

(1)操作过程中,护士应集中注意力,严格无菌操作,特别注意保护动、静脉端连接口,避免污染。

(2)上机前和上机后应仔细检查体外循环血液管路安装是否正确、紧密,有无脱落、漏水,管路内有无气泡,管路各分支是否都夹闭。

(3)根据医嘱正确设置各治疗参数(超滤量、治疗时间、追加肝素用量、机器温度、电导度等)。

(4)引血时,血液流量≤100 mL/min。

(5)密切观察患者有无胸闷、心悸、气急等不适主诉。若患者出现不适主诉,应立即减慢引血流量,通知医师,必要时停止引血。注意观察血液透析通路引血时的流量状况,若流量不佳,应暂停引血,调整穿刺针或置管的方向,确定血液透析通路通畅的情况下,再继续引血。

(6)机器进入治疗状态后检查循环血液管路是否妥善固定,避免管路受压、折叠和扭曲。

(7)操作结束时,提醒患者如有任何不适,应及时告诉医护人员。

(8)护士结束操作后,脱手套,洗手,记录。

(二)血液透析下机护理

血液透析结束时,血液透析机发出听觉或视觉的提示信号,提醒操作者治疗程序已经结束,需将患者的血液收纳入体内。

1.物品准备

(1)生理盐水500 mL。

(2)弹力绷带、消毒棉球或无菌敷贴。

(3)医疗废弃物盛物筒。

2.患者评估

(1)测量患者血压,如血压较低时应增加回输的生理盐水量。

(2)提示患者治疗将结束,指导患者共同对动静脉内瘘进行止血和观察。

(3)核对患者目标治疗时间和目标超滤量,并记录。

(4)询问患者有无头晕、出冷汗等不适。

3.操作方法

(1)调整血液流量≤100 mL/min,关闭血泵,分离体外循环血液管路动脉端的连接。

(2)动脉端管路连接生理盐水。

(3)用消毒棉球(纱布、敷贴)压迫穿刺点止血。

(4)开启血泵。在回血过程中,可翻转透析器,使透析器静脉端朝上,有利于空气和残血排出;也可用双手轻搓透析器,以促进残血排出。

(5)静脉管路内的液体为淡粉红色或接近无色时关闭血泵,夹闭静脉穿刺针。

(6)分离体外循环血液管路静脉的连接(若回血前患者出现低血压症状,回血后先保留静脉穿刺针备用,待血压恢复正常、症状明显改善后再拔除静脉穿刺针),消毒棉球或无菌敷贴压迫穿刺点止血。

(7)在回血过程中注意观察按压点有无移位、出血等情况。

(8)按要求处理医疗废弃物。

(9)总结、记录治疗单。协助患者称体重,向患者或家属交代注意事项。

4.护理要点

(1)回血时,护士注意力要集中,严格无菌操作。

(2)禁忌用空气回血。及时处理穿刺针,防止针刺伤。

(3)患者在透析过程中如有出血倾向,如不慎咬破舌头、牙龈出血等,在透析结束后,根据医嘱用鱼精蛋白对抗肝素。

(4)注意观察透析器和体外循环血液管路的残、凝血状况,并记录。

(5)穿刺点应用无菌敷料覆盖后,指导患者对穿刺点进行按压,防止出血;也可用弹力绷带加压包扎,松紧以能止住血、可扪及瘘管震颤和搏动为宜。

(6)告知患者起床速度不要太快,以防止发生直立性低血压,对伴有低血压、头晕、眼花者,再次测量血压。

(7)告知患者透析当天穿刺处敷料要保持干燥,穿刺侧的手臂不要用力,防止感染、出血。

(8)对老人、儿童和不能自理的患者,护士应协助称体重,并加强护理。

5.2010年SOP推荐的密闭式回血方法

(1)调整血液流量至50～100 mL/min。

(2)打开动脉端预冲侧管,用生理盐水将残留在动脉侧管内的血液回输到动脉壶。

(3)关闭血泵,靠重力将动脉侧管近心侧的血液回输入患者体内。

(4)夹闭动脉管路夹子和动脉穿刺针处的夹子。

(5)打开血泵,用生理盐水全程回血。回血过程中,可双手揉搓滤器,但不得用手挤压静脉端管路。当生理盐水回输至静脉壶、安全夹自动关闭后,停止继续回血。不宜将管路从安全夹中强制取出,不宜将管路液体完全回输至患者体内,否则易发生凝血块入血或空气栓塞。

(赵洪霞)

299

第二节 临时性血管通路的护理

一、经典临时性血管通路

经典临时性血管通路包括直接动脉穿刺、临时性的中心静脉留置导管(包括股静脉、颈内静脉、锁骨下静脉)。

临时性血管通路的适应证:①急性肾脏损伤患者需要紧急血液透析。②终末期肾脏病患者内瘘未成熟或未建立血管通路前出现各种危及生命的并发症,如高血钾症、急性左心衰竭、严重酸中毒等,需紧急血液透析。③动静脉内瘘失功能、血栓形成、流量不足、感染等。④其他疾病需行血液净化治疗,如血液灌流、免疫吸附、CRRT、血浆置换等。⑤腹膜透析患者出现紧急并发症,需血液透析治疗。

(一)直接动脉穿刺

临床常选择桡动脉、足背动脉、肱动脉。

1.穿刺技术

(1)穿刺前可先局部用利多卡因皮下少量注射,以减轻疼痛、减少血管收缩。

(2)充分暴露血管,摸清血管走向。

(3)动脉穿刺针可选用较细有侧孔的针(常规穿刺针为 16 号,动脉穿刺时可选用 14 号,以减少血管损伤)先进针于皮下,摸到明显搏动后再沿血管壁进入血管。

(4)见有冲击力的回血和搏动,固定针翼。

2.护理要点

(1)穿刺时尽量做到一针见血,如穿刺不成功、反复穿刺容易引起血肿。

(2)刚开始血液透析时血流量欠佳,大多因为血管痉挛所致,只要穿刺到位,血流量会逐渐改善。

(3)透析结束注意压迫,防止血肿和出血。穿刺点应先指压 30 分钟,然后用纱球压迫 30 分钟,再用弹力绷带包扎 2~4 小时。

(4)宣教和自我护理:注意观察局部穿刺点有无出血、血肿,如有出血即刻采用指压法;出现血肿当天冷敷,次日开始热敷或用多磺酸黏多糖乳膏按摩;局部保持清洁,防止感染;穿刺侧肢体不建议提重物、负重;建议穿刺部位 6~12 小时进行无菌包扎,不宜包扎过紧,注意肢体温度改变;穿刺前建议用温水清洗穿刺部位。

通过直接动脉穿刺进行血液透析是有争议的。绝大多数学者不主张选用动脉穿刺,特别是桡动脉和肱动脉是动静脉内瘘手术首选的血管,反复穿刺造成动脉血管狭窄,影响内瘘的成功及血液流量,会对手术产生影响。

(二)颈内静脉留置导管

对于熟练掌握置管技术的操作者,颈内静脉是首选的途径。

1.患者准备

(1)术前介绍置管的重要性,以取得配合。

（2）身体状况许可条件下,先洗头、清洁皮肤。

（3）体位:患者取仰卧位,头部略转向左侧(一般选右侧穿刺),肩下可放置一块软垫,使头后仰。

2.穿刺技术

以胸锁乳突肌的胸骨头、锁骨头和锁骨构成的三角形顶点为穿刺点,触到颈内动脉搏动后,向内推开颈内动脉,在局麻下用针头探测到静脉血后,再用连接 5 mL 注射器的 16 号套管针,对着同侧乳头方向与皮肤成 45°向后稍向外缓慢进针,边进针边抽回血。刺入静脉后见回血,固定好穿刺针,嘱患者不要深吸气或咳嗽,卸下针筒,快速放入导引钢丝,退出穿刺针,用扩张管扩张皮下隧道后置入颈内静脉留置导管,抽出钢丝。见回血通畅时分别注入肝素生理盐水(临床上常用生理盐水 500 mL＋肝素 20 mg),夹闭管道。此时颈内静脉内的压力是负压,应注意不要将夹子打开,防止空气进入体内。当患者出现容量负荷过多时,静脉压力升高,血液会回流。缝针固定留置导管,覆盖无菌纱布。

3.优缺点

（1）优点:操作较锁骨下静脉置管容易,狭窄发生率低,可留置 3～4 周,血流量较好。

（2）缺点:头颈部运动可受限,往往影响患者美观。

（三）股静脉留置导管

股静脉留置导管是最简单、安全的方法,但是容易出现贴壁现象,导致血流量欠佳和感染,适合于卧床患者。

1.患者准备

（1）术前介绍置管的重要性,以取得配合。

（2）清洁局部皮肤,并备皮。

（3）体位:患者取仰卧位,膝关节弯曲,大腿外旋、外展,穿刺侧臀部垫高,充分显露股三角。

（4）注意隐私部位的保护。

2.穿刺技术

以髂前上棘与耻骨结节连线的中、内 1/3 交界点下方 2 cm 处、股动脉内侧 0.5～1.0 cm 为穿刺点。左手压迫股动脉,局麻后用穿刺针探测到静脉血后再用连接 5 mL 注射器的 16 号套管针与皮肤成 30°～40°刺入,针尖向内向后,朝心脏方向,以免穿入股动脉或穿破股静脉。穿刺时右手针筒可呈负压状,见到强有力的回血后卸下针筒,快速放入导引钢丝,退出穿刺针,用扩张管扩张皮下隧道后置入股静脉留置导管,抽出钢丝。见回血通畅时注入肝素生理盐水,夹闭管道。缝针固定留置导管,覆盖无菌纱布。

3.优缺点

（1）优点:操作容易,方法简便,尤其是心力衰竭患者呼吸困难不能平卧时,应首选股静脉。

（2）缺点:由于解剖位置的原因,较颈内静脉容易感染,血流量较差,血栓发生率较高;同时股静脉置管会给患者行动带来不便。

（四）锁骨下静脉留置导管

锁骨下静脉留置导管操作难度和风险较大,易出现血、气胸等并发症。

1.患者准备

（1）术前介绍置管的重要性,以取得配合。

（2）身体状况许可条件下,先洗头、清洁皮肤。

（3）体位：患者平卧于 30°～40°倾斜台面，肩胛间垫高，头偏向对侧，穿刺侧上肢外展 45°、后伸 30°，以向后牵拉锁骨。

2.穿刺技术

以锁骨中、内 1/3 交界处、锁骨下方 1 cm 为穿刺点。在局麻下进针，与胸骨纵轴成 45°、胸壁成 25°，指向胸锁关节，针尖不可过度向上向后，以免伤及胸膜。穿刺方法同颈内静脉置管。

3.优缺点

（1）优点：不影响患者行动及美观，可留置 3～4 周，血流量较好。

（2）缺点：置管技术要求较高，易发生血、气胸并发症，血栓和狭窄发生率也较高。

二、带涤纶套深静脉留置导管

经典临时性中心静脉留置导管简便、易于掌握，但保留时间短、并发症多。而一些需长期透析的患者因曾实施多次动静脉内瘘术或人造血管搭桥术，无法再用动静脉内瘘作为血管通路。因此，具有涤纶套的双腔留置导管就应运而生，临床上也称永久性（或半永久性）留置导管。

带涤纶套深静脉留置导管的适应证：①动静脉内瘘尚未成熟而需立即血液透析的患者。②一小部分生命期有限的尿毒症患者。③无法建立动静脉瘘管且不能进行肾移植的患者。④有严重动脉血管病的患者。⑤低血压而不能维持透析时血流量的患者。⑥心功能不全不能耐受动静脉内瘘的患者。

（一）材料特性

外源性材料进入血液可导致血小板黏附、聚集于导管表面，形成纤维蛋白鞘和凝血块，从而激活体内凝血机制。其中，导管的材料和硬度是两个重要因素。目前认为，最佳的导管材料是聚氨酯，尤其以聚矽氧烷生物材料较好。目前最常用的是带涤纶毡套的双腔导管，也有使用两根单腔导管进行透析的。近年来，临床上又出现了几种改良的导管，如抗生素（药物）外涂层和肝素外涂层的导管，可以减少导管感染概率和预防导管外纤维蛋白鞘的形成。

（二）体位

患者取仰卧位，颈部置于正中位。

（三）穿刺技术

置管可以在手术室或放射介入室进行。以右胸锁乳突肌内缘环状软骨水平、颈内动脉搏动最显著之右侧旁开 0.8 cm 处作为穿刺点。常规消毒铺巾后，局麻穿刺处及皮下隧道处，穿刺针与皮肤呈 30°～45°，针头朝向同侧乳头方向，探及静脉后将导丝从穿刺针芯送入，固定导丝，在导丝出口处做一个 1.5 cm 长的皮肤切口，然后在同侧锁骨下 3～4 cm 做长约 1 cm 的皮肤切口，用隧道针在切口间做一皮下隧道，把双腔管从锁骨下隧道口放入，从另一隧道口拉出，管壁涤纶套距出口 2 cm，扩张器从导丝处放入，扩张后把双腔管套在导丝外置入颈内静脉，边送边撤去双腔管外硬质层，拔出导丝。抽吸通畅，注入管腔相同容积的肝素封管液，肝素帽封管，缝合皮下隧道口（上口），无菌敷料覆盖，10 天左右拆除缝线。

（四）特点

（1）手术相对简单，一般术后即可使用，不需成熟期。

（2）每次血液透析时不需静脉穿刺，减少了患者的痛苦。

（3）不影响血流动力学特性，心脏功能较差的患者适用。

（4）与临时置管相比较，留置时间长，而且涤纶套与皮下组织黏合，降低了感染发生可能，并使导管固定合理,减少了因牵拉等外界因素造成的导管移位和滑脱。

三、深静脉留置导管护理流程

(一)换药

1.物品准备

一次性无菌换药包(内含一次性换药碗、无菌棉球、无菌纱布、一次性镊子等)、无菌手套、无菌贴膜、消毒液、胶布。

2.患者准备

患者平卧,头侧向一侧,暴露导管穿刺部位皮肤。建议患者戴口罩。

3.工作人员准备

洗手、戴口罩、帽子。

4.核对

患者姓名、性别、年龄、透析号、床号、透析时间、治疗模式。

5.换药过程

(1)取下覆盖导管出口处的敷料和导管口的纱布。

(2)评估导管出口处有无红肿,局部有无渗血、渗液现象,导管周围皮肤有无破溃,导管有无脱出及破损情况。

(3)快速洗手液洗手。

(4)打开无菌换药包,倒入消毒液,戴无菌手套。

(5)以导管入口处为中心,用消毒剂由内向外进行皮肤消毒,消毒范围直径>10 cm。清除导管入口处血垢,正反各2遍。

(6)导管消毒:用消毒剂消毒导管的软管部分及动静脉外露部分,同时要彻底清除导管表面血迹及污迹,切忌反复涂擦。

(7)在导管入口处覆盖2~3块无菌纱布或贴膜,并给予妥善固定。

(二)上机

1.物品准备

一次性无菌上机包(内含一次性换药碗、无菌棉球、无菌纱布、一次性镊子等)、无菌手套、消毒液、无菌治疗盘(无菌注射器、抗凝剂)。

2.工作人员准备

洗手,戴口罩、帽子。

3.上机护理操作

(1)无菌治疗巾铺于穿刺处。

(2)分离动脉端的肝素帽(注意:动脉夹子必须在关闭状态),用消毒棉球消毒导管横截面和导管螺纹口,连接无菌注射器,抽出导管内的封管液及可能形成的血凝块(2~3 mL);注意纱布,观察是否有血凝块;导管口套上注射器。

(3)分离静脉端的肝素帽(注意:静脉夹子必须在关闭状态),用消毒棉球消毒导管横截面和导管螺纹口,连接无菌注射器,抽出导管内的封管液及可能形成的血凝块(2~3 mL);注意纱布,观察是否有血凝块;导管口套上注射器。

(4)在静脉端注入抗凝剂(遵医嘱)。

(5)取下动脉端的注射器,连接动脉血路管,打开夹子。

(6)调整血液流量≤100 mL/min,开泵,引血。

(7)引血至静脉壶,停泵,夹闭静脉端管路,连接于静脉端(注意排出空气),打开夹子。

(8)开泵,调整治疗参数。

(9)留置导管连接处用无菌纱布或治疗巾包裹,妥善固定。

(三)下机

留置导管下机护理操作可采用一人边回血边封管的方法;也可两人协作,一人回血,一人封管。

1.物品准备

一次性无菌下机包(内含一次性换药碗、无菌棉球、无菌纱布、一次性镊子等)、无菌手套、消毒液、无菌治疗盘(含20 mL生理盐水的注射器2支、肝素封管液2支)、肝素帽2个、500 mL生理盐水。

2.工作人员准备

洗手,戴口罩、帽子。

3.下机护理操作

(1)评估患者生命体征及治疗参数是否完成。选择回血状态,血液流量≤100 mL/min,动脉端连接生理盐水,将管路内血液缓慢回输入患者体内。

(2)戴无菌手套,用消毒棉球消毒动脉端导管横截面和螺纹口,用脉冲式方法在动脉端侧注入20 mL生理盐水(注射器留于导管),夹闭动脉端夹子。

(3)回血完毕,停泵,夹闭管路静脉端与导管夹子后断离,消毒静脉端导管横截面和导管螺纹口,用脉冲式方法在静脉端侧注入20 mL生理盐水(注射器留于导管),夹闭静脉端夹子。

(4)在导管动、静脉端侧注入导管相应容量的肝素(肝素浓度视患者的凝血功能而定),夹闭夹子,连接无菌肝素帽。

(5)导管口用无菌敷料包裹妥善固定。

(四)并发症及护理

常见并发症有导管感染、血流不畅、出血。

1.导管感染

(1)常见原因:①深静脉留置导管感染分为导管出口部感染、隧道感染和血液扩散性感染或导管相关性菌血症。②感染的局部危险因素包括患者皮肤完整性受损和个人卫生习惯差、使用不透气敷料、伤口出汗、鼻腔及皮肤葡萄球菌定植等;感染的全身危险因素包括导管使用和管理不当。③感染的其他因素包括出口周围渗血、血液流量不畅或处理血液流量不畅过程中导管的反复开放及导管留置时间过长、创伤性重建手术(如取栓)等。另外,导管留置部位不同,感染发生率也不同,如股静脉置管较锁骨下静脉及颈内静脉置管感染发生率高。

(2)临床表现。①导管出口部位感染:导管出口处或周围皮肤红、肿、热,并有脓性分泌物。②隧道感染:皮下隧道肿胀,轻轻按压出口处可见脓性分泌物。③血液扩散性感染:血透开始15分钟至1小时,出现畏寒、发热。

(3)护理评估:①透析前、透析中和透析后观察患者体温变化,注意有否发冷、发热、寒战等症状。②观察穿刺伤口、隧道出口处有否红、肿或渗出物。③评估患者的自我护理及卫生习惯。

(4)干预:①常规消毒导管周围皮肤,更换无菌敷料,一般用消毒剂由内向外消毒,直径

>10 cm,并清除局部的血垢,覆盖透气性较好的伤口敷料,妥善固定。②换药过程中应观察穿刺部位有无早期感染迹象,若导管不完全滑脱或感染,应拔除而不应推入;管腔不能暴露于空气中,操作中取下肝素帽应立即接上注射器。③告知患者应养成良好的卫生习惯,注意鼻腔护理,勤换内衣,伤口敷料保持清洁干燥。建议操作时患者戴口罩或头侧向一边。④工作人员规范洗手可使感染率下降,导管护理时应遵循无菌操作原则。

（5）护理:①轻微的出口感染不合并菌血症和/或隧道感染时,局部定时消毒、更换敷料,予局部抗生素治疗或口服抗生素,一般炎症即可消退。②隧道感染时临床上必须使用有效抗生素2～3周,严重者要拔管,在其他部位重新置管或新隧道换管。③血液扩散性感染时应予以拔管,并留取外周血标本和导管血标本进行细菌培养和药物敏感试验。可先予经验性抗生素静脉治疗,血培养阳性者根据药物敏感试验结果选用抗生素,抗生素治疗至少3周。

2.导管血流不畅

（1）常见原因:留置导管使用时间过长;患者高凝状态;抗凝剂用量不足;导管扭曲、移位;导管周围纤维蛋白鞘形成;静脉狭窄;血栓形成等。

（2）临床表现:血液透析开始抽吸不畅,血液透析过程中血液流量不畅或下降。

（3）护理评估:①血液透析过程不能达到理想的血液流速。②抽吸导管过程中,导管有"吸力",出现不畅。③推注通畅,回抽有阻力。

（4）预防和护理:①每次血液透析后准确的肝素封管可以最大限度地降低血栓形成。②变换体位或变换导管位置,可改善血液流量。③抽吸过程中出现血液流量不畅,切忌强行向导管内推注液体,以免血凝块脱落而引起栓塞。④血栓形成或纤维蛋白鞘形成时可采用尿激酶溶栓法。方法:生理盐水 3～5 mL＋尿激酶(0.5～1.5)×10^5 U,利用"负压吸引方法"缓慢注入留置导管,保留 15～20 分钟,回抽出被溶解的纤维蛋白或血凝块。若一次无效,可重复进行(注意:尿激酶溶栓法应在医师指导下进行,患者无高血压、无出血倾向方可使用),如反复溶栓无效,可使用生理盐水 100 mL＋尿激酶 2.5×10^5 U,导管内维持滴注 7 天,每天 4～6 小时。如溶栓仍无效,则予拔管。⑤当出现抽吸不畅时,建议血液透析结束时应用尿激酶加肝素封管。

3.导管出血

（1）常见原因和临床表现:①穿刺经过不顺利,血管因反复穿刺导致损伤,穿刺处局部出现血肿。②尿毒症患者由于造血功能障碍,红细胞和血小板计数大多低于正常,加之血液透析过程中应用抗凝剂等,留置导管伤口处出现渗血、皮下瘀血及血肿。③留置导管时间太长,造成出血和渗血。

（2）护理评估:①上机前进行换药时,观察导管局部有无出血倾向,如瘀斑、血肿、渗血、出血。②了解患者有否贫血、凝血功能障碍。③评估患者对留置导管自我护理的认知度。④透析前后检查导管的位置、伤口,并做好宣教。

（3）预防和护理:①穿刺过程如误穿动脉或反复穿刺,应充分按压,防止穿刺点出血;沿皮肤血管穿刺点进行有效按压,再用冰袋冷敷;如需立即透析,应减少或避免使用抗凝剂。②严重贫血及红细胞和血小板较低的患者,血液透析过程中少用或慎用抗凝剂,视病情可采用小剂量或无抗凝剂透析。③妥善固定导管,告知患者注意留置导管的自我护理,减少穿刺部位的活动,减少牵拉,预防导管的滑出。④每次透析应严格检查患者的导管固定、导管位置、导管出口的皮肤等,及时发现问题并解决。⑤穿刺部位出现血肿时,先指压、冷敷,待无继续出血时,再行血液透析,并严格观察抗凝剂使用后的出血并发症。⑥对长期留置导管的患者应加强观察和护理,防止导管滑脱,引起出血。⑦局部血肿较大难以压迫或症状严重者,可平卧后拔管止血,并严密观察。

(4)自我护理及宣教:①留置导管期间养成良好的个人卫生习惯,保持局部干燥、清洁。如需淋浴,一定要将留置导管及皮肤出口处用伤口敷料密封,以免淋湿后感染,如穿刺处出现红、肿、热、痛症状,应立即就诊,以防感染扩散。②除股静脉留置导管不宜过多起床活动外,其余活动均不受限制,但也不宜剧烈活动,以防留置导管滑脱;同时还要提醒患者,尽量穿对襟上衣,以免脱衣服时将留置导管拔出。一旦滑脱,应压迫止血并立即就诊。③血液透析患者的深静脉留置导管,一般不宜做他用,如抽血、输液等。

(赵洪霞)

第三节　血液透析常见急性并发症的护理

在血液透析过程中或血液透析结束时发生的与透析相关的并发症称为急性并发症。

一、低血压

血液透析中的低血压是指平均动脉压比透析前下降 4.0 kPa(30 mmHg)以上或收缩压降至 12.0 kPa(90 mmHg)以下。它是血液透析患者常见的并发症之一,发生率为 25%～50%。

(一)护理评估

(1)评估早期低血压症状:打哈欠、腹痛、便意、腰背酸痛、出汗、心率加快等。

(2)评估透析液温度、电解质、渗透压、超滤量或超滤率、干体重等。

(3)了解透析中患者是否进食、透析前是否应用短效降压药、患者是否存在严重贫血等。

(4)加强高危患者的基础疾病和生命体征的评估和观察,如老年患者及糖尿病、心功能不全患者等。

(二)预防

(1)注意水分和钠离子的摄入,透析间期体重增加控制在 3%～5%。对体重增长过多的患者可适当延长透析时间,防止透析过程中超滤过多、过快,以减少低血压的发生。

(2)对易发生低血压的患者,建议采用调钠透析、钠曲线透析、序贯透析或血容量监测,并适当调低透析液温度,这样可有效防止低血压的发生。

(3)识别打哈欠、便意、腹痛、腰背酸痛等低血压的先兆症状,观察脉压的变化。如发现患者有低血压先兆症状,应先测血压,如血压下降可先快速补充生理盐水。

(4)对年老体弱、糖尿病、低蛋白血症、贫血、心包炎、心律失常等血液透析患者,可应用心电监护,随时观察血压变化。透析时改变常规治疗方法,应用容量监测。对血浆蛋白浓度低的患者,应鼓励患者多进食优质动物性蛋白质。透析过程应控制饮食。

(5)及时评估和调整患者的干体重。

(6)血液透析过程应加强观察和护理,防止失血、破膜、溶血和凝血等并发症的发生。

(7)经常、及时给患者进行健康教育,如饮食控制的重要性、低血压的先兆表现、低血压的自我救治以及低血压的自我护理和防范。

(8)有些患者低血压时无明显症状,直到血压降到很低水平时才出现症状,所以透析过程必须严密监测血压。监测血压的时间,应根据患者的个体情况(如老年或儿童、糖尿病患者、体重增长过多的患者、心血管功能及生命体征不稳定患者等)而定。

(三)护理措施

低血压是血液透析过程中最常见的并发症之一,应密切观察,特别是对老年、反应迟钝及病情危重的患者要加强观察,发现低血压应立即治疗和抢救。

(1)给予患者平卧位或适当抬高患者下肢,减慢血液流速,降低超滤率,严重时快速输入生理盐水,待血压恢复正常后,再继续透析。

(2)如患者出现神志不清、呕吐,应立即给予平卧位,头侧向一边,防止窒息。

(3)密切观察血压,根据血压情况增减超滤量。如输入 500 mL 或更多生理盐水仍不能缓解者,应遵医嘱终止透析,并根据病因给予处理。

(4)如低血压症状明显,患者出现意识不清、烦躁不安时,应先补充生理盐水,再测量血压。如低血压未得到控制,可继续补充生理盐水,给高流量吸氧。如未出现血压下降,仅有肌肉痉挛,可减慢血流量,提高透析液 Na^+ 浓度,减少超滤量或使用高渗药物如 50% 葡萄糖、10% 氯化钠或 20% 甘露醇。

(5)大多数低血压是由于超滤过多、过快引起的,补充水分后可很快得到纠正。如补充液体后血压仍旧不能恢复,应考虑心脏疾病或其他原因。

(6)患者血压稳定后,在密切观察血压的同时,应重新评估超滤总量。

(7)对透析中出现低血压的患者,要寻找产生低血压的原因并做好宣教。

(8)透析过程出现低血压的患者,应待病情稳定后方能离开医院。注意防止直立性低血压发生。

(9)向患者及家属做好宣教:控制水分、自我护理和安全防范。

(10)注意观察内瘘是否通畅。

二、失衡综合征

失衡综合征是指血液透析中或透析结束后数小时所发生的暂时性以中枢神经系统症状为主的全身症候群,伴有脑电图特征性的改变。它的发生率为 3.4%～20%。

(一)护理评估

(1)对刚开始接受血液透析的患者,特别是血肌酐、尿素水平比较高的患者,应严密监测患者血压变化,注意有无头疼、恶心、呕吐等症状。

(2)对出现神志改变、癫痫发作、反应迟钝者,应加强护理和监测,并及时抢救。

(3)维持性血液透析患者因故中断或减少血液透析,应警惕失衡综合征的发生。

(二)护理措施

失衡综合征是可以预防的,充分合理的诱导透析是减少失衡综合征的主要措施。

(1)建立培训制度,早期进行宣教干预,如对于氮质血症期的患者,要告知早期血液透析的重要性。

(2)首次透析时应使用低效透析器,透析器的面积不宜过大,采用低血流量、短时透析的方法,透析时间<3 小时,同时可根据患者水肿程度、血肌酐和尿素氮生化指标,于次日或隔天透析,逐步过渡到规律性透析。

(3)超滤量不超过 2.0 L。

(4)血液流量<150 mL/min,也可适当降低透析液流量。

(5)密切观察患者血压、神志等症状,防止出现失平衡。出现严重失平衡时,除了做好相应治疗外,必要时终止透析。

(6)症状严重者可提高透析液钠浓度至140～148 mmol/L。透析过程中静脉点滴高渗糖、高渗钠或20%甘露醇,是防止发生失衡综合征的有效方法。

(7)对已经发生失衡综合征患者,轻者可缩短透析时间,给予高渗性液体;重者给予吸氧;严重者终止透析治疗,根据患者情况采用必要的抢救措施。

(8)对首次透析、高血压、剧烈头痛的患者,应加强心理上的疏导,避免紧张情绪。如出现呕吐,应立即将头偏向一侧,以防呕吐物进入气管导致窒息。

(9)对于肌肉痉挛、躁动及出现精神异常者,应加强安全防护措施,使用床护栏或约束带,以防止意外。

(10)严密观察患者的生命体征、精神及意识状态。

(11)加强患者宣教和饮食营养管理,指导患者早期、规律、定期、充分血液透析是降低透析并发症的关键。

三、肌肉痉挛

血液透析过程中,大约有90%的患者出现过肌肉痉挛,大多发生于透析后期。发生肌肉痉挛是提前终止透析的一个重要原因。

(一)护理评估

(1)评估发生肌肉痉挛的诱因。

(2)评估肌肉痉挛部位及肌肉的强硬度。

(3)评估透析液浓度、透析液温度和患者体重增长情况。

(二)预防

(1)对患者进行宣教,控制透析间期的水分增长,体重增加控制在3%～5%。

(2)对反复发生肌肉痉挛的患者应考虑重新评估干体重,并可通过适当提高透析液钠浓度、改变治疗模式(如序贯透析或血液滤过)等,有效预防或降低肌肉痉挛的发生。

(三)护理措施

(1)发生肌肉痉挛时,首先降低超滤速度,减慢血液流速,必要时暂停超滤。

(2)对痉挛处进行按摩,对需要站立才能舒缓疼痛的患者,必须注意患者安全。

(3)因温度过低引起的痉挛,可适当提高透析液温度,但必须确认患者不存在肌肉低灌注。

(4)根据医嘱输入生理盐水或10%氯化钠或10%葡萄糖酸钙等。

(5)使用高钠透析或钠曲线透析可减少低血压的发生,缓解肌肉痉挛症状。

(6)根据发生肌肉痉挛的原因,对患者进行宣教。

四、空气栓塞

血液透析中,空气进入体内引起血管栓塞称为空气栓塞。在当前血液净化设备和技术比较完善的状况下,空气栓塞较少发生。一旦发生空气栓塞常可危及患者生命,应紧急抢救。

(一)护理评估

(1)体外循环血液管路气泡捕获器是否置入空气监测装置。

(2)血液透析结束时全程应用生理盐水回血。

(3)确认体外循环血液管路没有气泡时,才能连接患者。

(4)确认透析器和体外循环血液管路无破损等。

(5)血液透析中心(室)对患者出现空气栓塞的紧急处理预案和抢救物品的准备是否妥当。

(二)预防

空气栓塞是威胁患者生命的严重并发症之一,应以预防为重。护士在各项操作时都应做到仔细认真,必须按照操作规范进行严格核对和检查,以杜绝血液透析时发生空气栓塞。

(1)严禁使用空气监测故障及透析液脱气装置故障的机器。

(2)上机前严格检查透析器和体外循环血液管路有否破损;预冲过程中再次检查破损和漏气。有血路密闭自检的机器,应按流程进行血路密闭自检。

(3)连接患者时,再次检查穿刺针、透析器和体外循环血液管路之间的连接,注意端口间和连接处是否锁住;上机前必须夹闭血路管各分支。

(4)动、静脉壶液面分别调节于壶的3/4处,避免液面过低。

(5)血泵前快速补液时,护士必须守候在旁,补液完毕后及时夹闭血路管输液分支和输液器。

(6)血液透析过程中若发现体外循环血液管路内有气泡,应立即寻找原因,避免空气进入体内。空气若已进入气泡捕获器,机器将会发出警报,并终止血泵运转,同时捕获器下的静脉管路被自动夹闭,操作者切忌将静脉管路从管夹中拽出,否则空气会因压力顺管路进入体内。

(7)若空气已经通过气泡捕获器,可将动、静脉夹闭,将体外循环血液脱机循环,使管路内的气泡循环至动脉壶排气,确认整个体外循环血液管路中没有空气后,再连接患者继续血液透析。

(8)回血操作时必须思想集中,忌用空气回血,应用生理盐水回血,不可违规先打开空气监测阀。血液灌流治疗必须使用空气回血时,必须由两名护士操作,泵速不得超过100 mL/min;血液进入静脉壶后必须关泵,依靠重力将血液缓慢地回入患者体内,并及时夹闭管夹。

(9)护士在取下中心静脉留置导管的肝素帽或注射器前,确认导管管夹为夹闭状态。

(10)一旦发生空气栓塞,应立即通知医师并按照急救流程进行应急处理。

(三)护理措施

(1)发现空气栓塞后,立即停血泵,夹闭静脉穿刺针,通知医师。

(2)抬高下肢,使患者处于头低足高、左侧卧位,使空气进入右心房顶端并积存在此,而不进入肺动脉和肺。轻拍患者背部,鼓励患者咳嗽,将空气从肺动脉的入口处排出。

(3)高流量吸氧(有条件者给予纯氧)或面罩吸氧。

(4)当进入右心房空气量较多时,影响到心脏排血,应考虑行右心房穿刺抽气。

(5)必要时应用激素、呼吸兴奋剂等。

(6)发生空气栓塞时禁忌心脏按压,避免空气进入肺血管床和左心房。

(7)病情严重者送高压氧舱。

五、电解质紊乱

血液透析过程出现严重的电解质紊乱,往往会危及患者的生命。

(一)护理评估

(1)评估透析液型号、浓度、批号、标识等。

(2)评估透析机电导度的默认值和允许范围。

(3)评估水处理系统的质量。

(4)对"开始透析后不久患者即出现不良反应"应予足够重视,评估患者的主诉和不适症状,及时寻找原因,及时留取血液标本和透析液标本送检。

(二)预防

(1)不同型号的透析液必须有明确、醒目的标识;A、B液应有明确标识;透析液吸管置入 A、B 液浓缩液桶前必须核对。

(2)透析液配制必须两人核对,并记录;剩余透析液合并时必须两人核对。

(3)新的血液透析机安装和调试后,必须进行生化检测。在血液透析开始后不久(30～60 分钟)即出现不明原因的恶心、头痛、头晕、烦躁等症状时,应尽快进行透析液生化检测。

(4)定期对血液透析机进行维护保养,对监控系统进行检测、校对与定标,以保证血液透析机电导度显示值与实际值的偏差在可接受的范围内。调整浓缩液混合比例泵后,必须进行透析液生化检测后方可进行血液透析。长时间不用的备用机,使用前需消毒和重新检测透析液电解质。

(5)保证透析用水的质量,水处理装置必须按要求定人、定时进行处理和维护,按质控要求定时对水质进行余氯、水质硬度、重金属、细菌等各项指标的检测。

(6)水处理装置日常运行状况由专人负责监管和督查,记录要有监管和督查者双人签名。

(三)护理措施

(1)疑有电解质紊乱时,应立即停止该机的血液透析。寻找原因,安慰患者,降低患者恐惧心理。

(2)留取患者血液标本,立即送检电解质(血清钾、钠、氯、钙和镁),并检测血红蛋白、网织红细胞计数、乳酸脱氢酶等溶血指标。留取透析液标本并送检(血清钾、钠、钙、镁及 pH)。

(3)疑有透析机故障时,必须立即更换透析机;疑有透析液浓度错误时,必须立即更换正常透析液;如发现水处理存在质量问题时,必须停止所有血液透析,严重时应用腹膜透析或 CRRT 过渡,以纠正电解质紊乱。

(4)肉眼观察到患者血液已有溶血时,透析器内和体外循环血液管路中的血液不得回输患者体内。

(5)症状严重时给予吸氧、平卧,低钠时输入高渗盐水,输入新鲜血等。必要时应用皮质激素。

(6)严重溶血时出现高钾血症,应积极组织力量进行抢救和处理。进行有效准确的血液透析治疗,必要时行 CRRT 治疗。在恢复透析 2～3 小时后必须复查患者血液生化,直到患者电解质正常、无心力衰竭、无肺水肿,方可终止透析。

(7)评估、分析事发原因,寻找薄弱环节,完善预防制度。

六、体外循环装置渗血、漏血

体外循环装置渗血、漏血常见于:穿刺点渗血;动、静脉穿刺针脱离血管;体外循环装置连接端口出血;透析器破膜;血路管及透析器外壳破裂等。除了透析器破膜和动、静脉穿刺针脱离血管导致机器报警之外,其他状况的渗、漏血难以被透析机及时监测到,可能滞后报警或不报警,这是血液透析监护装置不尽完善之处。为了弥补这一盲点,需要护士具有高度的责任心,在护理过程中严密观察,才能有效防止体外循环渗血、漏血的发生。因此,预防渗血、漏血的发生,重要的是操作者必须严格执行操作规程和核对制度,加强巡视和病情观察。

(一)穿刺针脱离血管导致出血

1.护理评估

(1)连接患者前再次检查和确认,确保体外循环装置安全可靠。

(2)血液透析过程中加强观察和护理,及时发现和解决问题。

(3)对可能引起体外循环装置漏血的患者,如老年、意识不清、不能配合伴有烦躁者,加强巡视观察和护理,加强沟通或约束,以防穿刺针脱落导致出血等并发症。

2.预防

(1)血液透析过程中,严格巡视和观察穿刺部位是否有出血、渗血等情况。

(2)穿刺时刺入血管的穿刺针应不少于钢针的4/5。妥善固定穿刺针及血路管,加强观察和宣教,取得患者配合。

(3)告诫患者透析中内瘘穿刺侧手臂不能随意活动,变换体位时请护士协助。

(4)对于意识不清或躁动者,应用约束带将穿刺部位固定并严密观察。

(5)透析过程中穿刺部位不应被棉被包裹。

3.护理措施

(1)发现穿刺点渗血,寻找原因并即刻处理,如压迫、调整针刺位置、调整固定方法等,做好记录。

(2)穿刺针、血路管、透析器端口衔接不严密而引起漏血时,尽快将血路管、透析器端口重新连接并锁紧。各端口连接锁扣时注意不能用力过大,防止锁扣破裂出血。

(3)静脉穿刺针脱离血管会引起机器静脉低限报警,应先消音,仔细检查报警原因,排除问题后再按回车键继续透析;若不查明状况即予以消除警报,机器的静脉压监测软件将会按照静脉压力的在线信号重新设置上下限报警范围,使机器继续运转,将导致患者继续失血:①若静脉穿刺针脱离血管,患者出血量较多或已发生出血性休克,应尽快将体外循环的血液回输给患者,以补充血容量,立即通知医师。②必要时根据医嘱、患者失血情况予以输血、输液、吸氧等对症处理。③血容量补足后可继续血液透析。④做好患者安抚工作,分析原因,进一步完善预防措施。

(4)动脉穿刺针脱离血管将导致患者血液从动脉穿刺点快速渗出,同时空气会被吸入动脉管内,此时机器动、静脉压监测器亦会发出低限警报:①如动脉穿刺针脱离血管,快速压迫动脉穿刺点,消毒后重新做动脉穿刺。若空气已进入透析器,则将空气排出。若发现与处理及时,无须特殊用药处理。②根据患者血压、失血量及时予以输血、输液、吸氧等对症处理。③血容量补足后可继续血液透析。④做好患者安抚工作,分析原因,进一步完善预防措施。

(二)体外循环装置出血

1.护理评估

(1)使用的血路管、透析器应是证照齐全的合格产品。

(2)在引血前应确认装置连接准确。

(3)及时判断出血位置、出血量,评估患者病情。

(4)及时处理和汇报。

2.预防

(1)体外循环装置各端口连接严密。

(2)有血路密闭自检功能的机器,必须进行血路密闭自检。

(3)患者上机后应再次检查血路管、透析器连接端口是否严密,侧支是否夹闭。

（4）复用透析器必须进行破膜测试。

（5）危重患者做好安全防范。

3.护理措施

（1）血路管或透析器外壳破裂时,应及时更换血路管或透析器。

（2）若透析器外壳破裂,造成患者失血较多时,立即将体外循环血液全部回输患者体内或补充血容量。观察患者血压、神志,做好配血、输血、吸氧等。

（3）透析器破裂更换:①预冲新透析器。②关闭血泵,关闭透析液。将透析器破裂端向上,夹闭透析器破裂端穿刺针或导管,取下透析器破裂端连接的血路管,利用重力或压力将透析器内血液缓慢回输患者体内。严格注意无菌操作,防范空气栓塞。③取下破裂透析器,连接新透析器,打开夹子,缓慢开启血液泵和透析液,继续血液透析(注:若按常规回血或输液,血液将会从透析器破口处漏出,增加患者出血量)。

（4）穿刺针保留在原位,根据医嘱进行对症处理。分析原因,完善防范措施。

七、破膜漏血

血液透析机一般采用光电传感器或红外线测量透析液中有无血液有形成分存在。在规定的最大透析液流量下,当每分钟漏血＞0.5 mL 时,漏血报警器发出声光报警,同时自动关闭血泵,并阻止透析液进入透析器。

(一)护理评估

（1）从透析器静脉端出口监测透析液,鉴别真假漏血。

（2）寻找漏血原因,如静脉回路受阻、透析器跨膜压过高、抗凝不当等。

（3）排除假漏血。

(二)预防

（1）使用前加强检查,注意透析器的运输和储存,运输过程应表明"小心轻放",湿膜透析器储存温度不得低于 4 ℃。临床使用时,如透析器不慎跌地或撞击,应先做破膜测试后再使用。

（2）透析器复用时严格按照规定的复用程序操作;建议复用机清洗消毒;冲洗透析器时,要注意透析管路不要扭曲,接头不能堵塞,水压控制在 0.096～0.145 MPa(1.0～1.5 kg/cm²)。

（3）透析器与次氯酸钠等消毒剂在高浓度和长时间接触后对透析膜有损害,易导致破膜。因此,在消毒透析器时消毒剂浓度应按标准配制,不能随意提高浓度。

（4）在血液透析过程中或复用透析器时,避免造成血液侧或透析液侧压力过高的各种可能原因。

（5）复用透析器应做破膜测试;复用透析器储存柜温度为 4～10 ℃,不可低于 4 ℃。

（6）透析机必须定时维护,若漏血监护装置发生故障,应及时修复,排除故障后方可使用。

(三)护理措施

（1）使用前加强检查。

（2）当发生漏血时,做如下处理:①血泵停止运转,透析液呈旁路。②恢复血泵运转,将血流量减至 150 mL/min(血泵运转可保持正压)。③当确认为漏血时,将透析液接头从透析器上返回机器冲洗桥,排尽膜外透析液,防止透析液从破膜处反渗至膜内污染血液。④立即进行回血(同时进行新透析器的预冲准备),回血后更换透析器,继续透析。⑤有报道称,当透析器破膜面积较大时,应弃去透析器内血液。

(3)恢复患者原治疗参数,但中途回血所用生理盐水量应计算于超滤量内。

(4)可根据医嘱,决定是否应用抗生素。

(5)安慰患者,缓解患者紧张情绪。

(6)当机器出现假漏血报警或真漏血不报警时,请工程师检查机器状况。

八、凝血

透析器凝血后可以使透析膜的通透性下降而影响透析效果,严重时可堵塞透析管路造成无法继续透析,导致透析患者的血液大量丢失。

(一)凝血分级指标

0级:抗凝好,没有或少有几条纤维凝血。

1级:少有部分凝血或少有几条纤维凝血。

2级:透析器明显凝血或半数以上纤维凝血。

3级:严重凝血,必须及时更换透析器及管路。

(二)护理评估

(1)操作者肉眼观察或用生理盐水冲洗后观察,可见血液颜色变深、透析器发现条纹、透析器动静脉端出现血凝块、传感器被血液充满。

(2)体外循环的压力改变:透析器阻塞,引起泵前压力上升,静脉压力下降;静脉壶或静脉穿刺针阻塞,泵前压和静脉压上升;凝血广泛,所有压力均升高。

(三)预防

(1)规范预冲透析器是防止透析器凝血的关键措施之一。

(2)在患者没有出血的状态下,合理规范应用抗凝剂(除非患者病情需要应用无肝素和小剂量肝素治疗)。

(3)维持生命体征的平稳,血液流量能够维持在 200~300 mL/min;注意血管通路的准确选择,防止再循环;防止超滤过多、过快,导致血液浓缩。

(4)严密观察血流量、静脉压、跨膜压变化,观察有无血液分层;观察血液、滤器颜色,静脉壶是否变硬,及时发现凝血征兆。

(5)无抗凝、小剂量抗凝或患者有高凝史者,血液透析过程中要保证足够的血液流量;透析过程应间歇(15~30 分钟)用生理盐水冲洗透析器及血路管,注意观察血路管及透析器颜色、静脉压力变化等。

(6)建议高凝患者血液透析过程不在体外循环中输血液制品或脂肪制剂,减少促凝因素。

(7)透析器的复用应严格按照质控要求进行,充分氧化残存纤维蛋白,如果透析器残血不能完全清除干净,则应丢弃。

(四)更换透析器护理流程

(1)减慢或停止血泵,向患者做简单说明和心理安慰。

(2)预冲新的透析器。

(3)停止血泵,透析液呈旁路。卸下透析液连接端,夹闭动脉管路,利用压力将透析器内残余血回输患者体内。夹闭静脉端管路,连接循环管路和透析器,打开各端夹子,重新启动血液循环。

(4)根据医嘱确定是否加强抗凝;恢复或重新设置治疗参数。

(5)观察患者对更换透析器的反应,及时做好相应护理记录。

九、溶血

血液透析过程中发生溶血的事件比较少见,但一旦发生溶血,后果严重,危及患者生命。

(一)护理评估

(1)患者的主诉和不适症状,有相关体征和症状时立即通知医师。

(2)透析液型号、浓度;透析机电导度、温度。

(3)水处理系统的质量状况。

(4)血液透析过程有否输血等。

(5)循环血液管路的血液颜色。

(二)预防

(1)严格查对透析液型号。

(2)定期对血液透析机进行维护和检测。透析机出现浓度故障时,维修后必须检测电解质;新的透析机在使用前必须测定电解质2次以上;闲置透析机再使用前,应进行消毒后测定透析液电解质;患者在血液透析过程中出现发热等症状时应及时测试透析液温度;定期对血泵进行矫正和检测。

(3)加强对水处理系统的管理,定期对水质进行检测,定期更换活性炭。

(4)严格重复使用制度,复用透析器时上机前充分预冲并检测消毒剂残余量。

(5)严格执行查对制度,杜绝异型输血的发生。

(三)护理措施

(1)一旦发现溶血,必须立即关闭血泵、夹住体外循环血液管路,并终止透析;通知医师,寻找原因。

(2)留取患者血液标本,立即送检电解质(血清钾、钠、氯、钙和镁),并检测血红蛋白含量、网织红细胞计数、乳酸脱氢酶等溶血指标;留取透析液标本送检(钾、钠、钙、镁及 pH)。

(3)如确诊溶血,丢弃透析器及体外循环血液管路中的血液。

(4)给予患者吸氧、平卧、心理安慰,严密观察患者生命体征。

(5)当出现严重高钾血症或伴有低钠血症时,必须重新建立体外循环,进行有效血液透析,纠正电解质紊乱;当水处理系统发生故障且不能很快修复时,患者出现严重电解质紊乱,需以CRRT 过渡,及时挽救患者生命。

(6)及时处理相关并发症如低血压、脑水肿、高血钾等,及时纠正贫血,必要时输注新鲜血液。

(7)评估、分析事发原因,寻找薄弱环节,完善预防制度。

十、发热

血液透析中的发热是指在透析过程中或结束后出现发热,原因有热源反应、各种感染、输血反应、高温透析及原因不明的发热等。

(一)护理评估

(1)血液透析治疗之前应了解患者透析间期是否有发热现象,是否存在感染、感冒、咳嗽等,并测量体温。

(2)评估留置导管患者局部伤口是否清洁、干燥,导管出口处是否存在渗血、渗液、红肿等现象,透析间期和透析前后是否有发冷、寒战等。

(3)检查体外循环血液管路、透析器、采血器、生理盐水等消毒有效期,注意外包装无破损等。

(4)合理评估血液透析过程中无菌操作技术是否存在缺陷等。

(5)评估水处理系统的维护质量和检测方法。

(二)预防

(1)严格遵守无菌技术操作规程,杜绝因违反操作规程而发生的感染,并随时观察、及时处理。

(2)对疑似感染或深静脉留置导管患者上机前必须先测量体温。如发现患者已有发热,应由医师确认原因给予治疗后再行血液透析。

(3)一旦发热,应立即查找原因,如为器械污染或疑似污染,应立即更换。

(4)加强水处理系统的管理和监测。

(三)护理措施

(1)做好心理护理,缓解患者紧张焦虑情绪。

(2)密切观察患者体温、脉搏、呼吸、血压等生命体征的变化,根据医嘱采用物理或药物等降温方法。

(3)遵医嘱对体温>39 ℃者给予物理降温、降低透析液温度或药物治疗,服用退热剂后应密切注意血压变化,防止血压下降。降温后30分钟需复测体温并详细记录。

(4)对畏寒、寒战的患者应注意保暖,并注意穿刺部位的安全、固定,防止针头滑脱。

(5)患者出现恶心、呕吐时,应让其头偏向一侧,避免呕吐物进入气道引起窒息。

(6)高热患者由于发热和出汗,超滤量设定不宜过多,必要时加以调整。

(7)为了维持一定的血药浓度,发热患者的抗生素应根据药代动力学原理给予合理应用,大多数药物应在血液透析结束后使用,确保疗效。

(8)血液透析结束后再次测量体温。

(9)做好高热护理的宣教和指导,嘱患者发生特殊情况及时就医。

十一、高血压和高血压危象

血液透析过程中出现的高血压往往发生于血液透析过程中或透析结束后,表现:①平均动脉压较透析前增高≥2.0 kPa(15 mmHg)。②超滤后2~3小时,血压升高。③血液透析结束前30~60分钟,出现血压增高。

(一)护理评估

(1)监测血压,透析过程中,当患者动脉压较透析前增高≥2.0 kPa(15 mmHg)时,应加强观察和护理。

(2)再次检测和确认透析液温度、电导度、超滤量、钠曲线、干体重等。

(3)患者出现头晕、与平时不同的头痛、恶心、呕吐、活动不灵、肢体无力、肢体麻木或突然感到一侧面部或手脚麻木等时,要注意因为高血压引起的脑卒中。

(二)预防

血液透析过程中避免出现高血压,预防工作很重要。

(1)全面评估患者病情和生活环境,根据患者实际情况进行积极的宣传教育。戒烟、戒酒,控制钠盐,每天摄入4~5 g;透析间期体重增加控制在3%~5%;维持合理的运动和良好的生活习惯。

（2）嘱患者按时血液透析。

（3）按照医嘱及时合理应用药物，有条件者每天早、中、晚各测量血压1次。

（4）利用血液透析治疗的先进模式，如调钠透析、钠曲线透析、序贯透析或血容量监测等程序，防止和减少高血压的发生率。

（5）加强对高血压患者的监测和护理，防止高血压危象及脑卒中。

（三）护理措施

高血压是血液透析过程中最常见的并发症之一，应密切观察并积极处理。

（1）血液透析过程中患者血压有上升趋势时，应加强观察和护理。

（2）进行心理疏导，缓解患者紧张情绪。

（3）根据患者血压，应用透析程序如调钠、序贯、容量监测等，合理超滤和达到干体重。

（4）根据医嘱及时应用降压药物，并注意药物的应用规则，如浓度、滴速、避光等。

（5）血液透析过程中出现高血压，进行治疗后应再测血压，待患者血压平稳后才可离开。

（6）出现高血压并发脑卒中时，注意下列护理：①患者绝对卧床，保持安静，控制情绪；对神志不清的患者注意安全护理；病情严重时及时通知家属并进行沟通。②危重患者减少搬动，给予吸氧、心电监护，必要时脑部用冰帽冷敷。③根据医嘱及时给予治疗，应用降压药物时应严格注意血压变化和药物滴速，防止血压波动；注意血管通路的保护，防止通路滑脱或出血；患者出现剧烈头痛、呕吐等神经系统改变时，应立即头侧向一边，及时清除呕吐物，保持气道通畅，必要时停止血液透析；停止血液透析前根据医嘱应用肝素拮抗剂，防止抗凝剂造成出血。

据报道，加强健康教育、限制水钠、调整透析处方、控制干体重增长、合理应用降压药是减少血液透析过程中发生高血压的主要方法。

十二、心力衰竭

血液透析过程出现心力衰竭较为少见，但是不少患者因为疾病因素加上情绪激动、烦躁、紧张、高血压等，在透析过程中或尚未透析时出现心力衰竭。

（一）护理评估

（1）透析前严格查体，评估患者的体重增长、血压情况及心功能状况。

（2）评估患者的情绪和心理状况，消除其抑郁、紧张情绪。

（3）评估患者血管通路的流量，对高位或严重扩张的动静脉内瘘进行监测和护理观察。

（4）对贫血及严重营养不良者进行干预。

（二）预防及护理

（1）患者取坐位或半卧位，两腿下垂，以减少回心血量。对诱发原因进行及时了解，稳定患者情绪，防止坠床和导管脱落。

（2）高流量吸氧，必要时给予20%～30%乙醇湿化吸氧。

（3）立即给予单纯超滤，排出体内多余的水分。

（4）血流量控制在150～200 mL/min，以免增加心脏负担。

（5）根据医嘱给予强心和血管扩张药。

（6）向患者做好解释工作，减轻患者的恐惧和焦虑情绪，减轻心脏负担，降低心肌的耗氧量。

（7）充分血液透析，严格控制水分，对有营养不良和低蛋白血症的患者应鼓励其摄入高蛋白质饮食。

十三、恶心、呕吐

恶心为上腹部不适、紧迫欲吐的感觉,呕吐是胃或部分小肠内容物通过食管逆流经口腔排出体外的现象。恶心常为呕吐的前期表现,常伴有面色苍白、出汗、流涎、血压下降等,但也可只有恶心没有呕吐,或只有呕吐没有恶心。在血液透析急性并发症中,恶心、呕吐较为常见,发生率为 $10\%\sim15\%$ 。

(一)护理评估

(1)透析前严格查体,了解个体透析前已有的症状与体征,并初步评估导致此症状与体征的原因。

(2)透析前严格执行透析机的自检程序,确保各项透析安全界限在正常范围,各程序均在正常透析状态。

(3)每天检查水处理系统的总氯、余氯、水质硬度;每月检测内毒素一次;每年检测重金属一次;保持水质良好。

(4)详细了解患者的饮食与精神状态,加强沟通与宣教。

(5)加强患者透析中的监测、观察,及时发现呕吐先兆,对症处理,减轻患者痛苦。

(二)预防

恶心、呕吐不是一个独立的并发症,由很多因素所致,应密切观察。特别是刚进入透析治疗阶段的患者、老年患者、反应迟钝及病情危重的患者更应加强观察,及时干预、治疗以预防相关并发症。

(1)严格处理透析用水及透析液,严密监测,保证透析用水的纯度。水质各项指标均在正常范围,杜绝透析液连接错误。

(2)严格控制超滤量和超滤率,根据恶心、呕吐的原因,采取干预措施:控制患者透析间期的体重增长,防止因超滤过多、过快导致低血压而出现恶心、呕吐症状;透析前减少降压药、胰岛素用量,防止透析中出现低血压、低血糖;定期评估干体重。

(3)加强健康教育,特别是个体化、针对性的健康教育,帮助患者适应透析生活。

(4)严格按照操作规程进行规范化操作,可有效减少各类并发症的发生。

(三)护理措施

(1)患者出现恶心、呕吐时,立即停止超滤,减慢血液流速,头偏向一侧,及时清理呕吐物,避免呕吐物进入气管引起窒息。

(2)如果患者血压低、大汗,应监测血压、血糖等情况,根据患者的病情补充生理盐水或高渗糖、高渗钠等。

(3)按压合谷穴可缓解恶心、呕吐症状。

(4)严格观察患者,注意呕吐的量、性状、气味、呕吐方式及特征,及时报告医师,采取相应措施。注意根据呕吐量减少超滤量,必要时及时下机。

十四、心律失常

维持性血液透析(MHD)患者由于存在心脏结构和功能的改变以及内环境的异常,心律失常是常见的并发症。Rubin 等报告透析患者心律失常发生率为 50% ,是维持性血液透析患者发生猝死的重要原因之一。

(一)护理评估

(1)透析过程中定时观察患者的症状,一旦发现有心律失常,立即行心电监护和心电图检查,确定心律失常类型,并记录发生的时间。

(2)早期认识心律失常的伴随症状,如胸闷、心悸、胸痛、头昏、头痛、恶心、呕吐、出汗等。

(3)了解透析患者有无心脏疾病、有无严重贫血、是否服用洋地黄类药物等。

(4)了解患者相关检查结果,如电解质、酸碱平衡情况等。

(5)加强对高危患者的基础疾病和生命体征的密切观察,如老年患者、儿童、初次透析及心功能不全患者等。

(二)预防

(1)老年人、超滤脱水量大、严重贫血、既往有心肌缺血病史者,易在透析中发生心律失常,且多发生在透析后 2～5 小时,以室性期前收缩最多见。

(2)宣教患者控制透析间期体重增长,避免超滤脱水过多、过快,以免血管再充盈速率低于超滤率,血容量快速下降,使原有的心肌缺血进一步加重。必要时增加透析次数或采用序贯透析法。

(3)透析过程中应严密监测患者的临床表现,如出现心悸、胸闷、心前区疼痛、头晕、出汗、躁动等症状时应考虑低血压可能,及时停止超滤,减慢血流速度,迅速补充血容量,使用抗心律失常药物或回血终止透析。

(4)及时纠正患者的营养不良和贫血,提高其免疫力及生命质量,增强患者对透析的耐受性。

(5)对透析中出现心律失常的患者,透前需了解患者电解质、酸碱平衡、心电图等检查结果;应用碳酸氢盐透析液及生物相容性好的透析膜,透析开始时预防性吸氧,超滤速度适当,可减少心律失常的发生;根据患者心脏功能合理调整透析中血流量,反复发生心律失常者改用腹膜透析。

对透析中出现的心律失常要积极寻找原因,消除诱因,必要时采用药物治疗。只有这样,才能有效降低心律失常的发生,提高透析患者的生活质量。

(三)护理措施

(1)加强心理护理,缓解患者的紧张情绪。

(2)加强生命体征的观察,倾听患者的主诉,一旦发现脉律不齐、脉搏无力、脉率增快、血压下降,应减慢血流量,降低超滤率或暂停超滤,给予吸氧,通知医师及时处理。

(3)密切观察胸闷、气促等症状有无好转或恶化,观察神志、生命体征、心率和心律变化,尤其是中后期心率、心律、血压的观察尤为重要,症状加重时应终止治疗。

(4)对老年、儿童、初次透析患者及心功能不佳者、动脉硬化性冠心病患者,应注意控制血流量和超滤量,给予吸氧,减轻心脏负担。

(5)做好患者宣教,指导患者做好自我护理。

（赵洪霞）

第四节　维持性血液透析患者药物应用的指导和护理

透析疗法是慢性肾衰竭的一种替代疗法,它不能完全代替肾脏的功能。维持性血液透析患者在漫长的透析之路中,需要一个综合、全面的治疗,包括一定的药物治疗,只有这样才能提高患者的生存率,提升患者的生活质量,降低和减少透析并发症。本节介绍维持性血液透析患者药物应用的指导和护理。

一、降血压药

（一）用药指导

1.钙通道阻滞剂（CCB）

根据分子结构的不同，分为二氢吡啶类和非二氢吡啶类；根据药物作用时间，可分为长效和短效制剂。目前临床上以长效二氢吡啶类最为常用，以氨氯地平为代表。优点是降压起效快，效果强，个体差异小，除心力衰竭外较少有治疗禁忌证；缺点是可能会引起心率增快、面色潮红、头痛和下肢水肿等。

2.血管紧张素转换酶抑制药（ACEI）

短效的有卡托普利，长效的有福辛普利、贝那普利、依那普利等。起效较快，逐渐增强，3～4周达最大作用，对糖尿病患者及心血管等靶器官损害者尤为合适；不良反应是刺激性干咳和血管性水肿，用于肾衰竭患者时应注意发生高血钾的可能。

3.血管紧张素Ⅱ受体阻滞剂（ARB）

降压作用起效缓慢、持久、平稳，6～8周才达最大作用，持续时间达24小时以上，不良反应很少，常作为ACEI发生不良反应后的替换药，具有自身独特的优点。

4.β受体阻滞剂

起效较迅速，较适用于心率较快或合并心绞痛的患者，主要不良反应为心动过缓和传导阻滞，突然停药可能导致撤药综合征，还有可能掩盖糖尿病患者的低血糖症状。急性心力衰竭和支气管哮喘等禁用。

尿毒症患者90％以上均有不同程度的高血压，且绝大多数都需联合用药、长期口服药，较常用的联合方案是CCB＋ACEI/ARB＋β受体阻滞剂，并酌情增减剂量，不要随意停止治疗或改变治疗方案。控制血压对降低尿毒症患者心脑血管疾病病死率具有重要作用。常用降压药物见表14-1。

表 14-1　尿毒症患者常用降压药物

药物分类	名称	剂量	用法
CCB	硝苯地平	5～10 mg	3 次/天
	非洛地平	5～10 mg	1 次/天
	氨氯地平	5～10 mg	1 次/天
ACEI	卡托普利	12.5～50 mg	2～3 次/天
	贝那普利	10～20 mg	1 次/天
	赖诺普利	10～20 mg	1 次/天
	福辛普利	10～20 mg	1 次/天
	培哚普利	4～8 mg	1 次/天
ARB	氯沙坦	50～100 mg	1 次/天
β受体阻滞剂	美托洛尔	25～50 mg	2 次/天

（二）用药护理

（1）高血压发病率较高，是脑卒中、冠心病的主要危险因素。因此，防治高血压是预防心血管疾病的关键。常规降压药物治疗能有效降压，但如果不坚持用药或用药不规范，血压控制效果欠佳。

（2）降压治疗宜缓慢、平稳、持续，以防止诱发心绞痛、心肌梗死、脑血管意外等；根据医嘱选择和调整合适的降压药物，可先用一种药物，开始时小剂量，逐渐加大剂量；尽量选用保护靶器官的长效降压药物。

（3）用药前，讲解药物治疗的重要性以及需使用的药物名称、用法、使用时间、可能出现的不良反应，解除患者的顾虑和恐惧。

（4）用药时，老年患者因记忆力较差，应指导其按时、正规用药，及时测量血压，判断药物效果及不良反应。当患者出现头晕、头痛、面色潮红、心悸、出汗、恶心、呕吐、血压较大波动等不良反应时，应及时就医。

（5）尽量选择在血压高峰前服用降压药物，注意监测血压，掌握服药规律。

（6）向患者宣教，提醒用药后应预防直立性低血压，避免跌倒和受伤。

（7）教会患者自测血压，注意在同一时间、使用同一血压计测量血压。

（8）透析时易发生低血压的患者，透析前降压药需减量或停用一次。

（9）透析时服用降压药者，透析结束后，嘱患者缓慢起床活动，以防止发生直立性低血压。有眩晕、恶心、四肢无力感时，应立即平卧，增加脑部血供。

二、抗贫血药

（一）用药指导

1.促红细胞生成素

起始每周用量 80～100 U/kg，分 2～3 次皮下注射，不良反应是高血压。

（1）重组人红细胞生成素注射液：每支 1 万 U。皮下注射，每次 1 万 U，1 次/周。少数患者可能有血压升高。

（2）重组人红细胞生成素-β 注射液：每支 2 000 U。皮下注射，每次 4 000 U，2 次/周。

（3）重组人促生素注射液：每支 3 000 U。皮下注射，每次 3 000 U，2 次/周。

同等剂量的促红细胞生成素，静脉注射后的半衰期仅 4～5 小时，皮下注射后的半衰期长达22 小时。皮下注射后 4 天，药物浓度仍保持在高浓度，因此皮下注射效果优于静脉注射。

2.铁剂

（1）维铁缓释片：口服，饭后 30 分钟口服，1 片/次，1 次/天，整片吞服，不得咬碎。服药期间不要喝浓茶，勿食用鞣酸过多的食物；与维生素 C 同服可增加该药吸收。

（2）琥珀酸亚铁片：每片 0.1 g。口服，1～2 片/次，3 次/天，饭后立即服用，可减轻胃肠道局部刺激。

（3）右旋糖酐铁注射液（科莫非）：每支 100 mg。静脉注射或静脉点滴，每次 100 mg，2 次/周。可发生变态反应。给予首次剂量时，先缓慢静脉注射或静脉点滴 25 mg，至少 15 分钟，如无不良反应发生，可将剩余剂量在 30 分钟内注射完。

3.其他

（1）脱氧核苷酸钠片：每片 20 mg。口服，2 片/次，3 次/天。有促进细胞生长、增强细胞活力、改变机体代谢的作用。用药期间应经常检查白细胞计数。

（2）鲨肝醇片：每片 20 mg。口服，2 片/次，3 次/天。用于各种原因引起的粒细胞计数减少。

（3）利可君片（利血生）：每片 20 mg。口服，2 片/次，3 次/天。用于各种原因引起的白细胞、血小板减少症。

(4)叶酸片:每片 5 mg。口服,2 片/次,3 次/天。肾性贫血辅助用药。大量服用后,尿呈黄色。

(二)用药护理

(1)促红细胞生成素,皮下注射效果优于静脉注射。

(2)剂量分散效果更好,如"5 000 U,每周 2 次"优于"10 000 U,每周 1 次"。

(3)透析后注射促红细胞生成素,注意按压注射部位,防止出血。

(4)剂量准确,使用 1 mL 注射器抽取药液。

(5)仔细倾听患者主诉,特别是有无头痛等不适。

(6)用药期间监测血压,定期查血红蛋白和肝功能。

(7)促红细胞生成素于 2～8 ℃冰箱内冷藏、避光。

三、钙磷代谢相关药物

(一)用药指导

1.骨化三醇胶丸

每粒 0.25 μg。口服,1 粒/天。应根据患者血钙水平制定每天最佳剂量。

2.阿法骨化醇胶丸(阿法 D_3)

每粒 0.25 μg。口服,2 粒/天。长期大剂量服用可能出现恶心、头昏、皮疹、便秘等,停药后恢复正常。

3.葡萄糖酸钙片

每片 0.5 g。口服,2 片/次,3 次/天。大量饮用含乙醇和咖啡因的饮料、大量吸烟,均会抑制口服钙剂的吸收;大量进食含纤维素的食物,能抑制钙的吸收;活性维生素 D 能增加钙经肠道的吸收。

4.碳酸钙片

每片 0.5 g。口服,2 片/次,3 次/天。

(二)用药护理

(1)磷结合剂宜在吃饭时服用,与饭菜一起咬碎吞下,在肠道内充分形成磷酸盐,减少钙的吸收,降磷效果好。

(2)骨化三醇胶丸应在睡前空腹服,以减少肠道磷的吸收。

(3)补充血钙时,给药时间应在两餐之间。

(4)用药期间定期检测血磷、血钙、甲状旁腺素(PTH)。

四、维生素

(一)维生素 C

每片 0.1 g。口服,2 片/次,3 次/天。不宜长期服用。

(二)维生素 E

每片 10 mg。口服,2 片/次,3 次/天。不宜长期服用。大量维生素 E 可致血清胆固醇及血清三酰甘油浓度升高。

五、其他

(一)左卡尼汀注射液

每支 1 g。用于防治慢性肾衰竭患者因血液透析所致的左卡尼汀缺乏；改善心肌的氧化代谢和能量代谢，加强心肌收缩力，改善心脏功能，减少心律失常的发生；改善低血压；提高骨骼肌内肉碱的含量，使肌肉脂肪酸氧化得到改善，从而使透析中肌肉痉挛的发生率明显减少。

左卡尼汀 1 g+20 mL 生理盐水，缓慢静脉注射 2～3 分钟。不良反应主要为一过性的恶心和呕吐，停药可缓解。

(二)鲑鱼降钙素注射液

每支 50 U。每天或隔天 1 次，皮下、肌内或静脉注射。用于治疗老年骨质疏松症、绝经后骨质疏松症、骨转移癌致高钙血症。用药期间监测血钙，观察有无食欲缺乏、恶心、双手与颜面潮红等不良反应。

（赵洪霞）

第五节　血液透析患者的健康教育

一、健康教育的目的

透析患者和其他慢性疾病患者一样需要在日常生活中进行自我管理，改变以往的生活方式以适应透析治疗。血液透析需要每周 2～3 次，9～15 小时的治疗时间。不仅是患者自身，也需要其家人的配合，共同改变以往的生活方式。因此，作为护理人员，对患者及其家属进行宣教，使他们获得透析治疗所需的知识及技术，是十分必要的。

二、健康教育前的评价

(一)对患者的评价

进行健康教育前应首先对患者的个人情况进行评价。通过把握患者目前的情况，以提供适用于不同患者进行自我管理所需要的知识。一般应评估患者的身体状况、情绪状况、心理社会状况以及目前为止已掌握的知识，进而选择适合的宣教方法，具体见表 14-2。

(二)影响患者自我管理能力的因素

患者需要在透析治疗的同时不断调整自身状况以适应新的生活。有些因素影响着患者自我管理能否顺利进行，这些因素包括环境因素和个体因素，如患者的身体状况、对透析治疗的接受程度、包括家人在内的社会支持系统等。具体因素见表 14-3。

三、健康教育指导

血透患者只有具备良好的身心状态，进行有效的自我管理，才能保证良好的生活质量，护理人员对此担负着重要的责任。

表 14-2　透析患者健康教育前的评价项目

评价项目	评价内容	收集信息
身体状况	发病以来疾病的控制情况	现病史、既往史
	目前疾病的状况	症状、体征
	有无并发症及其程度	由并发症引发的身体障碍(如糖尿病、脑血管疾病等)
	机体功能障碍的程度	实验室检查结果
		视力、听力、语言、知觉、行动等
		治疗方法及内容
		透析条件,透析中的状况(血压、症状、体重增加等)
		活动度,透析疗法,饮食,药物,内瘘,并发症(心血管疾病、糖尿病等)等处置
情绪状况	接受治疗及学习的意愿	是否不安、抑郁,是否拒绝透析
	疾病的接受过程,目前所处阶段	对身体和疾病关心的内容
	健康观、自我观、疾病观	社会责任的变化
	人际关系	经济状况
心理社会状况	患者的目标	年龄、性别
	理解力(阅读、书写、计算)	家庭构成、职业、地位、生活计划
		每天的行动计划
		阅读能力
已掌握的知识	以往学习的知识、技能	目前为止对有关肾功能不全、透析治疗所了解的知识、技术
	正在实施的康复计划	患者陈述的康复经验
	新学习的知识、技术等	与专家的交流
	医学专业术语的理解程度	
	患者希望的宣教方法,视觉(电视、图片、阅读)、听觉(交流、听录音等)	

表 14-3　影响患者自我管理能力的因素及原因

评价项目	原因	内容
充分透析	身体状况	
	肾功能	尿毒症引发的症状、并发症
	心功能	血红蛋白、尿素氮、血肌酐及血钾
	贫血	血压是否稳定
	骨、关节疾病	内瘘的状况
	内瘘	血液透析次数、透析时间、透析器
	末梢血管障碍	体力
	透析中的状态	
	有无并发症	

评价项目	原因	内容
自我管理行为	透析接受情况	
	对疾病(透析疗法)的接受程度	接受程度,适应阶段(不安、抑郁、是否接受透析)
	饮食管理	有无活动的限制(听力、视力、知觉、步行)
	用药管理	透析过程是否顺利
	内瘘管理	饮食方式,血钙、血磷、血钾值
		水、盐的摄取方式,体重增加率
		服药状况
		内瘘有无闭塞、出血、感染,内瘘的观察
环境因素	家庭构成	家庭、高龄患者、独居
	居住环境	有无来自家庭的援助
	家庭以及社会支持	经济保障(经济状况、保险的种类)
	信息源	住院方式(住院时间、有无陪护)
	社会资源	人际关系
个人原因	宗教	年龄
	兴趣	职业、职位、对职业的责任及兴趣
	社会责任	对自身的接受
	自我管理知识	社会生活
		自我照顾能力
		宗派
		原有的知识、技能
		患者的康复经验
		宣教内容
		宣教后的生活规划

(一)诱导期的自我管理指导

患者从保守治疗进入到透析治疗,护理人员首先应全面评价患者的身心状况,从而制定出具体的宣教计划。对于诱导期的患者,宣教的目标是让患者了解自我管理的重要性,改善患者的身体状况,通过心理护理使患者尽早接受透析治疗,改变原有的生活方式,适应透析生活。

1.健康教育指导的内容

(1)持续透析:为使透析治疗顺利进行,在诱导期需要让患者了解肾功能不全的相关知识、血液透析原理及其必要性。为更好地提高透析治疗的效果,需要患者进行自我管理(充分透析、合理饮食、适当运动、预防感染、排便)等。同时应指导患者学会读取实验室检查结果、预防并发症(贫血、血钙的代谢异常、感染、糖尿病)的发生,一旦发现异常与医院进行联系,并指导患者日常生活中的注意事项。

(2)水分和饮食管理。

1)透析饮食的制定方法:透析饮食的制定原则是维持和促进健康、保证摄入平衡。具体要点如下:①营养平衡、优质的食物。②适当的热量。③必要的蛋白质(不要摄入过量)。④控制水分。⑤禁食含钾食物。⑥禁食含磷食物。

2)告知患者如水、盐摄入过量易导致心功能不全、脑出血;热量摄入过多易出现高脂血症、动脉硬化;血钙、血磷摄入不平衡易引发甲状旁腺功能亢进症。①水盐的摄入方法:每次血液透析过程中,脱水量最好控制在体重的 5%以内。告知患者如果透析期间体重增加过多,易增加心脏、血管的负担,体液过多导致高血压、心功能不全等并发症。此外,体重增加过多时,透析中可出现脱水困难、体力下降等问题。②钾的摄入方法:由于肾功能不全使钾不能在尿中排泄,因此如果钾摄取过量,易引发猝死等危险。指导患者每天钾的摄取量最好是 1 500~2 000 mg。③磷的摄入方法:蛋白质含量多的食物,磷的含量也比较高(1 g 蛋白质,含磷 12~14 mg)。指导患者不要过量摄取蛋白质含量多的食物,最好应用食品成分表选择食物。

(3)药物管理。

1)慢性肾衰竭患者因肾功能减退,药物排泄受阻,药物血浓度增高,半衰期延长,需调整用药剂量及用药间隔时间,尽量避免使用对肾脏有毒性作用的药物,如庆大霉素等。

2)透析可丢失水溶性维生素,故需补充叶酸、B 族维生素、维生素 C,但不能过量。补钙药应含服或嚼服,同时适当补充维生素 D,并监测血钙浓度。

3)大多数血液透析的患者常伴有高血压。高血压主要是由水、钠潴留引起的。通过透析清除多余的水分,纠正高钠后,血压会得到控制。但也会有部分患者尽管通过充分透析和超滤,血压仍持续升高,透析期间需服用降压药来控制血压。指导患者正确有规律地服用降压药,不得随意增减、不可自行停药;教会患者及家属自己测量血压,同时测量卧位、坐位和立位血压,防止直立性低血压;体位改变时动作尽量缓慢,防止直立性低血压的发生;透析前和透析中减少或停用降压药,以避免透析中低血压和透析后的直立性低血压;每天监测血压至少 2 次,做好记录;在服药过程中如出现不良反应,及时通知医师进行处理。

4)有贫血者定期注射促红细胞生成素,并注意药物不良反应的观察,每月复查血常规,口服铁剂如硫酸亚铁等,宜饭后 30 分钟口服,以减少胃肠道反应。同时忌饮浓茶,以免影响药物吸收。服药过程中如出现不良反应,及时通知医师进行处理,避免不良反应发生。

5)从肾脏排泄的药物(如 H_2 受体阻滞剂等抗溃疡药物等),因在体内停留时间较长,为防止药效过量,应减少药量。

6)易被透析清除的药物(如头孢类药物),原则上应该在透析后服用或注射。

7)患者应了解目前口服或注射药物的用途、作用、服用方法、不良反应以及注意事项等。

(4)内瘘管理:内瘘是维持性血液透析患者的生命线,为了保持内瘘能长久的应用,应防止发生闭塞、狭窄、感染以及出血。一旦出现问题,透析治疗就不能顺畅进行,进而导致透析不充分。因此,应指导患者了解内瘘对于患者的意义及其重要性,学习自我观察要点以及透析后的止血方法等。

2.健康教育方法

(1)持续透析:①相对于说明书这类的文字说明,图片或照片、录像带、模型、实物等能更加贴近现实。为让患者更好地理解血液透析疗法,可以让其观看透析管路、透析器以及透析膜断面的实物,以减少恐惧感,增进理解。②让患者熟悉各项实验室检查的正常值,便于自我管理。③为预防和早期发现并发症,可以应用各种宣传手册加深患者的认识,同时也可让一些自我管理较好的患者介绍经验。④对于刚刚开始透析治疗,身体状态调整不佳或对疾病尚未完全接受的患者,此时可能并不能马上进行自我管理。护理人员切忌向患者介绍过多的知识,以免增加负担,仅提供 1~2 个重要的信息即可。可以告诉患者所谓的自我管理是指患者能够对自身情况进行观察和判断。此外介绍一些患者感兴趣、关心的事情,注意在宣教的时候应注意与患者的个人情况相结合。

(2)水分和饮食管理:①对患者进行饮食指导,最好能连同营养师一起进行。②平衡的饮食应该是有效控制水和盐,不过量摄入钾和磷。③可以通过宣传手册、录像带等形式让患者了解食品种类及成分。④告知患者每摄入 1 g 盐能使 100 mL 的水贮存在体内。为加深印象,可以让患者观看血管内充满水时的照片,并比较正常时和心功能不全时胸部 X 线片,以增加患者的感官认识。

(3)药物管理:①应该让患者记住正在服用的口服药和透析中应用的注射药物的药品名、作用以及不良反应,还应告诉患者为达到最佳药效必须按照规定的方法服药。②提醒患者把正在服用的其他科室的处方药和保健食品等告诉护理人员。③有些患者会根据以往的习惯进行服药,所掌握的知识可能是不完全正确的,因此护理人员应对患者了解的知识进行评估,对缺乏的部分进行补充说明,对错误的部分给予修正。

(4)内瘘管理:①可以让患者看内瘘的图片或照片,举例说明内瘘管理的重要性。②指导患者了解内瘘的部位、走行,用手触摸内瘘搏动,用耳倾听内瘘的范围和强度。③指导患者每天观察内瘘血管的紧张度、弹性等,防止发生闭塞、感染、出血等异常情况,一旦发现异常,应马上和医院取得联系。④宣教时应注意根据患者的实际情况来进行,避免使用专业术语,多用一些患者能理解的语言。

3.健康教育技术

(1)测量体重:向患者说明为达到水、盐管理的意义,做到每天测量体重,告知透析前后测量体重的意义,并强调如果测量错误可能出现透析不充分、脱水过量进而导致心功能不全和低血压。

(2)测量血压:测量血压是自我管理的项目之一。护理人员应向患者说明通过血压测量可以及时观察到水盐管理的效果、降压药或升压药的药效。患者应该掌握血压的正常值和测量方法,护理人员在指导患者进行血压测量时,可让其反复练习,并提醒患者血压出现异常时一定和医院取得联系。

(3)观察内瘘:为预防内瘘出现闭塞等情况,应每天进行观察。教会患者沿着血管的走行进行触摸、利用听诊器听取血流声音。了解正常的声音以及血管搏动的范围。

(4)做观察笔记:指导患者每天做观察笔记,记录的内容包括血压值、身体状态、自我感觉、身体调整状况、与医务人员交流后获得的信息、日常情况等。

(5)健康教育要点:①掌握正确的方法,护理人员进行指导的时候,先演示正确的方法,让患者进行观看,然后让患者来做,进行观察,对错误的地方进行纠正。通过反复的练习逐渐掌握正确的操作方法。②模仿正确的行为,模仿是提高学习效果的重要方法。为了使患者掌握正确的行为,指导者应注意每次进行演示时都应一致,不应有不同,这样才便于患者进行模仿。③减少操作错误,告知患者在测量血压和体重时,如操作不规范,可能出现错误的结果,应尽量减少操作失误。

4.心理、社会指导

(1)慢性肾衰竭患者因病难愈,需长期透析治疗并负有沉重的经济负担。患者易产生悲观、失望、焦虑、抑郁的情绪和逆反行为,对治疗信心不足。作为护理人员,首先对患者深表同情,充分认识了解患者的心理要求,态度和蔼、热情、认真,操作熟练准确,获得患者与家属的信赖。重视与患者家属沟通,取得家属的支持。根据患者不同的实际给予鼓励、帮助、提供相关忠告、咨询与支持,适当解释情绪对病情的影响,做好疏导工作,有计划地使患者了解透析的原理、疗效、血管通路的保护、控制导致疾病加重的危险因素及合适的生活方式和稳定的情绪对恢复健康的重要性等。鼓励患者树立乐观向上的思想,保持精神愉快,以最佳的身心状态接受治疗。

(2)当患者出现愤怒、悲伤的感情时,护理人员应鼓励患者记录下自己的心理反应,或者与医护人员进行交流。护理人员应多创造与患者交流的机会,帮助患者度过心理危机。如果出现了不能解决的心理问题,应适当请教心理专家进行援助。

(3)如果是社会因素,如原有的社会义务无法履行,或由于住院给家人带来了麻烦,或者是由于住院环境、经济状况、医保手续等方面的问题而造成的困难,都可能给患者带来影响。针对具体原因提供相关的信息给患者,并注意为患者争取来自社会支持系统的援助。

(4)护理人员应特别关注高龄患者和由于并发症而影响日常生活的患者。

(5)有些患者因担心治疗无法继续履行自己的社会责任(工作、家庭和学业),体力无法从事重体力劳动而产生忧虑,这时可以适当向患者提供腹膜透析或肾移植等方面的信息,便于患者结合自身情况进行选择。

5.对患者家属的健康教育

作为透析患者的家属,应做好与患者的治疗和疾病长期相处的精神准备。护理人员应指导家属正确的理解疾病和透析治疗,指导其作为协助者,多给予患者必要的、长期的援助。

(1)宣教内容和方法:在对家属进行宣教时,一般应和患者共同进行,护理人员应制定包括宣教次数、时间、内容和方法等内容的具体计划,便于操作。

(2)慢性肾功能不全和透析疗法:向患者的家属及周围人说明患者一旦出现慢性肾功能不全就应做好终身依靠血液透析维持生命的准备,家人应给予长期的援助。

(3)协助饮食管理:患者家属应该和患者共同学习透析饮食的原则。在饮食制作上多下功夫,因为只有家人的参与与支持才能保证饮食疗法的正确实施。

(4)协助用药管理:告知家属患者目前正在应用的药物的品名、作用、服用方法,当药物变化、停药以及出现不良反应等情况时,能及时发现。如患者不能与医师进行有效沟通时,家人应积极与医院取得联系,进行详细说明。对于个别不能有效进行体重管理、血压管理和用药管理的患者,护理人员应向家属进行详细的介绍,提醒家人做好监督。

(5)协助内瘘管理:护理人员应指导家属了解内瘘的意义、重要性,出现异常时学会如何应对,必要时应与医院进行联系。

(6)观察日常生活行动:家属在日常生活中应注意观察患者的身体变化、体重、血压、实验室检查结果,并协助记录观察笔记,便于为医务人员提供相关信息。

(7)社会资源的利用:由于患者长期进行透析治疗,给家庭带来了一定的经济负担。护理人员应该向家属介绍医疗保险、商业保险等信息。长期透析治疗也会给家属带来影响,出现心理、社会等方面的问题,护理人员应给予关注,并给予必要的援助。

(二)维持期患者的健康教育

维持期是指患者在诱导期之后病情趋于稳定,能正确对待疾病和治疗、能进行自我管理的阶段。

1.健康教育内容和方法

(1)持续透析:①为使透析治疗顺利进行,指导患者了解充分透析的意义、体重和血压管理的重要性、如何根据实验室检查结果判断健康状态以及如何预防并发症等。②有效利用透析记录、实验室检查结果、观察笔记的内容,制定出保证患者充分透析的计划。③医院方面,可以成立患者联谊会促进患者之间的经验交流,通过印制透析手册宣传相关知识。④提醒患者学会判断异常情况,以及出现时应尽早和医院取得联系。

(2)水分和饮食管理:饮食管理中,要特别留意患者的自我管理记录、实验室检查结果、透析中的状态。对于自我管理较为困难的患者,不能单纯地进行鼓励,应注意与患者多沟通,以了解具体的原因,给予有针对性的指导。

(3)药物管理:了解患者目前正在使用的药物并观察其服药的方法是否正确等。

(4)内瘘管理:指导患者了解有关内瘘的种类、血管的走行、长期使用者的观察要点等知识,并了解患者是否进行正确的自我观察。

(5)适当的体育锻炼:大多数维持性血透患者对运动知识缺乏了解,害怕运动会加重病情。为提高患者的日常生活活动能力(ADL),要注意调整适合自身的活动量。医护人员在为患者做透析治疗时,应向其宣传正确的体育运动方法及适当运动的益处。对于长期透析患者来说,除了规律透析、合理膳食外,加强运动锻炼,不但可以增强肌力、改善心功能、改善全身机体状态,使透析更加充分,还可以转移患者的注意力,缓解抑郁、焦虑等不良情绪。患者由于贫血、营养不良、血管疾病等限制了疾病的耐受力,运动应在控制血压、纠正贫血及心力衰竭的情况下进行。锻炼的原则:早期、渐进、维持、综合,以有氧运动为主,每次运动30分钟左右,不可过长,4～6次/周。锻炼项目:如散步、跳绳、骑自行车、练气功、打太极拳等,以出现轻度气喘、疲乏及出汗为运动充分的标准,禁止剧烈运动。

2.心理-社会等因素的指导

透析治疗过程中,患者常由于透析并发症伴有的躯体不适、对预后的担心、对家庭关系的担忧、对经济的忧虑、需要不断往返于医院而带来的困难而出现各种心理、社会等方面的问题。为此,护理人员在不断改善患者躯体症状的同时,应留心观察患者日常生活中的烦恼,建立良好的护患关系,与患者进行有效的交流。

有关心理、社会方面的指导目标是使患者在接受透析治疗的同时还能担负工作和家庭的责任。

有些患者,由于运动功能、心功能以及视力等方面的障碍而导致日常生活活动能力(ADL)下降;有些患者由于容貌的变化、依赖家人以及原有社会责任的丧失等原因出现自卑等情绪。对于这些患者,作为护理人员,应对其经济能力、社会支持、患者心理等进行深入研究,充分了解患者目前所面临的困难,给予有效地援助,扩大患者的活动范围。

四、健康教育评价

对健康教育效果进行评价时,护理人员可以通过观察法、问卷调查法、陈述法、模拟练习等形式来了解患者对相关知识的掌握情况。此外,还可以通过患者的体重增加率、血压是否平稳、血钾和血磷是否正常等来了解其水分和饮食管理的情况。此外还应评价患者的用药管理、内瘘管理等方面的能力。

对血液透析患者的健康教育,是提高患者自我管理能力的途径,而建立一个以患者为主体的学习环境是十分重要的。它需要护理人员对患者已有知识、经验以及实际生活等方面进行正确、全面的评价,在此基础上结合患者的具体情况,制定出合理的宣教计划,有步骤地进行。

(赵洪霞)

第十五章

介入室护理

第一节　食管支架植入术的护理

一、护理

（一）术前护理

1.护理评估

用钡餐检查观察病变部位、长度、狭窄程度，与周围脏器的关系、影像特征、并发症发生的相关性等。评估患者的心理、营养、疾病进展等状况。

2.心理护理

护理人员多关心、安慰、体贴、鼓励患者，耐心做好患者的沟通工作，向患者讲清手术的目的、意义、疗效及如何配合，可能发生的不良反应及相应的处理方法，消除恐惧心理取得信任，使患者在术前处于最佳心理状态，并积极配合治疗。

3.术前指导

（1）术前进食4小时。

（2）对高度梗阻，进食困难者，应静脉补充高营养，并纠正脱水和电解质紊乱。

（3）对有食管炎症及水肿的患者，按医嘱使用抗生素治疗，避免发生意外。

（4）术前用镇静剂与迷走神经抑制剂。

（5）指导患者术前更换手术衣裤。

4.其他准备

（1）创造一个安全、舒适、整洁、设备齐全、适合医师操作的环境，并根据患者情况选择合适型号的支架。

（2）术前行相关化验检查（血、尿、便三大常规，出凝血时间，肝功能、彩超等检查），并了解患者有无麻醉药物过敏史。

(二)术后护理

1.术后一般护理常规

(1)支架植入时有可能引起误吸,注意保持患者头部位置不动,牙垫不可脱出,嘱患者不能吞咽唾液以免呛咳,观察呼吸、脉搏、面色变化,如有异常及时给予处理。术后2小时协助患者坐起拍背,深呼吸及有效咳痰,同时遵医嘱给予抗生素及营养支持治疗。

(2)密切观察生命体征的变化;主要观察有无恶心、呕吐情况;重点观察患者呕吐物的性状、颜色、数量、气味、与进食的关系,做到防止并及时发现消化道大出血。

(3)术后做到每天观察患者的口腔并认真做好患者口腔护理,防止术后霉菌感染。

(4)手术后1周,尤其第1~3天应严密观察病情变化,如出现胸骨后剧烈疼痛、气胸、皮下血肿、呕血、黑便或吞咽困难未能缓解等情况时,应考虑可能发生上述并发症,要及时与医师取得联系,必要时需手术治疗。

(5)为了预防胃酸反流及出血,术后即给制酸剂,同时服用胃黏膜保护剂。

2.疼痛护理

患者均出现不同程度的胸骨后疼痛,常为持续性胀痛,伴有烧灼感,由于扩张后压力增高而引起。若疼痛明显,按医嘱使用镇痛药物,密切观察药物的作用和不良反应。

3.卧位护理

(1)术后给患者取头高脚低半斜坡位,避免大幅度转身、弯腰动作。

(2)由于目前支架无"活瓣"作用,放置后很容易造成胃内容物的反流,引起严重的反流性食管炎,继之发生食管溃疡并发出血及吸入性肺炎,因此,嘱患者在进食前要保持相当时间的直立体位(30分钟左右),睡眠时床头抬高15°~30°,以防反流。

4.饮食护理

(1)植入支架半小时后指导患者饮温开水100 mL,如感觉吞咽通畅,2小时后可指导患者进流质饮食,如豆浆、牛奶、米汤等易于消化的食物。

(2)术后鼓励患者多饮水,使支架扩张到最佳状态。

(3)术后一周内进流质,逐渐改为半流质、软食。

(4)少食多餐,细嚼慢咽,严禁硬、粗、粗纤维及刺激性食物,防止食物卡在支架上。如韭菜、芹菜、鸡、猪等骨头、辣椒、烟、酒、碳酸饮料等。

(5)食物温度在40~50 ℃,严禁冷饮、冷水,禁服片剂及胶囊药物,可将药片研成粉末状再服,以免支架发生移位。

(6)每次进食前后均服温开水约100 mL,以便冲洗支架上的食物残渣和碎屑,养成经常饮水的习惯。

(7)避免剧烈活动及呕吐,注意饮食卫生。

5.预防压疮

保持床单清洁、干燥、平整,用软枕衬垫改变体位,骨隆突部位敷贴皮肤保护膜,防止局部长期受压,翻身时避免拖拽、推拉,必要时使用防压疮气垫。

(三)术后并发症护理

1.疼痛、不适和异物感

由于病灶的生长,使管腔变得狭窄,支架植入后因强行撑开管腔而引起胸骨后痛、不适和异物感,可适当给予止疼药物,一般5~7天可缓解。出现恶心、呕吐者给予甲氧氯普胺等对症治疗,同时补充水、电解质治疗,7 天内症状缓解。

2.胃食管反流

食管下段病变放置支架后影响贲门收缩功能,患者自觉恶心、呕吐、反酸、胃灼热和胸痛,可给予多潘立酮餐前 30 分钟口服,进食尽量取坐位或抬高床头,进食 1～2 小时后再取卧位,以缓解反流症状。

3.出血

植入支架后,给予 8％去甲肾上腺素生理盐水局部喷洒,密切观察生命体征以及大便的情况。必要时给予抑酸和止血药。

4.穿孔

植入支架时用力过大或导引钢丝插入受阻时还盲目插入所致。穿孔时患者有剧烈疼痛或喝水呛咳,一般穿孔可用覆膜食管支架,严重穿孔则应选择手术治疗。

二、康复指导

(1)定期复查,如有不适及时就诊。

(2)向患者及家属说明其手术虽能缓解患者吞咽困难,但晚期易发生支架阻塞、移位、狭窄及反流性食管炎等情况。告知其避免进食粗糙、粗纤维、硬质及刺激性食物。

(3)支架植入只是姑息治疗,仍需定期进行食管恶性肿瘤的放、化治疗。

(4)保证充足的营养和休息,促进疾病早日康复。

三、健康指导

(一)远期效应观察

(1)定期复查胸部 X 线片,了解支架位置是否正确,有无移位、脱落等情况。

(2)告诫患者出院后可能出现的并发症如支架阻塞、脱落、移位产生的餐后呕吐、进食困难、反流性食管炎产生的反酸、嗳气、胃灼热感等症状,消化道出血产生的呕血、黑便等,建议患者及时就诊。

(3)术后一般每 3 个月随诊 1 次,其中重点复查胸部 X 线片借此了解支架放置的位置,一旦发现支架移位、脱落或再次梗阻等异常情况,应再次就诊行支架重新植入或支架再通。

(二)功能锻炼

在院外按照出院前医师指导的方法、时间进行功能锻炼,使其受损部位或肢体逐渐恢复功能,从而提高生活质量。

(三)活动、休息与饮食

要做好患者的健康教育,指导患者出院后生活要有规律,正确进食,对疾病有正确的认识,树立战胜疾病的信念。

(四)服药指导

根据医嘱服药,不能擅自减药或者停药,有情况及时与医师取得联系。

(李玉涵)

第二节　胃及十二指肠支架植入术的护理

一、护理

(一)术前护理

1.护理评估

评估病变发生的部位、与周围脏器的关系、影像特征、并发症发生的相关性等。评估患者的心理、营养、疾病进展等状况。

2.心理护理

针对性地做好心理疏导工作,应向患者及家属讲解手术的原因、解剖结构和支架植入术的路径,可能出现的并发症及应对方法,并交代注意事项,使患者情绪放松,取得患者及家属的理解及合作,积极主动地配合手术。

3.术前指导

(1)术前必须禁食、禁水6小时以上,必要时应予胃肠减压或用异物钳取出残留的食物,保证胃内清洁。

(2)患者如装有活动的义齿嘱其取出,以免检查中误吸或误咽,并取下患者上身金属的纽扣、腰带及其他金属饰物。

(3)指导患者术前更换手术衣裤。

4.其他准备

(1)术前查心电图、出凝血时间、凝血酶原时间、血常规,谨慎排除手术禁忌证。

(2)做好抗生素皮试和碘过敏试验。

(3)静脉补液补充营养,维持水电解质平衡,改善全身状况,提高患者的手术耐受性。

(二)术后护理

1.术后一般护理常规

(1)密切监测生命体征(特别是血压、心率)和可能出现的症状,如有无发热、腹痛、腹胀、恶心、呕吐、呕血、便血、黄疸等情况,出现异常立即通知医师。

(2)观察恶心呕吐情况,支架植入以后,部分患者进食后仍会出现呕吐现象,在排除梗阻及支架不张堵塞情况,不需特殊处理,2~3天后即可缓解。

2.疼痛护理

(1)腹痛是金属支架植入后较常见的并发症,程度不一,可能是植入支架后因支架内径过大或病变本身的原因导致狭窄处承受过大的张力,横向压迫正常组织造成的。必要时可给予口服镇痛药物或肌注止痛针。

(2)对支架植入当日有剧烈疼痛的患者,需要排除穿孔可能期间护士耐心向患者解释疼痛的原因,以消除其紧张心理。

(三)卧位护理

术后卧床休息1~3天,避免剧烈活动引起支架移位。

（四）饮食护理

（1）术后2小时可进温凉的流质食物，如米汤、脱脂牛奶等，逐渐过渡到半流质食物，如粥、烂面条、蒸蛋等，注意补充足够的营养。

（2）食物温度应适中，不宜太烫太冷，防止支架移位。

（3）禁食坚硬等食物，给予短纤维细碎的食物，禁食长纤维大团块的食物，防止支架堵塞。

（五）预防压疮

保持床单清洁、干燥、平整，用软枕衬垫改变体位，骨隆突部位敷贴皮肤保护膜，防止局部长期受压，翻身时避免拖拽、推拉，必要时使用防压疮气垫。

（六）并发症预防的护理

1.腹痛、腹胀

患者术后1～3天多有腹痛、腹胀，准确评估腹痛的性质、程度，给患者及家属解释腹痛的原因及过程，一般能忍受无须特殊处理，1～2周腹痛减轻或消失，严重者使用镇痛药。

2.出血、穿孔

术后可能出现出血、穿孔，密切观察患者的面色，监测生命体征的变化，注意有无呕血、黑便情况，认真辨别腹痛的性质，早发现早干预。

3.支架移位或脱落

金属支架的持续膨胀状态及两端膨大的喇叭口设计可有效预防移位。进食过冷过热的食物或暴饮暴食或肿瘤生长均可使支架移位，临床表现为再次的恶心、呕吐，所以对患者及家属严格的饮食指导及健康教育极其重要。必要时术后行X线摄片，观察支架的位置及展开情况。

二、康复指导

（1）给予心理疏导，协助生活护理，加强功能锻炼，提高患者的生活自理能力。定期复查，如有不适及时就诊。

（2）向患者及家属讲解避免进食粗糙、粗纤维、硬质及刺激性食物。

（3）保证充足的营养和休息，促进疾病早日康复。

三、健康指导

（一）远期效应观察

定期复查胃镜，了解支架位置是否正确，有无移位、脱落等情况。

（二）功能锻炼

在院外按照出院前医师指导的方法、时间进行功能锻炼，使其受损部位或肢体逐渐恢复功能，从而提高生活质量。

（三）活动、休息与饮食

养成良好的生活习惯，保持心情舒畅，注意劳逸结合；进食少渣、粗纤维素含量少的饮食，避免进食粘糯及刺激性食物，以免食物堵塞支架。

（四）服药指导

遵医嘱按时服药，定期到医院复查，及时了解病情及支架通畅情况。

（李玉涵）

第三节 下肢静脉血栓形成的介入护理

一、概述

下肢静脉血栓形成是指血液在下肢深静脉腔内不正常凝结引起的疾病,血栓脱落可引起肺栓塞(PE)。

如早期未得到及时有效的治疗,血栓可机化,常遗留静脉功能不全,称为 DVT 后综合征(PTS)。下肢深静脉血栓形成在临床上是一种常见病、多发病。

二、病理解剖

静脉血栓可分为:①红血栓或凝固血栓,组成比较均匀,血小板和白细胞散在分布在红细胞及纤维素的胶状块内。②白血栓,包括纤维素、成层的血小板和白细胞,只有极少的红细胞。③混合血栓,最常见,包含白血栓组成头部,板层状的红血栓和白血栓构成体部,红血栓或板层状的血栓构成尾部。

下肢静脉血栓形成有些病例起源于小腿静脉,也有些病例起源于股静脉、髂静脉。静脉血栓形成后,在血栓远侧静脉压力升高所引起的一系列病理生理变化,如小静脉甚至毛细静脉处于明显的淤血状态,毛细血管的渗透压因静脉压力改变而升高,血管内皮细胞内缺氧而渗透性增加,以致血管内液体成分向外渗出,移向组织间隙,往往造成肢体肿胀。如有红细胞渗出于血管外,其代谢产物含铁血黄素,形成皮肤色素沉着。在静脉血栓形成时,可伴有不同程度的动脉痉挛,在动脉搏动减弱的情况下,会引起淋巴淤滞,淋巴回流障碍,加重肢体的肿胀。静脉系统存在着深浅 2 组,深浅静脉之间又存在着广泛的交通支,在深部,吻合支可通过骨盆静脉丛抵达对侧的髂内静脉,这些静脉的适应性扩张,促使血栓远侧静脉血向心回流。血栓的蔓延可沿静脉血流方向。向近心端延伸,如小腿的血栓可以继续延伸至下腔静脉。当血栓完全阻塞静脉主干后,就可以逆行延伸。血栓的碎块还可以脱落,随血流经右心,继之栓塞于肺动脉,即并发肺栓塞。另一方面血栓可机化、再管化和再内膜化.使静脉腔恢复一定程度的通畅。血栓机化的过程。自外周开始,逐渐向中央进行。机化的另一重要过程,是内皮细胞的生长,并穿透入血栓,这是再管化的重要组成部分。机化的最后结果,将使静脉恢复一定程度的功能。但因管腔受纤维组织收缩作用的影响.以及静脉瓣膜本身遭受破坏,使瓣膜消失,或呈肥厚状黏附于管壁,从而导致继发性深静脉瓣膜功能不全,产生静脉血栓形成后综合征。

三、临床表现

此病由于发病隐匿,早期症状多不典型,一旦出现临床症状时,其症状往往较重。由于血栓形成与高凝状态、外伤或盆腔和腹部手术、产后等卧床有关,除下肢静脉血液回流障碍的症状外,可以合并有其他系统疾病的症状和体征。

临床上根据血栓发生的部位、病程及临床分型不同有不同的临床表现。

（一）中央型

中央型多发生于髂股静脉,左侧多于右侧。特征为起病急,患侧髂窝、股三角区有疼痛和触痛,下肢明显肿胀,浅静脉扩张,皮温及体温增高。

（二）周围型

周围型包括股静脉及小腿深静脉血栓形成。前者主要表现为大腿肿胀疼痛,但下肢肿胀不明显;后者的临床特征为突然出现的小腿剧痛,患肢不能踏平着地,行走时症状加重;小腿肿胀并且有深压痛,Homans 征阳性(距小腿关节过度背屈试验时小腿剧痛)。

（三）混合型

混合型主要表现为全下肢普遍性肿胀、剧痛、苍白和压痛,常伴有体温升高和脉搏加快;若病情继续发展可导致下肢动脉受压而出现血供障碍,表现为足背和胫后动脉搏动消失,进而足背和小腿出现水疱,皮肤温度明显降低并呈青紫色;如不及时处理,可发生肢体坏死。

四、影像学诊断

（一）静脉造影

下肢静脉造影分上行性和下行性静脉造影术,前者主要用来显示股静脉,由下而上充盈,检查下肢静脉有无阻塞。后者需使用插管得以实现,显示髂静脉和下腔静脉内有无血栓蔓延,优于前者。

（二）超声多普勒检查

彩超表现为血栓呈低回声、不均质回声或高回声,静脉管腔增宽等。此法无创伤性,可以反复检查,方便、简便、迅速、有效。

（三）CT 血管造影

CT 血管造影对疑有血栓部位进行扫描,可以显示血栓及侧支血管。有些静脉造影不能显示出来的血栓,用 CT 检测可能发现。

（四）放射性核素检查

肺灌注/肺通气、下肢静脉显像是诊断肺血栓栓塞症和下肢深静脉病变的有效方法。

五、诊断与鉴别要点

根据下肢静脉血栓形成的临床表现可以做出初步诊断,确诊方法包括超声显像、静脉造影、CTA、MRI 及放射性核素检查。

六、适应证和禁忌证

（一）适应证

经影像学检查确诊的 DVT 患者,年龄一般≤70 岁,血压≤21.3/14.7 kPa(160/110 mmHg),近期(14 天)内无活动性出血的患者。

（二）禁忌证

(1)严重出血倾向,近期有内脏活动性出血。

(2)颅内出血或颅脑手术史 3 个月之内。

(3)患者的身体状况极差,有严重的并发症。

(4)凝血功能障碍。

（5）心、肝、肾等脏器功能严重损害者。

七、术前护理

(一)心理疏导

由于患者突发肢体肿胀、疼痛、功能障碍,易出现焦虑和恐惧。护理人员应主动、热情地向患者及家属解释本病发生的原因、介入手术的意义和必要性,以及手术经过和注意事项,关心体贴患者,减轻其紧张、恐惧心理,增强战胜疾病的信心。必要时用成功的病例现身教育,以取得患者的合作,积极配合治疗。

(二)卧床休息

（1）急性期患者应绝对卧床休息 10～14 天,避免床上过度活动,患肢制动并禁止按摩及热敷,以防血栓脱落。

（2）抬高患肢高于心脏平面 20～30 cm,以促进血液回流,防止静脉淤血,减轻水肿与疼痛。

(三)饮食指导

患者进低脂、纤维素丰富易消化的食物,以保持大便通畅,避免用力大便致腹压增高,影响下肢血液回流。

(四)戒烟

劝患者禁烟,以防烟中尼古丁引起血管收缩,影响血液循环。

(五)病情观察

观察患肢皮肤颜色、温度、肿胀程度,每天测量患肢与健肢平面的周径并做好记录,以判断血管通畅情况,评估治疗效果。观察患者有无胸痛、呼吸困难、咯血、血压下降等异常情况,如出现上述症状应立即嘱患者平卧,给予高浓度氧气吸入,避免深呼吸、咳嗽、剧烈翻动,并且立即报告医师。

(六)完善术前准备

除做好常规准备外,还应:①协助完善各项术前检查。②重点了解出凝血系统的功能状态,有无介入手术禁忌证。③术前训练患者床上排便,以防术后不习惯床上排便引起尿潴留,术前 2～3 天进少渣饮食。

八、术中护理配合

（1）患者平卧于手术床上,头偏向一侧。护理配合:热情接待患者入室,做好心理疏导,稳定患者情绪。核对患者姓名、性别、科室、床号、住院号、诊断及造影剂过敏试验结果。协助患者采取适当的体位;妥善放置头架。连接心电、血压及指脉氧监测。建立静脉通路。准备手术物品并备好器械台。协助医师完成手消毒、穿手术衣、戴无菌手套。

（2）皮肤消毒:消毒右侧颈部,消毒范围上至耳垂,下至锁骨下缘;必要时准备腹股沟区域,消毒范围上至脐部,下至大腿中部。护理配合:聚维酮碘消毒剂消毒手术部位皮肤,并协助铺单。

（3）经股静脉或颈内静脉途径插管,行肺动脉、下腔静脉及髂股静脉造影检查。护理配合:递送穿刺针、6F 穿刺鞘、0.035 in 导丝(150 cm)、5F 单弯导管、5F 猪尾导管、5F Cobra 导管。

（4）必要时将滤器置入下腔静脉。护理配合:递送 0.035 in 加硬导丝(260 cm)、下腔静脉滤器。

（5）置入溶栓导管。护理配合:递送溶栓导管(8～16 孔)。

（6）必要时给予台上溶栓治疗。护理配合：配制并递送溶栓药物。

（7）必要时行滤器取出术。递送球囊、支架术中常规病情观察。①严密监测患者心率、血压、脉搏、呼吸等生命体征的变化，发现异常及时报告医师处理。②观察患者面色，倾听其主诉并给予心理支持。

（8）必要时行狭窄段扩张或支架置入术。护理配合：留置溶栓导管固定，递送敷贴、纱布及橡皮筋，妥善包扎固定鞘管及留置导管；留置导管需贴导管标识并注明外置长度。留置溶栓导管护理，保持导管通畅，防止扭曲折叠；严格无菌操作；定期推注肝素水，防止导管内血栓形成。

（9）妥善固定留置溶栓导管。递送 3M 敷贴覆盖穿刺点，固定留置导管，递送纱布，妥善包扎。护送患者安返病房。

九、术后护理

（一）常规护理

（1）密切观察穿刺部位有无局部渗血或皮下血肿形成。

（2）密切观察穿刺侧肢体足背动脉搏动情况、皮肤颜色、温度及毛细血管充盈时间，询问有无疼痛及感觉障碍。

（3）心理护理：患者由于术后常常在右颈部留置导管及导管鞘，使患者产生不适感，护理人员应给患者解释留置导管的作用及注意事项，关心体贴患者，使患者情绪稳定，配合治疗和护理。

（4）出血：出血为下肢静脉血栓介入治疗过程中的并非常见的并发症，但是一旦发生内脏出血，特别是颅内出血可以导致患者的死亡，应给予高度重视。一旦发生穿刺部位、皮肤黏膜、牙龈、消化道、中枢神经系统等出血，应立即停止使用抗凝和溶栓药物。

（5）生命体征的观察：加强生命体征的监护，术后遵医嘱测血压、脉搏、呼吸直至平稳，同时观察有无对比剂反应及肺栓塞的发生。如果有异常现象，应协助医师及时处理。

（6）溶栓导管的护理：妥善固定，防止脱出、受压、扭曲和折曲、阻塞。溶栓导管引出部皮肤每天用 0.5% 聚维酮碘消毒，并根据情况更换敷料，防止局部感染和菌血症的发生。按医嘱执行导管内用药，导管部分和完全脱出后根据情况无菌操作下缓慢送入或者去导管室处理。在治疗过程中要保持导管的妥善固定，必要时行超声或造影调整导管位置，以提高血栓内药物浓度，发挥理想疗效。

（7）足背静脉溶栓的方法和护理：当采取足背留置针静脉推注尿激酶时，可根据栓塞部位扎止血带，最常用的是在大腿、膝关节上、距小腿关节（踝关节）上方各扎止血带一根，目的是阻断表浅静脉，让药物通过深静脉注入，以达到更好的溶栓效果，推注完毕后从肢体远端每间隔 5 分钟依次去除止血带。注意扎止血带应松紧适宜，并按时松解。

（8）抗凝的护理：根据医嘱常规给予肝素或低分子肝素 5 000 U 皮下注射，注射完毕应延长按压时间，并更换注射部位，观察出凝血时间及有无牙龈和皮肤黏膜等出血现象。

（9）预防感染：术后遵医嘱应用抗生素治疗，保持穿刺点的清洁，密切观察体温的变化，预防感染的发生。

（10）卧床的护理：由于保留导管溶栓的患者需要卧床休息，对于年龄较大和肥胖的患者，应定时给予翻身和背部按摩以防压疮的发生。

（二）并发症的观察与护理

1.肺栓塞

下肢静脉血栓形成最大的危害在于能引起严重的致命性肺栓塞，是栓子脱落堵塞肺动脉所致。主要表现为呼吸困难、胸痛、咯血、咳嗽等症状。一旦出现肺动脉栓塞的症状和体征,应紧急给予肺动脉溶栓治疗。为预防肺栓塞的发生,可使用下腔静脉滤器,并且在溶栓过程中动作要轻柔,防止栓子脱落。未放置滤器的患者,术后应让其严格卧床;备好抢救药品及器材;严密观察病情变化,必要时监测心电图与血气分析。

2.局部出血

发生在腘静脉或股静脉穿刺点处,以后者多见,主要与肢体活动、使用抗凝及溶栓药物有关。应压迫止血并及时更换辅料。

3.感染

穿刺点局部感染常见于留置溶栓导管的患者。应观察穿刺点有无红肿及脓性分泌物,定时测量体温,定期换药。留置导管期间,使用抗生素,可有效地防治感染。

4.脑出血

下肢静脉血栓形成的治疗通常是溶栓和抗凝同时进行,特别是年龄较大,病程较长,尿激酶及肝素用量较大的患者,容易发生出血。在用药过程中,护理人员应严密观察有无颅内出血倾向,定时检查凝血功能。重视患者主诉,如出现头痛、恶心、呕吐等症状时,应警惕颅内出血的发生并即刻给予头颅 CT 检查。

5.滤器并发症

下腔静脉滤器置入术后可能发生滤器移位、血栓闭塞或穿孔。护理人员应了解滤器的种类和型号,以便于对可能发生的并发症进行判断。滤器移位多移向近心端,一般无临床症状,如果滤器移位至右心房、右心室、肺动脉可引起心律失常和心脏压塞。若出现血压下降、心率增快、面色苍白及末梢循环障碍等休克表现及有腹痛、背痛等,立即通知医师进行抢救。术后 1 个月、6 个月、12 个月分别摄卧位腹部 X 线平片,观察滤器的形态、位置。

6.下腔静脉阻塞

常发生在大量血栓脱落陷入滤器时,若血栓脱落至下腔静脉滤器内而阻断下腔静脉血液时,患者则出现由一侧下肢肿胀发展为双侧下肢肿胀。

十、健康教育

(1)对既往有周围血管疾病史的高危患者,应采取积极的预防措施,避免血栓形成。①指导患者避免久站、坐时双膝交叉过久,休息时抬高患肢。②术后、产后患者早期下床活动,经常按摩下肢,以促进血液循环,防止发生下肢静脉血栓。③告知患者腰带不要过紧、勿穿紧身衣服,以免影响血液循环。④指导患者进行适当的体育锻炼,增加血管壁的弹性,如散步、抬腿、打拳等活动。

(2)控制饮食,减少动物脂肪的摄入,饮食宜清淡易消化,戒烟、酒。

(3)要有自我保健意识,保持心情愉快。

(4)根据医嘱服用抗凝药,预防血栓再形成,告知患者用药的注意事项及与食物的相互影响,如菠菜、动物肝脏可降低药效,阿司匹林、二甲双胍合用增加抗凝作用等。服药期间如出现牙龈出血、小便颜色发红、女性患者月经过多等异常情况,应及时和医师联系,调整服药剂量。

(5)定期复查:术后前 4 周,每周复查凝血酶原时间 1 次。每月复查 1 次多普勒超声、腹部CT 检查等,如出现下肢肿胀、皮肤颜色、温度有异常情况,应及时复诊。

(李玉涵)

第四节　急性肠系膜上动脉栓塞的介入护理

一、疾病概述

急性肠系膜上动脉栓塞是指栓子进入肠系膜上动脉,发生急性动脉血管栓塞,使肠系膜上动脉血供突然减少或消失,导致肠管急性缺血坏死。此病起病急骤,病情凶险,预后差。多因肠管大面积坏死而引起败血症,中毒性休克,多器官功能衰竭而死亡。

二、临床表现

(一)症状

急性肠系膜上动脉栓塞典型的临床表现为起病急骤,持续性剧烈腹痛或慢性进行性加剧,多见于上腹部,亦可波及全腹,伴有呕吐、腹泻、腹胀、休克等。

(二)体征

早期腹部体征轻微,可出现 Bergan 三联征,即剧烈的上腹或脐周疼痛而无相应的腹部体征;心律不齐伴有心脏病或房颤;剧烈的胃肠道症状,晚期由于肠坏死和腹膜炎的发生,出现腹部压痛、反跳痛、肌紧张等腹膜刺激征,可有血性呕吐物或血便,腹腔穿刺可抽出血性液体。

(三)并发症

并发症可出现肠缺血性坏死、血栓再次形成及肠瘘等。

三、诊断要点

(1)有与本病有关的诱因,如房颤、动脉硬化、心脏瓣膜病、血液高凝状态等。

(2)病情进行性加重,腹部穿刺抽出血性液体。

(3)腹部压痛、反跳痛症状明显,伴有腹肌紧张,腹膜炎严重患者呈板状腹。症状与体征不相符,解痉及强效止痛药物效果不佳。

(4)DSA 是肠系膜血管是否有栓塞或者狭窄诊断的金标准。

(5)CTA 可以判断肠系膜上动脉是否有栓塞或者狭窄。

四、治疗要点

(一)内科治疗

扩张肠系膜血管及解除肠管痉挛,肝素全身抗凝、祛聚保守治疗。同时去除诱发疾病,如心律失常、防止其他栓子脱落等。

(二)外科治疗

确诊后,除了年老体弱合并严重的心、脑、肺血管疾病及重要脏器功能障碍不能耐受手术,同时未发现肠坏死迹象者,均应立即行手术治疗,未能确诊但出现腹膜炎、腹腔抽出血性液体也是手术的指征。手术的方式主要有以下 3 种:肠系膜上动脉取栓术、肠系膜上动脉血管旁路术、肠切除吻合。

(三)介入治疗

目前主要的介入治疗方法有 3 种:局部导管溶栓术、球囊血管成形术和支架植入术。

1.介入治疗的适应证

(1)肠系膜上动脉主干阻塞、无明确肠管坏死证据、血管造影可见肠系膜上动脉开口者,可考虑首先采用介入技术开通血管,如果治疗成功(完全或大部分清除栓塞)、临床症状缓解,可继续保留导管溶栓、严密观察,不必急于手术。如果经介入治疗后症状无缓解,即使开通了肠系膜上动脉,亦应考虑手术治疗。

(2)存在外科治疗的高风险因素(如心脏病、慢性阻塞性肺气肿、动脉夹层等)、确诊时无肠坏死证据,可以选择介入治疗。

(3)外科治疗后再发血栓、无再次手术机会者,有进一步治疗价值者。

2.介入治疗的禁忌证

(1)就诊时已有肠坏死的临床表现。

(2)存在不利的血管解剖因素,如严重动脉迂曲、合并腹主动脉瘤－肠系膜动脉瘤,预期操作难度大、风险高、技术成功率低。

(3)存在严重的肾功能不全,不是绝对禁忌证,但介入治疗后预后较差。

五、专科护理评估

(一)腹部体征评估

评估患者有无腹痛,及腹痛的部位、性质、时间及疼痛程度,有无腹膜炎表现。

(二)胃肠道评估

观察患者有无恶心、呕吐、黑便等情况,呕吐早期主要为肠痉挛所致,为胃内容物;若呕吐物为咖啡渣样,则提示进展至肠管坏死渗出。血便多为柏油色或暗红色,若持续出现则为肠管坏死开始的表现。

六、术前护理

(一)心理护理

由于起病急,伴有剧烈腹痛,病情复杂凶险,病死率高,且需急诊手术,患者及家属担心手术后的效果、并发症等,会产生焦虑、恐惧心理。

(二)病情观察

急性肠系膜上动脉栓塞具有发病急,病情进展迅速,症状体征不典型,误诊率、病死率高等特点。因此,早期诊断非常重要。护士应密切观察病情变化,详细询问病史,注意临床表现,观察患者腹部体征、腹痛特点。该病所致的腹痛程度剧烈,进展快。早期呈局限性、间歇性,而腹肌紧张、反跳痛不如细菌或化学性腹膜炎严重,阳性体征不明显。也有的患者随着肠管坏死反而感觉腹痛绞痛减轻或消失。因此,腹部体征与疼痛的剧烈程度不成比例,是本病早期表现的特点。晚期可出现持续性腹痛,肠鸣音减弱,可能出现大面积肠坏死,应立即通知医师,必要时转入外科行开腹探查。

(三)术前准备

1.健康教育和心理护理

向患者及家属简要介绍介入手术的目的、方式,根据患者和家属的文化程度及需求,可采用口头讲解、书面材料、幻灯、视频、微信公众号等方式。了解患者是否对手术有思想顾虑,协同主管医师共同针对性地予以帮助和解释。鼓励患者树立信心积极配合治疗。

2.评估过敏史

评估患者有无碘剂用药史和过敏史,若有应及时报告医师。

3.饮食要求

局麻患者术前不需禁食,一般嘱患者进食清淡、易消化的饮食即可。需全麻者术前禁食8～12小时,禁饮4～6小时,如术晨有降压药物口服,仍需按常规服用,降糖药物根据术晨血糖情况遵医嘱服用或停服。

4.生活护理

术前一天训练患者卧床排尿、排便,以便提高其术后卧床的适应性。术前晚沐浴或擦浴,保证充足睡眠。

5.检查皮肤和动脉搏动

检查拟手术入路区域皮肤有无瘢痕、感染等,术前一般不需常规备皮,若穿刺点毛发较多,在手术当天使用电动剃毛刀或脱毛膏备皮,避免使用剃须刀,防止剃须刀损伤皮肤而增加感染机会。触摸标记双侧足背动脉及上肢桡动脉搏动最明显处,以便术后对比。有异常情况及时报告主管医师。

6.入室前准备

嘱患者术日晨取下活动义齿、眼镜、发卡、手表、首饰等交由家属妥善保管,更换干净手术服,入介入手术室前排空膀胱。

7.核对交接

核对患者手腕带、病历、术中用药、影像学(CT、MRI等)资料等,一并送入介入手术室,与手术室护士交接。

(四)术前检查

1.实验室检查

检查项目详见表15-1

表15-1　急性肠系膜上动脉介入术前的特殊化验

检查项目	目的及意义	结果判断
D-二聚体	评价血栓或栓塞的重要指标,反映纤维蛋白溶解功能。	正常值<200 μg/L,升高表明体内存在着频繁的纤维蛋白降解过程,即存在血栓。
肠型脂肪酸结合蛋白	当肠道缺血时释放入血,理论上是目前诊断肠缺血的最佳指标。	正常值<10 ng/L,过高说明有肠管坏死。
L-乳酸、D-乳酸、谷胱甘肽巯基转移酶	评价有无缺血-再灌注损伤的指标。	升高可提示肠道存在缺血-再灌注损伤。

2.影像学检查

(1)超声:超声检查为诊断肠系膜血管病的一种经济、简单、无创的检查方法,可以显示受累动脉的血栓或血流缺损,腹腔内游离液体、肠壁增厚同时,如发现腹腔内游离液体,可以在超声引导下行腹腔穿刺术。

(2)CT:螺旋CT是诊断急性肠系膜缺血的快捷、正确的影像学检查方法之一,其增强扫描动脉期图像可直接显示肠系膜动脉内充盈缺损,此外,还包括肠腔扩张积液、肠壁增厚、腹水等间接征象。

(3)DSA:动脉造影仍是诊断缺血性肠病的金标准,可以提供病变部位、程度及侧支循环状况,并可进行治疗。但其存在可能假阳性、造影剂的肾脏毒性。因此要严格掌握时机,指征须个体化,适于只有不明原因腹痛,而无腹膜炎体征患者。

七、术后护理

(一)体位与活动

留置溶栓导管者,给予平卧位,床头抬起应低于 30°,穿刺侧下肢制动,另一侧肢体的弯曲活动。

(二)营养支持

由于疾病原因,患者术前相当一段时间不能正常进食,而且个体差异也很大,需要护士因人而异进行饮食指导。术前腹痛与进食无关的患者,术后即可进软食。一般术后 12～24 小时禁食水或进流质饮食,2～4 天进半流质饮食,且少量多餐,进食量逐渐增加,术后 2 周开始进软食。腹泻者给予完全肠道外营养,待腹泻减轻后,逐渐过渡至软食。

(三)抗凝治疗的护理

患者术后合理应用抗凝溶栓药物至关重要,能有效降低术后复发率和病死率。患者常规应用低分子肝素钙注射液 0.4 mL 腹壁皮下注射,每天两次。同时注意有无出血倾向,如溶栓导管敷料处有无渗血,一般术后 3～4 天易发生,有无皮肤黏膜、牙龈等出血,有无血尿、黑便、脑出血等,加强凝血功能的监测。

(四)腹部体征观察

术后患者如出现腹痛,原因可能有肠管痉挛,肠坏死。因此,应观察疼痛的部位、性质及持续时间,有无恶心、呕吐等伴随症状。观察大便的次数、量、颜色及性状。观察肠鸣音的次数。如腹痛由阵发性转为持续性,剧烈难忍,血便伴肠鸣音减弱或消失,出现急腹症症状,可考虑肠坏死可能。排除肠坏死,待腹痛性质确定后,可根据疼痛规范化治疗方法酌情给予镇痛药,使患者处于无痛状态。

(五)胃肠减压的护理

留置胃肠减压的患者,应保持胃肠减压管通畅,妥善固定在相应位置,观察胃液的量、性质、颜色,注意有无应激性溃疡的发生。护士应告知患者带管的注意事项,嘱其勿牵拉,防止脱落,更换引流袋时严格无菌操,作预防逆行感染。

(六)感染的护理

患者因肠管广泛缺血、坏死、导管损伤等使机体抵抗力降低,因此预防感染极为重要。遵医嘱给予足量、有效的抗生素;密切观察体温变化,出现高热及时给予降温处理,一般低于 38.5 ℃可不予处理,38.5～39 ℃可给予物理降温,如温水擦浴等。高于 39 ℃可酌情给予药物降温。

(七)防止电解质和酸碱失衡

患者由于肠管缺血、感染、呕吐、小肠功能紊乱等因素,常易引起电解质紊乱和酸碱失衡,尤其是血清钾离子更不稳定。应积极给予补液,并严格遵守定量、定时、定性原则。准确记录出入水量。低钾患者应保证尿量达 40 mL/h 后开始补钾。提醒医师不定期进行电解质、二氧化碳结合力、尿素氮等检查。

八、出院指导

(1)出院后应注意饮食,2个月内鼓励患者少量多餐饮食,进食量逐渐增加,不宜过饱,以免增加肠道负担。低脂肪摄入,减少血栓再形成的机会。

(2)出院后仍需注意排便情况及腹部感觉。随着活动量逐渐增加,观察体重是否增加。

(3)支架植入的患者,口服华法林或利伐沙班每天1次,至少连用半年。口服华法林应定期监测凝血指标,使INR(国际标准化比值)延长至2.0～3.0。用药期间注意有无鼻出血、齿龈出血、血尿等情况发生。半年后改用阿司匹林50～100 mg口服,每天1次,终身服用,不用监测凝血指标。

(4)建议在出院后3个月、6个月、12个月来院复查肠系膜动脉血流情况。

(孙　芳)

第五节　肾动脉狭窄的介入护理

一、疾病定义

肾动脉狭窄(RAS)是各种原因引起的单侧或双侧肾动脉主干或分支狭窄。其病因复杂,包括动脉粥样硬化、纤维肌性动脉壁发育异常及大动脉炎等。肾动脉硬化性狭窄是全身性疾病的一部分,主要侵犯肾动脉开口处,或由腹主动脉硬化延伸至肾动脉。

二、临床表现

肾动脉狭窄多见于中老年人。

(1)高血压多数患者平时无症状,往往在体检时发现高血压。少数患者可有头晕、头痛等主诉。一般来说,肾动脉狭窄性高血压有特殊的临床特点,包括以下两个方面:①血压持续增高,尤以舒张压增高明显,一般降压药物难以控制,常伴有心血管病变及头晕、胸闷、心悸、恶心呕吐及视力减退等。②常伴有腰痛,部分患者出现血尿及蛋白尿。

(2)体征部分患者中腹部可闻及血管杂音。

(3)急性肾衰竭表现为血清肌酐进行性升高,特别是在应用血管紧张素转换酶抑制剂和利尿剂后。

(4)慢性肾衰竭随疾病进展逐渐出现蛋白尿、尿量减少、电解质异常和氮质血症等慢性肾衰竭表现。

(5)粥样硬化性心脏病和高血压性心脏病、左心室肥厚。

(6)可伴有严重的视网膜病变及反复发作性肺水肿。

与非肾动脉狭窄患者比较,在冠心病、高血压、高脂血症、肾功能不全、低钾血症、双肾不等大和血管杂音等方面差异有统计学意义($P<0.05$)。肾动脉狭窄患者更易并发冠心病和脑卒中。

三、诊断要点

（1）符合肾动脉狭窄的症状和体征。

（2）卡托普利-肾素激发试验和卡托普利-放射性核素检查：敏感性和特异性均达到90%以上。

（3）影像检查：肾动脉彩色多普勒超声、计算机断层扫描（CT）、磁共振成像（MRI）、血管造影（CTA）、数字减影血管造影（DSA）等检查。多普勒超声检查诊断肾动脉狭窄的阳性与阴性预测值均在90%以上，磁共振成像（MRI）诊断的特异性可达92%～97%，CT扫描敏感性和特异性分别达98%和94%。肾动脉造影对肾动脉狭窄诊断最有价值，是诊断肾血管疾病的"金指标"，可反映肾动脉狭窄的部位、范围、程度、病变性质、远端分支及侧支循环情况

四、治疗要点

（一）内科治疗

肾动脉狭窄的内科治疗包括对原发病的治疗和肾动脉狭窄导致的高血压的治疗等方面，如降脂、降压、保护肾功能等。常用的药物包括他汀类、贝特类和烟酸类降脂药物及血管紧张素转换酶抑制剂、血管紧张素受体拮抗剂、钙通道阻滞剂等降压药物。

（二）外科治疗

对于狭窄段较长，狭窄程度严重以及狭窄部位靠近肾动脉根部者可采用外科手段治疗，如腹主动脉-肾动脉旁路术、脾动脉-肾动脉旁路术等血管旁路术或自体大隐静脉原位肾动脉重建术等。

（三）介入治疗

近年来对肾动脉狭窄多采用微创介入治疗手段，包括经皮腔内肾血管成形术（PTRA）及经皮腔内肾动脉支架植入术（PTRAS）。

介入治疗适应证包括动脉粥样硬化性肾动脉狭窄、肌纤维发育不良导致的肾动脉狭窄、大动脉炎性肾动脉狭窄非动脉炎活动期以及放疗、肾移植、肾脏血管手术等引起的肾动脉狭窄等。

介入治疗禁忌证包括严重肾动脉狭窄或闭塞，导管、导丝不能通过、主动脉斑块引起的肾动脉开口处狭窄、凝血功能异常、肾动脉段以下的分支狭窄、狭窄段过长、病变广泛、大动脉炎活动期或病变部位有钙化等情况。

五、专科护理评估

（1）生命体征尤其是血压，如有异常或双上肢、上下肢血压差异超过正常范围及时报告医师，指导进一步检查治疗。

（2）症状体征观察了解患者是否有头痛、头晕及其他不适，如恶心、呕吐、视物模糊、心悸等症状。听诊腹部是否有血管杂音。

（3）用药评估使用降压药物、抗血小板聚集药物、抗凝药物等期间应密切关注血压变化和凝血功能，观察有无出血倾向，如有无牙龈出血、血尿、便血及皮肤出血点，有无神志改变及生命体征的变化等。

（4）对比剂肾病的危险性评估确定对比剂肾病的危险分级和干预措施。评估患者肾功能的情况，密切观察患者的尿素氮、肌酐值。了解既往史如有无慢性肾脏疾病史等，有无食物药物过

敏史,了解日常生活习惯如饮食运动情况。了解有无对比剂使用和对比剂过敏史。根据评估情况进行健康指导和对比剂肾病的危险性评估,指导术前水化治疗。评估患者是否存在受伤的危险,预防跌倒、坠床等。

(5)和管床医师共同确定患者高血压分期分级。

(6)监测腹部体征变化和高血压危象。

(7)检查股动脉和足背动脉搏动,了解有无搏动减弱或消失。

六、术前护理

(一)一般护理

(1)根据评估情况进行饮食、运动指导和日常生活习惯、疾病管理指导。低盐、低脂饮食为宜,鼓励患者多吃富含水溶性维生素和膳食纤维的食物如新鲜蔬菜、水果、粗粮等,鼓励患者多饮水,忌食辛辣、刺激及胆固醇高的食物,禁止吸烟。保持大便通畅,避免用力大便,防止血压进一步升高。

(2)注意休息。转头、变换体位等动作宜缓慢,预防脑供血不足、直立性低血压,严格防范跌倒、坠床等。有高血压危象患者严格卧床休息。

(3)保持情绪平稳。了解患者疾病知识掌握情况和对疾病的心理反应,予以针对性心理疏导,帮助患者建立积极乐观的治疗心态,保持积极稳定的情绪,减轻负性情绪。避免环境中的不良刺激,避免情绪过度激动。

(4)创造安静、整洁、舒适的休息和睡眠环境,保证充足的睡眠。

(二)术前检查护理

遵医嘱完善实验室检查、心电图、胸片及各项专科检查(表 15-2),并告知患者及家属各项检查化验的意义和注意事项,指导患者配合检查。老年患者遵医嘱进行心、肺功能检查。

表 15-2　肾动脉狭窄常用临床检查

检查项目	目的	意义
肾动脉彩色多普勒	明确病变动脉部位、狭窄程度、斑块钙化情况	明确病变部位、程度等
卡托普利-放射性核素检查和卡托普利-肾素激发试验	提供肾脏结构形态信息,反映肾脏灌注情况	无创性筛选肾血管性高血压,提高肾动脉狭窄的检出率
CT、MRI	显示动脉硬化的斑块,动脉管壁与周围组织的关系	明确诊断,确定治疗方法
肾动脉造影	反映肾动脉狭窄的部位、范围、程度、病变性质、远端分支情况	诊断肾血管疾病的"金指标"

(三)术前准备

(1)完善各项常规检查,包括凝血功能检查和肾功能检查等,排除手术禁忌证。

(2)术日清晨遵医嘱口服负荷量双联抗血小板药物,如氯吡格雷、阿司匹林等。术前一周内已常规剂量使用上述两类药物者不必给予负荷量。

(3)遵医嘱术前使用镇静、镇痛药物。

(4)糖尿病患者,使空腹血糖稳定在 8.0 mmol/L 以下,餐后 2 小时血糖控制在 10.0 mmol/L

以下。高血压患者,控制血压在 18.7/12.0 kPa(140/90 mmHg)以下。

七、术后护理

(一)严密监测生命体征

遵医嘱监测心电、血压、血氧饱和度等至正常范围。肾动脉球囊扩张和/或支架植入术后,狭窄的动脉得以扩张,动脉血运重建,血压会明显改变,因此,术后低血压是常见而危险的并发症。严密监测血压变化是术后护理的重点。术后每 30 分钟测血压,一般 2 小时后根据病情改为每小时测量,12 小时后改为每 2 小时测量。注意患者血压降低后有无头昏、恶心等症状,嘱有上述症状的患者卧床休息,勿剧烈活动。

(二)并发症的观察和处理

(1)急性低血压是术后常见而极危险的并发症,常由血容量不足导致。如血压下降至正常值以下,或高血压患者血压下降速度过快,要加快补液速度或遵医嘱应用升压药。

(2)肾动脉夹层肾动脉内膜损伤可导致肾动脉夹层形成。术后要密切观察肾功能和尿量,严格控制血压,同时观察患者有无血压骤降,腰背部疼痛等现象,预防夹层破裂。

(3)其他并发症如肾动脉穿孔或破裂、肾动脉分支末端穿破、肾包膜下出血、肾衰竭、异位栓塞、肾动脉闭塞、夹层或肾动脉瘤、肾动脉主干破裂、肾动脉分支破裂、肾包膜下出血、再狭窄、肾动脉血栓形成等,发生率较低,但一旦发生,后果均较严重,须认真观察患者生命体征和局部表现,观察尿的情况,重视患者主诉,发现异常及时处理。

八、出院指导

(一)一般指导

(1)嘱患者保持良好的、愉悦的情绪,避免精神刺激和过度紧张。工作生活规律,适度有氧运动。

(2)进食富含膳食纤维、水溶性维生素、低脂肪、低胆固醇、低盐饮食。根据肾功能状况调整蛋白质和磷的摄入。

(3)告知患者戒烟、戒酒,饮食要清淡,注意劳逸结合,预防感染。

(4)指导患者及家属学会测量血压并记录。

(二)用药指导

告知患者肾动脉支架植入术后有肾动脉再狭窄或闭塞的可能,应口服氯吡格雷 75 mg/d,至少 3 个月;阿司匹林 100 mg/d,至少 3 个月。遵医嘱进行严格、长期的抗凝治疗,密切观察有无自发性出血情况如皮下出血点、瘀斑、牙龈出血等。定期检测出凝血时间和血清肌酐变化。

(三)复诊要求

出院 1~2 个月门诊复查。期间出现血压过高或过低、牙龈出血、皮下出血、血尿、腰痛等不适时及时就诊。

（孙　芳）

第六节　脑动静脉畸形的介入护理

一、疾病概述

脑动静脉畸形(AVM)是指局部脑血管发育障碍引起的脑血管局部数量和结构异常,并影响正常脑血流,是一种先天性局部脑血管发育异常,由扩张的、存在动静脉之间的杂乱血管集聚构成,是脑血管发育异常所致畸形中最常见的一种,占脑血管畸形90%以上。病变大小在数毫米至数厘米不等,可发生在脑的任何部位,病灶左右侧分布基本相等。90%以上位于小脑幕上,而大多数分布于大脑皮质,约占幕上病灶的70%。其中以顶、额、颞叶多见,枕叶略少。尽管这种病变在出生时已存在,但首发症状一般出现在10～30岁,也可发生在任何年龄。传统治疗是手术切除畸形,前提为手术不至于加重神经功能损害。对脑的重要功能区和深部小的和中等的病灶,放射介入治疗可有效减少或消除畸形。随着介入神经外科放射学的发展,血管内栓塞已成为治疗该病的主要方法之一。

二、病理解剖

脑动静脉畸形是发育异常的畸形血管团,动静脉之间缺乏毛细血管间隔,形成直接的短路或分流。血管团大小不等,小至几乎不可见,大到足以覆盖整个大脑半球。大体形态如下。

(一)一单元型

只有一条供血动脉形成一个动静脉瘘及一条引流静脉,多为小型动静脉畸形,约占10%。

(二)多单元型

由多根动脉与静脉组成血管团,其中含有多处动静脉瘘,以皮质与白质交界处多见,基底部位于皮质的畸形血管团,最多见,约占82%。

(三)直线型

由一根或多根动脉直接与静脉或静脉窦相通,较少见,多见于婴幼儿,常见的为大脑大静脉瘤,约占3%。

(四)混合型

由颅外或颅内动脉双重供血,回流静脉也可为颅内或颅外,约占3%。

(五)静脉壁型

完全由颅外动脉直接与颅内静脉窦相连,或由颅外动脉发出头皮、颅骨、硬脑膜分支后直接导入颅内大静脉窦,与脑皮质静脉无任何联系。

三、临床表现

只有隐性或小型动静脉畸形可没有任何症状与体征,绝大多数动静脉畸形都有临床症状和体征。表现为出血、癫痫、头痛,少部分有神经功能障碍,可以单独存在,也可以合并发生。

(一)出血

最常见症状为急剧发作,往往剧烈运动或情绪激动时发病。表现为突发性剧烈头痛、呕吐,重者可出现意识丧失、颈项强直、Kernig 征阳性。据文献报道,脑动静脉畸形出血发生率为73.3%。一般深部病灶、较小的病灶、深静脉或单支静脉引流者出血发生率较高。脑动静脉畸形出血的特点是出血程度比动脉瘤轻、早期再出血的发生率低、间隔时间长、出血后发生血管痉挛者比动脉瘤少。

(二)癫痫

常见临床症状,多见于较大病灶或有大量盗血的患者。一般认为癫痫的发生率与动静脉畸形的大小与部位有关,动静脉畸形越大,发生率越高,顶叶病变发生率最高,其次为额叶和颞叶病变,枕叶和大脑深部病变较少见。

(三)头痛

多数人有不同程度的头痛史,但以头痛为首发症状者少见,为 15%~24%。出血时头痛的性质发生改变,表现为剧烈头痛,伴有恶心、呕吐等症状,原因可能与脑血管扩张有关。

(四)进行性神经功能障碍

主要表现为感觉运动功能障碍,约见于 40% 的患者。其他神经功能障碍包括视力、视野的改变。主要原因为脑盗血引起的短暂脑缺血发作、脑水肿、脑出血和巨大脑动静脉畸形。

(五)临床分级

最常用的是 Spetzler 分级法,此分级方法的特点是采用累积计分的形式来进行分级。评定的指标有 3 项:动静脉畸形(AVM)的部位;引流静脉的模式;动静脉畸形(AVM)的大小。分级时,将 3 项指标所评定的积分相加,根据得分的多少来划分级别(表 15-3)。

表 15-3　Spetzler 动静脉畸形(AVM)分级

评分项	评分标准	分值
体积	小(>3 cm)	1
	中(3~6 cm)	2
	大(<6 cm)	3
邻近脑组织	否	0
是否重要功能区	是	1
静脉回流类型	仅有脑表面静脉	0
	有深部静脉	1

四、影像学诊断

(一)CT 扫描

约 30% 患者可发现动静脉畸形。脑动静脉畸形无血肿者,CT 平扫可认出团状聚集或弥散分布的蜿蜒状及点状密度增高影,其间则为正常脑密度或囊状低密度灶。增强后上述密度轻度增高影像更加显著,提示主要为畸形血管内含血量增多所致,病灶外有供血动脉和粗大引流静脉。如有新鲜血肿,血管畸形的影像可被掩盖和难以辨认。在血肿附近如发现蜿蜒状轻微高密度影有助于动静脉畸形的诊断。

(二)MRI 和 MRA 检查

MRI 可显示脑动静脉畸形以及周围脑组织和脑膜的病变情况,主要表现是蜂窝状或葡萄状血管流空低信号影。当发生出血或梗死时也能清楚显示出异常信号。MRA 能显示畸形血管的形态、大小、部位、供血动脉和引流静脉。但血管影像不十分清楚,对较小和较细的血管畸形则难辨认。

(三)脑血管造影

脑血管造影是诊断脑动静脉畸形最有价值的金标准。可准确地显示畸形血管呈一团状不规则的血管影,可见明显的异常供血动脉和一条或多条引流静脉,为治疗提供有价值的参考。

五、脑动脉畸形栓塞术的适应证和禁忌证

(一)适应证

(1)病变广泛深在,不适宜直接手术者。

(2)病变位于重要功能区,如语言功能区、脑干等,手术后将产生严重并发症或后遗症者。

(3)高血流病变盗血严重、病灶巨大、直径超过 3 cm,术后可能发生过度灌注综合征者;可以分期栓塞,使病变缩小后,再行手术或放射治疗。

(二)禁忌证

(1)病变为低血流,供血动脉太细,微导管无法插入者,或不能避开供应正常脑组织的穿支动脉者。

(2)超选择性脑血管造影显示病灶穿支供血,区域性功能闭塞试验产生相应神经功能缺失者。

(3)严重动脉硬化,血管扭曲,导管无法插入病变供血动脉者。

(4)全身衰竭状态,不能耐受治疗或患者拒绝治疗者。

六、护理

(一)术前护理

术前 3 天口服尼莫地平;有癫痫发作史者,口服抗癫痫药;术前 1 天穿刺部位备皮(会阴及腹股沟部),执行青霉素及碘过敏试验;术前 8 小时禁食;术前 30 分钟给予镇静药物。

(二)术后护理

(1)一般护理:观察意识、瞳孔变化,测血压、脉搏、呼吸,注意穿刺点有无出血及穿刺侧足背动脉搏动情况。

(2)术前有癫痫病史或病灶位于致痫区者,术后应用抗癫痫药物治疗。

(三)术后并发症的观察及护理

脑动静脉畸形血管内栓塞治疗的主要并发症包括误栓塞正常供血动脉、引流静脉或静脉窦导致神经功能缺失症状、过度灌注综合征、颅内出血、脑血管痉挛等。

(1)脑动静脉畸形栓塞术后,原有神经功能障碍加重或出现新的神经功能障碍是较常见的并发症。临床表现为意识障碍、偏瘫、失语、偏盲、感觉障碍、共济失调等。栓塞术并发神经功能障碍多为暂时性,通过应用扩血管药物、营养神经药物及高压氧舱等治疗能改善神经功能状态。

(2)脑过度灌注综合征:主要发生在高血流病变栓塞时,由于在瞬间将动静脉短路堵塞,原被病变盗去的血液迅速回流至正常脑血管,因正常脑血管长期处于低血流状态,其自动调节功能消失,不能适应颅内血流动力学的改变,将会出现过度灌注。临床上表现为头晕、头痛、呕吐、肢体功能障碍、脑水肿或颅内出血等症状。处理原则是术后使用控制血压药物,常规药物是压宁定缓慢微量泵输入,将收缩压控制在原来水平的 2/3,根据血压高低随时调整输入速度,维持血压平

稳,防止大幅度波动,持续时间为3～5天,以预防或减轻脑过度灌注综合征。

(3)颅内出血:其原因可能为栓塞后脑血管自动调节功能不适应,引起过度灌注畸形血管团周围正常血管内压力升高致血管破裂,临床症状主要表现为颅内压增高的症状、神经定位体征及意识、瞳孔的改变。如果出现以上症状,应及时报告医师,做出相应处理,还要注意避免诱发颅内压增高的因素。

(4)脑血管痉挛:其发生原理与出血后血液分解产物刺激脑血管有关。术中微导管及栓塞材料对血管壁的机械刺激或微导管断离,均能发生脑血管痉挛,导致急性脑缺血、脑水肿或脑肿胀等严重后果。治疗方法主要应用尼莫地平等钙通道阻滞剂以扩张血管,解除血管痉挛。尼莫地平药物护理同动脉瘤。

(四)出院健康指导

(1)告知患者避免导致再出血的诱发因素,控制不良情绪,保持心态平稳,避免情绪波动。避免进食刺激性食物,保持大便通畅,半年内避免参加剧烈运动及危险性工作。

(2)高血压患者应特别注意气候变化,规律服药,将血压控制在适当水平,切忌血压忽高忽低。有癫痫病史者按时口服抗癫痫药物,预防癫痫。

(3)告知患者及其家属如患者出现剧烈头痛、喷射性呕吐等颅内压增高症状及时就诊;术后1个月、3个月、12个月、24个月专科门诊或电话随访,6个月按时来院复查DSA。

(孙　芳)

第七节　脑梗死与脑缺血的介入护理

一、疾病概述

颈动脉及锁骨下动脉因粥样硬化斑块引起狭窄,并因血栓脱落致急性脑梗死,这是常见的脑血管疾病。缺血中心区的脑组织在几分钟内就出现坏死,即不可逆损伤。

避免脑梗死形成或减少缺血脑组织坏死,改善脑梗死预后,有两条基本途径:①改善缺血脑组织供血;②保护缺血脑组织避免遭受代谢毒物的进一步损害。

现有的各种治疗只能挽救缺血半暗带的脑组织,避免缺血脑组织出现坏死的唯一方法是使闭塞的脑血管尽早再通,恢复血液循环,使缺血脑组织重新得到血供。目前,由于神经影像学的发展,新一代溶栓药物的研制,通过脑血管的介入性再通技术,极大地缩短了脑缺血的时间,最大限度地保护并恢复脑组织的正常功能。

二、解剖

供应颅与面部的动脉包括来自主动脉头臂干的右颈总动脉和右锁骨下动脉发出的右椎动脉、左颈总动脉和左锁骨下动脉发出的左椎动脉。左、右颈总动脉分支成颈内动脉和颈外动脉。颈内动脉、颈外动脉和椎动脉之间形成环状连结,此外,它们的分支尚有多个吻合支。颈动脉狭窄多由颈动脉粥样硬化斑块引起,常见于颈总动脉分叉处、颈内动脉起始段及颅内分支的口部。

锁骨下动脉(SubA)左侧起始于主动脉弓,右侧起自头臂干(无名动脉)。SubA在前斜角肌内侧发出椎动脉,经枕骨大孔入颅腔,行于延髓腹部。在脑桥下缘,左右椎动脉合成1条基底动脉,再分成枕动脉、大脑后动脉和小脑上、下动脉,分别供应大脑后部、小脑和脊髓的血运。

三、病理解剖

梗死组织周边存在半暗带是缺血性卒中现代治疗的基础。即使是脑梗死早期,病变中心部位已经是不可逆性损害,但是及时恢复血流和改善组织代谢就可以抢救梗死周围仅有功能改变的半暗带组织,避免形成坏死。大多数脑梗死是血栓栓塞引起的颅内动脉闭塞,因此,血管再通复流是最合理的治疗方法。

Theron 按照闭塞动脉的部位将颈内动脉系统血栓形成分为3型。

Ⅰ型:颅内和颅外动脉闭塞,但 Willis 环和豆纹动脉通畅。主要是血流动力学的改变。

Ⅱ型:皮质血管闭塞,但未累及豆纹动脉。

Ⅲ型:累及豆纹动脉的血管均闭塞。

根据分型,对于Ⅰ、Ⅱ型的患者溶栓效果较好且并发症的发生率低,而Ⅲ型溶栓后出血的风险就会增加。

四、临床表现

(一)脑血栓形成

脑血栓形成可致颅内或颅外动脉管腔狭窄或闭塞。好发部位为大脑中动脉、颈内动脉的虹吸部、基底动脉中下段等。临床表现依病变血管的部位、栓塞的程度以及侧支循环情况不同而异。

1.大脑中动脉

大脑中动脉及其深穿支阻塞可有对侧完全性偏瘫、偏身感觉障碍和同向偏盲;若栓塞在优势半球可有失语、失读、失写现象,严重者有颅内压增高和意识障碍。

2.大脑前动脉

由于有前交通动脉提供侧支循环,A1 段阻塞可无临床症状;远端阻塞可损害额叶内部,引起下肢瘫痪,可伴有皮质性感觉障碍及排尿障碍。

3.颈内动脉

颈内动脉包含大脑中动脉与大脑前动脉,所以它的梗死与大脑中、前动脉栓塞的临床症状相似,并有的伴有单眼失明或精神症状,或仅有单眼失明;颈动脉处可听到血管杂音。

4.椎-基底动脉

左、右椎动脉病变可能影响椎-基底动脉,而这一动脉梗死可表现为眩晕、耳鸣、复视、构音障碍、吞咽困难、共济失调、交叉性瘫痪等症状。

5.大脑后动脉

大脑后动脉栓塞表现为偏盲和一过性视力障碍,还可有失认、失用等;深穿支的栓塞还伴有丘脑综合征、偏身感觉障碍、偏身感觉异常和锥体外系症状。

6.小脑后下动脉

小脑后下动脉梗死常为椎动脉栓塞引起,表现为突然眩晕、伴有恶心、呕吐、吞咽困难、声音嘶哑、同侧颈交感神经麻痹、面部浅感觉减退和肢体共济失调,对侧轻偏瘫和浅感觉减退。

(二)锁骨下动脉盗血综合征

SubA 或头臂干的近心端,有部分或完全闭塞性损害时,由于虹吸作用(盗血)引起患侧椎动脉中的血流逆行,进入患侧锁骨下动脉的远心段,导致椎-基动脉缺血性发作和患侧上肢缺血性的症候,称锁骨下动脉盗血综合征。一般男性较女性多见,年龄多在 50 岁以上。以左侧损害者多见。这可能是由于左锁骨下动脉在主动脉的起始处所成角度大,易受血流冲激而引起动脉粥样硬化有关。

(三)无脉症

当锁骨下动脉狭窄时,患者的患侧肢体出现疼痛、无力、发沉、苍白、发凉等缺血症状,活动后加重。大部分患者患肢桡动脉搏动减弱或消失,收缩期血压较正常对侧降低≥2.7 kPa(20 mmHg)。但注意血压差及临床缺血症状不仅与 SubA 狭窄程度有关,也与代偿好坏有关,当代偿很好时,即使严重狭窄,有时血压差也不超过 2.7 kPa(20 mmHg),因此临床上怀疑有 SubA 狭窄时,除了测量双侧血压外还要注意听锁骨上窝是否有血管杂音。

五、影像学诊断

(一)超声检查

主要用于颈动脉与 SubA。优点是能判断血管狭窄程度,部分到完全盗血各过程,能检查桡动脉血流,无创伤易重复。缺点是不能观察颅内盗血通路,需依赖操作者技术。

(二)CT 检查

常规 CT 检查对于急性脑梗死早期诊断的意义不大,但是可以迅速与脑出血相鉴别。近年来,先进的 CT 设备可在脑梗死发生数小时内提供诊断信息,最常见的 CT 改变为大脑中动脉闭塞时的该部位密度变化,其他的早期缺血改变包括豆状核密度下降、岛带消失、半侧脑沟消失和半侧脑实质密度下降,后两种 CT 异常提示了梗死面积大、预后不良及进行溶栓治疗的危险性增加。

CT 血管成像(CTA)为通过静脉注射对比剂后,经螺旋 CT 扫描进行血管重建成像,其成像质量正在接近常规血管造影,可较直观地看到脑的血液循环情况,对脑梗死的早期诊断有重要意义。

CT 灌注成像技术可以在急性脑缺血发病 2～4 小时的超早期发现灌注异常区,结合 CTA,可快速、准确、无创和三维地评价脑循环内血流动力学变化。

(三)磁共振成像(MRI)检查

MRI 检查是目前最重要的辅助检查之一,在普通 T_1,加权和 T_2 加权成像上,早期在 6 小时后就可出现异常。更为早期的诊断方法为弥散加权像(DWI)和灌注成像(PWI),可以自症状出现数分钟发现异常,最多在发病后 1 小时即可出现。DWI 反映的是细胞内水肿情况,是细胞死亡的标志;PWI 反映的是血流灌注的情况,可提供最早和最直接的血流下降的信息,发现早期缺血较 PWI 更为敏感。DWI 和 PWI 联合应用超早期诊断急性脑梗死,明显优于常规 MRI。PWI 面积和 DWI 面积之差,即为缺血但无细胞坏死的区域,也就是半暗带的面积,据此可判断是否适合溶栓治疗。

(四)脑血管造影检查

急性脑梗死的血管造影征象最常见并且是特异的所见为血管内血栓及血管闭塞。血管内血栓表现为已显影血管腔内有充盈缺损,最常见的部位是颅外颈内动脉及大脑中动脉。闭塞时见有尖削状狭窄,有时可见为一半月状充盈缺损。其他血管造影异常为顺流减慢及循环时间延长和受累区动脉内对比剂延迟排空现象。某些病例在无灌注或慢灌注的脑内可见到缺乏血管的"裸区",也常见来自软脑膜的侧支跨过分水岭区逆行充盈阻塞远端的血管。有时可以见到缺血脑实质内有对比剂聚集现象,即"血管染色",又称"过度灌注"。

对 SubA 血管的狭窄程度及部位能作出准确的判断,能观察到血流方向。缺点是有创,只能发现完全盗血不能观察颅内盗血通路,易漏诊右锁骨下动脉狭窄。

(五)经颅多普勒(TCD)检查

优点是部分到完全盗血各过程,能观察颅内盗血通路和检查桡动脉血流,无创易重复。缺点是轻度狭窄不能诊断,狭窄严重程度判断欠准,非常依赖操作者技术。

六、介入治疗适应证和禁忌证

(一)溶栓术

1.适应证

(1)年龄<80 岁。

(2)无意识障碍,基底动脉血栓由于预后极差,即使昏迷较深也非禁忌。

(3)脑 CT 检查排除颅内出血,且无明显与神经系统功能缺损相对应的低密度影。

(4)发病 6 小时内进行,但若为进展性卒中,可延长至 12 小时。

2.绝对禁忌证

(1)单纯感觉障碍或共济失调。

(2)临床症状出现明显改善。

(3)活动性内出血。

(4)出血素质或出血性疾病。

(5)颅内动脉瘤、动静脉畸形、颅内肿瘤及可疑蛛网膜下腔出血。

(6)脑出血史。

(7)近 2 个月有颅内或脊柱手术、外伤史。

(8)治疗前收缩压>26.7 kPa(200 mmHg),或舒张压>16.0 kPa(120 mmHg)。

(9)造影剂过敏史及严重的心、肝、肾功能不全者。

3.相对禁忌证

(1)年龄小于 2 岁,或大于 80 岁。

(2)近 6 个月脑梗死,胃肠或泌尿生殖系出血。

(3)近 3 个月患急性心肌梗死、亚急性细菌性心内膜炎、急性心包炎及严重心力衰竭。

(4)近 6 周有外科手术、分娩、器官活检及躯体严重外伤。

(5)败血症性血栓性脉管炎、糖尿病性出血性视网膜炎,以及严重肝肾功能不全。

(6)孕妇。

(7)应用抗凝药可能干扰检查和治疗。

(8)溶栓治疗前收缩压>24.0 kPa(180 mmHg),或舒张压>14.7 kPa(110 mmHg)。

(二)内支架置入术

1.锁骨下动脉狭窄

(1)适应证:①临床表现有锁骨下动脉狭窄或闭塞导致的上肢缺血症状,包括头晕、上肢乏力麻木等,内科治疗无效者。②狭窄大于70%,狭窄或闭塞长度小于6 cm。

(2)禁忌证:无绝对禁忌证,病变跨越椎动脉开口、严重的血管迂曲及狭窄局部或邻近合并有动脉瘤者可列为相对禁忌证。

2.颈动脉狭窄

(1)适应证:①症状性严重狭窄(≥70%),不能进行颈动脉内膜切除术、不能耐受内膜切除术者。②症状性严重狭窄合并以下一项:合并远端血管病变需采用介入治疗;放疗等原因所致的医源性颈动脉狭窄;内膜切除后再狭窄患者;拒绝接受内膜切除者;肌纤维发育不良性狭窄;动脉炎引起的狭窄;外伤性颈动脉狭窄;肿瘤压迫性颈动脉狭窄。③颈动脉夹层动脉瘤及假性动脉瘤(包括球囊扩张后内膜撕裂造成的夹层)。④急性栓塞患者溶栓时发现的严重狭窄。⑤其他治疗效果不满意(球囊扩张后回弹率>30%)。⑥严重狭窄合并对侧颈动脉闭塞,在心脏手术前需要治疗。⑦无症状性的闭塞前期严重狭窄(直径狭窄≥90%)。

(2)相对禁忌证:①颈动脉狭窄伴有严重动脉粥样硬化斑块或狭窄处血栓形成者,支架置入易引起斑块或血栓脱落导致动脉远端栓塞。②颈动脉完全闭塞及动脉严重迂曲的患者,经血管内途径不能安全到达狭窄部位。③血管狭窄长度超过10 cm。④有出血倾向或严重凝血机制障碍者。⑤恶性肿瘤患者化疗或放疗后发生骨髓抑制时。⑥症状性狭窄但颅内有血管畸形。

七、护理

(一)术前护理

1.术前观察

密切注意生命体征。锁骨下动脉狭窄者测双上肢血压,每天2次。术前双侧收缩压一般相差2.7 kPa(20 mmHg)以上,注意双侧桡动脉搏动情况,并做记录,以便术后观察判断肢体的血运情况。颈动脉狭窄的患者多表现有头晕、眼花、头痛等不适症状,有的患者甚至在院外就出现晕厥。护理人员应在入院后加强对患者跌倒危险因素的评估,外出检查专人陪护,症状严重时要求专人24小时陪护,以防止意外事件的发生。并加强对患者头痛、头晕症状的观察,必要时及时通知医师。

2.评估、检测

评估中枢神经系统功能,监测意识、瞳孔和肢体运动、感觉、反射、体温、脉搏、呼吸、血压,为制定护理措施提供依据。

3.术前准备

协助患者完善各项检查,血常规、血型、血糖、凝血功能、肝肾功能、电解质、肝炎八项、梅毒螺旋体特异抗体、人体免疫缺陷病毒抗体、尿常规、心电图、超声、CTA等。抗生素试敏,做术前宣教;如嘱患者练习床上排尿排便,术前4小时禁食水。手术日晨为患者备皮(腹股沟区、会阴部)。

4.其他

一般术前2小时开始应用静脉泵推注尼莫同预防血管痉挛;对于部分患者如糖尿病和肾功能异常的患者予1 000 mL水化,以减少或避免对比剂肾病的发生;术前应用抗血小板聚集药物,术前3~7天口服拜阿司匹林100 mg和波立维75 mg,1次/d;对于口服二甲双胍的糖尿病患者,术前24小时停止口服,改用胰岛素控制血糖,术后24小时肾功能复查无异常,改二甲双胍口服,以减少乳酸中毒的可能。对于部分患者可能需要术前导尿。

(二)术后护理

1.生命体征及意识的观察

术后持续心电监护48～72小时,严密观察意识、瞳孔、心率、血压的变化。颈动脉狭窄支架置入术后因支架膨胀刺激颈动脉窦压力感受器,可能会反射性引起患者心率、血压下降。因此术后如果患者心率低于50次/分,可遵医嘱给予阿托品对症处理,保持心率在60次/分以上。血压控制在(100～120)/(70～80)mmHg。血压过低者[低于12.0/8.0 kPa(90/60 mmHg)]可遵医嘱应用多巴胺等药物升高血压。

2.神经系统的观察

术后了解患者的表达能力及发音能力,观察患者术后肢体活动、肌力的变化,与术前做对比,以了解病情的转归。

3.留置溶栓导管的护理

保持导管通畅:留置导管是否通畅是溶栓成功的关键。护士经常巡视,观察动脉加压输液系统有无回血,随时调节速度,及时更换药物。指导患者采取合适的卧位,防止导管移位、折叠、堵塞、扭曲,密切观察导管的固定和通畅情况。

4.股动脉穿刺点的护理

经动脉穿刺常见的并发症是穿刺点的出血和皮下血肿。患者安返病房后术侧下肢呈水平伸直位制动6～8小时,6小时卧床,48小时避免剧烈运动,以免引起穿刺部位出血,用弹力绷带加压包扎可有效防止出血及皮下血肿,每15～30分钟巡视患者1次,查看穿刺点出血情况和观察足背动脉搏动及皮温。

5.卧床期间肢体活动的护理

术后使用弹力绷带的患者次日晨拆除绷带后可离床活动,使用止血器的患者在确定伤口无异常的情况下,压迫6小时后拆除止血器即可离床活动,因为锁骨下动脉狭窄的血管内介入治疗动脉鞘比较粗,常常大于8F。在患者卧床期间,由于担心穿刺点出血,不敢活动,从而增加患者的不适,甚至带来痛苦。

护士可利用几分钟进行指导,讲解床上被动功能锻炼及如何进行翻身活动。上肢可做伸屈、上举及适当的扩胸运动,可以减缓关节僵硬。如何压迫穿刺点可作轻微外展弯曲等活动,但要避免大幅度弯曲。术侧下肢腘窝处放以软垫,被动按摩下肢。可进行脚部的勾绷活动,向正前方、侧方、踝部旋转运动各10次,或作下肢肌肉绷紧活动等,术后每2小时重复以上训练1次,4小时后可将腰部垫高10 cm,缓解腰痛;也可协助患者轴形翻身,按摩腰部及受压部位。

6.其他

(1)排尿困难:由于患者排尿模式改变,术后精神紧张等原因造成患者排尿困难。护理:术前1～2天训练患者床上排尿,做好心理疏导,消除患者在床上排尿的紧张心理;对术后尿潴留者,用温水冲洗会阴部,听流水声或用热毛巾热敷,按摩膀胱并适当加压,变换体位,选择合适体位如侧卧等方式一般可使患者顺利排尿。如果患者仍无法排尿,可考虑导尿。

(2)腹胀:由于术中造影剂所致的上腹不适,食欲下降,长时间卧床使肠蠕动减慢,术后摄入过多的食物;不适应卧床排尿致尿潴留等原因导致患者腹胀。向患者解释药物所引起的不适症状,并告之随着药物的排出,症状逐渐缓解。给予腹部热敷,顺时针方向进行按摩。对患有胃肠疾病的患者应食用细软、无刺激的食物,并注意食物色、香、味的搭配。

(三)并发症的观察和护理

1.过渡灌注综合征

锁骨下动脉盗血症及颈动脉狭窄者,狭窄血管开通后,血流恢复进入脑内,脑血管自动调节功能不足,可引起脑过度灌注综合征,再灌注主要表现为意识障碍、偏瘫、剧烈头痛、呕吐等颅内高压症状。给予患者头高卧位,24小时严密监测生命体征,观察意识、瞳孔、呼吸及肢体活动。尤其是血压变化,消除患者焦虑等精神因素引起的血压增高,如血压持续>18.7 kPa(140 mmHg),及时通知医师。给予20%甘露醇脱水降压,记录24小时出入量。

2.脑出血

动脉溶栓最主要的并发症是闭塞血管再通后梗死处血流再灌注和脑出血。脑出血可能与下列因素有关:①引发纤溶亢进和凝血障碍;②缺血引起血管壁受损,在恢复血供后由于通透性高而血液渗出;③血流再灌注后可能因反射而使灌注压增高。如出现头痛突然加重或意识加深,脉搏慢而有力,呼吸深而慢,血压升高,肢体活动障碍,首先考虑颅内出血。应立即与医师联系,行CT检查,快速处理,如急症手术清除血肿。护理方面应密切观察病情,详细记录。

3.疼痛的观察与护理

锁骨下动脉狭窄所选用的内支架均为球扩式支架,不易移位,弹性好,在正常人体体温时充分膨胀,使狭窄血管开通。患者感觉狭窄部位有不适和疼痛,术后2～4天明显,5天后明显减轻,一般不需处理,由于个体差异,对疼痛的阈值不同,可给予止痛药口服或肌内注射。对于极个别患者可能发生患侧上肢剧痛的情况,主要是因为过度灌注发生以后导致的筋膜室综合征,一般可以通过脱水治疗可减轻症状。

4.支架内血栓的预防及护理

支架置入术最严重的并发症是支架内血栓形成。在术中置入支架前先经导管缓慢推注尿激酶、肝素钠,再行球囊扩张,最后将内支架置入动脉狭窄部位。术后检验凝血指标,穿刺部位无出血,再维持静脉滴注尿激酶、肝素钠,同时给予阿司匹林口服。常规检验凝血指标每天1次,必要时可做2次,随时根据检验结果调整药物使用,如凝血时间大于正常值2.5～3倍,立即停止用药。常用肝素钠6 000～12 000 U/d静脉注射,连用3～5天后改用阿司匹林口服100～300 mg/d,或波立维75 mg/d,在给予抗凝治疗时需每天监测凝血三项指标,观察患者有无出血倾向。

5.发热的观察和护理

锁骨下动脉内支架置入的患者可有不同程度的发热,体温在37～38 ℃,一般持续2～3天,也有不发热者。

(四)出院健康指导

(1)继续口服抗血小板聚集的药物如阿司匹林肠溶片和波立维3～6个月,服药时应告诉患者注意大便颜色的情况,如出现黑便,应高度警惕上消化道出血。同时应注意患者皮肤黏膜的瘀斑情况。

(2)定期复查凝血三项,特别是血栓弹力图的应用较好的指导了患者抗血小板聚集药物的精确应用,3个月复查B超1次,检查病变血管通畅情况。

(3)加强其他导致血管内狭窄的危险因素的控制,如高血压、糖尿病、高血脂以及吸烟,饮食应低盐低脂。

(4)避免患侧肢体超负荷活动,预防内支架的负荷运动滑脱移位。

(孙　芳)

第八节　颅内动脉瘤的介入护理

一、疾病概述

颅内动脉瘤是指脑动脉内腔的局限性异常扩大造成动脉壁的一种瘤状突出。多因脑动脉管壁局部的先天性缺陷和腔内压力增高的基础上引起囊性膨出,其主要症状多由出血引起,部分因瘤体压迫、动脉痉挛及栓塞造成,是造成蛛网膜下腔出血的首位病因。颅内动脉瘤占脑血管意外的第 3 位,仅次于脑血栓和高血压出血,占自发性蛛网膜下腔出血的 34%～50%,发病高峰年龄为 40～60 岁。其病死率和致残率占脑血管病死亡患者的 22%～25%,并呈一个逐渐递增的趋势。动脉瘤破裂首次出血的病死率为 15%～20%,未及时诊治 2 年内的病死率达 75%～85%,50%以上的破裂动脉瘤存活者可遗留不同程度的残疾。未破裂动脉瘤患者常无明显不适,部分患者由于动脉瘤的占位效应,可以出现脑神经麻痹等局灶性症状。

二、病理解剖

由于颅内血管与外周血管在结构上存在较大的差异,缺乏外弹力层,且中层较为薄弱,并在血管分叉处缺如,使其易于发生动脉瘤。动脉硬化引起的动脉壁退化或创伤与炎症导致血管壁的损伤,进一步加速动脉瘤的形成,血流动力学的影响与动脉瘤的形成明显相关。动脉瘤多发生在颅底动脉环(willis 环)及颅底动脉的主要分支上。其中,颈内动脉瘤占 41.3%;前交通动脉瘤占 24.4%;大脑中动脉瘤占 20.8%;大脑前动脉瘤占 9.0%;椎-基底动脉瘤占 4.5%;多发性动脉瘤占 8.0%。当 Willis 环发育异常时,动脉瘤多发生于负担血流较重的动脉上,在动脉分支或分叉部受到血流冲击剪切力最大的部位是分叉的隆突部和分支的远侧角,这正是最常发生颅内动脉瘤的部位。

动脉瘤按其大小分为小动脉瘤直径≤0.5 cm;一般动脉瘤直径≥0.5 cm 或<1.5 cm;大型动脉瘤直径≥1.5 cm 或<2.5 cm;巨型动脉瘤直径≥2.5 cm。按形态大致分为囊状(包括球形、葫芦形、漏斗形)、梭形及壁间动脉瘤 3 种,囊状者占颅内动脉瘤的 95%,梭形者占 4%。

三、临床表现

颅内动脉瘤的主要危害是破裂出血,发病都很突然,患者可在体力劳动、情绪波动、酒后排便、咳嗽、头部创伤、性交或分娩时突然发病,也可以在没有任何诱因的情况下突然起病。出现剧烈头痛,伴有呕吐、意识不清、抽搐、大量出汗等。出血严重者可致昏迷及因出血部位不同所致的各种神经功能障碍,如动眼神经麻痹、偏瘫、失语、偏感觉障碍及偏盲、记忆力障碍、脑干症状等。出血可反复发作,危险性及致残率亦相应增加。出血后由于进入脑脊液内的血液成分分解,释放出血管活性物质,可使脑血管痉挛,导致脑血流量锐减,使脑发生全面性或区域性缺血、血栓形成及脑梗死,从而病情明显加重。一般首次出血后 5～7 天发展至最高峰。

(一)警兆症状

颅内动脉瘤体积一般很小,未破裂之前无临床症状,只有少数体积较大的动脉瘤因压迫邻近神经组织而引起症状。约有半数动脉瘤(20％～59％)发生大出血之前有警兆症状,其中最常见的是头痛和头晕,最具有警兆意义的是动眼神经麻痹,见于部分后交通动脉瘤。

(二)蛛网膜下腔出血的症状和体征

动脉瘤性蛛网膜下腔出血的典型临床表现是突然发作的剧烈头痛、呕吐、畏光、烦躁不安,随后有短暂的意识丧失,清醒后有各种神经功能障碍和脑膜刺激症状。

(1)头痛:为常见的首发症状,患者常描述为"裂开样头痛"。头痛剧烈时有呕吐、颈项强直、畏光等,大多数为全头痛和颈后痛。

(2)意识障碍:约半数患者有意识障碍,一般不超过1小时,但也有持续昏迷直至死亡者。

(3)神经功能障碍:因动脉瘤的部位不同可出现各种神经功能障碍。后交通动脉瘤可引起患侧动眼神经麻痹、上眼睑下垂、瞳孔扩大、眼球外斜。大脑中动脉动脉瘤有时引起癫痫、偏瘫、失语,椎-基底动脉瘤可出现肢体不对称的瘫痪,锥体束征,甚至可出现吞咽困难、声音嘶哑等症状。

(三)并发症

(1)再出血:以5～11天为高峰,81％发生在1个月内。颅内动脉瘤初次出血后的24小时内再出血率最高,约为4.1％,至第14天时累计为19％。临床表现为:在经治疗病情稳定、好转的情况下,突然发生剧烈头痛、恶心呕吐、意识障碍加重、原有局灶症状和体征重新出现等。

(2)脑血管痉挛:通常发生在出血后第1～2周,表现为病情稳定后再出现神经系统定位体征和意识障碍,因脑血管痉挛所致缺血性脑梗死所引起。腰穿或头颅CT检查无再出血。

(3)急性非交通性脑积水:指蛛网膜下腔出血(SAH)后1周内发生的急性或亚急性脑室扩大所致的脑积水,机制主要为脑室内积血,临床表现主要为剧烈的头痛、呕吐、脑膜刺激征、意识障碍等,复查头颅CT可以诊断。

(四)临床分级采用 Hunt Hes 分级法

对动脉瘤性 SAH 的临床状态进行分级以选择手术时机和判断预后(表15-4)。

表15-4　Hunt Hess 分级法

分级	标准
0级	未破裂动脉瘤或破裂动脉瘤半年以上未再次出血
Ⅰ级	无症状或轻微头痛和颈项强直
Ⅱ级	中至重度头痛、脑膜刺激征、脑神经麻痹
Ⅲ级	嗜睡或有局灶性神经功能障碍
Ⅳ级	昏迷、中或重度偏瘫、有早期去脑强直或自主神经功能紊乱
Ⅴ级	深昏迷、去大脑强直、濒死状态

四、影像学诊断

(一)头颅 CT 检查

头颅CT检查是诊断SAH的首选方法,CT图像显示蛛网膜下腔内高密度影可以确诊SAH。根据CT检查结果可以初步判断或提示颅内动脉瘤的位置,如位于颈内动脉段常是鞍上池不对称积血;大脑中动脉段多见外侧裂积血;前交通动脉段则是前间裂基底部积血;而出血在脚间池和环池,一般无动脉瘤。动态CT检查还有助于了解出血的吸收情况,有无再出血、继发脑梗死、脑积水及其程度等。

(二)脑血管影像学检查

有助于发现颅内的异常血管。

(1)脑血管造影(DSA)检查:是诊断颅内动脉瘤的"金标准",可以清楚显示动脉瘤的位置、大小、与载瘤动脉的关系、有无血管痉挛等。条件具备、病情许可时应争取尽早行全脑DSA检查以确定出血原因和决定治疗方法、判断预后。

(2)CT血管成像(CTA)和MR血管成像(MRA)检查:是无创性的脑血管显影方法,主要用于有动脉瘤家族史或破裂先兆者的筛查、动脉瘤患者的随访以及急性期不能耐受DSA检查的患者。

(三)其他

经颅超声多普勒(TCD)动态检测颅内主要动脉流速是及时发现脑血管痉挛倾向和痉挛程度的最灵敏的方法;局部脑血流测定用以检测局部脑组织血流量的变化,可用于继发脑缺血的检测。

五、颅内动脉瘤栓塞术的适应证和禁忌证

(一)适应证

(1)几乎所有的动脉瘤都可采用血管内介入治疗,特别是高龄患者,合并心、肝、肾等严重疾患的患者,以及其他不适合外科治疗者。椎-基底动脉系统动脉瘤应首选血管内介入治疗。

(2)宽颈动脉瘤、梭形动脉瘤或夹层动脉瘤可采用再塑形技术或支架置入技术治疗。

(3)瘤体与瘤颈比大于1.5,小动脉瘤(<15 mm)最适合行血管内介入治疗。

(二)禁忌证

(1)患者临床状况极差(Hunt&Hes分级为Ⅳ或Ⅴ级)。

(2)有凝血障碍或对肝素有不良反应者。

(3)有对比剂过敏史者。

(4)严重冠心病、肺、肾衰竭,严重糖尿病等。

(5)严重血管痉挛无法插管并放入弹簧圈者。

六、护理

(一)术前护理

1.避免一切诱发动脉瘤破裂的因素

(1)镇静:使患者处于安静环境中,绝对卧床休息,尽量减少活动,同时做好患者及家属的思想工作,谢绝探视,避免嘈杂及各种导致情绪激动的因素,尽量安排患者住单人房间,可适当应用镇静药。

(2)镇咳:预防感冒引发的喷嚏、咳嗽。

(3)通便:宜食用含膳食纤维素多、宜消化的食物,给予口服缓泻药,叮嘱患者不可用力排便。

(4)保持血压平稳:血压持续升高或突然升高有动脉瘤破裂的危险,故应严密监测血压。应用扩张血管药物尼莫地平(尼莫同)1～1.5 mg/h静脉泵入,防治颅内血管痉挛。

2.术前准备

(1)术前3天协助患者做好术前检查,如血尿便常规、凝血功能、肝肾功能、心电图等,女性患者应了解月经情况,男性患者要了解有无前列腺疾病等,防止术后拔除尿管后发生尿潴留。

（2）术前训练排尿接受介入治疗的患者,术后常因平卧位和肢体制动所致排尿姿势的改变、担心穿刺处出血、不习惯在他人在场的环境下排尿等多种因素,造成不同程度的排尿困难、尿潴留。在术前平卧位和一侧肢体制动的情况下进行排尿训练是预防术后排尿困难的有效护理手段。

（3）术前晚和术晨测量生命体征,术前 8 小时禁食水,保证良好的睡眠。记录患者意识状态、生命体征、肢体活动情况、双侧足背动脉搏动、皮肤颜色及末梢循环情况,以备术后对照。备好术后饮用水。

（4）术前 1 天充分清洁手术野皮肤和毛发。做好抗生素药物过敏及碘过敏试验。

（5）需要行血管内支架辅助弹簧圈栓塞动脉瘤的患者,当日术前给予口服拜阿司匹林 100 mg,波立维 300 mg,术晨仍需要服用抗血小板药物。术后口服拜阿司匹林每次 100 mg,每天 1 次,波立维每次 75 mg,每天 1 次,口服 3～6 个月。

3.预防用药

为防止术中血管痉挛,可提前应用扩张血管药物尼莫地平(尼莫同)1～1.5 mg/h 静脉泵入。

（二）术后护理

1.一般护理

（1）体位:术后去枕平卧 6 小时,清醒后给予抬高床头 15°,严格卧床 24 小时,以减少脑水肿和脑细胞耗氧。

（2）穿刺点:严密观察穿刺部位局部有无渗血、肿胀,局部给予弹力绷带加压包扎,砂袋压迫 8 小时,穿刺侧肢体制动 12 小时(压迫和制动时间可因患者穿刺血管缝合等具体情况而定),术后 24 小时去除绷带。因术中反复穿刺,全身肝素化,穿刺点易出血及形成皮下血肿。密切观察穿刺侧足背动脉搏动,皮肤颜色及皮肤温度,并与对侧肢体进行比较,同时教会患者非穿刺侧肢体的活动方法,以减轻体位不适,预防压疮。

（3）饮食:全麻术后 6 小时可流质饮食,多喝水,以促进造影剂的排出。多吃水果和蔬菜,避免食用豆浆、牛奶等易产气食物,防止胀气和便秘。

（4）严密监测意识、体温、脉搏、呼吸、血压、瞳孔,每小时监测并记录 1 次,稳定后改为 2 小时一次。维持血压在(120～130)/(80～90)mmHg,以增加脑灌注,防止脑组织缺血、缺氧。注意有无出现高血压、头痛、恶心、呕吐等症状,以尽早发现脑出血及脑血栓的形成。

2.用药观察

为减轻及预防术后并发症,术后常采用抗凝、解痉等药物治疗,药物注意事项:①尼莫地平静脉输入可以有效缓解脑血管痉挛,改善脑缺血。但此药在抗痉挛、扩血管的同时可引起血压下降,最好使用微量泵单独静脉通道给药,用药过程中一定要严格掌握用量及滴速,该药是以乙醇为溶剂的制剂,可引起注射部位疼痛、面部潮红、皮疹等,停药后症状很快会消失。定时测量血压,与基础血压及药物使用中血压对比,以判断使用尼莫地平后血压是否改变及改变程度,为医师用药提供可靠数据。②术后应用抗凝药物,预防血管内血栓形成。在抗凝、抗血小板治疗期间,严密观察有无出血倾向,如患者的意识、血压的变化、大小便颜色、皮肤黏膜有无出血点和瘀斑等,合并消化道出血的患者应立即停药。各种穿刺或注射后局部压迫止血时间要大于 5 分钟。

3.疼痛护理

患者穿刺肢体处于伸直、制动、平卧位,若感觉全身酸痛、背痛难忍,给予平卧,或向患侧翻身 60°,或向健侧翻身 20°～30°,交替更换体位,保持髋关节伸直,小腿可弯曲,健侧下肢自由屈伸,定时按摩受压部位,以减轻患者痛苦。患者因出血、血管痉挛引起的头疼,持续时间长,除药物治疗外,需指导患者采用放松、听音乐、增加自信心和毅力等方式进行缓解。

4.避免肾功能损伤

介入治疗时术中对比剂用量较大,患者回病房麻醉完全清醒后,应鼓励患者少量多次饮水,避免呕吐,饮水量约 2 000 mL,促进对比剂从肾脏排泄,以免引起肾功能损害。经股动脉途径时,因术侧下肢制动需要卧床 24 小时,患者往往怕多排尿而不愿意多饮水,怕大便而不愿进食,以致带来血容量不足造成不良的后果。

(三)并发症的观察及护理

1.动脉瘤破裂再出血

动脉瘤破裂再出血是栓塞治疗的严重并发症。当患者出现剧烈头痛、血压升高、意识、瞳孔变化、一侧肢体活动受限时,应警惕再出血的发生,立即通知医师行 CT 检查,了解出血的程度。

2.脑血管痉挛

脑血管痉挛是栓塞治疗过程中常见的并发症,表现为一过性神经功能障碍,如头痛、短暂意识障碍、肢体麻木或偏瘫、失语等。如术后行腰穿置管脑脊液持续引流时,护士应准确记录脑脊液的量及性质,观察引流管是否通畅及脑脊液引流的速度。

3.脑梗死

术后血栓形成或血栓栓塞引起脑梗死是手术的并发症之一,严重者可因脑动脉闭塞、脑组织缺血而死亡。术后应严密观察语言、运动和感觉功能的变化,常与患者沟通,以便及早发现病情变化。

(四)出院健康指导

(1)高血压患者应特别注意气候变化,规律服药,将血压控制在适当水平,切忌血压忽高忽低。一旦发现异常应及时就诊。

(2)控制不良情绪,保持心态平稳,避免情绪波动。

(3)避免进食刺激性食物,低盐低脂清淡饮食,多食水果、蔬菜,保持大便通畅。

(4)劳逸结合,半年内避免参加剧烈运动及危险性工作。

(5)出院后按医嘱继续服用抗凝药物,定期复查凝血功能。术后 1 个月、3 个月、12 个月、24 个月专科门诊或电话随访,6 个月复查 DSA,按时来院复查。

(孙 芳)

第九节 原发性支气管肺癌的介入护理

一、概述

(一)疾病概述

原发性支气管肺癌(简称肺癌)是当前最常见的恶性肿瘤之一。肺癌的肿瘤细胞源于支气管黏膜和腺体,常有区域性淋巴结转移和血行播散,早期常有刺激性咳嗽、痰中带血等呼吸道症状,病情进展速度与细胞生物特性有关。发病率一般自50岁后迅速上升,在70岁达到高峰。

(二)临床表现

肺癌早期症状常较轻微,甚至可无任何不适。中央型肺癌症状出现早且重,周围型肺癌症状出现晚且较轻,甚至无症状,常在体检时被发现。

1.咳嗽

咳嗽为常见的早期症状,以咳嗽为首发症状者占35%~75%。肺癌所致的咳嗽可能与支气管黏液分泌的改变、阻塞性、胸膜侵犯、肺不张及其他胸内合并症有关。典型的表现为阵发性刺激性干咳,一般止咳药常不易控制。对于吸烟或患慢支气管炎的患者,如咳嗽程度加重,次数变频,咳嗽性质改变如呈高音调金属音时,尤其在老年人,要高度警惕肺癌的可能性。

2.痰中带血或咯血

痰中带血或咯血亦是肺癌的常见症状,以此为首发症状者约占30%。由于肿瘤组织血供丰富,质地脆,剧咳时血管破裂而致出血,咯血亦可能由肿瘤局部坏死或血管炎引起。

3.胸痛

以胸痛为首发症状者约占25%。常表现为胸部不规则的隐痛或钝痛。大多数情况下,周围型肺癌侵犯壁层胸膜或胸壁,可引起尖锐而断续的胸膜性疼痛,若继续发展,则演变为恒定的钻痛。持续尖锐剧烈、不易为药物所控制的胸痛,则常提示已有广泛的胸膜或胸壁侵犯。肩部或胸背部持续性疼痛提示肺叶内侧近纵隔部位有肿瘤外侵可能。

4.胸闷、气急

约有10%的患者以此为首发症状,多见于中央型肺癌,特别是肺功能较差的患者。

5.声音嘶哑

有5%~18%的肺癌患者以声嘶为第一主诉,通常伴随有咳嗽。声嘶一般提示直接的纵隔侵犯或淋巴结长大累及同侧喉返神经而致左侧声带麻痹。

6.体重下降

消瘦为肿瘤的常见症状之一,肿瘤发展到晚期,患者可表现为消瘦和恶病质。

7.发热

肿瘤坏死可引起发热,多为低热。

(三)治疗方法

1.气管动脉灌注化疗药物(BAI)

肺癌主要由支气管动脉供血,即使是肺转移瘤,主要供血动脉仍是支气管动脉。动脉灌注其基本原理是以较小的药物剂量在局部靶器官获得较高的药物浓度,从而提高疗效、减少药物不良反应,减少正常组织损伤及肿瘤耐药性的形成,达到抑制肿瘤生长、延长患者生存期及改善患者生存质量的目的。

2.气管动脉化疗栓塞术(BACE)

BACE可以阻断肿瘤的血液供应,使处于分裂期、静止期的肿瘤细胞缺血坏死,同时混于碘油内的化疗药物缓慢释放,大大延长化疗药物与肿瘤的接触时间,提高对局部转移病灶的作用。

3.肺动脉灌注化疗术(PAl)及经支气管动脉和肺动脉双重灌注化疗术(DAI)

根据肺癌双重供血理论,通过供血动脉直接灌注化疗药物达到肿瘤局部高浓度化疗作用,同时可减少抗癌药物与血浆蛋白结合,增加游离药物浓度,提高化疗药物的细胞毒性作用,与选择性支气管动脉灌注比较,具有总用药量少,全身不良反应少,见效快等特点。PAI不仅直接作用于肿瘤局部,也可达到肺门和纵隔等处的淋巴结。

二、适应证

(1)各种类型的肺癌,以中晚期不能手术者为主。

(2)有外科禁忌证和拒绝手术者。

(3)作为手术切除前的局部化疗,以提高手术的成功率,降低转移发生率和复发率。

(4)手术切除后预防性治疗,以降低复发率。

(5)手术切除后胸内复发或转移者。

三、禁忌证

(1)出现恶病质或有心、肺、肝、肾衰竭者。

(2)有高热、感染迹象及白细胞少于 $4×10^9$/L。

(3)有严重的出血倾向和碘过敏造影禁忌者。

(4)支气管动脉与脊髓动脉共干或吻合交通者相对禁忌证。

四、护理

(一)术前护理

1.减轻焦虑

患者常因不了解介入治疗的方法、因害怕疼痛、担心手术失败或因经济方面的原因而显得焦虑不安。因此,护士应理解同情患者的感受,耐心倾听患者的诉说,鼓励其说出所担心的问题,对患者提出的问题,应给予明确、有效、积极的解释。耐心地向患者介绍手术目的、方法、大致过程、配合要点及注意事项、可能发生的并发症,说明介入手术的重要性、优越性和安全性,并动员亲属给患者以心理和经济方面的全力支持,使患者减少顾虑,能积极配合治疗。

2.改善肺泡的通气与换气功能,预防术后感染

(1)戒烟:指导并劝告患者戒烟,因为吸烟会刺激肺、气管和支气管,使气管、支气管分泌物增加,妨碍纤毛的活动和清洁功能,不利于痰液排出,容易引起肺部感染。

(2)维持呼吸道通畅:及时清除分泌物,鼓励患者进行有效咳嗽,以利排痰。对久病体弱、无力咳嗽者,以手自上而下、由内向外轻拍患者背部协助排痰。若痰液黏稠不易咳出,可行超声雾化,并注意观察痰液的量、颜色、黏稠度、气味、是否带血,遵医嘱给予抗炎祛痰药物,以改善呼吸状况。

(3)咯血的护理:遵医嘱给予吸氧,静脉滴注止血药物;协助患者取半坐卧位,减少疲劳,并有利于呼吸;大咯血时给予头低脚高俯卧位,及时清除口腔内的血块,改善通气,以防窒息;护士应陪伴在床旁,关心体贴者,减轻恐惧,必要时给予镇静剂;同时做好气管插管、气管切开等抢救准备;咯血不止时不宜搬动患者。

3.改善营养状况

应给予高蛋白、高热量、高维生素、易消化的饮食,注意食物的色香味,保持口腔清洁,并提供洁净清新的进餐环境,增进食欲,必要时静脉输注营养药物。

(二)术后护理

(1)体位:为防止穿刺动脉出血,患者需卧床休息 24 小时,穿刺侧肢体平伸制动 12 小时,

12 小时后可在床上轻微活动,24 小时后可下床活动,但应避免下蹲、增加腹压的动作。肢体制动期间指导患者在床上翻身,以减轻患者的不适。

(2)术后 4～6 小时严密观察体温、脉搏、呼吸、血压,直至生命体征稳定。

(3)穿刺部位的观察与护理:穿刺处绷带加压包扎 24 小时或砂袋压迫 6 小时,观察穿刺部位有无渗血、出血,有无血肿形成,如有出血应立即用双手压迫,并通知医师进行处理。

(4)下肢血液循环的监测:严密观察双下肢皮肤颜色、温度、感觉、肌力及足背动脉搏动情况,警惕动脉血栓形成或动脉栓塞的发生,若出现皮肤颜色苍白、皮温下降、感觉异常、肌力减退等现象,应及时报告医师,遵医嘱使用血管扩张剂及神经营养药物,并配合物理治疗。

(5)并发症的观察与护理。①脊髓损伤:支气管动脉栓塞术及灌注化疗术较常见且最严重的并发症,其发生原因一般认为是由于支气管动脉与脊髓动脉共干,高浓度的对比剂或药物流入脊髓动脉,造成脊髓细胞损伤或脊髓血供被阻断,致脊髓缺血所引起。表现为术后数小时开始出现横断性脊髓损伤症状,损伤平面高时可影响呼吸,2～3 天内发展到高峰,发生率约 15%。因此,护士应密切观察患者双下肢运动、感觉、肌力及有无尿潴留的发生。一旦有上述情况发生,应及时通知医师采取措施。可用生理盐水作脑脊液换洗,每 5 分钟置换 10 mL,共 200 mL。遵医嘱使用血管扩张剂,如烟酰胺、罂粟碱、右旋糖酐-40、丹参等改善脊髓循环,应用地塞米松或甘露醇脱水治疗以减轻脊髓水肿,中医针刺治疗等有助于恢复或减轻病情的发展。②栓塞后综合征:支气管动脉栓塞化疗术治疗后常见的并发症。是由于动脉被栓塞后器官缺血、水肿和肿瘤坏死所致。主要表现为发热、胸闷、胸骨后烧灼感等,体温一般不超过 38 ℃,多在 1 周内缓解。严重者可有高热,体温高于 40 ℃,若高热持续不缓解,伴胸痛、咳脓性痰,应警惕有肺脓肿的发生,该并发症较少见。确诊者遵医嘱应用敏感的抗生素及退热药,嘱患者注意休息,给予高蛋白、高热量、高维生素、营养丰富易消化的饮食,多饮水,出汗后及时更换被服,避免着凉,同时做好患者的心理护理,减轻焦虑。③肋间皮肤坏死和支气管大面积坏死:支气管动脉不仅是支气管、肺、脏层胸膜、肺动静脉的营养血管,它还供血于气管、食管、纵隔淋巴结等组织,而且约有 2/3 的人右支气管动脉与右肋间动脉共干,因此,支气管动脉栓塞术后,护士应注意观察患者有无咳嗽、咽下疼痛、胸痛、咯血、肋间痛及胸部皮肤有无感觉异常、皮温及颜色的改变。如有上述情况应及时报告医师,遵医嘱应用扩血管药物,咯血者遵医嘱应用止血药和血管升压素,同时做好咯血患者的护理,咽下疼痛者宜进软食和流质。④误栓:肺动脉栓塞术后容易发生,且常易引起脑栓塞,发生率约 10%,所以应注意观察患者有无脑栓塞的症状,如失语、偏瘫等,如有应及时通知医师处理,必要时手术取出栓子。⑤化疗药物的不良反应:与术后常见并发症化疗药不良反应的护理相同。

五、健康教育

(1)积极治疗原发病 如支气管扩张、肺脓肿、肺结核及霉菌感染等,以及某些寄生虫病(肺阿米巴病、肺吸虫病、肺棘球蚴病)和急性传染病(肾综合征出血热、肺出血型钩端螺旋体病)等。

(2)早期诊断 40 岁以上者应定期进行胸部 X 线普查,中年以上、久咳不愈并出现阵发性、刺激性干咳或出现血痰,应警惕肿瘤的发生,做进一步检查,争取早发现、早诊断、早治疗。

(3)让患者了解吸烟的危害,劝其戒烟。

(4)加强营养,合理休息,增强体质,劝其戒酒。

(5)避免出入公共场所或与上呼吸道感染者接近,避免居住或工作于布满灰尘、烟雾及化学刺激的环境。

(6)支气管动脉栓塞化疗、灌注化疗的患者,在治疗过程中应注意血常规的变化,定期返院复查血细胞和肝肾功能,如有咯血、呼吸困难、高热等症状出现,应及时就诊。

(7)动静脉瘘介入治疗术后的患者要注意休息、减少活动,遵医嘱应用止咳药,以免剧咳导致血管破裂出血。遵医嘱定期复查,如再次出现咯血和缺氧症状或异位栓塞时应及时就诊。

六、护理效果评估

(1)患者的心理状况如何,能否正确面对疾病,是否主动参与治疗与护理。

(2)患者是否维持正常的呼吸型态。

(3)患者是否发生窒息,窒息后能否得到及时解除。

(4)营养状况是否得到改善,体重是否增加或维持平衡。

(5)患者的疼痛症状是否得到缓解或减轻,对止痛方法表示满意的程度。

(6)对介入治疗方法、术后并发症的了解程度,是否掌握术后注意事项及康复知识。

(7)患者有否并发症,并发症发生后发现和处理是否及时和正确。

（孙　芳）

第十节　肝血管瘤的介入护理

一、概述

肝血管瘤是肝最常见的良性肿瘤,肝血管瘤可分为海绵状血管瘤、硬化性血管瘤、血管内皮细胞瘤和毛细血管瘤4种类型,其中以肝海绵状血管瘤最为常见,约占良性肿瘤的 74%,好发于30～50 岁,女性较为多见,男女比例为 1:(5～7),病灶大多为单发,也可多发。肝血管瘤瘤体大小不一,小者在显微镜下才能确诊,大者重达十余千克。

二、病理解剖

海绵状血管瘤病灶与正常组织接壤区并非规则,瘤周肝组织内肝细胞索萎缩或消失,血窦明显扩张淤血,并可见一些非正常分布的腔大壁薄的血管。海绵状血管瘤畸形血窦连接于肝动脉、门静脉和肝静脉之间,其血供完全来自肝动脉,部分来自动静脉瘘。海绵状血管瘤瘤体质地柔软。

三、临床表现

本病的临床表现随肿瘤部位、大小、增长速度及肝实质受累程度不同而异。小者无症状,大者可压迫胃肠肌、胆道而引起腹痛、黄疸或消化不良症状。少数因肿瘤自发性破裂、瘤蒂扭转或者外伤撞击而呈急腹症表现。

国内外学者根据肝血管瘤瘤体直径大小将其进行分类。直径<5 cm 称为小血管瘤,直径为5～10 cm 称为大血管瘤,直径为 10～15 cm 称为巨大血管瘤。此分类方法可对肝血管瘤治疗方案起到参考和指导意义。

四、影像学诊断

因肝血管瘤缺乏特异性临床表现,其诊断主要依靠影像学检查,包括 B 超、CT、MRI、肝动脉造影等。超声检查敏感性很高,表现为均质、强回声、边缘清晰及后壁声增强的肝内回声区。

彩色多普勒超声可显示病灶内血管、血流,其敏感性和特异性较高。CT 或 MRI 增强检查早期表现为病灶边缘强化,随时间延长,强化区逐渐向病灶中心推进。

肝动脉造影,选择性肝动脉造影诊断敏感可靠,主要是动脉早期肝内动脉末端有充盈造影剂的血窦,随着时间延长,血窦充盈越明显,轮廓和范围逐渐清楚。血窦大小不一,局部分布构成"棉花球状"表现。并且造影剂在血窦内持续停留 10 秒以上,到实质期和静脉期血窦仍十分明显,这种特征性表现称之为"早出晚归"。

五、适应证和禁忌证

(一)适应证

(1)肝血管瘤直径>5 cm,有明显不适者。

(2)血管瘤在短期内明显增大者。

(3)肝血管瘤有破裂可能或破裂出血者。

(二)禁忌证

(1)肝、肾衰竭者。

(2)碘过敏者。

(3)有严重出血倾向者。

六、术前护理

(一)心理护理

(1)热情接待患者,及时介绍病区环境和床位医师及责任护士。

(2)耐心向患者及家属做好解释工作,介绍疾病相关知识和介入治疗的优点、目的、方法、术中配合及术后注意事项,以消除患者的顾虑,积极配合治疗。

(二)完善术前准备

(1)术前检查肝肾功能,监测甲胎蛋白、血常规及出凝血时间等。

(2)术前 1 天做好碘过敏试验,并做好记录。

(3)穿刺部位皮肤准备。

(4)术前根据医嘱交代患者禁食及手术中使用的药物。

(5)训练患者穿刺时呼吸配合。

七、术中护理配合

(1)患者平卧于手术床上,双下肢分开并外展。护理配合:热情接待患者入室,做好心理疏导,稳定患者情绪。核对患者姓名、性别、科室、床号、住院号、诊断及造影剂过敏试验结果。协助患者采取适当的体位:平卧位,双下肢分开略外展连接心电、血压及指脉氧监测。建立静脉通路。准备手术物品并备好器械台。协助医师完成手消毒、穿手术衣、戴无菌手套。

(2)皮肤消毒:腹股沟区域,消毒范围上至脐部,下至大腿中部;右季肋区,穿刺点及其外

10 cm以上范围。护理配合:聚维酮碘消毒剂消毒手术部位皮肤,并协助铺单。协助抽取造影剂。

(3)经动脉途径。①经股动脉插管,行肝动脉造影检查:递送穿刺针、4F 穿刺鞘、0.035 in 导丝(150 cm)、4F 肝弯导管。②行肝动脉超选择性造影检查:递送微导管、微导丝。③行肝血管瘤供血动脉栓塞术:递送各种栓塞剂。④行肝动脉造影复查:递送 4F 肝弯导管。

(4)经皮经肝穿刺途径。①B 超、CT 引导下,经皮经肝穿刺肝血管瘤:递送 21G 活检针。②平阳霉素注射硬化治疗:递送平阳霉素。③拔管,复查肝区 CT,观察有无出血。术中常规病情观察:严密监测患者心率、血压、脉搏、呼吸等生命体征的变化,做好抢救准备,发现异常及时报告医师处理;观察患者面色,倾听其主诉并给予心理支持,行肝动脉栓塞治疗或经皮肝穿刺时,如主诉疼痛可暂缓操作并肌内注射吗啡等镇痛药;递送纱布置于穿刺处,按压穿刺点 10~15 分钟,然后用 3M 高强度外科胶带加压包扎。

(5)拔除鞘管,妥善包扎穿刺部位,护送患者安返病房。

八、术后护理

(一)体位护理

患者介入术后返回病房,护士应将患者平稳安置到病床上,穿刺侧下肢伸直制动 8~12 小时,卧床24 小时。选用选择性肝动脉栓塞的患者,穿刺点加压包扎 4~6 小时。

(二)加强巡视,密切观察

观察右腹股沟及右上腹穿刺点有无出血、血肿;穿刺侧肢体皮肤温度、感觉、知觉是否正常;观察患者有无腹痛、腹胀,若患者出现面色苍白、出冷汗、脉细弱、腹痛等出血症状,立即测量血压,报告医师,及时处理。

(三)饮食护理

栓塞治疗 1~2 天,患者食欲逐渐恢复,鼓励患者进食富营养、低脂易消化饮食,多吃水果及蔬菜,保证有足够的热量,每天热量 12 552 kJ,以降低肝糖原分解,减轻肝负担。

(四)栓塞综合征的观察及护理

(1)恶心、呕吐:观察呕吐物的颜色和量,耐心给患者解释恶心、呕吐的原因,安慰患者,并根据医嘱予以止吐药物。患者呕吐时,应及时清理呕吐物,协助漱口,安慰患者,教会放松技巧,如深呼吸等,提高其心理耐受力。

(2)疼痛:栓塞后患者出现不同程度的腹痛,应密切观察疼痛的部位、程度及持续时间,腹部有无压痛、反跳痛及肌紧张,必要时根据医嘱予以镇痛药物。同时教会患者转移注意力。

(3)发热:治疗后患者均有不同程度的发热,与肝动脉栓塞后坏死组织吸收有关。一般体温在37.5~38.5 ℃,多在 1 周内恢复正常,一般不需要特殊处理。如体温超过 38.5 ℃,应予以物理降温或药物降温;出汗较多时应及时擦干汗液并更换衣服,嘱患者多饮水,保证液体入量,防止发生脱水;同时做好口腔及皮肤护理。

(五)并发症的观察及护理

1.肝功能损害

因栓塞物的浸润和异物分布致邻近组织肝损伤,一般栓塞后 3 天内转氨酶均有一定程度的升高。术后应注意观察小便颜色,观察皮肤巩膜有无黄染及腹围变化,同时注意观察神志情况,警惕肝性脑病发生。抽血检查肝功能情况,并根据医嘱予以保肝支持治疗。保证足够的热量,降低肝糖原分解,减轻肝负担。有肝功能损害的患者,应嘱其卧床休息,保证充足的睡眠。

2.胆囊损伤

胆囊损伤常因术中导管未超越胆囊动脉或灌注栓塞剂及硬化剂时压力过大反流入胆囊动脉使胆囊动脉硬化所致,一般有胆区疼痛,成持续性,可间歇性缓解。术后应注意观察疼痛的部位、性质及持续时间,并根据医嘱予以消炎、利胆及镇痛治疗。

3.胃、十二指肠损伤

因硬化剂及栓塞剂反流入胃十二指肠或胃右动脉引起胃和十二指肠球部损伤,甚至有穿孔的危险。术后应观察患者有无腹胀、胃痛等症状,并根据医嘱予以保护胃黏膜治疗,同时饮食宜软易消化。

4.胰腺炎

硬化剂及栓塞剂反流到胰腺供血动脉引起胰腺坏死和炎症,表现为术后上腹背部剧痛,严重者可引起急腹症。轻者对症处理,严重病例按急性胰腺炎处理,必要时外科手术治疗。

九、健康教育

(1)保持情绪稳定,正确对待各种事情,解除忧虑、紧张情绪,避免情志内伤,保持大便通畅,防止发生便秘。

(2)饮食宜清淡易消化,高热量,不宜过饱,忌食油腻食物、烈酒及辛辣食物。

(3)患者出院后3个月避免过重的体力劳动,半年至1年后来院复诊,视病灶消失情况,个别情况下患者必要时行第2疗程治疗。

(孙　芳)

第十一节　原发性肝癌的介入护理

一、疾病概述

(一)病因

原发性肝癌(简称肝癌)是严重危害人们健康的主要恶性肿瘤之一,在我国和亚洲以原发性肝癌多见,而在欧美地区则以转移性肝癌多见。每年全世界有250 000人死于肝癌,其中40%在中国。由于肝癌起病隐蔽,患者就诊时大多已属于中、晚期。80%以上的患者合并不同程度的肝硬化,常伴随肝硬化失代偿和储备功能不良,能手术切除者仅占全部肝癌的5.4%~24.3%,40%~60%的肝癌在手术时已发生肝内转移,术后复发率高。肝癌的血管内介入治疗包括肝动脉化疗栓塞(TACE)、经肝动脉栓塞剂治疗(TAE)、肝动脉灌注大剂量化疗药物治疗(TAI)及经门静脉化疗或化疗栓塞。

(二)常见的症状

肝癌起病隐匿,早期多无症状,中、晚期方才出现症状

(1)腹痛,多在右上腹,也可在左上腹或下腹,为持续性钝痛。但在肝肿瘤破裂出血于薄膜时可有剧痛,出血至腹腔时可有腹膜刺激征。

（2）消瘦乏力，且呈进行性加重。

（3）消化道症状，如食欲减退、恶心、呕吐、腹胀、腹泻或便秘。

（4）上腹部发现包块。

（5）黄疸，可因胆管受压、阻塞引起的梗阻性黄疸，也可因肿瘤大量破坏干细胞性黄疸。

（6）发热，多为不明原因的低、中度发热，有时可高热。

（7）肿瘤近膈顶时，部分患者可有右肩痛，常被误认为肩周炎。

（8）转移灶及并发症状。

二、适应证

（1）不能手术切除的中、晚期肝癌。

（2）因其他原因不宜手术切除的肝癌。

（3）癌块过大，化疗栓塞可使癌块缩小，以利二期切除。

（4）肝内存在多个癌结节者。

（5）肝癌主灶切除，肝内仍有转移灶者。

（6）肝癌复发，无再次手术切除可能者。

（7）肝癌破裂出血不适于肝癌切除者。

（8）控制肝癌疼痛。

（9）行肝移植术前等待供肝者，可考虑行化疗栓塞以期控制肝癌的发展。

三、禁忌证

（1）肝功能损害严重，谷丙转氨酶明显增高，有明显腹水、黄疸。

（2）肝癌体积占肝脏 3/4 以上者。

（3）有凝血机制障碍、出血倾向者。

（4）严重的器质性疾患，如心、肺、肾功能不全者。

（5）严重的代谢性疾病，如糖尿病，或严重的代谢紊乱，如低钠血症未予控制者。

（6）门静脉高压中度以上胃底食管静脉曲张者。

（6）碘过敏、解剖变异，无法完成选择性肝动脉插管者。

（7）重度感染者。

四、护理

（一）术前准备

（1）指导患者床上排大、小便练习。

（2）多吃维生素及粗纤维食物以保证体内微量元素的平衡，提高机体的营养状况增加抵抗力。

（3）协助医师了解患者病情，开展心理护理，消除患者和家属的思想顾虑，鼓励患者愉快地接受介入诊断和治疗。执行医疗保护制度，不必要告诉患者的病情，特别是恶性病患者。

（4）作造影剂过敏试验并做好记录。

（5）术区备皮，即术侧大腿上 1/3 至腹股沟部，做穿刺部位区域的皮肤准备。

（6）术前 4 小时禁食、2 小时禁水，防止术中及术后呕吐。

(7)术前30分钟遵医嘱给予镇静剂。

(二)术前护理

1.护理评估

(1)既往健康状况:患者以往多有肝硬化,病情的进一步发展,使患者情绪产生变化。

(2)心理-社会状况:患者不仅承受恶性肿瘤的压力和经济负担,还要面对治疗后可能的并发症的心理压力。

2.护理诊断

(1)焦虑与疾病痛苦和对治疗知识缺乏有关。

(2)恐惧与未曾经历介入手术有关。

3.护理目标

(1)焦虑有所减轻,心理和生理上的舒适感有所增加。

(2)恐惧感减轻,恐惧的行为表现和体征减少。

4.护理措施

(1)加强心理支持,减轻焦虑:创造安静、舒适、无刺激的环境,理解、同情患者。倾听和与患者共同分析焦虑产生的原因并对焦虑程度作出评价,对患者提出的问题要给明确、有效、积极的解释。向患者说明焦虑影响身心健康。患者发怒时,如无过激行为不加以限制。指导患者运用转移注意力等松弛疗法以减轻焦虑情绪,并对患者的合作及时给予鼓励,与患者一起制订应对焦虑的方式。

(2)加强宣教,减少恐惧:为患者及家属讲解介入手术的目的、方法、注意事项以及术后的不良反应。对患者的恐惧表示理解,鼓励患者表达自己的感受,耐心做解释工作。谈论患者感兴趣的话题,请家属协助,采用转移注意力和按摩等方式共同缓解患者的恐惧。必要时,请已做过介入手术的患者现身说法并对患者的进步及时给予肯定和鼓励。

(三)介入术中配合

(1)暴露手术区域并配合皮肤消毒。

(2)协助术者铺巾,戴影像增强器消毒布套。

(3)如有刷手护士,可先用肝素生理盐水冲洗导管、导丝、穿刺针等穿刺用品。

(4)准备局部麻醉药、造影剂和其他治疗药物,协助配制肝素生理盐水。

(5)无麻醉医师时,负责观察患者、完成补液、给氧或其他临时治疗措施。

(6)操作结束时,协助包扎穿刺口。

(四)术后注意事项

(1)术后患者平卧位,穿刺肢体制动24小时,穿刺部位砂袋压迫6～8小时,防止出血及血肿形成。

(2)密切观察穿刺部位有无出血、渗血、足背动脉搏动情况和皮肤的颜色、温度。如有异常,立即通知医师处理。

(3)术后当日多饮水,可进流食以后逐渐过渡到半流食和普食。饮食应保持清洁、新鲜、富于营养且易消化、吸收。

(4)根据病情给予抗生素及保肝、止血、止吐等药物,并观察用药后反应。

(5)密切观察患者病情变化,注意尿量及颜色、消化道反应及有无发热、腹痛等,如有异常遵医嘱给予对症处置。

(6)术后观察血压、脉搏,连续测量3天时间温。

(五)术后护理

1.护理评估

(1)化疗药物所致的毒性反应。

(2)组织器官栓塞引起缺血所致的症状。

(3)肿瘤组织坏死、吸收引起的症状。

(4)化疗药物刺激膈神经引起的症状。

2.护理诊断

(1)营养失调:低于机体需要量与食欲缺乏、恶心、呕吐有关。

(2)潜在并发症:栓塞引起局部组织、器官缺血产生疼痛。

(3)潜在并发症:栓塞后局部组织坏死产生吸收热导致体温升高。

(4)潜在并发症:介入化疗药物刺激膈神经引起呃逆。

3.护理目标

(1)恶心、呕吐症状减轻;想进食。

(2)主诉疼痛消除或减轻;能运用有效方法消除或减轻疼痛。

(3)体温不超过38.5 ℃;患者自诉舒适感增加。

(4)呃逆间隔时间延长;能运用有效方法减轻呃逆。

4.护理措施

(1)加强饮食指导:指导患者进高蛋白、高热量、高维生素、易消化软质低油腻饮食,少量多餐。让患者倾听音乐,分散注意力以减轻恶心不适感。必要时遵医嘱应用止吐药物。

(2)减轻或有效缓解疼痛:观察、记录患者疼痛的性质、程度、时间、发作规律、伴随症状及诱发规律,调整舒适体位,指导患者及家属保护疼痛部位,掌握减轻疼痛的方法。给予精神安慰和心理疏导,指导患者应用松弛疗法缓解疼痛。遵医嘱给予镇痛药,观察并记录用药后效果。

(3)利用有效方法降温:卧床休息,保持室内通风,室温在18～22 ℃,湿度在50%～70%。鼓励患者多饮水,体温超过38.5 ℃时根据病情选择不同的降温方法,如冰袋外敷、乙醇擦浴、冰水灌肠等。保持口腔清洁,口唇干燥时涂液状石蜡或护唇油,出汗后及时更换衣服,穿衣盖被适中,避免影响机体散热。遵医嘱给予补液、抗生素、退热剂,观察、记录降温效果,高热患者应吸氧。

(4)利用有效方法减轻或消除呃逆:行心理疏导消除精神紧张、抑郁情绪。嘱患者连续缓慢吞咽温开水,增加饮食的花色和种类。双侧足三里注射阿托品0.25 mg,顽固性呃逆可应用盐酸氯丙嗪。

(六)健康教育

(1)加强营养:做好治疗期间的饮食指导,食高蛋白、高维生素、高热量、低脂肪软食,戒烟、酒、辛辣等刺激性食物,多食水果蔬菜保持大便通畅。

(2)适当锻炼:活动量以不引起心悸、心累、气短或活动后脉搏不超过活动前的10%为宜,避免过劳。

(3)调节生活规律:注意养成良好卫生习惯,注意气候变化,避免着凉感冒。

(4)按时服药:指导患者遵医嘱按时服药,慎用损害肝脏药物。

(5)保持愉悦心情:建议患者从事益于健康的娱乐,如听音乐、看电视、读报等保持心情愉快。

(6)定期复查:每2个月复查CT 1次,发现异常症状,随时复诊。

五、并发症及护理

(一)穿刺部位出血及血肿

术中反复穿刺或穿刺点压迫不当、肝素用量过大或患者自身凝血机制障碍引起。对于凝血功能异常的患者,要适当延长压迫时间和行加压包扎。嘱患者咳嗽或用力排便、排尿时应压迫穿刺点。穿刺点如有出血应重新加压包扎。小血肿可再用砂袋压迫6～8小时,术侧肢体制动24小时;大血肿可用无菌注射器抽吸,遵医嘱适当用止血药;24小时后可行热敷,以促进吸收。

(二)上消化道出血

由于门静脉高压、患者术前肝功能及凝血功能差、化疗药物损害胃黏膜或术后恶心、呕吐致食管、贲门、胃黏膜撕裂引起出血。密切观察患者生命体征及大便和呕吐物的颜色、性质及量;遵医嘱禁食、卧床休息,行止血、扩容、降低门静脉压力等治疗;出血停止后给予高蛋白、高热量、多种维生素、低盐、低脂软食,少量多餐。

(三)股动脉栓塞

股动脉栓塞是TACE术后最严重的并发症。术后每小时观察穿刺侧肢体皮肤颜色、温度、感觉及足背动脉搏动情况,发现患肢肢端苍白、感觉迟钝、皮温下降、小腿疼痛剧烈,提示有股动脉栓塞的可能,可进一步做超声波检查确诊,同时抬高患肢并给予热敷,遵医嘱给予解痉及扩血管药物,禁忌按摩,以防栓子脱落,必要时行动脉切开取栓术。

(四)尿潴留

因介入术后肢体制动、加压包扎、砂袋压迫,且不习惯床上排尿引起。给予心理疏导,做好解释工作,消除紧张情绪;让患者听流水声或热敷腹部,按摩膀胱;腹部加压;必要时行导尿术。

(五)截瘫

TACE术后引起脊髓损伤致截瘫。术后注意观察患者双下肢皮肤感觉、痛觉有无异常,一旦发现下肢麻木、活动受限、大小便失禁等异常情况,应立即报告医师。

(孙　芳)

第十二节　腹主动脉瘤的介入护理

一、腹主动脉瘤的介入治疗

(一)概述

主动脉瘤不是肿瘤,而是由于各种原因造成的主动脉局部或多处向外扩张或膨出,呈"瘤样"形状改变,称之为动脉瘤。动脉管径的扩张或膨出大于正常动脉管径的50%以上为动脉瘤。如果精确定义腹主动脉瘤(AAA),需要计算同一个人正常腹主动脉和扩张动脉的比例,还需要根据年龄、性别、种族和体表面积等影响因素进行校正。通常情况下,腹主动脉直径>3 cm可以诊断AAA。AAA的患病率占主动脉瘤的63%～79%,

主动脉瘤主要发生于>60岁的老年人,男女之比为10∶3。常伴有高血压和心脏疾病,但年轻人也偶尔可见。男性多于女性。根据病理解剖可分为两类。

1.真性主动脉瘤

真性主动脉瘤指主动脉壁和瘤壁全层均有病变性扩大或突出而形成的主动瘤。

2.假性动脉瘤

假性动脉瘤指动脉管壁被撕裂或穿破,血液自此破口流出而被主动脉邻近的组织包裹而形成血肿,多由于创伤所致。AAA 一般位于肾动脉远端,延伸至腹主动脉分叉处,常波及髂动脉偶尔位于肾动脉以上部位,又称胸腹主动脉瘤,多侵犯肠系膜下动脉分支,在出现破裂和接近破裂前部分患者可没有症状。

(二)病因与发病机制

动脉瘤发生的生物学机制很复杂,遗传易感性、动脉粥样硬化及各种蛋白酶等都被证明与其发生直接相关。各种病因最终都表现为主动脉中层的退行性变,继而在血流压力下扩张形成动脉瘤。

1.遗传易感性

多项研究表明,动脉瘤的发生与遗传密切相关。国外随访发现,15%AAA 患者直系亲属中也发生各部位动脉瘤,而对照组里只有 2%($P<0.001$)。其他研究则表明,AAA 发生和多囊肾密切相关,而后者已被证实为常染色体显性遗传疾病。

2.动脉硬化因素

AAA 和周围动脉硬化闭塞性疾病虽然表现形式不同,一种为血管扩张,另一种为血管狭窄闭塞,但两者常常是伴发的,而且拥有共同的高危因素,如吸烟高血压、高脂血症、糖尿病和心脑血管疾病。这都有力证明了动脉粥样硬化与动脉瘤的发生密不可分。

3.各种蛋白酶的作用

动脉瘤的一个显著组织学表现为中层弹力膜的退行性变,组织中胶原蛋白和弹性蛋白被相应的蛋白酶破坏;局部金属蛋白酶(MMP)增高,促使平滑肌细胞易位,导致血管中层结构破坏;局部巨噬细胞和细胞因子浓度升高,提示存在炎性反应。都可能导致动脉瘤壁破坏与扩张和动脉瘤形成。

4.先天性动脉瘤

一些先天性疾病常伴发主动脉中层囊性变,从而导致先天性动脉瘤形成。其中最多见的是马方综合征。这是一种常染色体显性遗传疾病,临床表现为骨骼畸形、韧带松弛、晶状体脱垂、主动脉扩张及心脏瓣膜功能不全等。

5.炎性 AAA 炎性

AAA 是一种特殊类型动脉瘤,外观上动脉瘤壁特别厚,量发亮的白色,质硬,极易与腹腔内脏器(如输尿管、十二指肠)纤维化粘连。流行病学研究表明,炎性 AAA 发病率占全部 AAA 的 5%左右。在危险因素、治疗方案选择和预后等诸方面,炎性 AAA 和普通 AAA 均无明显差异。

6.感染性 AAA

感染性 AAA 是一种很少见的疾病。近年来,随着抗生素的不断发展,其发生率更是不断降低。主动脉壁原发感染导致的动脉瘤很罕见,大部分感染性 AAA 是由继发感染引起。葡萄球菌和沙门菌是最常见的感染性 AAA 致病菌,而结核杆菌和梅毒也可以导致主动脉瘤发生。

(三)临床表现

1.疼痛

疼痛是腹主动脉瘤较为常见的临床症状,约有 1/3 的患者表现出疼痛。其部位多位于腹部脐周,两肋部或腰部,疼痛的性质可为钝痛、胀痛、刺痛或刀割样疼痛。一般认为疼痛是瘤壁的张力增加,引起动脉外膜和后腹膜的牵引,压迫邻近的躯体神经所致。巨大的腹主动脉瘤当瘤体侵蚀脊柱,亦可引起神经根性疼痛。值得注意的是,突然的剧烈腹痛往往是腹主动脉瘤破裂或急性扩张的特征性表现。正因疼痛的表现如此重要,故把腹主动脉瘤突然出现腹痛则视为最危险的信号。

2.压迫症状

随着腹主动脉瘤瘤体不断扩大,可以压迫邻近的器官而引起相应的症状,临床上比较多见。

3.栓塞症状

腹主动脉瘤的血栓,一旦发生脱落便成为栓子,栓塞其血供的脏器或肢体而引起与之相应的急性缺血性症状。如栓塞部位为肠系膜血管,表现为肠缺血,严重者可引起肠坏死。患者出现剧烈的腹痛和血便,继而表现为低血压和休克,以及全腹腹膜刺激症状。栓塞至肾动脉,则可引起肾相应部位的梗死,患者表现为剧烈的腰痛和血尿。栓塞至下肢主要动脉时,则出现相应肢体的疼痛,脉搏减弱以至消失,肢体颜色苍白以及感觉异常等。

4.腹部搏动性包块

这是腹主动脉瘤最常见最重要的体征。多数患者自觉心窝部或脐周围有搏动感,约有1/6的患者自述心脏下坠腹腔,这种搏动感以仰卧位和夜间尤为突出。肿块见图 15-1。多位于左侧腹部,具有持续性和向着多方向的搏动和膨胀感。肿块上界与肋弓之间能容纳二横指者常提示病变在肾动脉以下。如无间隙,则提示动脉瘤多位于肾动脉以上。同时腹部触诊也是诊断腹主动脉瘤最简单而有效的方法,其准确率在 $30\%\sim90\%$。肿块表面可听到收缩期杂音和/或扪及震颤。部分肥胖、腹水以及查体不合作的患者,可导致腹主动脉瘤触诊的失败。

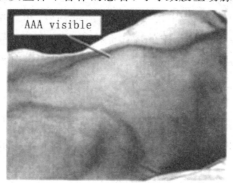

图 15-1　AAA 的腹部包块

5.破裂症状

腹主动脉瘤破裂是一种极其危险的外科急症。病死率高达 $50\%\sim80\%$。动脉瘤的直径是决定破裂的最重要因素。根据腹主动脉瘤的破裂率与瘤体直径的曲线关系,把直径>6 cm 称之为危险性动脉瘤。

(四)影像学检查

(1)腹部 X 线片:若有典型的卵壳形钙化阴影,诊断多可确立,但至少有 25% 的患者无此征象。

(2)二维超声检查:对腹主动脉瘤的诊断很有价值,操作简便,探查动脉瘤的准确性高,可清晰地显示其外形及附壁血栓等,为目前优选的诊断方法。

（3）腹主动脉造影：准确性不高，因动脉瘤的宽度可为透光性附壁血栓所掩盖。但造影结果常可提供有价值的资料，故仍为术前必须进行的检查。

（4）DSA：其结果类似腹主动脉造影，而无须动脉内注射对比剂诊断经验正在积累中。

（5）CT：与二维声波检查相比，CT可以更清晰地显示腹主动脉瘤及其与周围组织结构，如肾动脉、腹膜后及脊柱的关系，以及腹膜后血肿等（图15-2）。但费用较高，操作时间较长。

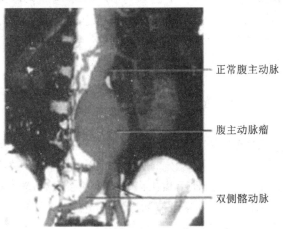

正常腹主动脉

腹主动脉瘤

双侧髂动脉

图15-2 AAA在CT下的影像

（6）MRI：MRI诊断价值与超声波及CT相仿，缺点是费用昂贵，操作费时，但新一代产品成像时间将大为缩短。

（五）AAA腔内隔绝术介入治疗的适应证及禁忌证

1.适应证

（1）传统腹主动脉瘤切除术。

（2）无对比剂过敏反应。

（3）肌苷水平<2.5 mg/dL。

2.禁忌证

（1）近端腹动脉瘤瘤颈长度<1.5 cm和/或直径>2.8 cm。

（2）髂总动脉直径>11.5 mm。

（3）髂外动脉直径<6 mm。

（4）近端瘤颈角度$>60°$。

（5）髂动脉多处硬化或弯曲度$>90°$，尤其伴有广泛钙化。

（6）肠系膜下动脉是结肠的主要血供来源。

（六）术前准备

1.物品准备

准备各种介入器材。

2.药品准备

利多卡因、对比剂、肝素、鱼精蛋白、地塞米松、硝酸甘油、地西泮（安定）、0.9%氯化钠注射液和急救药品等。

3.完善检查

内支架置入前一定要行CTA、CT三维重建及MRA检查，以准确测量瘤体大小及近端颈部长短,对瘤体长度的估计宁长勿短。

(七)操作技术

(1)患者仰卧位,其背后沿胸腹主动脉纵轴体表投影放置不透 X 线的尺子。皮肤消毒,铺无菌单。

(2)局麻或全麻下,选择髂总动脉扭曲不严重的一侧行腹股沟纵切口,暴露股动脉。

(3)直视下直接穿刺股动脉并送入软头导丝,其前端至胸主动脉远端。

(4)沿导丝送入猪尾导管,其前端至腹腔动脉干水平,行胸腹主动脉造影。确定腹主动脉瘤的口径和病变长度,明确肠系膜下动脉及腰动脉的血供情况。

(5)全身肝素化。

(6)沿导管送入超硬导丝,撤出导管。

(7)自穿刺部位切开股动脉。

(8)置入内支架。①置入直筒型内支架(适用于仅限于腹主动脉病变者):沿导丝送入内支架放送系统,其前端达肾动脉开口以下位置,固定推送杆,回撤外鞘管,释放内支架;充盈推送杆远端的球囊,逐段扩张内支架,使之充分膨胀后撤出内支架放送系统后,缝合股动脉、皮下组织及皮肤。②置入带肢体型内支架(适宜于病变累及髂动脉者):支架置入方法及路径同上述方法,肢体支架需经另一侧股动脉穿刺送入,其前端与主支架重叠衔接。

(9)再次主动脉造影,观察内支架的位置及膨胀情况。

(10)撤出造影导管、鞘管。

(11)压迫穿刺部位,止血后加压包扎。

(12)术后常规应用抗凝药物。

(八)并发症与防治

1.微小栓塞

与操作有关的并发症主要是广泛微小栓塞,如下肢、内脏动脉栓塞等。常见于大而扭曲的腹主动脉瘤,并可致弥散性血管内凝血(DIC)。多为导丝在通过瘤体时引起瘤内血栓脱落所致,操作越多,血栓脱落的危险性就越大。

2.预防措施

(1)对大动脉瘤患者使用软头导丝。

(2)准确估计瘤体长度,以减少不必要的操作。

二、腹主动脉瘤的介入护理

(一)护理评估

1.术前评估

(1)健康史:通过详细询问病史,初步判断发病原因。了解患者的发病情况及以往的诊治过程。有无高血压、动脉粥样硬化、心脏病、创伤等病史。有无颅脑外伤史,有无其他伴随疾病。对于先天畸形患者,了解其母在妊娠期间有无异常感染、放射线辐射及分娩过程中有无难产等。

(2)身体状况:了解疾病特征、类型、重要脏器功能等。评估患者的生命体征、意识状态、瞳孔、肌力及肌张力、深浅反射、感觉功能、心脏功能、疼痛程度、自理能力等。评估各项检查结果,估计可能采取的介入治疗术方式及患者对介入治疗术的耐受力,以便在介入术前后提供针对性护理。

（3）心理和社会支持状况:评估患者及家属的心理状况,患者及家属对疾病及其介入治疗术方式、目的和结果有无充分了解,其认知程度如何,对介入术的心理反应或对急诊手术有无思想准备,有何要求和顾虑。患者对接受介入治疗术、介入术可能导致的并发症、生理功能改变及预后的恐惧、焦虑程度和心理承受能力。

2.术后评估

（1）了解介入治疗术方式、麻醉方式、穿刺入路及术中各系统的功能状况。

（2）术后病情观察。

全麻患者是否清醒,清醒后躁动的原因,对疼痛的忍受程度。

心、脑、呼吸功能的监测:意识恢复情况,有无昏迷迹象;术后心功能状况及心电监护指标的变化;有无缺氧表现,呼吸状态,观察有无并发症的发生。

血液供应与微循环情况:皮肤色泽、温度、湿度,双侧足背动脉的搏动情况。

穿刺点或血管切开处:敷料是否渗血,包扎松紧是否适宜。

肾功能监测:观察尿量多少及颜色变化。

心理状况与认知程度:患者及家属能否适应监护室的环境,心理状态如何,对介入术治疗后健康教育内容和出院后康复知识的掌握程度。

(二)护理诊断

1.焦虑/恐惧/预感性悲哀

其与先天畸形、动脉瘤的诊断、担心手术效果有关。

2.疼痛

其与动脉内膜剥离有关。

3.身体移动障碍

其与医源性限制有关。

4.知识缺乏

缺乏与所患疾病相关的防治和康复知识。

5.潜在并发症

动脉瘤破裂出血、血栓形成/栓塞、感染、肾功能不全等。

(三)预期目标

（1）患者及家属心态平稳,恐惧或焦虑状况减轻,能够接受疾病的现实,主动参与治疗与护理。

（2）患者能平稳渡过疼痛期,对止痛措施表示满意。

（3）患者卧床时的各项生理需要得到满足。

（4）患者及家属能掌握健康教育内容,主动进行自我护理。

（5）患者无并发症发生,或并发症发生后能及时发现和处理。

(四)护理措施

1.术前护理

（1）心理护理:经皮穿刺血管内支架置入术同传统外科手术相比有其特殊的一面,从而使得患者的心理表现亦随之变化。主要表现在以下两方面。

1）特定知识缺乏:由于对腹主动脉瘤的病情不了解,从而表现出一种满不在乎的、过于乐观的情绪,如逛病区、和其他患者聊天、接受过多访视等,除能坚持戒烟及控制血压外,对别的护理要求表现不热情。对此,首先要肯定其乐观情绪,同时也相应地增加患者术前的自我保护意识,委婉向患者讲明:①"微创"是相对的,经皮穿刺血管内支架移植物置放术只是相对传统手术而言系微创,由于介入术采用全身麻醉,术中机体又要承受 X 线照射,因此术前注意休息、增加机体储备、增加机体抵抗力,对术后顺利恢复是非常重要的。②过多的运动及情绪激动是危险的,可引起腹内压增高,易诱发瘤体破裂。③应正视全身其他部位病变的处理。感冒引起的剧烈咳嗽、打喷嚏、便秘、前列腺增生导致的用力排便均可引起腹压增高,使瘤体破裂,因此需认真对待。

2)预感性悲哀:表现为情绪低落,对治疗信心不足,从而不太配合治疗。主要有以下原因:①过于担心腹主动脉瘤突然破裂致生命不保、置入支架后出现内瘘等并发症导致疗效不佳;②对腹主动脉瘤本身认识错误,认为腹主动脉瘤系"肿瘤",虽经劝说,但对治疗的后期效果心存疑虑;患者对相对较高的医疗费用带给家庭的负担产生内疚感,从而导致治疗态度犹豫不决。因此,首先应告知患者该治疗是一微创手术,风险低、预后良好,应以乐观的态度对待疾病。而平常只要注意休息,瘤体破裂出血的可能性是非常小的。其次,指导患者正确认识本病,腹主动脉瘤是胸腹主动脉某一段的局部扩张,是良性病变,并非恶性肿瘤。另外,让患者家属协同做患者的思想工作,帮助患者消除后顾之忧。

(2)术前指导,包括饮食指导、体位指导等。

1)饮食指导:给患者以高蛋白、高热量、高维生素、低脂、易消化饮食,术前 3 天给予软食,从而提高患者的手术耐受力,保持大便通畅及防治便秘。

2)体位指导:卧床休息,避免猛烈转身、腰腹过屈、碰撞、深蹲等不当的体位,避免剧烈咳嗽、打喷嚏等,以免引起腹内压增高,诱发瘤体破裂。

3)戒烟:因手术需在全麻下进行,为保证术中、术后肺功能恢复,入院后吸烟患者全部戒烟,术前三天雾化吸入,并指导患者呼吸训练。

(3)血压的监测:动脉瘤破裂大出血是死亡的主要原因,任何因素引起的动脉压升高,都是引起动脉瘤破裂的诱因。入院后除严密观察血压外,高血压患者应给予降压药物,根据血压给予硝普钠微量泵静脉注射 0.5~5 μg/(kg·min),并观察药物疗效,使血压控制在(120~135)/60~80 mmHg。应用硝普钠进行降压的同时,注意观察硝普钠的毒副作用。杜绝一切外在引起血压升高的因素。

(4)预防动脉瘤破裂:监测生命体征,尤其是血压、脉搏的监测。预防感冒,避免剧烈咳嗽、打喷嚏等;保证安全,避免体位不当、外伤等致瘤体破裂。动脉瘤濒于破裂时要绝对卧床休息,适当制动。监测破裂征兆,高度重视剧烈头痛、胸背部疼痛的主诉,若血压先升后降、脉搏增快,则提示破裂。应立即报告医师,迅速建立二路静脉通道(套管针),做好外科手术准备。

(5)检验标本和其他资料的采集:了解患者的全身情况,紧凑合理地安排好各项检查,做好各项检查的护送,保证患者安全。采集大、小便标本及血标本,除常规检查凝血功能、肝肾功能外,还应包括备血、血气分析,以防突然破裂患者的急用。血气分析一般要求避开股动脉和桡动脉,以保证术中该动脉插管的需要。

(6)术前准备:术前常规备皮、药物过敏试验、测体重(便于掌握术中应用抗凝药物剂量),按医嘱备齐术中用药;术前 6 小时禁食、禁水;高血压患者术晨遵医嘱服用一次降压药。根据病情需要留置导尿管。昏迷患者给予留置胃管。记录患者血压、肢体肌力及足背动脉搏动情况,以便术后观察对照。

2.术后护理

(1)生命体征的观察:向术者及麻醉医师询问患者术中情况,了解介入治疗方式,有计划针对性地实施护理。监测生命体征,尤其是血压、中心静脉压和心率的变化。动脉瘤患者术后大部分表现为高动力状态,心率快,血压高,术后继续应用微量泵静脉注射硝普钠,维持收缩压 12.0～14.7 kPa(90～110 mmHg)、平均动脉压 9.3～10.7 kPa(70～80 mmHg),并根据血压随时调整硝普钠浓度,待血压稳定后停止用药及检测。有效控制血压,有利于动脉夹层的稳定。

(2)体位护理与活动:术后回监护室,因腹主动脉内有血管支架,搬运患者时需轻抬轻放,麻醉清醒后给予床头抬高位,尤其是腹膜后径路手术的患者,可减轻腹部张力。穿刺侧肢体平伸制动 12 小时,做好肢体制动期间患者的护理。术后当天床上足背屈伸运动,若伤口无明显渗血,则鼓励患者早期下床活动,术后第 2～3 天在体力允许的情况下可下床在室内活动,这样既促进患者的肠蠕动,增加食欲,又增强其自信心,并促进体力恢复,但不可剧烈运动,应循序渐进。

(3)穿刺或切开肢体护理:切开穿刺处绷带加压包扎 24 小时或砂袋压迫 6 小时,观察切开穿刺部位有无渗血、出血,有无血肿形成。观察切开穿刺侧肢体远端血液循环情况,经常触摸穿刺肢体的足背动脉和皮肤温度,双足同时触摸,以便对照;观察皮肤颜色,检查肌力的变化;询问患者有无疼痛及感觉异常,如有异常应警惕动脉血栓形成或动脉栓塞发生,及时报告医师,分析原因进行处理。

(4)呼吸道护理:患者多为高龄,常伴心肺疾患,且是全麻术后,因此密切观察患者的心肺功能变化,监测血氧饱和度,随时听诊双肺呼吸音,给予吸氧、雾化吸入,协助患者翻身、叩背、咳痰,维持血氧饱和度在 98% 以上,但应避免患者剧烈咳嗽;有躁动时给予镇静药物。

(5)抗凝治疗的护理:为了预防血栓及栓塞的形成,术中给予肝素化;另外置入体内的带膜支架材料也需小剂量抗凝,术后每天静脉滴注 2 万～3 万单位肝素,以使部分凝血酶原时间延长至 60 秒。然后口服阿司匹林每天 100 mg,或其他抗凝剂 6 个月。使用抗凝药物期间应严密观察有无出血情况,密切观察切口处有无渗血及皮下血肿、牙龈出血、尿血、皮肤出血点等出血倾向。

(6)常见并发症的观察及护理。①动脉栓塞:由于整个手术过程均在血管腔内操作,因此,如动脉壁硬化斑块脱落或损伤血管壁可导致急性动脉栓塞、血栓形成。动脉插管易损伤血管内膜,引起管壁发炎增厚、管腔狭小以及血液黏性改变,均可导致血栓形成。另外,与术中置管时间过长、抗凝药物用量不足、反复穿刺致局部血管广泛损伤和砂袋过度压迫有关。为严防血栓形成,除技术熟练及正确使用砂袋外,还应严密观察患侧足背动脉搏动是否减弱或消失,肢体有无麻木、肿胀、发凉、苍白、疼痛。发生上述情况应立即采取溶栓治疗。另外,由于血管内支架有可能阻塞肾动脉开口或脱落的附壁血栓引起肾动脉栓塞,将导致一侧或双侧肾衰竭,因此术后要注意观察尿量并做好记录,遵医嘱及时复查肾功能。②内支架置入术后综合征:主要表现为发热、血小板下降。内支架置入体内与机体之间有免疫反应,术中导丝、导管以及移植物的鞘管对机体的刺激,使得术后可能有体温升高的吸收热现象。除给予抗炎、对症处理外,应主动向患者及家属做好解释,使他们放心。血小板下降考虑因素:a.介入术后,被隔绝的瘤腔内血液停滞、形成血栓消耗大量血小板;b.术中大量放射线照射对患者造血系统有影响。一般两周后逐渐恢复正常。

(五)健康教育

1.饮食方面

告知患者本病的发生与动脉粥样硬化有关,动脉粥样硬化的形成与饮食有很大关系,故嘱患者食清淡、低脂肪、低胆固醇、高蛋白的食物,多食水果、蔬菜等含维生素丰富的膳食。

2.保持良好的心理状态

避免情绪激动,避免剧烈活动,劳逸结合。

3.遵医嘱坚持服用降压药及抗凝药

向患者详细讲解抗凝药物的服用方法及重要性。不能进入高磁场所(如磁共振检查、高压氧治疗等),因体内移植物为金属支架,避免干扰,造成不了影响。

4.其他

告知患者为观察支架是否移位、脱漏、栓塞等并发症,术后应遵医嘱定期复查。

(孙　芳)

第十三节　肾肿瘤的介入护理

一、概述

肾肿瘤发病率较低,但多为恶性,良性少见。恶性肾肿瘤最常见的是肾癌,占成人恶性肿瘤的 $2\%\sim3\%$。其余为肾盂癌、肾母细胞瘤、肉瘤、转移性肾肿瘤等。良性肾肿瘤以肾血管平滑肌脂肪瘤多见。肾动脉化疗栓塞对不可切除肾癌可以获得二期手术切除机会,对肾癌破裂出血可急诊栓塞控制出血并栓塞肿瘤,也可对肾癌行姑息性治疗。另外,射频消融治疗肾癌目前已经积累了较为丰富的临床经验,尤其射频消融联合肾动脉化疗栓塞治疗肾癌安全可行、疗效确切。

二、解剖结构

肾脏左右各一,形似蚕豆,长 $9\sim11$ cm,宽 $5\sim6$ cm,厚 $4\sim5$ cm,左肾上端平 11 胸椎体下缘,下端平 $2\sim3$ 腰椎椎间盘平面;右肾上端平 3 腰椎体上缘,下端平 3 腰椎体上缘。肾脏位置不固定,可随呼吸略有上下移动,其范围不超过 1 个椎体;由卧位转为站立位,肾可降 $1\sim3$ cm。肾脏由肾实质及收集系统组成,肾实质包括皮质和髓质,肾皮质为肾实质外层,富含血管。皮质深入髓质肾锥体的部分称为肾柱,内含叶间动脉和静脉。髓质位于肾实质内侧,主要由 $15\sim20$ 个肾锥体构成。椎体尖端为肾乳头,突入肾小盏肾脏有 $7\sim9$ 个肾小盏,$2\sim3$ 个肾小盏合成 1 个肾大盏,肾大盏 $2\sim3$ 个再合成肾盂。肾盂出肾门后向下弯行,移行为输尿管。肾动脉多在肠系膜上动脉的下方由腹主动脉发出,于肾静脉后上方横行向外,经肾门入肾。右肾动脉走行于下腔静脉后方和肾静脉的后方,左肾动脉位于左肾静脉的后方和稍上方。

三、病理表现

肾癌可发生于肾脏的任何部位,有 $1\%\sim2\%$ 双肾同时或者先后出现肾癌。一般为单个圆形,大小不一,多为 $3\sim10$ cm,肿瘤无组织学包膜,但有被压迫的肾实质和纤维组织形成的假性包膜。显微镜下可依据细胞的形态、排列及核的染色分为:透明细胞癌、未分化癌及乳头状腺癌。

肾盂癌发生于肾盂和肾盏上皮细胞,多为乳头状结构,有 3 种细胞类型:移行细胞癌、鳞状细胞癌和腺癌,可单发或多发。由于肾脏血运丰富,因此是其他实质性脏器肿瘤如肺癌、乳腺癌、黑色素瘤、胃癌、结肠癌、淋巴瘤、白血病等好发的转移部位,常为多发和双侧,少数为单发,多数位于包膜下肾皮质,转移灶直径小,常为 2 cm 以下,临床上常无症状。

四、临床表现

肾癌常见症状可以归纳为三类。

(一)局部肿瘤引起的症状

1.血尿

约 60%患者为无痛性血尿、可间断出现。

2.腰痛

占 50%,多为局限性钝痛。

3.肿块

1/3 患者首诊时可发现肿大的肾脏。

(二)全身中毒症状

低热、贫血、血沉增快等。

(三)内分泌紊乱

由癌细胞产生的各种内分泌激素引起,常见症状为高血压、红细胞增多等。

五、临床检查

(一)临床生化检查

10%～40%的肾癌患者出现副瘤综合征,表现为高血压、贫血、体重减轻、恶病质、发热、红细胞增多症、肝功能异常、高钙血症、高血糖、血沉增快、神经肌肉病变、淀粉样变性、溢乳症、凝血机制异常等改变。

(二)影像学检查

1.超声检查

肾癌患者可见肾局部隆起和外形异常,可引起弧形压迹杯口征,部分患者可见肾积水,淋巴结肿大,下腔静脉肾静脉癌栓。

2.CT 检查

可准确地了解肾盂、肾盏、周围淋巴结、血管受累情况,评价肿瘤侵犯的程度,为临床分期、手术方式的选择提供重要的信息,同时也是术后追踪复查的重要方法。肾转移癌多数是少血供,故病灶轻度强化,密度均匀,边界较光滑;双侧肾脏见多发小占位灶。

3.X 线平片检查

肿瘤较大时可表现为患侧肾影增大,局限性隆起,肾脏的位置可发生变化,肾轴偏转;5%的肾癌可发现散在的、点片状或弧形钙化,当肿瘤巨大时可发生胃肠道及胰腺的受压移位、腰大肌影不清。

4.静脉肾盂造影检查

肿瘤组织压迫肾盏,使之伸长变形、分离或移位聚拢,也可使肾盏不显影。肾盏颈部狭窄,远端积水,受侵肾盏边缘残缺不齐;肾盂内可出现边缘不齐的充盈缺损,或肾盂伸长移位或旋转,多数肾盂变形呈"蜘蛛脚"样,若肾盂内充满癌组织,逆行肾盂造影可见肾盂输尿管交界处梗阻。少数病例肿瘤范围广泛而泌尿系统造影正常,这是因为肿瘤位于肾实质并未涉及肾盂肾盏系统。

5.MRI 检查

与 CT 检查相同,临床分期 MRI 和手术结果一致者占 82%。

6.血管造影检查

肾癌的供血动脉为肾动脉和肾包膜动脉,当肿瘤体积较大时肠系膜上、下动脉和肝动脉也可参与供血。造影可显示肾动脉增宽、分支移位,肿瘤染色;瘤内血管侵蚀、中断、压迫移位;寄生血管;动静脉瘘;静脉内癌栓;药物性血管造影示肿瘤内血管无收缩功能等。

六、肾动脉化疗栓塞治疗肾肿瘤

(一)肾癌肾动脉化疗栓塞适应证和禁忌证

1.适应证

(1)无手术指征患者的姑息治疗。

(2)对于已经无法手术切除的肾癌患者,肾动脉栓塞能够使得肿瘤在相当时间内体积缩小、并能够有效控制肾癌引起的出血及内分泌症状。

2.禁忌证

(1)碘过敏患者。

(2)严重心、肺、肝功能不全者。

(3)严重凝血功能障碍患者。

(4)双侧肾脏病变患者或肾功能不全患者。

(5)全身情况差或恶病质患者。

(6)严重泌尿系统感染患者。

(二)术前护理

(1)全面评估患者,详细了解过敏史,月经期间禁做介入治疗。

(2)完善各项常规检查及特殊检查项目,包括三大常规、生化检查、出凝血系列检查、胸片、心电图、腹部 B 超等,必要时行 CT、MRI、骨扫描检查。

(3)穿刺部位备皮,穿病员服入手术室,术前 2 小时禁食。留置静脉通路,一般是左手或左脚。

(三)术后护理

1.床旁交接

患者绝对卧床 6 小时,必要时穿刺部位压砂袋,该侧肢体平伸 6 小时,观察穿刺部位有无渗血、出血,观察该肢体远端血液循环情况。术后 24 小时可下床轻微活动。

2.严密观察生命体征

遵医嘱给予患者心电血氧饱和度监测,24 小时内应严密观察患者的体温、脉搏、血压和呼吸,观察患者肾区疼痛的程度。

3.疼痛

癌痛是恶性肿瘤患者常常伴随的一个痛苦症状。介入治疗后,由于栓塞(或化疗药物)使肿瘤组织缺血、水肿和坏死可引起不同程度的暂时疼痛,加之患者精神上的过度紧张和焦虑,常使疼痛加重。护士应观察疼痛的性质、程度,时间,发作规律,伴随症状及诱发因素,分散患者的注意力,如听音乐,看电视,谈心等,并帮助调整舒适的体位,指导患者应用松弛疗法,控制疼痛要严格按照三阶梯止痛法用药,定时给药,联合给药,并观察记录用药后效果。

4.发热

发热大多是由于化疗药物或栓塞剂注入肿瘤组织使癌组织坏死,机体吸收坏死组织所致,一般在栓塞化疗后1～3天内出现,通常在38 ℃左右,经过处理后7～14天可消退,对栓塞化疗患者,术后三天内应予每天4次测量体温,当腋温为38.5 ℃以上时应嘱患者卧床休息,保持室内空气流通,并给予清淡易消化的高热量、高蛋白,含丰富维生素的流质或半流质饮食,鼓励患者多饮水、汤、果汁,选择不同的物理降温法如冰敷、温水或乙醇擦浴、温盐水灌肠,若无效则按医嘱使用解热镇痛药,必要时加用地塞米松等。患者高热时还要保持口腔清洁,注意保暖,出汗后及时更换衣服,不要盖过厚的被子,以免影响机体散热,遵医嘱给予输液和抗生素,记录降温效果,高热致呼吸急促者给予低流量吸氧,若体温持续在38.5 ℃以上不退,应给予抽血进行细菌培养及药敏试验。

5.消化道反应

由于部分化疗药物进入胃、十二指肠、胆囊、胰腺动脉,导致化疗后大部分患者出现不同程度的胃肠道反应,可持续一周左右,如食欲缺乏、恶心呕吐、胃部不适、腹泻、便秘、厌食及味觉改变等。对呕吐严重者要按医嘱给予对症治疗。呕吐频繁和腹泻者给予支持疗法,静脉补充足够的营养液及电解质,保持水电解质平衡,注意观察呕吐物及粪便的性质、颜色和量,防止消化道出血,便秘者给予通便药物,如杜密克、果导、番泻叶等,同时合理调节饮食,多进食高蛋白、高热量、高维生素、易消化的食物,同时保证舒适的环境和体位,使患者能够得到充分的休息,保持良好的精神状态,提高治疗信心。对于患者出现的不同程度的恶心、呕吐、腰痛、腰胀及发热等不适,健康教育加心身放松训练可以减轻患者的不适。

6.肾脏的毒性反应

有些抗癌药物如顺铂对肾脏有较强的毒性,术前应向患者解释清楚,术后三天之内应鼓励患者多饮水,增加输液量,并适当应用利尿剂,检测肾功能,尿常规和尿量,保证每天入液量在3 000 mL以上,尿量在2 000 mL以上,碱化尿液,加速药物从肾脏排泄,减轻毒性作用。

7.肝脏的毒性反应

许多药物不同程度损害肝脏,出现肝功能损害,故介入前后均应常规检查肝功能,介入后先行保肝治疗。

8.骨髓抑制

化疗药物可不同程度的引起骨髓抑制,以白细胞减少为严重,血小板和红细胞也可受到一定程度的影响。护士要协助医师做好血常规的监测工作,如白细胞<$2.0×10^9$/L则要对患者进行保护性隔离,按医嘱应用升白细胞药物,嘱患者尽量不要外出。对血小板减少的患者注意是否有皮下出血现象,及时给予输注血小板,应用止血药,红细胞减少者则给予输注红细胞并服用补气养血的中药,注意做好自身保护,避免外力撞击以防出血。

9.局部皮肤的损伤

因肿瘤内毛细血管丰富,血流缓慢,在介入治疗过程中高浓度的化疗药物和栓塞剂局限于某一区域时会对正常的皮肤黏膜造成损伤,表现为皮肤红、痛、肿、灼热,严重时出现水疱,溃烂,当皮肤出现红肿时即予冰敷,以减少药物的吸收,或用33%硫酸镁冷湿敷,切忌热敷。如果出现水疱或已溃烂时要防止感染,每天换药,保持患处清洁干燥,必要时应用抗生素。

10.如发生尿潴留,可以采取以下办法

平静呼吸,稍用力排尿;用热毛巾敷于下腹部;按摩下腹部;听流水声;用温水冲洗会阴部;必要时导尿。

(四)并发症的观察及护理

1.非靶器官的栓塞

出现非靶器官如下肢动脉以及肠系膜上、下动脉及肺动脉的栓塞,常见原因是造影未能明确观察到有动静脉瘘和推注栓塞剂时力量较大致栓塞剂的反流。

2.栓塞综合征

介入治疗后,患者均有一过性的腰痛、腹痛、发热、嗳气和呕吐,是机体对栓塞物的异物反应和肿瘤变性肿胀及坏死所致,并发症状一般在5～7天内消失,做相应对症处理即可,如使用镇痛剂、解热剂、糖皮质激素等。

3.一过性的高血压

偶发,均应在栓塞治疗几小时后消失。

4.肾脓肿

栓塞治疗后化脓性感染,术后常规使用广谱抗生素能够预防术后感染。

(五)出院健康指导

大部分患者在治疗后4～6天即可出院。出院时嘱咐患者在没有疲劳感的前提下适量劳动,进食高蛋白、高维生素、高碳水化合物低脂饮食,禁烟酒、辛辣等刺激性饮食,保持良好的心态,正确对待疾病。并按医嘱定期接受化疗,1个月后复查B超及肝肾功能,以了解肿瘤复发情况,每3～6个月复查CT。

七、射频消融治疗肾肿瘤

随着影像技术的发展,作为微创治疗,经皮射频消融(RFA)治疗肾肿瘤已广泛应用于临床。

(一)肾癌射频消融适应证和禁忌证

(1)适应证:当前根治性肾切除术仍然是肾癌治疗金标准。RFA技术主要应用于不能耐受手术以及拒绝手术的肾癌患者。例如,高龄患者、孤立肾、伴有其他严重疾病(如冠心病,糖尿病,慢阻肺等)、肾功能不全患者等。①通常适用于单发肿瘤,最大径≤5 cm;或肿瘤数目≤3个,且最大直径≤3 cm。②手术后复发者或TACE治疗后残留肿瘤。③无血管和邻近器官侵犯以及远处转移。④对于不能手术切除及不愿手术者,局部消融可以作为姑息性综合治疗的一部分。

(2)禁忌证:RFA属于微创治疗,比较安全,禁忌证相对较少,以下情况仍视为禁忌。①肿瘤巨大或多发癌。②合并肾静脉主干及下腔静脉癌栓、邻近器官侵犯或远处转移。③不可纠正的凝血功能障碍和明显的血常规异常,具有明显出血倾向者。④顽固性大量腹水、恶病质。⑤合并急性感染。⑥肝、肾、肺等重要脏器功能衰竭。⑦肾血管畸形(如动脉瘤)。⑧近期发生的急性心肌梗死或不稳定性心绞痛。

(二)术前护理

术前禁食6～8小时,患者手术前一晚需保证充足的睡眠。手术前一天训练患者在床上解大小便,提前练习可避免术后因改变体位造成排尿困难而出现尿潴留。术前2小时为患者留置静脉穿刺针,便于术中用药。术晨测量生命体征,核对患者腕带。

(三)术后护理

(1)观察穿刺处有无渗血及感染,保持局部敷料的清洁干燥。遵医嘱给予静脉滴注抗生素及止血药。叮嘱患者绝对卧床休息。如果生命体征平稳、一般情况良好,平卧2～6小时可自行轻微活动。

（2）常规护理：术后常规禁食,监测生命体征 4 小时,常规吸氧。

（3）疼痛：大多数为穿刺部位的疼痛,因肿瘤坏死所致。护士应密切观察疼痛的性质、部位、范围、强度及持续时间,向患者做好解释工作,说明疼痛的原因及缓解时间。疼痛较剧烈者,应及时告知医师查看患者。护士在遵医嘱给予止痛药物的同时,给予人文关怀,提供安静舒适的环境、协助患者取舒适卧位,通过分散注意力等措施舒缓患者的紧张心理,学会放松如听音乐、深呼吸,家属、医护人员给予鼓励和安慰性的语言等。

（4）发热：射频术后的发热,大多数是机体对肿瘤坏死组织吸收而产生的吸收热,一般术后次日出现,体温在 39 ℃ 以下,持续 3～5 天,应向患者说明发热原因,消除患者的顾虑。术后密切观察体温变化。对体温持续超过 38.5 ℃,给予抗生素预防感染,同时鼓励患者多饮水,建议每天饮水在 2 000 mL 以上,温水擦浴及大血管处敷冰块等物理降温方法,必要时补液治疗。在发热期间要鼓励患者进食高蛋白、高热量、高维生素饮食,保持口腔的清洁卫生,使患者感觉舒适,增加食欲,从而增强机体抵抗力。寒战时注意保暖,减少患者的不适感。出汗多时要注意及时更换衣物,及时擦干皮肤,保持皮肤清洁干燥,避免受凉。如体温持续≥39 ℃,要注意有无感染迹象。

（5）排尿异常：由于患者改变了以往的生活方式,不习惯在床上排尿而引起尿潴留。发现排尿困难可诱导排尿,如热敷下腹部,效果差者可给予留置导尿管。观察尿量,24 小时后拔除导尿管,协助患者多饮水,促进排尿,冲洗尿道,预防泌尿道感染。尿量是观察肾功能的最有效方法之一,若尿量异常,应遵医嘱及时调整输液量。

（四）并发症的观察与护理

1.出血

出血是 RFA 术后的主要并发症,肿瘤越大,与周围器官的距离越近,并发症发生率越高,中央型肾肿瘤并发症发生率较外生性大。主要表现为肾周血肿、血尿（镜下或肉眼）,多为自限性,无须治疗。肾周血肿的发生率为 2％～5％,术后密切观察生命体征的变化是预防和早期发现出血并发症的主要方法。术后 24 小时内进行特别护理,每半小时监测一次生命体征,重点是心率、血压变化,心率异常加快或血压降低,都要排除是否伤口出血,后再进行常规护理。术后叮嘱患者 48 小时内卧床静养,家属做好日常生活护理。观察穿刺点体征,有血肿、渗血都要查明原因,高度重视其危险性。血肿小者无症状,可给予理疗或用 50％硫酸镁湿热敷,2 次/天,或外敷消炎止痛膏,每天更换一次;大血肿可伴局部疼痛,严重时可影响肢体活动,从而延迟恢复。加强基础护理,保持口腔及皮肤完整。若短时间内或持续大量出血,或经输血输液后、患者血压持续下降,应立即行手术止血。

2.血尿

高温消融使流经肿瘤部位血液中红细胞破坏,释放血红蛋白,导致蛋白尿。患者术前需做尿常规检查,肾功能检查,术后要观察尿量、颜色及性质。当尿少时应快速补充血容量,同时使用利尿剂,保持 24 小时尿量 2 000 mL。当出现血红蛋白尿时,为防止肾小管被堵塞可应用碱性药物如碳酸氢钠,以碱化尿液,减少对肾小管的损伤。

3.肾衰竭

RFA 治疗使癌细胞坏死,大量蛋白分解,其产物被吸收入血液后可产生蛋白尿,再加上治疗前禁食、术中出汗较多,易发生水和电解质平衡失调,此类并发症发生率低。术后护理应密切观察意识、血压脉搏、尿量、尿液颜色及性质,记录出入量,鼓励患者多饮水,同时术后加强补液。

4.尿瘘

如术中射频消融区域涉及肾集合系统,则术后有发生尿瘘可能。术后要注意观察尿液的量、色和性状。尿瘘可引起发热,但多为低热,观察体温变化也可帮助医师确诊是否有尿瘘。

(五)出院健康指导

告知患者术后1个月、3个月、6个月和1年随访复查腹部增强CT或MRI了解肿瘤有无残留和复发。随时根据复查的情况及时进行治疗或调整随访方案。按医嘱定期接受化疗;补充营养,进食高热量、优质蛋白、富含维生素的食物,以清淡、易消化的食物为宜,多吃新鲜蔬菜水果,忌辛辣、刺激性食物,如酒、咖啡、油炸食品;保持心情舒畅,情绪稳定,劳逸结合,在病情允许情况下可适量活动,但切忌过度运动。

（孙　芳）

第十六章

血 站 护 理

第一节　血液的采集

血液采集是血站最基本也是最重要的业务之一。经过对健康人员的宣传、教育、动员、招募、健康征询、献血前一般项目体格检查和血液初筛检测后,选出符合《献血者健康检查要求》的献血者。由具有相关资格的医务人员在合适的献血场所对献血者进行血液采集。

随着输血医学的发展,血液采集已有全血采集、成分血采集、外周血造血干细胞采集、治疗性单采等技术得到广泛应用。

一、血液采集的基本要求

血液采集必须在具备一定条件的场所进行,对医务人员及合格的献血者也有相应的要求。

(一)对献血场所的要求

献血场所是为献血者提供献血前宣传、健康征询、健康检查和血液采集、休息观察等献血服务的场所。

1.献血场所的类型

我国常见的献血场所分为固定献血场所、临时献血场所和献血车3种类型。

(1)固定献血场所:是设立在建筑物内部的专用献血场所,包括血站住所内的献血室和血站住所以外的献血屋。

(2)临时献血场所:指在机关、企事业单位和社会团体等的住所内临时设立的献血场所。

(3)献血车:是指提供车上献血服务的专业特种车辆。

固定献血场所多为血站专门设计的血液采集场所,其大小、布局、流程等均可按要求设计。临时献血场所或献血车多设在人流量大的繁华市区,位置、大小、布局、流程等均受到各方面因素的制约,环境条件与前者相比有一定的差距。3种采血场所均应满足血液采集场所的基本要求,确保献血者和员工安全、干净和舒适。

2.献血场所的基本要求

(1)献血场所选址:宜选择附近没有污染源、交通便利、人流量大、方便献血者、适宜血液采集的地点。①献血场所设置应远离污染源,采光、通风良好,便于清洁和消毒。②献血场所距离献血人群应尽可能的近,采血车应尽可能停在距离人员入口或出口处非常近的地方。③献血场所有条件者现场可使用的空间最好不要利用楼梯或设备运输通道;要考虑献血者的安全通道,方便献血者停车;员工搬运设备所经过的路面应该平坦、明亮。

(2)献血场所布局:献血场所应布局合理、流程明晰、功能齐全,符合规范要求。

1)宜分别设置献血者健康征询与检查区、初筛区、血液采集区和休息区。①设置满足献血者登记、征询、体检、等候,献血前化验、采血,献血前后休息、献血不良反应和应急处理等业务需要的区域。②献血者征询区和体检区能满足对献血者隐私和相关信息的保密需求。③血液采集区设有专门的容器放置区,以安全安置和弃置所有一次性采血耗材,确保避免重复使用、污染和差错。④献血后休息区,能保证献血者得到适当的休息。⑤应有空间储存设备、试剂和耗材,采血耗材、试剂、储血设施、饮料点心及纪念品等相对固定存放区域,以方便安全使用。

2)工作区域采血流程设计。①确保采血工作流程流畅合理,方便巡查。有明显的标识牌,一目了然,献血者可根据标识牌有秩序地流动。②采血场所应确保可以在没有污染或尽可能小的差错风险的情况下抽取献血者的血液。③为献血者和员工提供点心饮料的设施应该与其他活动的区域分隔开来,应尽量降低这一区域的设备可能给献血者带来的危险。④采血场所可进行献血者登记和所有必要的数据处理工作,方便对献血者进行人文的和医学方面的照顾;应尽可能提供给献血者和工作人员足够的座椅。⑤采血场所内的家具和设备应该布置得松紧恰当,地板最好防滑,以避免事故和意外。

(3)献血场所设施。①供电保障设施:应有电力故障时应急设施(发电机和不间断电源)及紧急照明措施;照明设施必须足够用于所有的采血现场活动,应保证献血环境的明亮和光线的柔和、舒适;血液成分单采机应配备不间断电力供应设施,当外接电源中断后应保证血液成分单采机至少能继续运行30分钟。②室内温度调节与消毒设施:采暖、降温设施应配备有足够功率的空调设备,以确保无论是酷暑或是严寒天气,都能保持献血环境的室温状态,努力为献血者提供舒适的温度和湿度环境;配备空气交换设施,为献血环境提供流动清新的空气,即使在流动采血车也要努力确保采血场所不要太热、太冷或空气太污浊,让献血者和工作人员不会感觉到空气的沉闷。应安装有消毒、灭菌装置,如紫外线灯等,工作人员必须对献血环境和相关设施以及采血用具等进行消毒和清洁,具体执行《采供血工作环境消毒清洁操作规程》。③采血设施:每个采血工作位应具备独立的采血、留样、记录及贴标签的操作设施,防止采血过程中献血者记录或标识错误。④给排水设施:固定献血场所应配备给供、排水设施;临时献血场所、献血车附近宜有水源供应,方便献血者和工作人员洗手、清洁等。⑤消防设施:应根据实际需要配备相应的灭火器材、装备和个人防护器材;需给采血车辆或发电机加油时,首先必须要把车辆或发电机停机,完全熄火,做好安全防护后,方可进行加油操作,严防意外事故的发生;所有的现场工作人员必须知道灭火器的位置并会使用灭火器,牢记紧急出口位置并明确紧急情况下疏散的通道。⑥信息设施:固定献血场所应配备固定电话,临时献血场所和献血车应配备移动电话;应配备计算机网络设施,对既往可经输血传播感染检测结果为确证阳性的献血者实施屏蔽。⑦处理献血不良反应的急救设施:应配备医用给氧设施和简易急救箱,包括急救的药品和仪器设备等,以确保献血者一旦发生献血不良反应时能及时有效地进行救治,以确保采血工作的顺利进行。⑧医疗废物处理设施:应配备有利器盒,医疗废物专用垃圾袋等,医疗废物应分类存放;有防尘、防鼠、防蚊蝇等设施,保证献血环境的安全与卫生。⑨无偿献血宣传设施:献血场所设置宣传标语、宣传画、宣传栏,安装音像设备播放有关献血的科教片和影片等。

（4）献血场所的安全与卫生。①保证献血场所采血工作用电、用水、消防等安全，严格执行《安全与卫生管理程序》和《职业暴露预防和控制管理程序》；献血场所所有设施设备、耗材和一切用具物品等，都应摆放安全有序，整洁卫生。②应设置献血者和员工使用的卫生间；应有独立的洗手设施，供需要清洁操作的员工使用。③流动采血的场所，也应满足采血和献血者所关注的健康和安全的一般要求，如果采血场所是永久的或是在血站可控制范围之内的话，还可额外提供一些适当清洁的条件，如可清洗的不留死角的地板材料等；空气交换、温湿度控制应该考虑到该区域的最大人员数量和所使用设备产生的热量；应有高低温温度计，并每天监测。

3.献血场所设备及器具

（1）基本设备及器具。①采血设备及器具：采血床或采血椅、采血计量秤（电子秤或天平秤）、血压计、听诊器、体重秤、体温计、热合机、条形码阅读器、干式生化仪等。②贮血设备：主要是指贮血冰箱（或血液保存箱），确保血液在正确的条件下存放；其数量和性能应能满足献血工作要求。

（2）特殊设备。根据工作需要配备生化仪、血细胞计数仪、血小板振荡保存箱、血细胞分离机、离心机、移液器等。

4.献血场所关键物料

（1）献血场所要配备饮料和点心：保证献血者献血前后均能食用饮料和点心，避免空腹献血，减少献血不良反应。

（2）献血场所需配备的采血耗材及试剂：血袋（单袋或联袋）、血型检测试剂（血型纸或血型板）、血红蛋白检测试剂及检测设备、医用消毒剂（2.0%碘酒、75%乙醇或0.5%络合碘等其他消毒剂）、医用手套、一次性采血针、一次性注射器及输液器、止血带、标本管、献血条形码、无菌纱布、医用胶布、无菌棉签、绷带、末梢采血针、末梢血收集用毛细管、创可贴、止血钳、橡皮球或布袋（献血者松握拳用）、剪刀、血液检测标本留样管、试管架、各种标签、手垫、口罩、帽子、接触血源性病原体个人防护用品、急救药品、医疗废物专用包装袋和容器等。

（3）根据工作需要配备的耗材和试剂：血细胞分离机专用耗材、离心管及乙型肝炎病毒表面抗原、丙氨酸氨基转移酶、血常规等检测试剂和耗材。

以上关键物料根据需要量准备，列出采血器材的种类和数量制作成卡片清单。有功能的设备应事先检查功能是否完好，外出流动采血准备工作更加复杂，应更细致，若不慎遗漏任何器材都将影响工作。外出采血还要对血液的暂时冷藏、保存及运输事先做好安排。

（二）对采血工作人员及献血者的要求

1.对采血工作人员的要求

（1）资质要求：采血人员应由具有相应执业资质、接受过培训并评估合格的医护人员担任。

（2）心理素质：采血人员调整好心理与情绪，进入献血者服务工作状态，情绪稳定，工作热情，说话和气，态度和蔼，耐心细致。

（3）技术要求：熟悉采血技术操作规程，尤其应注意关键控制点和近期变更的操作步骤。

（4）着装与配饰：着工作制服，佩戴工作牌，戴工作帽和口罩；不佩带戒指、手镯（链）等饰物。

（5）手部卫生：采血者应修剪指甲，洗手时应使用肥皂等清洁用品，流动水冲洗，然后用有效消毒水浸泡2～3分钟；采血者的手是血液污染的重要途径之一。

2.对献血者的要求

献血者献血前的准备要充分，特别是精神状态对于顺利采血，减少献血不良反应的发生和保证血液质量都十分重要。

(1)献血前一天可阅读献血宣传单或献血知识小册子,了解献血的一般知识,解除思想顾虑;晚上进食不要过饱,不饮酒,睡眠要充足,避免疲劳,保证有良好的精神状态;有条件时可淋浴,清洁全身,减少污染机会。

(2)献血当日正常饮食,避免空腹献血,但不要吃油腻食物,不能饮酒;献血前适当饮些糖水或温开水,进采血室前应清洗手臂特别是肘部,等候献血。

(三)采血器材的检查和安放

1.检查采血器材

(1)采血器材必须准备齐全,缺乏任何一种器材都会影响工作的正常进行;采血使用的所有器材在采血者上岗之前准备就绪,采血者采血前要再次检查是否齐全,有无遗漏,所放位置是否适宜自己操作。

(2)急救设备应邻近采血处,以便于处理献血不良反应。

(3)为保证器材准备无误,每次按卡片清单准备并进行清点和复核,以免遗漏。准备工作应两人进行。

2.特别需要注意的事项

(1)采血袋应符合国家有关标准并经管理部门批准生产使用,应标识有血袋名称,生产商名称和地址,生产日期,标明抗凝剂种类和数量以及容量,无破损、无渗漏、无污染,抗凝剂和保养液无变色,在有效期内使用。

(2)所用消毒剂应当符合相应的国家标准要求,在有效期内使用。一次性使用物品在有效期内且包装完好。

(3)采血仪(秤)、热合机、储血冰箱等应提前开启并进行检查,保证正常稳定运行。

二、全血采集

良好的献血服务和熟练的全血采集技术直接关系到献血者安全及血液质量。全血采集工作的基本流程包括献血者核对评估→血液采集→血液的贴签和留样、热合→献血告知→血液的暂存→交接核对→献血现场整理等。

(一)献血者核对与评估

1.核对

(1)采血前需核对献血者身份证或其他有效证件包括姓名、性别、年龄、体检日期及结果、初筛结果、上次献血时间、血型、采血量、献血码和检验结果等。

(2)为保证献血者在有效的间隔期内献血,采血前还应该检查献血者双侧肘窝部是否有新穿刺痕迹,有条件的还应该进行献血间隔期的实时查询;全部合格者方可献血。

2.评估

(1)与献血者沟通:在血液采集过程中应当加强与献血者的沟通,尤其是进行每一项主要操作之前,应当与献血者沟通并取得配合。

(2)献血评估:询问献血者的既往献血经历、近日休息等情况,评估出现献血不良反应的可能性和不适合献血的情况。

(3)观察献血者面色是否苍白;观察面部表情和肢体语言是否处于紧张、害怕甚至恐惧状态;如发现这些不利情况,则不急于采血,做好宽慰工作,待献血者解除思想顾虑,充分放松后开始准备采血。

（4）采血护士在采血前需认真检查血袋的质量，内容包括有无破损、霉变、是否在有效期内、血液保存液外观是否正常等。

（5）献血量的评估：通过体检咨询，结合献血者意愿确定献血量。①我国每次献全血量为200～400 mL，允许误差值为±10%。②塑料血袋血量难以用容积计算，故采用称重法计算采血量，全血相对密度按1.050计算。

（二）静脉穿刺部位的选择及消毒

为保证采血顺利，应选择合适的穿刺静脉及其部位。

1.采血静脉选择

采血均选择上肢肘窝部静脉，采血者应熟练掌握其解剖特点。选择时注意以下几点。

（1）选择清晰可见、粗大、充盈饱满、弹性好、较固定、不易滑动的静脉。

（2）肘正中静脉和贵要静脉符合上述特点，是经常选用的静脉；头静脉也是肘窝部较大的静脉，但易滑动，在前两支静脉不易触及时选用。

（3）献血者较肥胖或静脉处于较深部位时，静脉不显露，这时可用手指触摸其准确位置，或用止血带在肘窝上方5 cm处系紧，使静脉充盈可触及。

2.穿刺部位的选择及消毒

（1）要选择皮肤无损伤、炎症、皮疹、皮癣、瘢痕的区域为穿刺部位。

（2）使用有效的消毒剂（2.0%碘酒和75%乙醇溶液等）对穿刺部位进行消毒；必要时可先用肥皂水清洗双臂和手，重点清洗肘窝部位，然后用清水冲洗干净并拭干，再用有效的消毒剂消毒；消毒时用无菌棉拭蘸取适量2.0%碘酒，要以穿刺点为中心，自内向外螺旋式旋转涂拭，切忌往返涂拭；消毒面积不小于6 cm×8 cm，作用1～3分钟后，再用75%乙醇溶液以同样方式脱碘，宜消毒两遍。

（3）消毒溶液涂抹后要充分干燥（至少需要30秒）才能进行静脉穿刺；消毒后的部位，在进针前禁止用手指再次触摸；不应靠近已消毒的皮肤讲话；若必须再次确认穿刺部位或不慎触碰，触摸后要按操作规程再次消毒。

（4）对碘酒和乙醇过敏的献血者应采用其他有效的消毒剂进行消毒。

（三）采血步骤

1.采血静脉穿刺

选择好静脉穿刺部位并做好消毒，即可进行采血操作，其过程如下。

（1）在上肢静脉穿刺部位消毒区上方6～10 cm处系止血带或用血压计袖带系紧并加压至5.3～8.0 kPa（40～60 mmHg），以能阻断静脉回流而不阻断动脉血流为宜，此时表浅静脉充盈，显露清楚。

（2）移动采血管上的滑动夹在距针头15 cm处夹住采血管，防止空气进入血袋；脱去护针帽；采血者以一只手绷紧采血部位皮肤，另一只手拇指、示指、中指持采血针柄，针头斜面向上或稍侧斜，减少皮肤阻力，针与皮肤成30°～50°角刺入皮肤；当针头刺入皮肤后改变角度成10°，沿静脉走行方向平稳刺入静脉，针尖进入静脉后，可见血液流出，阻力明显减少时须沿静脉方向向前推进0.5～1 cm，使针头斜面全部处于静脉内，有血液从采血针流入采血管道内，穿刺成功。

2.采集血液并混匀

（1）静脉穿刺成功后，保持针头位置稳定，松开夹子，观察血流通畅，使血液直接流入采血袋；

然后用胶布固定针头位置,并用创可贴覆盖穿刺部位;血液开始流入采血袋时将血袋摇动后放于采血秤(摇摆器)上,将血液与抗凝剂充分混合;嘱献血者做松握拳动作,10~12秒1次。

(2)密切观察血流情况,并有规律地摇动血袋,宜采用连续混合采血秤,如果采用手工混合,应当至少每90秒混合1次,使血液与保存液充分均匀混合;遇有血流不畅时,应及时分析原因并作相应处理,校正针头位置,以防采血中断;当不易观察血流时,则注意观察穿刺部位有无异常以及血袋重量是否增加。

(3)采集过程中,观察献血者有无精神不安、面色苍白、出冷汗等表现;一旦发现异常或发生献血不良反应应立即停止采血,对献血者进行及时护理及处置。

(4)如果出现穿刺不成功、血肿、血流不畅等情况,不必惊慌,要分析原因并采取相应措施及时纠正。①检查是否有血肿,若无血肿,征求献血者同意后可以适当调整针头,观察血流情况。②若调整针头后仍无法恢复正常血流,则必须停止采血。③避免过度抽动针头或挤压献血者血管以防止形成小凝块并释放入血液循环。④禁止向同侧手臂的其他血管穿刺。⑤向献血者耐心解释血流慢的原因,告知献血者可能出现穿刺处青紫,取得献血者的理解和支持。⑥需第二次穿刺时,应当在征得献血者同意后,在另一手臂选择穿刺部位和静脉,消毒,使用新采血袋的采血针进行穿刺。⑦必要时请其他医护人员帮助处理。

3.采血结束

(1)采血量达到要求时,嘱献血者松拳,松开止血带,合闭止流夹,用创可贴或消毒棉球、纱布轻按静脉穿刺点,拔出针头后即加重按压。

(2)嘱献血者用3个手指用力压住针眼10分钟或用弹力绷带包扎穿刺点20分钟。

(四)血袋及血液标本标识

血液采集过程中,采血者可完成血袋及血液标本贴献血条形码标识、采血记录等工作。

1.标识

(1)一次只能对来源于同一献血者的一份血袋、标本管和献血记录进行标识。

(2)经核对后,正确将唯一性条形码标识牢固粘贴在采血袋、转移袋、留样标本管、血袋辫子样导管、献血记录单、无偿献血证上;贴完后需再次核对条形码是否一致。

(3)不再使用的献血条形码应当遵循管理程序进行收回、销毁,防误用。

2.现场记录献血信息

献血者登记卡除了包括献血者个人资料、身体检查记录外,还应包括献血者献血记录。一般可记30次以上的献血记录,包括所献血液情况、联系方式和有无献血反应等。

(五)献血后护理和健康指导

采血后对献血者进行及时、正确的护理,不仅是对献血者精神上的安慰和体贴,也可减少或避免献血不良反应的发生。采血后的护理应包括医护人员对献血者的现场护理及健康指导。

1.献血者现场护理

(1)可用创可贴、消毒棉球等敷料覆盖穿刺后的针眼,并将敷料位置固定。

(2)检查静脉穿刺孔部位有无渗血或出血等异常现象,如有,则应抬高手臂,并用手指继续压迫渗血或出血部位,并更换被血污染的创可贴或棉球。

(3)献血后献血者应在原座椅(床)上休息5~10分钟,然后慢慢起来,无不适后到休息室处继续休息10~15分钟,并饮用适量饮料,其间医务人员应密切观察献血者情况,无异常反应并得到医务人员许可后方可离开。

(4)注意观察献血者,若发现献血者有不良反应,则按《献血不良反应》处理。如头晕、面色苍白、出冷汗等现象,应立即送入邻近的急救室平卧,取头低位,饮一些糖水,稍加休息,一般即可恢复;若未能恢复则应请医师进行紧急治疗。

(5)所有医务人员均应对献血者表示感谢,并鼓励其在法定间隔期之后再次来献血;所有医务人员都有责任观察献血者的反应,并且能够解答献血者的问题。

2.献血后注意事项和健康指导

将主要内容印制成书面材料,当面告知并将其发给每位献血者。

(1)保护好穿刺部位上的敷料至少 4 小时不脱落,以防穿刺部位被擦伤或污染引起感染。

(2)献血后 24 小时内不要做剧烈运动或重体力劳动以及高空作业和过度疲劳,以防发生意外。

(3)献血后半小时内不要吸烟。

(4)献血后 4 小时内多饮些水或其他饮料,在随后的几天内也应多摄入液体,有助于血容量恢复。

(5)献血后当日避免饮酒,避免暴饮暴食,食用易消化的食物和水果。

(6)部分献血者献血后有疲劳或困倦感,这属于正常的生理反应,或因情绪波动所致,不必担心;献血者应保持冷静,情绪稳定,要保证有充足的睡眠。

(7)若发现采血部位局部或全身自觉症状异常,应及时与采血机构取得联系,必要时采血机构应访视,根据具体情况作适当处理。

(六)留取血液检测标本

1.标本留取时间和方法

(1)检测结果用于判定血液能否放行的标本只能在献血时同步留取,不得在献血者健康检查时提前留取。

(2)采血完毕拔出针头后单手持针将静脉穿刺针插入真空采血管,握持血袋的手抬高,松开止血钳,留取 5 mL(核酸检测需留取 8 mL 或 10 mL)血样;上下颠倒均匀摇动血液检测标本留样管 5~8 次,以使抗凝剂与试管内血液充分混匀,样品应无溶血、无凝集。

(3)如果使用带有留样袋的采血袋,可在血液流入采血袋前完成标本留取。静脉穿刺成功后,松开留样袋夹子,使最先流出的血液流入留样袋,留取量为 15~20 mL,然后夹闭留样袋夹子,松开阻塞件下端止流夹,使血液流入采血袋;将留样袋的留样针插入真空采血管,留取血样用做血液检测标本。

2.热合辫子样管

(1)采血完毕留取检测标本后保持采血管道注满全血,按封管热合器操作规程用热合方式分离针头。①在距离采血针头近端 5 cm 处热合离断,针头连带血液标本一起掰掉,放入试管架;然后在血袋塑料导管上自离血袋远端至近端顺序用热合机封为 4 段辫子样管,每段 15~20 cm,最后一个热合点距离血袋应有 15~20 cm 的距离。②核对辫子样管条码与血袋条码是否一致,然后剪下远端第一段辫子样管,该段辫子样管需交接给检验科作留样保存;余下三段辫子样管则按热合处折成三折,用胶圈捆好,并绑在该血袋的导管上,留作临床配血或血型复检用。

(2)注意在热合过程中不能用力牵拉或扭转导管,应待封口颚松开 1~2 秒后,方可取出已封口的导管。

(3)若使用血袋导管内血液作为检测标本,应在完成采血后,立即将血袋导管末端进行热合,确保血袋导管内充满抗凝全血。

（4）若为滤白全血袋则只需热合一段保留至少 15 cm 辫下保存，其余三段辫子样管在去白后的红细胞袋塑料导管热合留取。

（5）拔出标本管上针头，从血液标本试管上轻轻把针头拔出，放入利器盒内。

3.血液、血液检测标本管存放

（1）采集后的血液、血液检测标本应立即放入（4±2）℃冷藏箱或已预冷的贮血箱中进行降温、冷藏。

（2）用于制备浓缩血小板的全血应放置在（22±2）℃环境下保存。

（七）献血结束后的工作

1.献血证、纪念品发放和致谢

（1）发给献血者无偿献血证和纪念品，并表示感谢，同时鼓励其定期献血。

（2）告知无偿献血后的优惠政策、待遇及办理程序。

（3）在适当时回访或召开无偿献血者联谊会。

2.献血现场整理

本班献血工作结束时，整理献血现场。

（1）献血相关信息应及时录入计算机管理信息系统。

（2）清点采集血液、标本、献血登记表数量，应当一一对应，保证准确无误。

（3）做好血液暂存、运输和交接工作。

（4）清点记录物料消耗。

（5）做好医疗废物的封装、标识、运输以及交接等工作。

（6）关闭采血秤和热合机，切断电源。

（7）整理清洁现场，用消毒剂擦拭操作台及采血器材，清洁地面。

3.填写记录和核查工作

（1）填写相关记录。

（2）记录采血时间。①全血采集时间：200 mL＞5 分钟，300 mL＞7 分钟或 400 mL＞10 分钟，所采集的全血不可用于制备血小板，应给予特殊标识。②全血采集时间：200 mL＞7 分钟，300 mL＞10 分钟或 400 mL＞13 分钟，所采集的全血不可用于制备新鲜冰冻血浆。②再次核查献血者身份、血袋、血液标本和相关记录，确保无误。

三、成分血采集

随着输血医学及相关科学技术的发展，血液的采集已不限于只采集全血，已能进行多种细胞成分和血浆的采集。常见的是用血细胞分离机采集血小板、血浆、白细胞、红细胞和造血干细胞等。

血细胞分离机基本工作原理大同小异，即通过特制的封闭管路设施，使献血者的部分全血通过血细胞分离机进行体外循环，从献血者的全血中提取相应的血液成分，再将剩余血液成分回输给献血者的闭环过程。由于采用的是全封闭式一次性管路，同时提取的血细胞量也有严格的控制，对于献血者来说是安全的。

（一）成分血采集的准备和基本程序

任何一种成分血采集，不管使用的是哪一种品牌型号的血细胞分离机，医务工作人员必须接受相关知识及操作培训并取得相应资格,熟练掌握采血技术及技巧,并严格按相应的操作程序进行操作,以确保献血者安全及血液质量。成分血采集工作的基本流程包括献血者的招募和征询→体格检查→血液初筛检测→献血者核对评估→血细胞分离机开机装耗材、预冲→献血者静脉穿刺连接机器→血液成分采集、回输→血液产品收集→贴签、热合和留样→成分血暂存→献血告知→交接核对→献血现场整理等。

1.成分血采集前准备

(1)选择献血者及穿刺静脉:①献血者捐献成分血,献血时间较长,在献血过程中,有一定的血液离开献血者身体在管道内循环,需使用枸橼酸盐抗凝,所以在用机器进行成分血采集时会有一定量的抗凝剂进入体内,可能对献血者产生一定的影响。②成分血采集,对穿刺静脉的要求也较高。献机采血小板时,献血者一侧肘部至少应有一条以上较粗的、充盈的、弹性好的、易固定的静脉;做双针机采血小板、白细胞和机采年轻红细胞时,献血者双侧肘部都应至少有一条以上较粗的、充盈的、弹性好的、易固定的静脉。③在对献血者进行动员、征询、体检、检验,确定符合捐献相应的成分血条件后,仍需对献血者进一步核对,并对献血者进行深入的沟通与评估,使献血者愉快捐献成分血。④献血前一天,献血者不宜吃油腻食物,应以低脂肪饮食为宜;不宜饮酒;献血前不要空腹、不宜熬夜,睡眠要充足;献血者做好自己的工作安排,以便有充足的时间完成成分血捐献及献血后休息。

(2)选择耗材:①必须使用符合国家市场监督管理总局批准注册的一次性血液成分分离管路。②检查一次性耗材外包装有无破损,需检查耗材管路上的密封保护帽,针头是否脱落、管路内是否有异物,检查 ACD-A、氯化钠溶液是否有浑浊或异物及霉变现象;如发现异常按程序报废,不能使用。

(3)安装管路:①工作人员必须根据仪器设备的操作手册要求操作,正确安装管路。②管路安装正确与否直接影响单采成分血的过程能否顺利进行,以及采集的血液成分质量。

2.成分血采集基本程序

(1)开启血细胞分离机并进行初始化。

(2)静脉穿刺前按照血细胞分离机操作说明,选择拟单采的血液成分的采集程序并设定相应的参数;同时为了预防献血者发生枸橼酸盐中毒反应,采血前可选择补充钙剂。

(3)机采医务人员应严格执行《静脉穿刺和血液采集操作规程》和《血液标本采集(留取)、暂存、运送操作规程》进行静脉穿刺和留取血液检测标本,避免穿刺不顺或血肿等。

(4)静脉穿刺成功后,按照血细胞分离机操作手册操作,采集成分血。

(5)采集过程中,医师和机采工作人员应持续观察机器的工作状态、抗凝剂的滴速,并对献血者进行监护,以确保献血者的献血安全和产品的质量。

(6)做好采集过程的各项关键指标的记录,包括采集时间、品种、体外循环的血量、抗凝剂的使用量、交换溶液的量、血液成分的质量以及献血者的状态等。

(7)机采工作人员认真正确做好各血液成分的标识和贴签工作,同时,做好各血液成分的暂存和移交工作。

(8)如果单采的是血小板,则按照不同的血细胞分离机的要求使血小板充分解聚并混匀,在(22±2)℃的环境下振荡保存;其他成分血也应在采集后立即置入相应的贮存温度中保存。

3.成分血采集注意事项

(1)由于单采成分血的过程是依靠血细胞分离机的管路和转动泵将血液回输入献血者体内,

因此理论上有发生空气进入血管造成空气栓塞的风险。为避免发生空气栓塞,穿刺前必须清除进血管路和返血管路的气体。目前使用的血液分离机都有预处理或初始化程序排除管路内气体,常见有两种形式:一种为使用液体预充管路排除气体,如抗凝剂或盐水;另一种形式为采取真空抽压排气的方式排除气体。

(2)运行过程中仪器设备报警应立即停止采血并查找原因;发现采血耗材有漏液现象,所采成分血报废。

(3)应按不同的全血流速调整抗凝剂滴速,抗凝剂过多会引起中毒造成低钙血症;而抗凝剂过少,又会引起血小板的聚集形成凝血块。

(4)机采工作全过程必须有经培训合格的医护工作人员负责全程的监护。

(二)红细胞采集(机采年轻红细胞)

年轻红细胞是指网织红细胞与成熟红细胞之间的红细胞,其存活期明显长于成熟红细胞,半存活期为44.9天,而成熟红细胞仅为29天。

1.机采年轻红细胞献血者要求

机采年轻红细胞时,除了符合献血标准外,双针采集要求献血者双臂肘窝静脉暴露良好,血常规检查需符合:红细胞比容(HCT)≥40%,血红蛋白:男≥120 g/L,女≥115 g/L,白细胞计数为$(4\sim10)\times10^9$/L,血小板计数为$(150\sim350)\times10^9$/L。

2.血细胞分离机采集年轻红细胞程序(以COBE 2991血细胞分离机为例)

(1)选择好献血员,开启血细胞分离机并进行初始化;按血细胞分离机操作手册要求步骤安装一次性管路耗材。

(2)静脉穿刺前按照血细胞分离机操作说明,选择采集年轻红细胞的程序并设定相应的参数和预冲管路。

(3)机采护士进行静脉穿刺和留取血液标本,避免穿刺不顺或血肿等。

(4)静脉穿刺成功后,按照血细胞分离机操作显示屏提示操作,采集成分血。①如选择全血流速50 mL/min,血浆流速85%,离心速度为1 000转/分,IDO-6等,一般每个献血者需处理5 000~7 000 mL全血。运行程序中,根据屏幕提示调整参数,如血浆流速由85%调到97%,离心速度由1 000转/分调至750转/分,当处理全血2 800~3 000 mL后,离心速度降至600转/分。②医师和机采工作人员应持续观察机器的工作状态、抗凝剂的滴速,并对献血者进行监护。③收集袋充满后需腾空收集袋,继续采集至设定的年轻红细胞终点量,收集年轻红细胞,回输血浆给献血者。

(5)记录:包括采集时间、品种、体外循环的血量、抗凝剂的使用量、交换溶液的量、血液成分的质量以及献血者的状态等。

(6)采集结束,拆卸管路,关机。

(7)产品及血液标本贴签标识、核对、交接。

(8)年轻红细胞保存于(4 ± 2)℃储血冰箱中。

(9)献血者护理及健康指导。

(10)发放献血证及纪念品,告知下次可献血时间。

(11)血液检验结束后将检验结果告知献血者。

(三)白细胞(粒细胞)采集

白细胞采集是通过采用血细胞分离机在全封闭条件下自动将全血中的粒细胞分离出并悬浮在一定量血浆内,制成浓缩白细胞。

1.献血者要求

除符合捐献全血要求外,尚需具备以下条件。①血常规检查:白细胞计数为$(6\sim10)\times10^9/L$,HCT≥36%,血红蛋白:男≥120 g/L,女≥115 g/L,血小板计数为$(150\sim350)\times10^9/L$。②双上肢肘窝静脉暴露良好。

2.以 Spectra Optia 血细胞分离机粒细胞采集操作为例

(1)装入一次性管路:开机,系统初始化;按提示安装一次性耗材管路。

(2)灌注一次性耗材管路:①在屏幕中选择白细胞(WBC)设定程序。②在白细胞程序中选择粒细胞(PMN)采集。③关闭输入和回输管线上 Luer 接头旁的开关,关闭生理盐水输入和回输管线上的滚动夹。④将抗凝剂管线(橘黄色针)连接到抗凝剂容器,将抗凝剂管线放在抗凝剂水平探测器中,将白细胞去除管路连接到液体容器。⑤将生理盐水输入和回输管线连接到0.9%的氯化钠容器上。取下帽盖,将塑料长针放在长针端口里。在插入金属长针前,用乙醇消毒注射端口。⑥将滴室注满一半。⑦打开生理盐水输入及回输管线上的滚动夹,按下"CONTINUE"键进行灌注。⑧确保在屏幕的右下角显示"PMN",灌注抗凝剂的管线,灌注 PMN 管路。⑨打开输入和回输管线上的弹簧夹,使得生理盐水在重力作用下充满 Luer 锁接头,关闭弹簧夹:灌注输入、回输接头等。⑩关闭生理盐水输入管线上的滚动夹,按下"CONTINUE"键以检测抗凝剂比率,当系统进行一系列的自检时,抗凝剂和输入泵启动和停止。⑪警告:在进行报警测试前,请不要连接献血者/患者,进行报警测试。

(3)输入献血者/患者资料:①输入献血者/患者性别、身高、体重,按"ENTER"键。②系统显示估计的总血容量和供血者/患者资料:总血容量=(_____)mL。(_____cm,_____kg,男/女性)。OK(是/否)?③以整数形式输入供血者/患者操作当天测得的血细胞比容后,按"ENTER"。④机器系统利用供者/患者资料来计算并在目标运行结果屏幕上显示如下信息:输入容量=_____ mL,输入流速=_____,时间=_____分钟,采集=_____。OK(是/否)?

(4)连接献血者/患者。

1)输入献血者/患者和实验室检查值,根据标准操作程序验证顺序。

2)当屏幕显示如下,请进行步骤①到步骤④的操作:连接输入和回输管线。关闭生理盐水输入管线。按"CONTINUE"键以运行。①在献血者上肢部位进行输入及回输针头静脉穿刺,或者根据标准操作程序,将输入及回输管线连接到血管接入装置,留取血液标本。②打开输入及回输管线上的弹簧夹。③调整生理盐水回输管线上的滚动夹,保证回输管线内有生理盐水滴注。这样可以防止回输管线发生血液凝集。④关闭生理盐水输入管线上的滚动夹。

(5)开始运行:①按"CONTINUE"键,检查运行屏幕以确保泵流速适合于该操作程序。机器系统将灌注生理盐水分流到废物袋。②关闭回输生理盐水线路上的滚动夹(界面显示:关闭生理盐水回输管线)。

(6)快速开始:①在快速开始过程中,机器系统自动调整血浆泵流速以建立界面,快速开始需要精确的献血者/患者血细胞比容,以正确建立界面。②快速开始完成后,采集阀会移动到采集位置(系统处理200 mL红细胞后快速开始完成)。③快速开始完成后需要更改流速到3 mL/min和处理血量到8 000 mL。

(7)使用白细胞色标监测界面,在色标上7.5%的血细胞比容范围内实施PMN采集操作程序:①将色标插在最细的透明采集管下,位于在其自离心舱引出处,正好在多腔管接头的下面。

②将色标上的有色长方形与采集管上的颜色相比较:如果采集管的颜色对于所采集细胞类型来说太深,每隔 3～5 分钟将血浆泵流速降低 0.3～1.0 mL/min;如果采集管的颜色太浅,以同样的方法增加血浆泵流速。③一旦建立了最佳界面,继续用色标监测采集管里的产品及调整血浆泵流速。

(8)结束采集:当 PMN 采集达到设定目标结果时,采集结束。

(9)开始回洗。①按"回洗"键:关闭输入管线上的弹簧夹。打开输入生理盐水管线上的滚动夹:按"CONTINUE"键进行回洗。②重要提示:密封采集管线,夹闭并断开采集袋,取下采集袋和血浆袋。③根据标准操作程序,从血管通路装置上断开输入针头或断开输入管线,拔出输入针头。

(10)断开献血者/患者连接:①当回洗完成后,关闭回输管线上的弹簧夹、断开回输管线。拔出回输针头。②确保夹闭所有的液体管线,这样当您卸下一次性管路的时候液体不会渗漏。③按"CONTINUE"键。④系统暂停,记录最终值。当泵卸载时,系统则删除最终值。按"CONTINUE"键进行卸载。⑤记录采集物中的抗凝剂量。

(11)卸下一次性管路:夹闭并断开采集袋,按"CLEAR"键结束。

(12)采集结束,粒细胞产品收集、献血者处理与采集血小板相同。

(13)粒细胞产品:①本制品平均含有中性粒细胞含量 $1.0×10^{10}$ 个,每单位(一个治疗量)容量 150～200 mL。②血细胞分离机采集的粒细胞中会污染一些红细胞,粒细胞制备后应尽快输用,一般于 $(22±2)℃$ 静置保存,保存时间为 8～24 小时,因粒细胞离体后功能很快降低。③浓缩白细胞制品内含有一定量的淋巴细胞,输前必须经 γ 或 X 射线辐照杀灭淋巴细胞。

(四)血小板采集

血小板采集是血站最主要的成分血采集工作。血小板捐献者多为固定献血者,机采血小板 1 个单位(1 个治疗量)含血小板 $2.5×10^{11}$ 个,保存期为 5 天。为保证临床血小板使用需求和防止过期报废,应按计划采集,最好提前 1～2 天预约和确认参加机采的献血者。

1.设备、材料

(1)血细胞分离机及配套专用血小板耗材。

(2)ACD-A 抗凝剂、生理盐水、10％葡萄糖酸钙等。

(3)试管、口罩、帽子、无菌棉枝、无菌棉球、皮肤消毒剂、速干手消毒剂、医用胶布、创可贴、直通针、插针套座、弹力绷带、手垫、垫手纸等。

2.献血小板者要求

(1)捐献血小板的献血者首先要符合采全血的全部体检要求,包括血液化验检测指标;另外根据机采血小板的特点,献血者还要符合以下要求:血常规检查中血细胞比容≥36％;血红蛋白:男≥120g/L,女≥115g/L;白细胞计数 $(4～10)×10^9/L$;血小板计数:采单份时为 $(150～450)×10^9/L$,采双份时为 $(250～450)×10^9/L$,预测采后血小板计数应≥$100×10^9/L$。

献血者血小板计数是主要参数,但不是唯一参数。因为献血者捐献 1 份血小板,将失去大约 $250×10^9$ 个血小板,而献血者血小板总数与身高体重(血容量)等因素有关。新型的血细胞分离机可自动测算出采集血小板后机体剩余血小板计数。

(2)献血者静脉充盈良好:血小板采集过程需要 40～90 分钟,在此期间不间断采血,而且有一定的血液流速,所以要求献血者静脉充盈良好;依据血细胞分离机机型不同,对选择献血者静脉要求也不同;单针采集要求选择良好的单侧上肢静脉;而双针采集一般要求双侧静脉都良好。

（3）献血前饮食、休息：为防止机采期间乳糜血的发生，要求献血者在献血前不得进食高脂肪食物，如肉类、蛋类、牛奶、豆浆、花生和瓜子类食物。献血前一天最好多饮水，当日必须吃早餐，但不得食用上述高脂食品，也不要空腹献血，以减少献血不良反应的发生。献血前应保证充足的睡眠和稳定的情绪，避免精神紧张，全身放松，以减少献血不良反应。

（4）献血前不能服用的药物：有一些抗血小板聚集或抑制血小板代谢的药物，如阿司匹林、吲哚美辛、保泰松、布洛芬、维生素 E、双嘧达莫、氨茶碱、青霉素及抗过敏类药物等可影响血小板的功能，在献血前一周不得服用此类药物。

（5）献血间隔：单采血小板献血间隔不少于 2 周，不大于 24 次/年；献全血 3 个月后可献血小板，献血小板 4 周后可献全血；因特殊配型需要，由医师批准，最短间隔时间不少于 1 周，但血小板计数应＞$150×10^9$/L。

3.血小板采集程序

不同机器型号的血细胞分离机采集血小板的基本程序类似，但细节不同。机采操作人员必须熟练掌握所使用的机器型号的性能及操作，并严格按操作规程要求进行血液采集，严密监护献血者。

由经培训合格的机采工作人员负责机器的具体操作，在经过健康征询、体检、血液初筛检验合格、献血者身份核对、献血者沟通与评估，确定捐献血小板的数量等程序，准备就绪后进行血小板采集。

（1）开机：选择血小板采集程序，开机后机器完成自检，屏幕显示相应界面。①触摸"献血者信息"界面，按要求输入献血者的性别、身高和体重后，系统会自动计算出该献血者的总血量。②进入要求输入该献血者的血型、血细胞比容以及血小板计数等数据的界面；正确输入相关数据。③选择采集操作程序：进入"操作程序选择"的界面，触摸框中的箭头选择所需的血小板采集操作程序，触摸"确认程序"。

（2）安装管路：触摸"装载系统"，参照"操作手册"安装管路。①打开管路包装并检查：打开配套专用的一次性管路的包装，检查有无破损、霉变等；检查血液保存液有无异物，沉淀等；拿出排气袋及产品袋，将它们悬挂在挂液架上，同时将连接袋子的管路置于显示器屏幕之后；将献血者管路从其包装取出后放在机器左上方的凹槽内。②装载管路：按正确步骤逐步安装管路各部件。③检查安装情况：确保管路及泵、阀门以及传感器正确安装到位；确保针头管路及样品袋管路上的夹子没有夹闭。④系统启动回输泵以排除袋中的空气。

（3）管路测试及抗凝剂连接、灌注。①按照提示，夹闭献血者管路和样品袋管路上的夹子，确定后系统进行配套管路测试；并测试抗凝剂、回输以及采血泵，这时一定不要连接抗凝剂。②抗凝剂连接：测试完成，系统提示连接抗凝剂；这时请把抗凝剂连接到抗凝剂管路上（有一个橙色的针头的管路）；通过用手指对滴液室进行挤压及松开，将滴液室灌注到其刻度线位置；通过上下"拉线"动作，使抗凝剂管道置于抗凝剂传感器中；请确保抗凝剂过滤器在抗凝剂传感器的下方。③抗凝剂灌注：触按"继续"按钮，进行抗凝剂灌注；灌注结束后，显示"开始献血者准备"。

（4）连接献血者、抽取血样及预冲系统。①确定献血者及输入的资料信息：献血者性别、身高、体重、血型、血细胞比容、血小板计数等，进入血小板采集量选择界面。双份单采血小板选择 $5.5×10^{11}$，单份单采血小板选择 $3.0×10^{11}$，血浆 200 mL；输入无误后，点击"开始献血者准备"。②静脉穿刺：献血者准备充分后在献血椅上舒适躺（坐）好，护士选择充盈有弹性的上肢肘部静脉，按《静脉穿刺和血液采集操作规程》进行穿刺部位皮肤消毒、静脉穿刺，成功后固定好针头。

③留取血液检测样本:松开针头管道夹子和留样袋管道夹子,使15～20 mL的血液流入留样袋,然后夹闭留样袋夹子,将留样袋的针头(或另备的留样针)刺入负压标本试管留样5 mL并摇匀(若做核酸检测多留1管,Rh阴性者另留1管);针头管道夹子保持开着。④开始采血、血液预冲灌注系统:再次确定信息输入无误后,再触摸屏幕下方的"开始采血",献血者的血液灌注管路套件(抽取管路、离心机和回输管路);此分离机自动采集血小板,在最初2～3个采血和回输周期后开始采集血小板。

(5)血小板采集、监护献血者。

1)血小板的采集需要经过多个采血和回输的周期而完成。

2)监护献血者及操作过程:①采集过程中密切、频繁观察献血者情况,监护献血者的抗凝剂反应(如刺痛感或其他反应)并按需要调整抗凝剂进入体内的量,确保献血者的舒适及安全,确保血小板产品的质量及产量。②监视在操作过程中屏幕上的采集时间、采血压力和回输压力、已采集到的血小板量和要采的总量等数值,观察管路和血小板袋子里的血小板凝聚情况以调整抗凝剂量。③当机器发出警铃声时必须查明原因并及时处理。

3)操作程序参数及献血者信息更改及调整:如果需要,可对操作程序参数及献血者信息进行相应的改变及调整;一旦机器开始回输血液,就不能够再改变献血者信息。

4)预防并及时处理可能发生的献血反应:血小板采集开始及采集中可口服10%葡萄糖酸钙10 mL,有口唇麻木时可重复服用,可进食饮料等。

(6)采集结束,收取血小板、拆卸管路。

1)当血小板采集达到设定的数量后,采集结束,回输其他血液成分给献血者。

2)断开献血者连接:回输完毕后,用止血钳夹紧产品管路及抗凝剂管路,夹闭采血针管夹子,从献血者手臂上迅速拔下采血针,敷料覆盖并按压穿刺部位15分钟;小心热合并分离针头,放入利器收集容器。

3)收集(混匀)血小板:①排尽产品袋中的气体,用热合(或止血钳)分离产品收集袋。有的机型采集浓缩血小板后需将血浆加入并混匀:双手持血小板收集袋两端上下摇动,把贴壁的血小板与血浆充分混匀至无肉眼可见聚集血小板颗粒为止;如持续摇动5分钟仍无法解聚,将产品放置于血小板振荡箱中继续解聚;严禁捏搓血小板。②在血小板袋采集管上热合出一段20～30 cm长的血浆标本(交检验科冻存)。③若采集的是2 U血小板,则将血小板平分入2个血小板袋中(利用天平称量),热合离断连接管,分为2袋1 U的血小板。④正确粘贴好标签,确保同一献血者的血袋、标本管、献血记录一一对应。血小板及标本按规定移交相关部门。

4)点击确定脱离献血者后,机器提示退出管路。按照装管道时的相反顺序拆卸管道。

5)将废血袋及管路等放入医疗废物专用容器中,按规定移交。

(7)关机:①将屏幕显示的单采信息记录到《单采献血表》上,包括处理的血量、血液保存液的用量、血小板量、血浆量、抗凝剂量、生理盐水量、采集时间、循环数,血小板的外观,献血者有无献血反应等,并签名。②触摸屏幕下方的"重置机器",机器自检并重新启动,进行下一例采集或关机断开电源。

4.献血后护理和健康指导

因机采献血时间较长,除参照献全血者的献血后护理和健康指导外,还要结合机采的特点给予护理和指导。

(1)献血者现场护理:①正确指导献血者按压针眼处15分钟后松开,医务人员除再次检查静脉穿刺孔部位有无渗血或出血等异常现象外,尚要检查绷袖带处有无异常情况。②机采结束后应主动为献血者提供点心、牛奶等食品;医务人员监护在休息区的献血者,休息至少15分钟后经医务人员确认许可方可离开,以防止献血不良反应的发生。③告诉献血者捐献机采血小板和捐献全血的具体间隔时间,并询问和记录献血者是否可参加应急献血及下次可以参加捐献的时间,同时告诉献血者下次献血前应注意的事项。

(2)机采献血后献血者注意事项:将主要内容包括联系电话印制成书面材料,当面告知并将其发给每位献血者。①保护好穿刺部位上的敷料至少4小时不脱落,但不要超过24小时,以防穿刺孔被擦伤或污染引起感染。②献血后24小时内不要做剧烈运动或重体力劳动以及高空作业和过度疲劳,以防发生意外,要有充足的睡眠。③献血后半小时内不要吸烟,多饮些水或其他饮料,在随后的几天内也应多摄入液体,有助于血容量恢复。④献血后当日正常饮食,避免饮酒,避免暴饮暴食,食用易消化的食物和水果。⑤部分献血者献血后有疲劳或困倦感,这属正常的生理反应,或因情绪波动所致,不必担心。调整情绪,注意休息。⑥若发觉采血部位或全身异常、不适,应及时与采血机构取得联系,必要时采血机构应派专业人员上门访视,根据具体情况作适当处理。

(3)献血者休息,献血证、纪念品发放和致谢:①发给献血者无偿献血证和纪念品,并请其核对内容是否有误;表示感谢,同时鼓励其参加再次献血。②告知无偿献血后的优惠政策、待遇及办理程序。③回访,定期召开无偿献血者联谊会,听取意见及建议。

5.机器的维护和保养

(1)每天工作完毕,用清水湿润干净的抹布清洁机器表面。

(2)每周清洁机器前面板上的传感器和阀门。

(3)定期清洁泵罩和泵转子,定期清洁填充器。如有渗漏,可用0.25%次氯酸钠漂白溶液消毒,然后用清水清洁干净。

(4)每年至少由厂家工程师对机器进行一次全面的维护服务。

(五)血浆采集

用血细胞分离机采集血浆(机采血浆),在我国多局限于单采血浆站使用,主要用于血浆蛋白制品如白蛋白、免疫球蛋白、Ⅷ因子浓缩剂等的制备。国内每次采血浆量600 mL,每次采血浆间隔为两周,参考采浆量为每人每年不超过10 L。血站单采血浆可用于采集特殊传染病治愈后的抗体血浆用于特殊患者的免疫治疗。

1.采集原理

机器将定量的抗凝血液用一定的速度离心后,根据血液中不同成分的比重,可以快速、高效地分离出血浆成分,而将红细胞回输给供血浆者。经过多次自动循环,可以收集到规定量的血浆。

2.单采血浆机采集血浆程序

(1)开机:升高抗凝剂支杆→将秤臂转向机器的前方→接通电源开机;进入准备工作菜单→校正电子秤、对时→按键进入采浆工作菜单。

(2)设备自检、设置参数。

(3)安装耗材→管路→安全项目自检,连接抗凝剂、充液排气。

(4)采血准备:①在献血者手臂上缠上袖带,袖带下缘与针眼的距离要>9 cm(注:袖带头向下在献血员臂上缠绕,袖带的管路向上从臂部过来,袖带缠好后一直保留到操作结束);按袖带键给袖带加压,灯亮时袖带加压,至达到预设袖带压力值。②静脉穿刺:严格执行《静脉穿刺和血液采集操作规程》和《血液标本采集(留取)、暂存、运送操作规程》进行单臂静脉穿刺和留取血液标本。

(5)采集血浆:①静脉穿刺成功后,按"采血"键,这时血浆袋重量为零,自动采血浆机开始运行。"采集血浆",开始对离心杯内进行充液(全血),同时将离心杯内消毒的空气排放到血浆袋。在采全血模式中,注意观察全血流量,有必要时调节全血泵转速或者改变袖袋压力值,使之与流量相匹配;当流量不畅时,操作人员应找原因解决,注意观察献血浆者反应。观察血浆颜色,注意有无异色血浆、脂浆、溶血。②细胞回输,上一循环时自动设定的收集量已达到,或血浆管路探测到空气,屏幕显示"回输准备",离心机停止后将自动进入红细胞回输阶段;回输开始,显示"回输细胞",将离心杯内液体排空,然后仪器到抽血状态/模式,下一个采血程序将自动开始,直到血浆量达到设定值时全部程序结束(注意:若收集的血浆颜色偏红,说明有红细胞进入血浆,要随时调整程序,降低采浆量,再观察血浆颜色是否正常)。③当血浆采集量达到预定量时,回输终止后,自动采浆结束。

(6)记录:血浆采集量、盐水补充量、抗凝剂使用量、全液量统计、循环次数及持续时间如实记录于《采血浆记录单》上。

(7)移开献浆员袖袋。

(8)用夹片夹住采血管路,退出针头。

(9)在离心杯出口处10 cm左右先用止血钳夹住血浆管道,以免血浆受污染或倒流,然后与离心杯分离。

(10)取下血浆袋,送热合室。

(11)拆下用过的一次性耗材置入医疗废物桶,采浆程序结束。

(12)关闭采浆机。

3.全自动血细胞分离机单采血浆操作程序

(1)开启电源。

(2)进入"配置"选择"血浆",设置要采集的目标血浆量(最多设置6种目标血浆量),然后选择"程序优先次序"设置所要采集的目标产品组合;如果只采集血浆产品,则只要设置目标血浆量,同时将血小板设为最小量(如0.5 U),红细胞设置为0。

(3)安装管路:按说明安装耗材管路并灌注。

(4)输入献血员信息:包括性别、身高(cm)、体重(kg)、血型、HCT(%)及血小板计数。

(5)静脉穿刺:触按"开始献血员准备"按钮,根据屏幕出现的画面进行静脉穿刺。

(6)采集血浆:穿刺完成处理好后,按"开始运行"进入采集过程;采集运行过程中,机器将所需采集血浆收集入血浆产品袋,其他血液成分同时回输给献血者。

(7)血液成分回输:设定采集目标血浆量达到后,机器自动提示进入最后回冲,将管路中剩余血液成分回输给献血者后运行结束。

(8)卸载管路。

(六)外周血造血干细胞采集

外周血造血干细胞捐献也是利用血细胞分离机进行血液成分采集的一种。一般需要经过外周血造血干细胞的动员,才能进行采集。

1.外周血造血干细胞的动员

正常人外周血中干细胞只有骨髓中造血干细胞量的1/10,为保证外周血造血干细胞

(PBSC)移植的有效剂量,必须把造血干细胞从造血部位动员到循环池中。常用的动员剂主要有抗肿瘤药物如环磷酰胺(CY)、柔红霉素等,各种重组的人造血生长因子如粒系集落刺激因子(G-CSF)、粒细胞-巨噬细胞集落刺激因子(GM-CSF)、白细胞介素-3、干细胞因子(SCF)等,其他类动员剂如硫酸葡聚糖、皮质激素等。《非血缘造血干细胞采集技术规范》(卫医发〔2006〕253号)规定,外周血动员剂及用量是粒细胞集落刺激因子(G-CSF)5 μg/(kg·d),4～6天。

2.外周血造血干细胞的采集

用上述动员方法有效地诱导动员后进行干细胞采集。造血干细胞悬液50～200 mL/(人·次),每次循环处理血量(150～200 mL/kg)不多于15 000 mL。5～7天内可重复采集单个核细胞2～4次。

根据不同型号血细胞分离机的要求,选择外周血造血干细胞采集程序并设定相应的参数,按照屏幕提示进行操作。

(1)外周血干细胞采集(MNC)操作程序。①选择程序:开机,选择MNC(单个核细胞)采集程序。②安装消耗品管路:连接盐水、抗凝剂,按继续键;打开盐水、抗凝剂夹子,造液面,按继续键。③消耗品管路检测及初始化:检测消耗品管路安装、消耗品密闭性,用盐水预充消耗品管路。④输入参数:在选择程序后、初始化过程中均可输入参数,按输入参数键输入参数,按保存键传输数据。⑤采集程序建立:初始化完成后进入程序建立屏;按开始针头初始化键实施针头排气,待开始采集键变绿,准备双臂静脉穿刺建立进血管路、返血管路;穿刺完成后按开始采集键;(袖带充气功能:将袖带绑在采血端上臂上,按袖带压键,充气加压)。按程序显示键返回程序建立屏。⑥干细胞采集:注意观察进血管路、返血管路压力情况,调整血流速度;采集过程中,可根据需要按下暂停/终止键,选择滴注盐水、执行还输或终止程序;按恢复程序键可恢复采集程序。用于出现采集反应、重新穿刺或提前终止程序。⑦采集结束,执行还输:当处理血量达到终点量值时,提示执行还输,按接受键确认。⑧采集过程完成,拔掉采血管路针头。⑨转输血浆:血浆转输完成,提示拔针,按接受键。拔除返血管路针头。⑩拆卸消耗品管路,关机,拆卸管路前关闭所有夹子。⑪记录程序报告:ACD用量、全血采出循环量、采集时间、盐水用量等。

(2)外周血干细胞采集注意事项:①由于干细胞采集需要处理大量的血液,因此抗凝剂用量较大,需要预防枸橼酸钠中毒;可在采集前、中预防性口服葡萄糖酸钙。②采集过程中密切观察献血者血压、脉搏、神志,询问有无头晕、口唇和手足麻木等症状,有任何不良反应时应及时处理。

四、献血不良反应

献血不良反应是因献血者因素或医护人员的服务、操作因素引起的献血者局部不适、损伤或全身以血容量急剧下降及自主神经功能障碍为特征的综合征。发生献血不良反应时,应采取积极有效处理措施,使献血者尽快恢复正常,保护献血者健康与安全,从而保证无偿献血工作顺利进行。

(一)献血不良反应的原因

1.献血不良反应的发生率和时间

(1)发生率:符合献血条件的健康人的献血不良反应发生率文献报道为0.2%～4%,首次献血比两次以上献血者高,女性比男性高,其他职业比军人、医务人员高;发生的献血不良反应大多数并不严重,大部分经休息即可自行恢复。

(2)发生时间:大多数献血不良发生在献血时及献血后离开献血场所前,少数发生在献血前及献血结束 30 分钟以后。

2.献血不良反应的原因

(1)精神因素:这是发生献血不良反应的最重要的因素;初次献血者或多或少都有些恐惧感,主要原因是对献血的生理知识了解很少,有思想顾虑,怕疼痛,焦虑,心理恐惧;看到他人有献血反应自己也出现不良反应、晕针、晕血等都是由精神因素引起。

(2)献血前身体状态不佳:如过度疲劳、睡眠不足、饥饿等。

(3)献血环境不理想:拥挤、声音嘈杂、空气污浊、酷热,献血等候时间过长等。

(4)医务人员服务质量欠佳:不恰当的宣传解释用词、态度差,语言生硬、不热情、穿刺技术不够熟练及穿刺疼痛等。

(二)献血不良反应的分类

1.根据献血不良反应的范围分类

献血不良反应可以分为局部不良反应和全身不良反应两大类。

2.根据献血不良反应的严重程度分类

献血不良反应可分为轻度、中度、重度献血反应。

3.根据献血不良反应发生的时间分类

根据献血不良反应发生的时间可分为速发性和迟发性献血不良反应。

(1)在献血 30 分钟内(或在献血场所)发生的为速发性献血反应。

(2)在献血后 30 分钟(或离开献血场所)至 24 小时内发生的称迟发性献血反应。

(三)献血不良反应的表现及处理

1.献血不良反应处理原则

(1)为了保障献血者安全,保证无偿献血工作的顺利进行,必须设置环境卫生整洁、能为献血者提供隐私保护的献血不良反应处理场所。

(2)专人处置献血不良反应并全程监护,防止献血者发生意外伤害;无论是在采血大厅或献血车工作现场,都必须安排受过专业技术及急救知识培训,并有资质的医护人员在场。

(3)发生献血不良反应时,医护人员要沉着冷静、忙而不乱地处理发生的事情,避免连锁反应发生,使其他采血工作顺利进行。

(4)应对所有献血不良反应有完整、准确的记录,包括症状、体征、处置、转归,并作为以后能否献血的依据。

(5)对献血不良反应进行定期评估,采取措施,不断提高预防、处理献血不良反应能力。

2.局部献血不良反应及处理

局部献血不良反应包括局部血管损伤、神经损伤、肌腱损伤、感染等。

(1)血肿:较常见的急性献血不良反应。血液从血管穿刺损伤处流到周围软组织形成血肿,局部变色、肿胀、疼痛。血肿压迫周围组织的强度与血肿的肿胀程度及周围组织的硬度有关。深部的血肿有时并不明显。压迫神经时可出现神经刺激或受损表现如上肢放射痛、麻木感、活动受限等。如血肿处于深层肌肉与筋膜之间,则更易发生神经压迫损伤甚至会造成骨筋膜室综合征。

血肿的处理:①立即停止采血,拔出针头;采集成分血时可更换手臂,使用无菌接管机接合新的针头,重新穿刺采集。②用无菌棉球紧压穿刺孔,持续按压至少 15 分钟,用弹力绷带固定,以减少血肿;静脉穿刺造成的血肿应出血停止后用弹力绷带包扎穿刺点至少 4 小时;动脉穿刺造成的血肿出血停止后用弹力绷带包扎穿刺点至少 6 小时。③解释原因,使献血者放心,并向其致歉。④要求献血者保留创可贴4小时。⑤嘱献血者可以正常使用手臂,但是不能搬重物。⑥嘱献血者24小时内应局部冷敷,24小时后应局部热敷。⑦血肿大、疼痛严重、神经受压损伤症状或体征明显,或出现骨筋膜室综合征时需尽快到医院诊疗。

(2)误穿动脉:采血针误穿肱动脉或其分支。采集的血液较静脉血鲜红、血液流速很快,血袋充盈快,穿刺针随脉搏跳动,出现血肿的可能性增加。不严重时可没有血肿出现,严重时血肿迅速增大,增加造成骨筋膜室综合征、假性动脉瘤或动静脉瘘的概率。

处理方法:①应立即停止采血,紧紧压住穿刺部位,并将手臂举至心脏水平位置以上。②用力压住针刺位置至少15分钟,出血停止后使用弹力绷带压迫30分钟。③安顿好献血者,给予耐心的解释并道歉。④如果出现血肿,则按血肿处理。⑤如对诊断处理有任何担心,应带献血者到就近医院进行检查治疗。

(3)迟发性出血:多因拔针后穿刺点按压时间不足或按压部位不对引起,表现为针眼出血或血肿。处理方法:继续按压穿刺点10~15分钟,若出现血肿,则按血肿处理。

(4)局部感染:脓肿、蜂窝织炎等。表现为局部红、肿、热、痛。处理方法:到医院处理。

(5)神经损伤:采血穿刺进针或拔针时刺伤神经,表现为进针或拔针时出现放射性疼痛,常伴感觉异常。

处理方法:24小时内应局部冷敷,24小时后应局部热敷。如不好转,应送到医院处理。

(6)腱膜损伤:穿刺后立即发生的严重局部疼痛,无放射性。处理方法:24小时内应局部冷敷,24小时后应局部热敷。若不好转到医院处理。

(7)非特异性手臂疼痛:献血过程中或献血后逐渐发生的手臂局部的放射性疼痛,未能将此类疼痛细分纳入上述类别不良反应中。处理方法:24小时内应局部冷敷,24小时后应局部热敷。如不好转,应送到医院处理。

(8)血栓性静脉炎:偶可发生在献血后数小时或几天,局部表现为红、肿、热、痛。浅表性血栓性静脉炎表现为静脉呈条索状,发红、发热。深部血栓性静脉炎更为严重,会伴有发热症状。处理方法:到医院处理。

(9)局部过敏:由消毒液或穿刺针头上的变应原导致的过敏反应,表现为穿刺部位的皮疹、肿胀、发痒。处理方法:局部涂可的松抗过敏药膏,口服氯雷他啶等抗过敏药。

3.全身性献血不良反应及处理

(1)血管迷走神经反应:血管迷走神经反应是最常见的献血不良反应,是献血者的生理、心理,采血环境以及采血护士、巡视医师的工作态度和操作技术等各种因素引起的以血容量急剧下降及自主神经功能障碍为特征的综合征。主要表现有不适、虚弱、焦虑、头晕、恶心、出汗、呕吐、面色苍白、呼吸过快、大小便失禁、意识丧失、晕厥、惊厥、抽搐等。

发生全身献血反应必须立即停止采血,首先要防止献血者摔倒,采取头低脚高位平卧,并根据献血反应的严重程度采取相应的处理措施。

1)轻度献血反应:献血时或献血后出现面色苍白、头脑昏沉、恍惚、头晕目眩、胸闷、恶心、呕吐、皮肤湿冷、心悸等。

处理方法:保暖并在空气流通处充分休息。献血者自我感觉舒服时,提供温浓糖水及点心。献血者出现头脑昏沉、恍惚或晕眩时容易倒下,轻度献血不良反应除了对症处理防止发展为晕厥、惊厥外,重要的还在于防止献血者因倒下而导致的其他损伤。

2)中度献血反应:轻度献血反应症状逐渐加重、大汗淋漓、脉搏减慢、浅快呼吸。

处理方法:保暖,防止呕吐窒息,并在处置床边放一容器用于收集呕吐物。如献血者出汗较多,脸色苍白、眩晕等症状较严重,可静脉缓慢注射或口服50%葡萄糖注射液40 mL。大汗淋漓虚脱严重者,可静脉滴注0.9%氯化钠或5%葡萄糖生理盐水注射液500 mL,开始以约100滴/分较快速度滴注,后减慢,视血压、脉搏恢复情况来调节滴注速度和输液量。症状减轻后按轻度献血不良反应处置。

3)重度献血反应。除上述症状外,还有明显的脑缺血症状:晕厥(较常见,俗称昏倒)、惊厥(极少见)、抽搐、持续性低血压、心动过缓等。诊断上要和癔症、癫痫进行鉴别。

处理方法:头侧向一方,松开衣领,保暖,保持呼吸畅通。在采用低流量给氧及中、轻度反应处理方法的同时,采取以下措施。①确保有专人守护。②每5分钟检查脉搏和血压1次,随时观察神志、呼吸等。③呕吐较严重者,可肌内注射甲氧氯普胺10 mg。④晕厥是一过性的意识丧失,大多数晕厥呈自限性。晕厥治疗的主要目的应包括预防晕厥再发和相关的损伤(如头部外伤或肢体骨折等)。用拇指掐人中或合谷穴使其苏醒,用凉水擦面部和额头上置湿凉毛巾刺激也可以帮助清醒。注意保暖,不喂食物。清醒后不要马上站起避免再次晕厥或跌倒摔伤。⑤惊厥的处理:惊厥发作的典型临床表现是意识突然丧失,同时急骤发生全身性或局限性,强直性或阵挛性面部、四肢肌肉抽搐,多伴有双眼上翻、凝视或斜视。不同部位肌肉的抽搐可导致不同的临床表现:咽喉肌抽搐可致口吐白沫、喉头痰响,甚至窒息;呼吸肌抽搐可致屏气、发绀,导致缺氧;膀胱、直肠肌、腹肌抽搐可致大小便失禁;严重的抽搐可致舌咬伤、肌肉关节损害、跌倒外伤等;发生痉挛性抽搐应在其上下齿间放置缠有纱布的压舌板以防将自己的舌头咬伤;强直期适度对抗下颌过张和颈部过伸,防止下颌脱臼和颈椎压缩性骨折,阵挛期适度按压大关节处,限制抽动幅度,防止四肢关节脱臼和擦伤;地西泮注射液10 mg肌内注射或加入生理盐水注射液100 mL中静脉滴注;如惊厥超过5分钟或严重献血反应经处理未见明显好转;或出现外伤等其他损伤,马上拨打120急救电话求援或送附近医院,并通知科长和分管领导。⑥在处理的整个过程中始终让献血者放心,并给予解释,说明这种反应是献血引起的,并非他们的身体状况有问题。⑦在确保献血者已经完全恢复准备离开前,应让医师或资深护士再检查脉搏和血压平稳才准许献血者离开(不平稳者继续观察),并把脉搏和血压记录于献血登记表。⑧对严重献血不良反应的献血者,经处理症状缓解后要专人护送回家或嘱其乘车返回。

4)处理献血反应结束后,及时填写《献血不良反应处理记录》并移交献血后服务科。

(2)精神紧张综合征:由于过度换气产生精神紧张、恐惧。采血刺激等引起呼吸加快、快速过度呼吸降低了血液中二氧化碳的含量,可导致呼吸性碱中毒,出现心慌、头晕、晕厥、肌肉痉挛等表现。

处理方法:过度换气的处理措施首先要稳定献血者情绪,向其解释发生的事情。采取减少二氧化碳的呼出,增加吸入气体中二氧化碳浓度的措施。①指导献血者平稳、缓慢地呼吸,但不要深呼吸。②如果不能解除肌肉痉挛,则指导献血者用长纸筒呼吸,有条件者可面罩吸氧。③与献血者谈话,使其消除顾虑,解除焦虑,防止加重过度换气。④若出现其他不适及症状,参照血管迷走神经反应处理措施处理。

4.与成分血采集相关的其他献血不良反应

(1)枸橼酸盐抗凝剂引起的过敏及中毒。

1)发病机制及表现。①枸橼酸盐所致过敏反应:是献血者在受到枸橼酸盐或一次性采血耗材灭菌的环氧乙烷等抗原刺激时发生了组织损伤或功能紊乱的变态反应,出现皮疹、唇麻、全身瘙痒、泪腺液分泌多、清水样鼻涕、打喷嚏、声嘶、咳嗽、腹痛呕吐、腹部压痛。严重者出现呼吸困难、喉头水肿、气管痉挛、休克等症状。②枸橼酸盐中毒：是因捐献机采成分血时进入体内的抗凝剂枸橼酸钠过多过快导致低钙血症。进入献血者离体血液中的枸橼酸根离子与血液中钙离子生成难解离的可溶性络合物枸橼酸钠钙，起抗凝作用。血液返回献血者体内时，一定数量的枸橼酸盐进入体内，与钙离子结合。当进入机体内的枸橼酸盐过多过快，超过了骨钙动员入血能力和肝脏代谢清除枸橼酸盐能力，就会发生血液中钙离子浓度降低和代谢性碱中毒，神经细胞膜自动除极化，神经肌肉兴奋性升高。导致出现口唇及面部麻木、畏寒、骨骼肌震颤、手足抽搐、烦躁不安，甚至出血倾向、血压下降,心室颤动或停搏等。

2）反应程度。①轻度：发生皮疹，口唇及面部麻木、面色苍白、腹痛等症状；②中度：局部抽搐、意识模糊、低血容量等症状；③重度：全身瘙痒、荨麻疹、喉头水肿、呼吸困难、不自主震颤、烦躁不安、休克等症状。

3）枸橼酸盐抗凝剂过敏的处理，分述如下。

一般过敏反应的处理：终止采血，立即给予抗过敏类药物，可选用以下药物。口服氯苯那敏，每次4 mg，每天3 次；口服氯雷他定，每次 10 mg，每天 1 次；10％葡萄糖酸钙 10 mL 及维生素 C 500 mg 加入 5％葡萄糖液 100 mL 静脉滴注；静脉注射地塞米松 5 mg。

中、重度过敏反应及过敏性休克的处理：立即停止采血，马上就地做抢救工作。①脱离变应原。②保持呼吸道通畅，如有喉头水肿、明显支气管痉挛者，可予氨茶碱 0.25g 加入 50％葡萄糖液 20～40 mL 缓慢推注（＞10 分钟），可选用沙丁胺醇气雾剂吸入治疗。③给氧。④立即给予 0.1％肾上腺素 0.5～1.0 mL 皮下注射，必要时再用 0.1～0.2 mL 加生理盐水 5～10 mL 静脉注射，此剂量每 20～30 分钟可重复使用，维持收缩压＞10.7 kPa（80 mmHg），心搏骤停者立即静脉或皮下注射肾上腺素 1 mg，并行心肺复苏术。⑤尽早应用地塞米松 5～10 mg 静脉注射或琥珀酸氢化可的松 200～400 mg 静脉滴注。⑥快速输晶体液：首剂补液 5％葡萄糖生理盐水 500 mL。⑦使用血管活性药物：缩血管药首选间羟胺，10～20 mg 肌内注射，必要时 50～100 mg 加入 500 mL 生理盐水静脉滴注。微循环痉挛期，选用扩血管药物，如阿托品、山莨菪碱，但一定要补足血容量。⑧使用钙剂：10％葡萄糖酸钙 10 mL 稀释后缓慢静脉注射。⑨在做上述抢救工作的同时，打120急救电话求援，报告科室主管。120 急救车不能及时到达时应尽快送往附近医院就医。

4）枸橼酸盐抗凝剂中毒的处理。①轻度：给予献血者平躺或头低脚高位；口唇麻木时，给予 1 支 10％葡萄糖酸钙口服液，并调低回输速度。面色苍白者，口服 50％葡萄糖后食用点心等，以防止出现低血糖。②中度：立即予献血者头低脚高位，暂停采集，测其血压，口服 10％葡萄糖酸钙口服液，并口服 50％葡萄糖溶液，食用点心等，根据其恢复情况，决定是否继续采集。③重度：立即停止采集。在另一只手建立静脉通道，缓慢静脉滴注 5％葡萄糖氯化钠溶液；缓慢静脉推注 10％葡萄糖酸钙注射液 10 mL，同时送往附近医院。

5）如在采集过程中出现脂血、红细胞混入量增多、献血不良反应症状经过处理未能缓解时，为了尽快恢复血容量，可立即回输献血者的全血。

（2）空气栓塞：严格按照正确的规程操作及监护采血，是防止空气栓塞的唯一措施。

1）原因：空气经采血、回输血管道进入献血者穿刺静脉。①某些机型单针、双针采集成分血在静脉穿刺之后，当采样袋中未充满液体之前，而不谨慎地将采样袋针头开关卡子打开，会导致空气栓塞。②在采集之前用盐水灌注血路管，或穿刺之后滴盐水的时候，如果将 ACD 关闭，都会导致空气栓塞。③排气装置不通畅或回输血管有裂缝、连接不严,当通过重力向献血者输注盐水、进行手动再输注液体或者血液从机器回输献血者时,管道中有空气存在会导致空气栓塞。④某些机型还输器内的调节液面过低,采血浆前空气未排出而进入静脉。

2)发病机制及表现:①气体从管道进入静脉、右心房,引起血液循环障碍;如果少量气体进入血管,可分散到肺泡毛细血管,与血红蛋白结合,或弥散至肺泡,随呼吸排出体外,虽不会形成泡沫状血液造成重大损害,但仍有可能形成气泡而阻塞局部细小血管;当进入空气量大且比较迅速,则由于心脏的搏动,将空气和心腔内的血液搅拌形成大量泡沫,心脏收缩时不被排出或阻塞肺动脉可导致猝死。一般迅速进入血液循环的空气在 100 mL 左右时,即可导致心力衰竭。②清醒者有胸痛、咳嗽、呼吸困难和呼吸急促、发绀、头晕、目眩等不适症状。典型的症状是早期的神志丧失,可以伴有或不伴有抽搐或其他中枢神经系统症状。可有颈静脉怒张,心前区可闻及车轮转动样杂音。

3)处理方法:①一旦出现空气栓塞,应该立即停机,关闭采、输血管道,防止气体继续进入体内。②取左侧半卧位,头偏低,使右心室流出道位于右心室最低处,使气体离开右心室流出道;吸氧;快速叩拍胸背部使气体变为分散的微小气泡利于吸收、排出。③监测生命指征。④防治休克。⑤病情严重者在抢救的同时向急救中心求救或送医院诊疗。

(3)急性溶血反应:溶血是因红细胞膜破坏,或出现多数小孔,或由于极度伸展致使血红蛋白从红细胞流出的反应。血细胞分离机的设计原则是不会出现红细胞溶血现象,并且得到了证实。但是由于机械的作用(离心、管道的挤压、摩擦等)可引起红细胞破坏导致非特异性溶血,血红蛋白的释放也可以发生机体变态反应。所以,操作机器的医务人员还是应该按着正常的实践经验,避免出现任何溶血现象。如果观察到红细胞溶血,应该在回输之前立即结束步骤,不得再回输其体内。

1)引起急性溶血反应原因:血液回输时误输离心造成的破裂红细胞,血红蛋白释放引发机体变态反应。

2)主要表现:①发热、寒战、头痛、胸闷、胸痛、脊椎痛、面红、恶心、脸色苍白、烦躁不安、脉搏细速、呼吸困难等。②低血压、休克。③全身异常出血、淤血、穿刺处出血、渗血等。④血红蛋白尿(第一次即可出现),少尿、无尿、最后肾衰竭和尿毒症。⑤出现黄疸。

3)急性溶血反应的预防:注意观察收集到的血浆是否出现溶血现象。若怀疑有溶血反应时,应立即停止回输血液。

4)急性溶血反应处理原则:及早发现、早期诊断、及时处置。①立即停止"还输血"。②扩容抗休克,防治 DIC:静脉输入晶体液、右旋糖酐-40 扩容以纠正休克,改善肾血流灌注。③保护肾功能:血压稳定时静脉输注 20% 甘露醇(0.5~1 g/kg)或呋塞米 40~60 mg,必要时每4 小时重复1 次,直到血红蛋白尿基本消失为止;静脉滴注 5% 碳酸氢钠 250 mL 以碱化尿液,促进血红蛋白结晶溶解,防止肾小管阻塞。④维持水电解质与酸碱平衡。⑤如果回输入的溶血血量较大或症状严重时送医院诊治。⑥发生少尿、无尿时按急性肾衰竭处理。

5)护理:①安慰献血者;②双侧腰部封闭或用热水袋热敷双侧肾区,防止肾血管痉挛,保护肾脏;③密切观察生命体征和尿量,并记录。

5.严重献血不良反应的后续处理

(1)献血后服务科工作人员接到采血科的报告后迅速赶往相关医院或现场,与相关人员交接班。

（2）了解献血者情况,安慰献血者,解释发生献血反应的原因(如有家属,需向其做相关解释)。

（3）与医院主管医师取得联系,协助医院医护人员做好陪护工作。

（4）解决献血者的饮食,医疗费用。

（5）通知献血者家属及向血站领导报告并汇报处理情况。

（6）经主管医师同意,办理出院手续,收集病历簿、检验报告单等资料。

（7）待完全恢复后护送献血者回家,并互留联系方式,保持联系。

（8）对献血者进行跟踪服务,包括电话问候、上门回访,直至献血者身体康复。

（9）办理承诺报销的后续治疗产生的所有费用。

（10）做好全过程的记录及资料存档。

6.献血期间出现的其他意外事故的处理

献血时偶然会出现一些意外事故,如献血者跌倒、摔伤;突发心、脑血管意外、甚至死亡等。应采取如下措施。

（1）在献血时告知献血者献血后注意休息,上下台阶及转弯拐角时小心,如有不适就近扶物或坐下,可减少晕倒、跌倒、摔伤等意外的发生。

（2）确保医务人员或资深护士对出现跌倒、摔伤等意外的献血者进行检查;及时检查并准确判断献血者的受伤情况;若受伤轻微,则安抚献血者,确保献血者休息充分,待完全恢复后方可离开;若受伤情况需要到医院诊治,则陪同前往,病情重者在抢救同时呼叫120急救前来处理。

（3）如果对献血者的情况有任何疑虑,或出现心、脑血管意外,需由医师或有经验的护士护送去医院诊疗。

（4）若献血者发生突发心绞痛或心肌梗死,要立即让献血者平卧,吸氧,硝酸异山梨酯5 mg舌下含服,密切监测血压心率,并立即转送医院诊治;对心搏骤停者施行心肺复苏术,并马上向120急救中心求救或送去医院诊治。

（5）告知献血者回去后如果他们感到不适,必须及时和血站或医院联系诊疗。

（6）献血相关死亡:是指伴随献血不良反应发生的死亡,且与献血的相关行为疑似、可能或明确。应积极协助相关部门处理善后事宜。在献血后1周内出现因其他原因导致的死亡时,虽能明确排除与献血有关,或没有证据表明与献血有因果关系时,仍需做力所能及的工作,以获得理解与支持。

（四）献血不良反应的预防

（1）为献血者创造舒适、安全、安静、卫生的献血环境。

（2）做好献血前的宣传解释工作,特别是对年轻和首次献血者,应告知相关的献血知识,特别是血液生理知识,营造亲切、愉快的气氛消除献血者焦虑紧张的情绪。

（3）采血前询问献血者是否已经喝水,若没有,饮温水或饮料1杯,机采成分血前口服10%葡萄糖酸钙10～20 mL。

（4）用鼓励性语言主动与献血者亲切交谈,进行心理疏导,给献血者以心理安慰,分散其注意力,教会放松的技巧;使他们对献血充满信心。

（5）了解献血者基本情况,劝他们不要在饥饿、劳累疲倦、剧烈运动或下夜班后献血,应鼓励他们经过休息、进餐后再来献血。

（6）若献血者既往有晕针史、晕血史、精神紧张、血压接近正常低值或体重较轻,建议献血者卧位献血。

(7)熟练掌握操作技术,进针动作轻柔,一针见血,以减少献血者的紧张心理。

(8)进针后注意观察献血者的脸色有无苍白、出冷汗等情况,如果有,要及时观察和询问献血者,一旦发现不良反应要及时处理。

(五)常备急救药品与器材

为了确保及时、有效处理献血不良反应,应配备处理献血不良反应的急救药品与器材,急救药品及器械应集中存放于专用的药箱内或指定的地方,药箱有明显的标识,箱内有急救药品及器械配备清单。并定期检查,保证在有效期内。

1.基本急救药品

强心、升压、呼吸兴奋、抗过敏、镇静、扩容等药品,常备的药品有去乙酰毛花苷注射液、重酒石酸间羟胺注射液、尼可刹米注射液、地塞米松注射液、琥珀酸氢化可的松、盐酸肾上腺素注射液、右旋糖酐-40注射液、葡萄糖酸钙口服液、葡萄糖酸钙注射液、盐酸异丙嗪注射液、地西泮注射液、10%葡萄糖注射液、5%葡萄糖氯化钠注射液、呋塞米注射液、盐酸消旋山莨菪碱注射液、阿托品注射液、碳酸氢钠注射液、甘露醇注射液及硝酸异山梨酯片等。

2.基本急救器材

听诊器、血压计、开口器、氧气瓶、输氧套管(面罩)、各种规格一次性注射器,一次性无菌静脉输液器及输液针头、压舌板,无菌纱布等。

(董　萍)

第二节　血液的分装

血液分装是在密封状态下,通过物理转移的方法,将大规格的血液制品分配到转移袋内,制成的小规格血液制品(图 16-1)。目前,血液分装已应用于所有成分血的制备中。

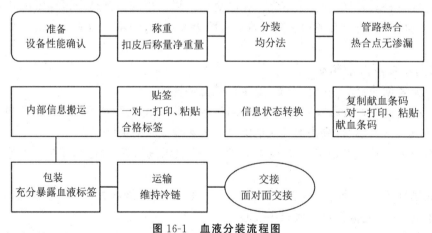

图 16-1　血液分装流程图

一、所需物品

(一)材料

50 mL、100 mL、200 mL、1 000 mL 等规格的转移袋。

(二)仪器设备

无菌接驳机、热合机、低温操作台或冷板、电子秤。

(三)原料血

所有血液制品。

二、制备前准备

(一)仪器设备准备

执行"常用设备使用前准备"要求。

(二)材料准备

检查转移袋生产日期、批号及有效期,确保在有效期内使用;外包装袋有无破损、污染;将转移袋置于两手掌之间轻轻挤压,确认外包装袋无漏气。

(三)原料血准备

同"辐照血制备"中的内容要求。

三、制备技术

(一)称重

取一与原料血袋规格相同的空血袋,放于电子秤托盘上,扣除血袋重量。将原料血轻轻平放于电子秤托盘上,显示原料血净重量。根据分装要求,计算出血液净重量的平均值,即所要分装的血液量。

(二)分装

执行"血袋管路无菌接驳技术"要求,将原料血袋、转移袋管路连接在一起。关闭管路止流夹。执行"去白细胞全血制备"中的血液混匀方法,混匀原料血。将转移袋平放于电子秤托盘上,捏开无菌接合点,打开管路止流夹,用手捏住原料血袋底部边缘,缓缓提起至电子秤托盘上方,使血袋倒置,血液缓慢流入转移袋,直至电子秤显示拟分装量,关闭止流夹,缓缓恢复原料血袋至水平位,放于工作台上。

(三)管路热合

1.全血、红细胞类和粒细胞类产品

执行"血袋管路热合技术"要求,在距血袋 2 cm 和 35 cm 处分别热合管路。两热合点之间的管路内注满红细胞,供临床交叉配血使用。

2.其他类血液产品

执行"血袋管路热合技术"要求,在距血袋 2 cm 处热合管路。

(四)复制献血条码

登陆采供血信息管理系统,执行"病毒灭活血浆制备"中的相同内容要求,复制原料血献血条码,核对无误后,平整粘贴在转移袋空白面,距上缘约 1 cm 处的中间位置。再次核对献血条码一致后,断开管路。

（五）信息状态转换、贴签、内部信息搬运、包装、运输、交接

执行"原材料血液制备"中的相同内容要求。

（董　萍）

第三节　血液的储存、发放和运输

血液制品在储存、发放和运输过程中，需要适宜而稳定的温度、环境。不同的血液成分对环境、温度的需求各有其特点。在适宜的温度与环境下，可减缓血液的新陈代谢速度，延长保存时间，防止细菌污染，保证其有效性和安全性。因此，必须按照血液制品对温度、环境需求的不同，为其提供血液储存、发放和运输的适宜条件。

一、血液的储存

（一）血液储存原则

血液储存应遵循分类、分型、有序、标识的原则。各种血液制品须保持在适当的条件下，不同种类、不同血型的血液制品要分区存放；血液的品种和状态标识要醒目；血液的放置密度不宜过高，以免影响储血冰箱内冷空气的对流，导致血液冷链失控。

（二）血液的储存条件

1.全血及去白细胞悬浮红细胞

2～6 ℃保存，禁止冰冻。含 ACD-B、CPD 保养液的有效期为 21 天，含 CPDA-1、MAP、SAGM 保养液的有效期为 35 天。

2.病毒灭活血浆

－20 ℃以下保存，有效期 5 年。

3.人血浆冷沉淀

－20 ℃以下保存，有效期为 1 年。

4.洗涤红细胞

2～6 ℃保存，禁止冰冻，有效期 24 小时。

5.冰冻红细胞

－65 ℃以下保存，有效期为 10 年。解冻后 2～6 ℃保存，有效期 24 小时。

6.单采血小板

20～24 ℃，振荡保存，有效期 5 天。

7.单采粒细胞

20～24 ℃保存，有效期 24 小时。

8.新鲜冰冻血浆

－20 ℃以下保存，有效期 1 年。

（三）储血设备的要求

根据采供血量，血液制品种类和不同血型血液制品储存的需要，配置一定数量的不同规格、型号的储血冰箱或冷库。

（1）血液保存箱，温度必须保持在 2～6 ℃内，血液保存上下层之间、前后之间的温差不得超过 2 ℃。常用的血液保存箱为风冷式。风冷式血液保存箱的冷风不能直接吹到血袋上，以免造成局部温度过低而产生溶血。

（2）血小板恒温振荡保存箱，温度保持在 20～24 ℃，报警温度＜20 ℃、＞24 ℃；振荡幅度为 50 mm，振荡频率为 60 r/min。

（3）低温血液保存箱，温度保持在 −20 ℃以下，用于血浆和冷沉淀的保存。

（4）超低温血液保存箱，温度保持 −65 ℃以下，用于冰冻红细胞的保存。在冰箱内门外侧做醒目血型标识，最上层为 A 型、第二层为 B 型、第三层为 O 型、第四层为 AB 型。

（5）卫生学要求：储血冰箱内不得检出致病微生物和真菌，储血冰箱内空气细菌菌落数 ≤8 CFU/m³。

（6）贮血设备必须保持持续正常运行状态，温度均衡，符合血液保存的温度要求，有温度记录装置和高、低温报警装置、停电报警装置。贮血设备内常规放置温度计，持续监控冰箱内的温度，每 6 小时观察、记录温度一次，有条件的采供血机构应配置全自动温度监控系统。冰箱内温度与箱体显示屏显示的温度应相同或基本相符，温差应在 ±1 ℃。

（四）血液储存前准备

1.人员准备

工作人员着工作服，戴帽子、口罩与手套，执行"个人防护技术"要求。

2.物品准备

所需物品有 −40～50 ℃水银温度计、防护手套、防护袖套、储血筐、记号笔。储血筐大小可由采供血机构与厂家协议定做，尺寸一般为 44 cm×13.7 cm×12 cm，每个筐内可摆放 1 U 或 2 U 的红细胞类血液制品 10 袋。查看 −40～50 ℃水银温度计是否在技术监督部门校准周期内，确保在校准周期内使用。将分度值较小的 −40～50 ℃水银温度计放入装有一定量的 10% 的甘油或甘醇为媒介的容器内，然后将容器放入储血冰箱，以便与箱体温度进行比较。检查所有物品外观是否完整、清洁，是否满足工作需求。根据工作量准备足够数量的物品，摆放在低温操作台（板）上。

（五）血液储存

1.全血及去白细胞悬浮红细胞

（1）双手握住储血筐两端，保持水平位，将验收入库的合格血液，按 A、B、O、AB 血型分别从低温操作台搬至血液运输手推车上，平行摆放，不得叠压，不同血型放于不同的血液运输手推车，运至相应的储血冰箱旁。

（2）查看储血冰箱温度显示屏，确认血液储存冰箱温度在 2～6 ℃。

（3）依次打开冰箱内、外门，查看冰箱内置温度计，与显示屏温度是否相符，二者差异应在 ±1 ℃。如差异过大，不得储存血液，应查找原因，及时处理。两手分别抓住储血筐两侧边缘，将储血筐从血液运输手推车上端起，先把储血筐内侧边缘放于冰箱搁架上，血液制品标签面向外，水平位放入冰箱，然后将储血筐轻轻推入冰箱内。同法逐筐装入所有血液制品，依次关闭冰箱内、外门，再次确认冰箱温度处于 2～6 ℃。

（4）遵照先进先出的发放原则，按采血时间先后有序放置。在采集时间最早的储血筐前部挂一"笑脸"标识，以提示首先发放该血液。"笑脸"标识随着血液的不断发放及时移动位置，空储血筐及时从冰箱中取出。

2.血浆、冷沉淀

(1)操作人员戴防护手套,打开储血冰箱门,取出储血冰箱内的空储血盒,放于血液运输手推车上,关闭冰箱门。将手推车推至低温操作台旁,把储血盒移至低温操作台上,将验收入库的合格血浆/冷沉淀,用手抓住血浆/冷沉淀包装盒的中部,按 A、B、O、AB 血型从低温操作台上逐袋装入储血盒内,侧立位逐层摆放。储血盒装满后,两手分别握住储血盒两侧边缘,将储血盒搬运至血液运输手推车上,平行摆放,运至相应的储血冰箱旁。

(2)查看储血冰箱显示屏,确认冰箱温度在−20 ℃以下。打开冰箱门,查看冰箱内置温度计,与显示屏温度是否相符,二者差异应在±1 ℃。双手抓住储血盒两侧边缘,将储血盒从血液运输手推车上搬起,把储血盒内侧边缘放于冰箱搁架上,然后将储血盒轻轻推入冰箱内。

(3)同法将每批血浆、冷沉淀从低温操作台上搬运、逐个装入储血冰箱内。每一冰箱装满或将每批次血液制品装完后,关闭冰箱门,再次确认冰箱温度在−20 ℃以下。

3.滤白冰冻红细胞

(1)滤白冰冻红细胞验收入库后,工作人员两手托住包装盒底部,平行移至血液运输手推车上,将血液运输手推车推至−80 ℃超低温血液保存箱旁。

(2)查看显示屏,确认冰箱温度在−65 ℃以下。打开超低温血液保存箱门,将滤白冰冻红细胞平放于冰箱置物架上,贴签面朝上,层层整齐排列,并将标明血型和采血日期的一侧朝外,便于发放。A 型放于冰箱的最上一层,B 型放于冰箱第二层,O 型放于冰箱的第三层,AB 型放于冰箱的第四层,关闭冰箱门,再次确认冰箱温度在−65 ℃以下。

4.单采血小板

(1)交接、验收无误后,将手提式血小板运输箱提至血小板恒温振荡保存箱旁的工作台上。

(2)查看显示屏,确认血小板恒温振荡保存箱温度在 20~24 ℃范围内。检查血小板恒温振荡保存箱运行状况,确认振荡功能正常。

(3)打开血小板恒温振荡保存箱,查看冰箱内置温度计,与显示屏温度是否相符,二者差异应在±1 ℃。将置物架拉出约 1/2 位置,双手捏住血小板袋上下两端边缘,将血小板平放于置物架上,血液标签面朝上,不得叠压,将置物架推回原位。

(4)各型血小板按标识分层存放,不同血型的血小板不得混放于同一层。

(5)关闭血小板恒温振荡保存箱门。再次确认血小板恒温振荡保存箱温度在 20~24 ℃范围内,振荡功能正常。

(六)设备的维护与保养

(1)只有在绝对需要时才能打开冰箱的门,每次开门使用完毕后应及时关闭,间隔时间应尽量缩短。

(2)定期检查冰箱内的冰霜,当冰霜的厚度达到 6~10 mm 时,要及时除霜。

(3)每月一次检查冷凝器和压缩机是否清洁,用软刷子或抹布清除污物或灰尘。

(4)每周定期清洁消毒冰箱一次;每周用"84"消毒液对储血筐进行消毒;每周定期对送血箱进行消毒。

(5)质量控制部门每月对冰箱的温度、洁净度进行监控,操作执行"关键设备质量监测技术"和"工艺卫生质量监测技术"要求。

(七)血液保存状态的监控

1.监控项目与人员职责

(1)温度监控:温度监控有两种方法,一是人工监控,二是自动温度监控系统。由血液供应部门负责实施。

(2)数量监控:数量监控是为了控制库存血液数量的准确性。定期核对血液实际库存数量与信息网络系统的库存数据是否一致,提供可靠的血液库存量,为制订采血计划提供依据。数量监控有日监控、月监控、年监控。日监控由血液供应部门负责实施,月监控和年监控由血液供应部门与计财科共同实施。

(3)质量监控:质量监控是为了及时发现过期、溶血、疑似细菌污染等有质量问题的血液,确保血液的保存状态符合质量要求。质量监控有实时监控和月监控,实时监控由血液供应部门负责实施,月监控由质控科负责实施。

2.储血冰箱温度监控

(1)人工监控:①血液供应部门每天6时、12时、18时、24时,4次对储血设备显示屏的温度进行查看,保持记录。所查看的温度必须符合相应冰箱的性能指标要求。如发现冰箱温度不符合要求,及时查明原因并做出处理。常见原因有电压不稳,冰箱温度控制系统失常,冰箱损坏不能保持所需要的温度等。电压不稳时,通知后勤管理人员查找原因,排除故障。冰箱温度控制系统失常、冰箱损坏不能保持所需要的温度时,将冰箱内的血液移至备用冰箱内,通知设备主责科室,查找原因,维修或更换储血设备,并保持记录。②储血设备的温度监控系统及电源报警系统必须处于开通和报警状态,发现温度异常、停电报警时必须做好记录,及时排除故障。③如果某一储血设备温度失控超过30分钟未能恢复正常,必须将该储血设备内的血液安全转移到备用储血设备内。④质量控制部门每月对储血设备温度及报警系统监测一次,技术监督部门或生产厂家每年校准一次。

(2)自动温度监控系统监控:①有条件的采供血机构可建立全自动温度监控系统,对储血设备的温度实施24小时监控。自动温度监控系统将处理结果显示在终端界面,并自动保持纪录。超出监控标准的温度信息,通过短信平台发送至相关责任人。②血液供应部门工作人员每天6时、12时、18时、24时,4次检查自动温度监控系统终端界面,查看有无未处理的报警信息,核对自动温度监控系统,记录温度与冰箱显示温度是否相符,并保持记录,二者之间的差异为±1℃。③温度监控相关责任人收到温度失控报警信息,电话联系值班人员查询相关情况及处理结果,必要时应及时亲临现场处理。④每月质量控制部门会同自动温度监控系统管理人员对自动温度监控系统运行状况监控一次,每年请技术监督部门或生产厂家校准一次。

3.血液数量监控

(1)血液供应部门人员每天对全血、去白细胞悬浮红细胞和单采血小板进行盘点,与采供血信息管理系统中的数量进行核对;血浆、冷沉淀、冰冻红细胞每半年盘点一次。

(2)计财科每半年对全部库存血液盘点一次。

4.质量监控

(1)血液供应部门定期通过采供血信息管理系统核查储存血液的有效期,每月对库存血液进行质量检查,发现过期、溶血、疑似细菌污染等有质量问题的血液,标识、隔离存放,申请质量控制部门复核,报业务站长(主任)批示后,执行"不合格血液报废与销毁"要求。

(2)质量控制部门每月对储存的合格血液进行抽检,执行"全血及成分血质量控制"要求。

二、血液的发放

血液发放流程见图16-2。

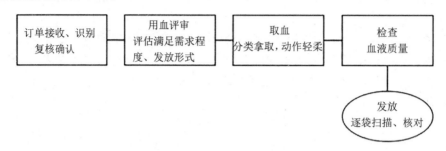

图 16-2　血液发放流程图

(一)血液订单的接收和识别

1.电话订单

(1)接听电话,开启电话录音功能。

(2)询问用血医院名称,核查其输血资质。

(3)详细了解用血基本信息,内容包括血液制品种类、血型、数量、规格、交付时间、联系人等,填写《预定用血及评审记录》。

(4)将预约内容向对方复述,得到对方确认后方可挂断电话。如记录内容有误,及时修改《预定用血及评审记录》,再次与通话对方复核确认,挂断电话。

2.书面订单

(1)接到《医院用血申请单》,核查用血医院输血资质,无资质的医院拒绝接收其用血申请。

(2)审查《医院用血申请单》填写是否符合标准。填写项目包括血液种类、血型、规格、数量、用血医院名称及签字、盖章。

(3)查看、评估取血人员携带的血液运输设备是否满足血液运输需求。

(4)核查取血人员资质是否符合要求。

(5)请取血人员填写《取血登记表》。

(6)根据领取血液制品种类和数量开具缴费通知单,指导取血人员去相关部门缴费,收到缴费凭证后给予发血。

3.网络订单

(1)医院在网络上填写《医院用血申请单》,特殊需要在备注栏内注明。

(2)xxx省(市)血液供应信息管理系统应始终保持运行状态。血液供应部门人员听到订单提示音后查看、处理申请信息,并保存信息,填写《预定用血及评审记录》。

4.订单修订

当用血医院对已确定的预约内容提出修改时,血液供应部门工作人员应重新进行评审、沟通。

5.特殊需求

临床医疗有特殊需求,需要使用储存期短的血液,违背血液先进先出发放原则,医院需提供合理依据,经工作人员评估、确认后,可满足其临床用血需求。

(二)用血评审

(1)血液供应部门收到医院用血需求申请后,据血液库存情况进行评审,确定是否提供血液、满足用血需求的程度及发放形式,并签名确认。

(2)库存血液不能满足申请需求,或需要预约后采集,或向兄弟采供血机构调剂后才能提供的血液制品,与用血医院进行沟通。以网络订单方式申请用血,在网络订单备注栏内注明详细情况;以电话订单方式申请用血,在《预定用血及评审记录》的相关栏目内注明详细情况;以书面订单方式申请用血,在《医院用血申请单》的相关栏目内注明详细情况。

(3)发放形式工作人员对医院用血申请评估、确认后,根据用血申请的性质,决定血液发放形式。①计划用血:根据各医院申报的用血需求计划,采供血机构委派车辆或委托速递公司向医院送血。②急症用血:原则上由医院委派人员到血站取血。特殊情况由采供血机构委派车辆或速递公司送血。

(三)血液发放

1.发血前准备

(1)人员准备:工作人员着工作服,戴帽子、口罩与手套,执行《个人防护技术》要求,如拿取冰冻血液制品需戴防护手套。

(2)物品准备:所需物品有《预定用血及评审记录》、血液运输手推车、签字笔。检查血液运输手推车是否清洁,有无损坏。

2.取血

(1)核查:查看《预定用血及评审记录》,根据预约需求,决定提取血液制品的种类、血型、规格及数量。

(2)取血手法。①全血和悬浮红细胞:将血液运输手推车推至储血设备旁。一次性取血低于5袋,打开储血冰箱,一手握住储血筐上缘,将储血筐轻轻拉出约1/2,另一手抓住血袋上部,将血液从储血筐内竖直取出,竖直放于血液运输手推车上,标签朝外,一次只能拿取一袋,依次将所需血液全部取出;取血量大于5袋时,一手握住储血筐上缘,将储血筐轻轻拉出约1/2,另一手托住储血筐底部,将整筐血液从冰箱中取出,放于手推车上。取血完毕,关闭冰箱。双手握住手推车左右两侧围栏,使手推车无围栏一侧朝向工作人员,运送至采供血信息管理系统发血工作站。②冰冻血液制品:打开储血冰箱,一手握住储血盒上缘,将储血盒轻轻拉出约1/2,另一手紧捏包装盒中部,将血液轻轻竖立取出,标签朝上,平放于血液运输手推车上,运送至采供血信息管理系统发血工作站。③单采血小板:打开血小板恒温振荡保存箱,将隔板拉出约1/2,双手分别捏住血小板上下边缘,将血小板水平取出,平放于血液运输手推车上,运送至采供血信息管理系统发血工作站。

3.检查

检查血袋标签内容是否完整,字迹是否清晰。血液有无明显凝块、重度乳糜血、溶血、颜色异常,有无过期等。溶血、乳糜血程度的判断,执行"血液溶血程度判定方法"和"血浆乳糜程度判定方法"要求。如发现不合格血液,对其进行标识,单独隔离存放,不得发放,做进一步处理。

4.发放

(1)工作人员一手拿扫描器,一手捏住血液制品上部,调整血袋位置,使扫描器对准献血条码,二者成90°角,扫描献血条码。将血液制品从采供血信息管理系统中"出库",然后把血液制品轻轻平放于低温操作台上,不得叠压。血小板不得放于低温操作台上。

（2）核对采供血信息管理系统中出库的血液制品汇总信息与实际发放血液制品汇总信息是否一致，包括血液制品种类、血型、规格、总袋数及总量，以避免将没有经过采供血信息管理系统出库的血液发放。

（3）打印《血液制品出库单》，核对《血液制品出库单》信息与血液制品预约信息是否一致，内容包括用血医院名称、血液制品种类、血型、规格、数量等，及时发现误发、错发信息，采取措施，加以修正。

（4）血液装箱前，装箱人员、出库人员共同对用血单位、订单，血液制品条码、外观、品种、规格、数量、出库方式、计费和付款方式逐项进行核对，确认无误后将血液装入血液运输箱内。

5.注意事项

（1）正常情况下遵循先进先出的原则，避免血液的过期报废。特殊情况采取特殊的发放策略。

（2）医院计划用血，一名工作人员一次只对一家用血医院发血。多家医院同时申请特殊用血时，按临床需求的紧急程度依次发放血液。一家医院需要大量的血液制品时，不可将所需的血液制品同时取出放置在室温下，要根据实际情况分批取出，待一批装箱后方可取出下一批。一次取出的量，全血及悬浮红细胞以不超过 30 袋，冷冻血液制品以不超过 21 盒为宜。避免血液的误发，缩短血液制品在储血设备外暴露的时间。

三、血液的运输

血液运输流程见图 16-3。

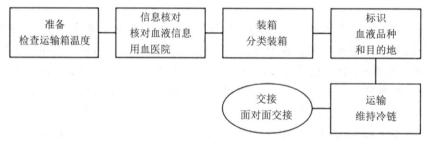

图 16-3　血液运输流程图

（一）物品准备

常用物品有温度计，纽扣式温度记录仪，−20、2、6、22、24 ℃等多种型号温度标示条，制冷冰袋等。制冷冰袋应大小适宜，袋子质地柔韧，冰冻后不易破裂。冰袋用后及时清洁。使用前查看制冷冰袋有无破损、污染。查看各种型号的温度计是否在技术监督部门校准周期内。

（二）设备要求及准备

（1）血液专用运输箱应满足以下条件，质轻、保温、抗震、强度好、尺寸灵活、有温度监控装置、有精准的温度检测和外显式温度显示表（仪），不能挪作他用。使用前查看血液专用运输箱有无破损、污染，查看箱体上的温度显示屏显示的温度是否符合需求。打开血液专用运输箱，查看内部有无破损、异物、污染。

（2）血小板专用运输箱要有自带电源，具有 22 ℃恒温及摇摆功能，有自动温度监控记录和超温报警装置更佳。不具备上述功能的血小板运输箱，要加装标准水平振荡仪，配备 22 ℃水袋保温。使用前查看血小板专用运输箱有无破损、污染，查看箱体上的温度显示屏显示的温度是否符合需求。打开血小板专用运输箱,查看内部有无破损、异物、污染。

(3)冷藏运血车制冷系统要有两套供电装置,一是车载供电装置,二是外接供电装置。冷藏运血车的车库应配置电源插座,当车辆停放时接通外接电源,以保持冷藏箱(库)内的温度恒定。冷藏运输车应配备车载冷藏及冷冻箱,冷藏箱温度在 2～6 ℃,冷冻箱温度在 −20 ℃ 以下。使用前查看冷藏、冷冻箱显示屏温度是否符合上述要求。不符合要求时,及时请专业技术人员维修或申请更换。驾驶人员试运行车辆,确保车辆运行正常。

(三)人员要求

血液运送人员的资质必须符合"标准与要求"中的相关内容要求。血液运送人员到位后方可实施血液装箱,要做到人等血,不能血等人。

(四)血液装箱

1.信息核对

核对《预定用血及评审记录》《血液制品出库单》及血液制品信息是否一致,内容包括用血医院名称、血液制品种类、血型、规格、总袋数及总量。

2.装箱

(1)全血/红细胞:装箱人员查看血液专用运输箱显示屏,温度在 2～6 ℃。打开血液专用运输箱,轻轻抓住血袋上部输血部件,把血液从低温操作台上拿起,竖直放于运输箱内,血液标签朝向同一方向,血袋之间留有一定的空隙,保持运输箱内空气的流通。将经过设定的血液温度检测芯片粘贴在血袋中间,亦可在运输箱内放置 2 ℃、6 ℃ 温度标示条或冰箱温度计。血液制品上面覆盖 4 层毛巾或 2 层泡沫保温缓冲膜,其上放置 0 ℃ 冰袋。

(2)冰冻血液制品:装箱人员查看血液专用运输箱显示屏,温度在 −20 ℃ 以下。打开血液专用运输箱,用手抓住冰冻血液制品包装盒上部,将血液竖直放于运输箱内,轻拿轻放,避免碰撞。血液标签朝向同一方向,血袋之间留有一定的空隙,保持冷空气的流通。将经过设定的血液温度检测芯片粘贴在冰冻血液制品包装盒中间,亦可放置 −20 ℃ 温度标示条或冰箱温度计。上面铺 2 层毛巾或 1 层泡沫保温缓冲膜,其上放置 −20 ℃ 以下冰袋。

(3)血小板:装箱人员查看血小板专用运输箱显示屏,温度在 22～24 ℃。打开血小板专用运输箱,双手分别捏住血小板上下边缘,将血小板平放于血小板专用运输箱血小板搁架上,将 22 ℃ 水袋放于最上层搁架上。将经过设定的血液温度检测芯片粘贴在血小板包装盒中间,亦可放置 22 ℃ 温度标示条或冰箱温度计。

(4)放置《血液制品出库单》:将上述血液制品装入箱内后,把《血液制品出库单》放于血液专用运输箱或血小板专用运输箱最上面,以备交付时使用。关闭血液专用运输箱或血小板专用运输箱。

3.送血标识

在送血箱外面特制的塑料夹层内放入标有血液品种和送血目的地的标识,标识应平整、无皱褶,字迹清晰、完整。

4.冰袋数量与血袋数量比

(1)运输过程不超过 2 小时的满箱血液,夏天室外气温较高时,放置 1～2 袋 0 ℃ 或 −20 ℃ 冰袋,冬天无须放置冰袋。血液较少时,冰袋数量与血袋数量之比为 1∶6。运输一袋血液时,采用"三明治"放置法,在血袋上面和下面各放置一个冰袋,血袋与冰袋之间用毛巾或泡沫保温缓冲膜隔开,血袋夹在中间。

（2）运输过程超过 2 小时，冰袋数量与血袋数量之比为 1：3。放置方法同上。

（3）高温天气长途运输时，必须使用备用冰源、电源制冷血液专用运输箱或血液专用车载冰箱运送血液。运用电源制冷血液专用运输箱或血液专用车载冰箱时，血袋竖立放置，每袋之间留有一定空隙，血袋不能紧贴箱壁。

（4）血液专用运输设施要与运血量相适宜，尽量不装最少运血量，这既不利于箱内温度控制，也造成运输成本浪费。为了防止血液制品受压，切记超量装载。运送少量红细胞类血液制品时，避免冰袋与血液制品接触，确保温度适宜。

5.血液运输

（1）血液运送人员将血液专用运输箱搬至运输车内，摆放平稳，保持血液专用运输箱正立。

（2）血液运输驾驶员应以最佳途径，在最短时间内将血液送达目的地，运输途中不得滞留或兼办其他事项。

（3）在运输途中不得开启血液专用运输箱。

（4）驾驶员要保持车速平稳，减少颠簸，尽可能不急刹车，避免血液专用运输箱剧烈振荡。

（5）运输过程应遵守交通规则，确保驾驶员和血液的安全。

6.交接

血液运至目的地后，血液运送人员与医院输血科（血库）工作人员当面逐项交接血液制品。

（董　萍）

参 考 文 献

[1] 李艳.临床常见病护理精要[M].西安:陕西科学技术出版社,2022.

[2] 刘爱杰,张芙蓉,景莉,等.实用常见疾病护理[M].青岛:中国海洋大学出版社,2021.

[3] 王伟,梁津喜,杨明福.骨科临床诊断与护理[M].长春:吉林科学技术出版社,2020.

[4] 邓雄伟,程明,曹富江.骨科疾病诊疗与护理[M].北京:华龄出版社,2022.

[5] 王美芝,孙永叶,隋青梅.内科护理[M].济南:山东人民出版社,2021.

[6] 王秀萍.临床内科疾病诊治与护理[M].西安:西安交通大学出版社,2022.

[7] 孔英华.临床急症护理指导[M].北京:科学技术文献出版社,2020.

[8] 任秀英.临床疾病护理技术与护理精要[M].北京:中国纺织出版社,2022.

[9] 高淑平.专科护理技术操作规范[M].北京:中国纺织出版社,2021.

[10] 张翠华,张婷,王静,等.现代常见疾病护理精要[M].青岛:中国海洋大学出版社,2021.

[11] 万霞.现代专科护理及护理实践[M].开封:河南大学出版社,2020.

[12] 安旭姝,曲晓菊,郑秋华.实用护理理论与实践[M].北京:化学工业出版社,2022.

[13] 张俊英,王建华,宫素红,等.精编临床常见疾病护理[M].青岛:中国海洋大学出版社,2021.

[14] 宋丽娜.现代临床各科疾病护理[M].北京:中国纺织出版社,2022.

[15] 张占堆.外科护理[M].南昌:江西科学技术出版社,2020.

[16] 任丽,孙守艳,薛丽.常见疾病护理技术与实践研究[M].西安:陕西科学技术出版社,2022.

[17] 叶丹.临床护理常用技术与规范[M].上海:上海交通大学出版社,2020.

[18] 吴雯婷.实用临床护理技术与护理管理[M].北京:中国纺织出版社,2021.

[19] 于桂霞,陈明霞,张淑.现代临床护理与管理[M].沈阳:辽宁科学技术出版社,2022.

[20] 姜鑫.现代临床常见疾病诊疗与护理[M].北京:中国纺织出版社,2021.

[21] 张晓艳.临床护理技术与实践[M].成都:四川科学技术出版社,2022.

[22] 王林霞.临床常见病的防治与护理[M].北京:中国纺织出版社,2020.

[23] 董海静,朱婷婷,纪莉莎.新编实用护理与管理[M].沈阳:辽宁科学技术出版社,2022.

[24] 李淑杏.基础护理技术与各科护理实践[M].开封:河南大学出版社,2021.

[25] 石晶,张佳滨,王国力.临床实用专科护理[M].北京:中国纺织出版社,2022.

［26］冉健,李金英,陈明.现代急危重症与护理实践［M］.汕头:汕头大学出版社,2021.

［27］王庆秀.内科临床诊疗及护理技术［M］.天津:天津科学技术出版社,2020.

［28］刘莉华,王冬梅,张燕.护理综合实训［M］.北京:中国医药科技出版社,2022.

［29］郭娟.护理基本技术［M］.北京:北京大学医学出版社,2022.

［30］董理鸣,张惜妍.实用泌尿外科疾病的诊治与临床护理［M］.北京:中国纺织出版社,2021.

［31］任潇勤.临床实用护理技术与常见病护理［M］.昆明:云南科技出版社,2020.

［32］陈晓侠,赵静,张艳玲.临床实用护理基础［M］.沈阳:辽宁科学技术出版社,2022.

［33］雷颖.基础护理技术与专科护理实践［M］.开封:河南大学出版社,2020.

［34］黄粉莲.新编实用临床护理技术［M］.长春:吉林科学技术出版社,2021.

［35］于翠翠.实用护理学基础与各科护理实践［M］.北京:中国纺织出版社,2022.

［36］赵付娟,潘华婴,赵晶.早期护理干预在急性上呼吸道感染所致心肌炎康复中的作用探讨［J］.基层医学论坛,2022,26(15):77-79.

［37］史东奇,郝春艳.影响老年支气管扩张症病人自我护理能力相关因素分析与护理对策［J］.全科护理,2022,20(20):2844-2848.

［38］董欣,刘延丽.针对性护理在肾结石钬激光碎石术围手术期护理中的应用及对深静脉血栓形成的预防价值［J］.血栓与止血学,2022,28(3):893-894.

［39］吴淑贞,周娟霞,徐宏蕊.针对性护理干预在再生障碍性贫血实施免疫抑制治疗中的临床效果观察［J］.现代诊断与治疗,2022,33(4):619-621.

［40］李梅岚,黄新群,吕素如.探究综合护理干预在改善糖尿病患者睡眠质量中的应用价值［J］.世界睡眠医学杂志,2022,9(3):494-496.